Rassen, Schädel und Gelehrte

# Europäische Hochschulschriften

Publications Universitaires Européennes
European University Studies

**Reihe III**
**Geschichte und ihre Hilfswissenschaften**

Série III Series III
Histoire, sciences auxiliaires de l'histoire
History and Allied Studies

**Bd./Vol. 880**

PETER LANG
Frankfurt am Main · Berlin · Bern · Bruxelles · New York · Oxford · Wien

Andreas Lüddecke

# Rassen, Schädel und Gelehrte

## Zur politischen Funktionalität der anthropologischen Forschung und Lehre in der Tradition Egon von Eickstedts

PETER LANG
Europäischer Verlag der Wissenschaften

Die Deutsche Bibliothek - CIP-Einheitsaufnahme

Lüddecke, Andreas:

Rassen, Schädel und Gelehrte : zur politischen Funktionalität der anthropologischen Forschung und Lehre in der Tradition Egon von Eickstedts / Andreas Lüddecke. - Frankfurt am Main ; Berlin ; Bern ; Bruxelles ; New York ; Oxford ; Wien : Lang, 2000

(Europäische Hochschulschriften : Reihe 3, Geschichte und ihre Hilfswissenschaften ; Bd. 880)

Zugl: Göttingen, Univ., Diss., 2000

ISBN 3-631-37081-4

Gedruckt mit Hilfe von Forschungsmitteln
des Landes Niedersachsen.

D 7

ISSN 0531-7320

ISBN 3-631-37081-4

***Vorwort***

Bedanken möchte ich mich für nützliche Hinweise, konstruktive Kritiken und sachdienliche Ratschläge bei Prof.Dr.Hubert Walter aus Bremen, jetzt wohnhaft in Hameln, bei Dr. Uwe Hoßfeld aus Jena, bei Jakob Michelsen aus Hamburg, Katja Geisenhainer aus Leipzig, Irmgard Pinn aus Aachen und Ludger Weß aus Hamburg.
Für die Überlassung wertvoller Archivalien bedanke ich mich bei Detlev Franz aus Mainz, bei Tanja dafür, daß sie zur richtigen Zeit am richtigen Ort war und bei meiner Mutter fürs Korrekturlesen.

Gewidmet ist diese Arbeit all jenen, die infolge anthropologischer Vermessungen, erbbiologischer Gutachten oder IQ-Tests in ihrem Leben Benachteiligungen zu ertragen hatten

# Inhaltsverzeichnis

# Einleitung

### *Erläuterungen zu Thema und Zielsetzung der Arbeit*

Am 19.Dezember 1997 erschien in der Wochenzeitung *„Die Woche"* unter der Überschrift „Brüsseler Spritzen" ein Beitrag, der die Bezuschussung der vom Verfassungsschutz als rechtsradikal und rassistisch eingestuften *Gesellschaft für biologische Anthropologie, Eugenik und Verhaltensforschung* aus EU-Mitteln enthüllte. Im Oktober 1996 bekam der Vorsitzende der Gesellschaft, der mehrfach vorbestrafte Neonazi und frühere Kühnen-Anwalt Jürgen Rieger, 225 000 DM aus dem Agrarfonds der EU ausbezahlt - angeblich für das Betreiben eines Öko-Bauernhofes, der tatsächlich als rechtsradikales Schulungszentrum genutzt wurde. Durch die Berichterstattung geriet kurzfristig eine Organisation ins Licht der Öffentlichkeit, die gerne im Verborgenen wirkt, aber als Denkfabrik von Neonazis und Neuen Rechten europaweite Bedeutung besitzt. Ihre Zeitschrift *„Neue Anthropologie"* stellte in Deutschland lange Jahre eines der führenden Organe zur Verbreitung pseudowissenschaftlich aufbereiteten rassistischen Gedankenguts dar. Im Beirat dieser Zeitschrift sitzen der amerikanische IQ-Forscher Arthur Jensen, hinlänglich bekannt für seine wissenschaftlich unhaltbare Behauptung, die Zwillingsforschung liefere den Beweis für die Erblichkeit von Intelligenz , sowie der Chefideologe der französischen Nouvelle Droite, Alain de Benoist. Häufig rezensierte die *Neue Anthropologie* in der Vergangenheit Werke der mittlerweile verstorbene Mainzer Anthropologin Ilse Schwidetzky, Schülerin des aus der NS-Zeit bekannten Rassenforschers Egon von Eickstedt, sowie des Schwidetzky-Schülers Rainer Knußmann, womit sich bereits die Frage einer Verschränkung personeller und inhaltlicher Kontinuitäten stellt.. Mit dem Rekurs auf diese beiden allgemein als seriös angesehenen ProfessorInnen versuchte die *Neue Anthropologie*, die eigenen, faschistischen Rassenanschauungen zu untermauern. Schwidetzky und Knußmann haben sich zumindest öffentlich niemals dagegen verwehrt.

Diese Tatsache ist unter mehreren Aspekten bemerkenswert. Einerseits zeigen bzw. zeigten sich Knußmann und Schwidetzky in der Öffentlichkeit als weitgehend unpolitische, von der Objektivität ihrer Lehren überzeugte WissenschaftlerInnen, andererseits gilt, trotz bekannter Verstrikkungen in die NS „Rassenforschung", Eickstedt nicht wie etwa Lenz, Fischer oder Verschuer als einer der wirklichen Protagonisten der NS-Rassenhygiene, und in etlichen Lexika und Nachschlagewerken werden unter dem Stichwort „Menschenrassen" bis heute Eickstedtsche Werke als Literaturhinweise angegeben, dabei auch Eickstedts Rassendefinitionen verwendet. Ebenso wird in der kritischen Literatur zur Geschichte der Anthropologie und ihrer Rolle im NS-Staat Eickstedt fast durchweg wohlwollender abgehandelt als seine einschlägig belasteten Kollegen Lenz und Verschuer. [1] Andererseits gab es an den Universitäten Mainz und Hamburg lautstarke studentische Proteste gegen die Lehre von Schwidetzky und Knußmann mit dem erhobenen Vorwurf des Rassismus.

Nun war den meisten Vertretern der Rassenkunde und Rassenhygiene nach dem Zweiten Weltkrieg problemlos die Fortsetzung oder Wiederaufnahme ihrer Lehrtätigkeit gelungen. *Fritz Lenz, der sich selbst als den eigentlichen Begründer der NS-Weltanschauung bezeichnet hatte[2], war sogar gegenüber einem der wenigen dissidenten und von den Nazis mit Berufsverbot verfolgten Anthropologen der dreißiger Jahre, Karl Saller, bei der Vergabe eines Lehrstuhls an der Göttinger Universität im Jahre 1946 bevorzugt worden.* In diesem Zusammenhang hatte Eickstedt sich in einem Brief an den Dekan der medizinischen Fakultät Göttingen gewandt und dabei Partei für Lenz ergriffen[3].

In meiner Magisterarbeit hatte ich mich eingehend mit dem „Fall Saller" und seiner Einordnung in einen größeren ideengeschichtlichen Zusammenhang auseinandergesetzt und dabei die *Kontinuitätslinie Eickstedt-Schwidetzky-Knußmann* zumindest gestreift. Daß von den VetreterInnen dieser Traditionslinie altüberkommene Rassenvorstellungen ebenso wie sozialnativistische Begabungsvorstellungen bis heute verwendet werden, welche der deutsche und internationale Mainstream in der Anthropologie und Humanbiologie entschieden zurückweisen, war schon zu diesem Zeitpunkt evident; ebenso die Tatsache, daß von ihnen ein teilweise recht spezielles und eigentümliches Vokabular verwendet wird, das sowohl von der heute aktuellen humangenetischen Terminologie als auch vom herkömmlichen Wortschatz sozialdarwinistischer Rassentheoretiker in spezifischer Weise abweicht. Begrifflichkeiten wie „soziale Siebung", „progressive und primitive Rassen" oder „Überschichtung" verlangen eine grundsätzliche Auseinandersetzung mit den theoretischen Voraussetzungen der Lehre Eickstedts und Schwidetzkys, um diese einordnen zu können. Dies hätte den Rahmen meiner damaligen Arbeit bei weitem gesprengt. In der vorliegenden Untersuchung geht es darum, die Verortung der Eickstedtschen Lehre im Kontext der Rassenhygiene bzw. rassenhygienisch beeinflußten Rassenkunde und Rassenlehre sowie die Weiter-

---

[1]vgl.hierzu Weingart, Peter, Kroll, Jürgen, Bayertz, Kurt: Rasse, Blut und Gene. Geschichte der Eugenik und Rassenhygiene in Deutschland, Frankfurt/Main 1988, S.582 ff; vgl. auch die kritischen Anmerkungen des Verf. zu diesem Buch im letzten Kapitel der vorliegenden Arbeit

[2] vgl. Lenz, Fritz: Die Rasse als Wertprinzip, Berlin 1934

[3] Noch zwei weiteren NS-Rassentheoretikern gelang zu dieser Zeit in Göttingen die Rückkehr in den Lehrbetrieb, nämlich Gottfried Kurth und Gerhard Heberer, außerdem Eickstedts Breslauer Kollegen aus dem Bereich „Ostforschung", dem Historiker Hermann Aubin

entwicklung dieser Lehre nach dem Zweiten Weltkrieg nachzuvollziehen. Anhand dieser Fragestellung soll

1) nicht nur die Lehre selber eingeordnet und der Frage nach Kontinuitäten und Brüchen nachgegangen werden, sondern es geht

2) auch um die Frage nach einer ***Funktionalität*** dieser Lehre für politische Ideenbildung und Herrschaftspraxis.

Der Begriff „Funktionalität" meint hier die Anwendbarkeit bestimmter rassentheoretischer oder sozialbiologistischer Positionen für politische Ideologiebildung unabhängig von den Intentionen ihrer eigentlichen geistigen Urheber. Die *„Gesellschaft für biologische Anthropologie, Eugenik und Verhaltensforschung"* erscheint deswegen interessant, weil sie mit der wissenschaftlich seriösen Anthropologie nichts zu tun hat, über sie *aber* zu einem Teil der ***Transfer*** rassenbiologischer Vorstellungen aus der Anthropologie in den politischen *Diskurs der Rechtsradikalen und Neuen Rechten* verläuft. Im Übrigen wird auch der Frage nachgegangen, inwieweit ideologiebildende Schlußfolgerungen aus der Eickstedt'schen Traditionslinie für andere Formen bürgerlicher Herrschaft, auch demokratisch verfaßter, anwendbar sind. Wenn hier von einer „Traditionslinie" Eickstedt-Schwidetzky-Knußmann und nicht von einer „Schule" die Rede ist, so hat dies seinen besonderen Grund. Die von Eickstedt begründete und von Schwidetzky fortgeführte Schule in der Anthropologie ist in der Literatur unter dem Begriff „Breslauer Schule", mitunter auch „Mainzer Schule" bekannt. Dieser gehören aber noch weitere Personen an als die drei Genannten, die jeweils eine Generation dieser Schule repräsentieren. Es kann keine Rede davon sein, daß alle VertreterInnen dieser Schule eine homogene Lehre betreiben oder Eickstedt'sche Inhalte bis heute vertreten stehen würden; wie noch gezeigt wird, verhält es sich hiermit bei der untersuchten Traditionslinie anders.

Mein eigener Ansatz folgt Michel Foucaults Axiom der ***Bio-Macht***.[4] Foucault zufolge findet seit dem Beginn der Aufklärung einerseits eine „Biologisierung" gesellschaftlicher Machtverhältnisse statt und andererseits ein Zugriff jeweils herrschender Eliten auf die Biologie der Beherrschten. *Biologisierung* beinhaltet die ideologisch gefärbte Rechtfertigung der gesellschaftlichen Hierarchien durch ihre behauptete „Naturnotwendigkeit" im Sinne vererbbarer anthropologischer Grundkonstanten, also den Sozialdarwinismus und seine Vorläufer bzw. Aktualisierungen. Deren Genese von Hobbes über Malthus und Darwin bis zur Rassenhygiene habe ich bereits in meiner Magisterarbeit abgehandelt, auf die in diesem Zusammenhang verwiesen wird. Was den herrschaftli-

---

[4] vgl. Foucault, Michel, Der Staub und die Wolke, Bremen 1982 sowie ders.: Überwachen und Strafen, Frankfurt/Main 1977, ders.: Dispositive der Macht, Berlin 1978, ders.: Sexualität und Wahrheit I, Frankfurt/Main 1983, ders.: Vom Licht des Krieges zur Geburt der Geschichte, Berlin 1986 sowie Reinfeld, Sebastian, Schwarz, Richard, Foucault, Michel, Bio-Macht, Duisburg 1992

chen Zugriff auf die Biologie der Beherrschten angeht, beinhaltet dies den Versuch der jeweils dominierenden Gesellschaftsschichten, eine Kontrolle über die Körperlichkeit der inferioren Bevölkerungsteile zu erlangen, vom militärischen Drill über Geschlechtsrollenstereotypen bis hin zur Taylorisierung der Arbeit, aber auch durch komplexere Steuerungssysteme wie Bevölkerungspolitik, Eugenik und Gentechnologie. Neben der politisch-ideologischen Funktionalität der Eickstedt/Schwidetzkyschen Theorie soll diese daher im Transfer auch unter dem Gesichtspunkt einer Funktionalität für mögliche Herrschaftspraxen bzw., vor dem heutigen Zeithorizont konkret Bevölkerungspolitik, Eugenik und Gentechnik betrachtet werden.

Zu einer Zeit, in der Gerichte darüber verhandeln, ob für ein ungewollt geborenes Kind Schadenersatz gezahlt werden kann und das Klonen von Menschen nicht nur demnächst technisch möglich erscheint, sondern ein US-amerikanischer Arzt in den Medien sogar ankündigt, er wolle eben dies tun[5], erscheinen die möglichen Gefahren, die von Gen- und Reproduktionstechnologien ausgehen, unter Umständen größer als die Wahrscheinlichkeit eines politischen Erstarkens der radikalen Rechten oder einer allgemeinen Rechtsentwicklung des gesellschaftlichen Klimas.

Eine kritische Diskursgeschichte der bundesdeutschen Anthropologie und Humanbiologie kommt meines Erachtens weder ohne Aufarbeitung der NS-Vergangenheit noch ohne Aufzeigen der oben skizzierten „Neuen Gefahren" aus, muß also die Vergangenheit wie deren Auswirkungen auf eine *mögliche* Zukunft gleichermaßen behandeln.
Darüber hinaus versteht sich die vorliegende Arbeit nicht als eine wissenschaftsgeschichtliche Studie im Sinne klassischer Disziplingeschichte. Im Mittelpunkt steht, wie schon angerissen, vielmehr die Genese und Weitergabe von inhaltlichen Positionen (konkret:Menschenbildern und Rassenvorstellungen) innerhalb einer bestimmten anthropologischen Kontinuitätslinie unter dem Gesichtspunkt ihres Bezuges zu einer möglichen Herrschaftspraxis, bewegt sich also im Rahmen politischer Idengeschichte. Die sehr komplexe Thematik macht es indes nicht möglich, dies unabhängig von der fachlichen Diskursgeschichte in der Anthropologie oder dem Aspekt der Schulenbildung zu betrachten, selbst biologische Fragen spielen an einigen Stellen eine Rolle, diese Thematiken stehen aber nicht im Focus des Interesses. Um den Begriff der Herrschaftspraxis zu illustrieren, ist der Diskursgeschichte außerdem ein Kapitel über die „Euthanasie" beigefügt, das mit dem Thema der Arbeit unmittelbar nichts zu tun hat, die Auswirkungen einer bestimmten Theoriebildung aber drastisch vor Augen führt. Ich halte diese Darstellungsweise nicht zuletzt deshalb für angemessen, da *ein* Fluchtpunkt dieser Arbeit die Frage ist, ob, in welchem Ausmaß und mit welcher Wirkungsmacht durch die deutsch-faschistische Rassenlehre beeeinflußte Denkmuster bis heute

---

[5] vgl. Der Spiegel vom 12.01.1998, S.178 ff

konstituierend für autoritäre und antiegalitäre Menschenbilder sind und ob ob letzteren von den Humanwissenschaften heute noch zugearbeitet wird.

### *Terminologie und Herangehensweise*

Von zentraler Bedeutung ist in vorliegender Arbeit der Begriff *„Deutsch-faschistische Rassenhygiene"*, der von mir selbst auf Anregung von Alf Lüdtke vom Max-Planck-Institut für Geschichtswissenschaft geprägt wurde und einiger Erläuterung bedarf. Die Rassenhygiene ist kein Produkt des „Dritten Reiches" oder der NS-Ideologie, sondern älter als diese. Bis zu einem bestimmten Grad stellte die Rassenhygiene selber einen Faktor der nationalsozialistischen Ideologiebildung dar, entnahm doch Hitler persönlich einen Teil seiner Rassenvorstellungen dem zweibändigen Werk „Menschliche Auslese und Rassenhygiene (Eugenik)" von Erwin Baur, Eugen Fischer und Fritz Lenz, einem Standardwerk der Rassenhygiene[6]. Da zudem einige der wichtigsten Vertreter dieser Richtung innerhalb der deutschen Rassenkunde, wie Ploetz, Fischer, Lenz und Günther ihrerseits frühzeitig Vertreter des Konstrukts einer „nordischen Herrenrasse" waren und dieses mit der Vorstellung eines staatlichen eugenischen Zwangsprogramms zu einem in sich geschlossenen Denksystem verbanden, das keinen Widerspruch mehr zuließ,[7] so kann ihr Gedankengut bereits als präfaschistisch oder faschistoid bezeichnet werden, ehe es eine nationalsozialistische Bewegung mit einer spezifischen und in sich geschlossenen Ideologie gab. Von einer „NS-Rassenhygiene" kann vor der NS-Machtübernahme mithin nicht die Rede sein, ebenso aber nicht von einer „faschistischen Rassenhygiene", weil es sich bei Letzterer, trotz ähnlichen Gedankenguts in anderen Ländern, um eine spezifisch deutsche Entwicklung handelt. Damit ist keine These vom deutschen Sonderweg als historisches Modell gemeint; vielmehr wird das Augenmerk auf die spezifischen Elemente unterschiedlicher faschistischer Strömungen gelegt. Der Verfasser vertritt die Definition des Nationalsozialismus als deutsche Form des Faschismus, wie sie seit langem in einem breiten Spektrum von Interpretationsansätzen diskutiert wird[8], und

---

[6] vgl. Müller-Hill, Benno, Tödliche Wissenschaft, Reinbek 1984

[7] vgl. hierzu Lüddecke, Andreas, Der Fall Saller und die Rassenhygiene, Marburg 1995, S.48-62

[8] vgl. hierzu Saage,Richard, Faschismustheorien: Eine Einführung, München 1976, Kühnl, Reinhard, Formen bürgerlicher Herrschaft, Reinbek 1971, Poulantzas, Nicos, Faschismus und Diktatur. Die Kommunistische Internationale und der Faschismus, München 1970, Abendroth, Wolfgang (Hg.), Faschismus und Kapitalismus.Theorien über die sozialen Ursprünge und die Funktion des Faschismus (Frankfurt/Main-Wien 1967), aber auch Lipset, Seymour Martin, Soziologie der Demokratie, Neuwied 1962 und Nolte, Ernst, Der Faschismus in

wendet sich damit zugleich gegen die Totalitarismusmodelle[9] und die Interpretationen des Nationalsozialismus als historisch einzigartiges Phänomen[10] bzw. „Hitlerismus".
Auch wenn Faschismus somit als Gattungsbegriff aufgefaßt wird, so sind doch deutliche Unterschiede zwischen den verschiedenen nationalen Spielarten festzustellen[11]. Mussolinis Faschismus definierte sich in erster Linie sozialpopulistisch und über kolonial-territoriale Ambitionen sowie einen futuristischen Technik- und Gewaltkult, der Franqismus oder Falangismus über einen elitären Antisozialismus und historische Reminiszenzen auf die spanische Geschichte, die sich auf die Reconquista und den Carlistenkrieg bezogen,[12] während der Nationalsozialismus sich neben Anleihen an germanische Mythologie und einen vor der Regimephase des NS ebenfalls ausgeprägten Sozialpopulismus besonders durch einen spezifischen Rassismus auszeichnet, der eine paranoide jüdisch-bolschewistisch-wallstreetkapitalistische Weltverschwörungstheorie mit der Rassenhygiene verband.
Der italienische Faschismus, die spanische Falange, die Action Francaise und die diversen lateinamerikanischen Faschismen hatten ***keine*** Rassenhygiene. Damit ist letztere mit der deutschen Form des Faschismus in spezifischer Weise verbunden, aber, wie gesagt, älter als dieser und eines seiner wesentlichen konstitutiven Elemente.
Ich habe daher den Terminus *„Deutsch-faschistische Rassenhygiene"* gewählt. Dieser trägt nicht nur dem konstituierenden Charakter der Rassenhygiene für die NS-Ideologie Rechnung, sondern ermöglicht gleichermaßen eine Abgrenzung zu rassistischem und eugenischem Gedankengut außerhalb des rassenhygienischen Diskurses in Deutschland wie auch zu deutschen Rassentheoretikern und Eugenikern mit abweichenden Ansichten, wie Saller und Muckermann. Der Begriff deutsch-faschistische Rassenhygiene bezeichnet die Strömung innerhalb der Rassenhygiene, die vor allem durch die Namen Lenz, Fischer, Lehmann

---

seiner Epoche, München 1965 sowie ders., Theorien über den Faschismus, Köln 1967

[9] vgl. hierzu Schlangen, Walter, Die Totalitarismus-Theorie.Entwicklung und Probleme, Stuttgart/Berlin/Köln/Mainz 1976 sowie Arendt, Hannah, Elemente und Ursprünge totaler Herrschaft, Frankfurt/Main 1962, Friedrich, Carl, Totalitarism, Cambridge (Mass.)1954 und Bracher, Karl Dietrich, Totalitarismus und Faschismus. Eine wissenschaftliche und politische Begriffskontroverse, München/Wien 1980
[10] vgl. hierzu Goldhagen, Daniel Jonah, Hitlers willige Vollstrecker – ganz gewöhnliche Deutsche und der Holocaust, München 1998, Haffner, Sebastian, Anmerkungen zu Hitler, München 1978, Hildebrand, Klaus, in: Bosch, Michael (Hg.) Persönlichkeit und Struktur in der Geschichte, Düsseldorf 1977
[11] vgl hierzu Saage, Richard (Hg.), Das Scheitern diktatorischer Legitimationsmuster und die Zukunftsfähigkeit der Demokratie. Festschrift für Walter Euchner, Berlin 1995
[12] vgl. Nolte, Der Faschismus in seiner Epoche

und Günther geprägt ist und sich im Verlauf der zwanziger Jahre als dominante Strömung durchsetzte. Wie schon gesagt, können die Auffassungen ihrer Vertreter vor der NS-Machtübernahme, außer vielleicht bei Günther[13], noch nicht als faschistisch, sondern lediglich als präfaschistisch bezeichnet werden. Wenn dennoch von keiner deutsch-präfaschistischen Rassenhygiene gesprochen wird, so begründet sich dies aus der Tatsache, daß ein wesentlicher inhaltlicher Wandel in dieser Lehre in der Regimephase des Nationalsozialismus nicht festzustellen ist.
Der Verfasser ist sich nach kontroversen Diskussionen an der Sozialwissenschaftlichen Fakultät der Universität Göttingen um den Begriff „Deutsch-faschistische Rassenhygiene" der Ambivalenz und Problematik der Terminologie bewußt, hält den Arbeitsbegriff aber für notwendig, um die verschiedenen Strömungen innerhalb der deutschen Eugenik operationalisieren zu können.
Da die Rassenhygiene eine bevölkerungspolitische bzw. medizinisch-eugenische Praxis beinhaltet, es in dieser Arbeit aber schwerpunktmäßig um das einer solchen (möglichen) Praxis zugrundeliegende theoretische Gedankengut geht, ist nicht die *deutsch-faschistische Rassenhygiene* selber, sondern die *deutsch-faschistische Rassen**lehre*** ihr Thema.
Es wird zu prüfen sein, ob und inwieweit das Gedankengut Egon von Eickstedts unter den Begriff der deutsch-faschistischen Rassenlehre zu fassen ist.
Was die von Eickstedt verwendete Terminologie angeht, wird nachgezeichnet, inwieweit sie von ihm selber durchgängig gebraucht wird, und ob seine SchülerInnen sie im gleichen Sinne handhaben, ebenso, ob eine Aneignung dieser Terminologie und der ihr zugrundeliegenden Vorstellungen und daraus folgender Ableitungen im weiteren Diskurs stattgefunden hat.
Die eigene Arbeits- und Darstellungsweise ergibt sich aus dem bisherigen Stand der Forschung und Literatur zur behandelten Thematik, wozu an dieser Stelle einiges Grundsätzliche abgehandelt werden muß.

Während der Nationalsozialismus als historische Epoche seit langem Thema wissenschaftlicher Auseinandersetzungen ist[14], gilt dies für die Ideengeschichte seiner Ideologeme durchaus nicht in vergleichbarem Maße. Was Letztere angeht, ist diese über die Rassenhygiene untrennbar mit der Eugenik, Anthropologie, Bevölkerungswissenschaft und Medizin im „Dritten Reich" verbunden. Über deren „praktische Seite", d.h. die Mitwirkung dieser Wissenschaften am konkreten Mordprogramm wie auch die Biographien ihrer wichtigsten Vertreter, existiert inzwischen ein relativ umfangreiches Schrifttum, wobei der Siftung für Sozialforschung und

---

[13] vgl. hierzu Hoßfeld, Uwe, Die Jenaer Jahre des „Rassen-Günther" von 1930 bis 1935, in: Medzin-Historisches Journal, Jahrgang 34 (1999), S.47-103
[14] eine hervorragende, wenn auch nicht mehr ganz aktuelle Debatte des Diskussionsstandes bietet Kershaw, Ian, Der NS-Staat. Geschichtsinterpretationen und Kontroversen im Überblick, Reinbek 1988

Sozialgeschichte des zwanzigsten und einundzwanzigsten Jahrhunderts und ihrem personellen Umfeld, namentlich Susanne Heim, Götz Aly, Karl-Heinz Roth und Ludger Weß eine exponierte Rolle zukommt[15]. Eine Geschichte der theoretischen Diskurse im Umfeld der Rassenhygiene spielte in der einschlägigen Literatur hingegen bislang eine sehr viel geringere Rolle. An erster Stelle wären hier die Arbeiten von Schmuhl[16], Weindling[17], Becker[18], Weingart et al[19] und Marten[20] zu nennen. Diese Arbeiten nähern sich der Materie von unterschiedlichen Gesichtspunkten her. Während bei Schmuhl der Focus auf die Entwicklung der Rassenhygiene bis zur Umsetzung der Vernichtungsmaßnahmen gelegt wird, steht bei Weindling der Zusammenhang von Gesundheitskonzeption und Rassenideologie sowie dessen Genese bis ins „Dritte Reich“ im Vordergrund. Becker hingegen, als Schüler von Fritz Lenz und im Alter „geläuterter“ Eugeniker besonders dafür prädestiniert, behandelt die Lehrinhalte der Rassenhygiene selber anhand exemplarischer Betrachtungen von Leben und Werk ihrer einzelnen Protagonisten. Weingart, Kroll und Bayertz betrachten die Entwicklungsgeschichte des rassenhygienischen Diskurses unter verschiedenen Blickwinkeln und gehen der Frage nach einer aktuellen Gefährlichkeit der Eugenik nach. Bei Marten stehen die ideengeschichtlichen Grundlagen seit der französischen Revolution, also noch im Vorfeld des ursprünglichen Darwinismus sowie dessen Entwicklungsgeschichte über den Sozialdarwinismus zur Rassenhygiene im Mittelpunkt; diese Entwicklung wird auf moderne sozialbiologistische Diskurse extrapoliert, wie auch die übrigen Autoren auf die Nachkriegskontinuitäten der Rassenhygiene mehr oder weniger umfassend eingehen. Was bisherige Studien jedoch vermissen lassen, ist eine präzise und kontinuierliche Fortschreibung der Ideengeschichte rassenhygienisch-rassenanthropologischer Denkschulen nach dem Zweiten Weltkrieg auf der einen und eine Thematisierung der Verschränkung von Theorie und Praxis auf der anderen Seite. Eine Diskursanalyse sozialbiologistischen

---

[15] vgl. Aly, Götz, Masuhr, Karl Friedrich, Lehmann, Maria, Roth, Karl Heinz, Schultz, Ulrich, Reform und Gewissen. „Euthanasie“ im Dienst des Fortschritts, Berlin 1985, Aly, Götz, Heim, Susanne, Vordenker der Vernichtung. Auschwitz und die deutschen Pläne für eine neue europäische Ordnung, Frankfurt/Main 1993, Aly, Götz, „Endlösung“. Völkerverschiebung und der Mord an den europäischen Juden, Frankfurt/Main 1995 und Weß, Ludger, Die Träume der Genetik. Gentechnische Utopien von sozialem Fortschritt, Hamburg 1989

[16] vgl. Schmuhl, Hans Walter, Rassenhygiene, Nationalsozialismus, Euthanasie, Göttingen 1987

[17] vgl. Weindling, Paul, Health, race and German politics between unification and Nazism, Cambridge 1989

[18] vgl. Becker, Peter Emil, Wege ins Dritte Reich, 2 Bde., Stuttgart/New York 1988 und 1990

[19] vgl. Weingart, Peter, Kroll, Jürgen, Bayertz, Kurt, Rasse, Blut und Gene, Frankfurt 1988

[20] vgl.Marten, Heinz-Georg, Sozialbiologismus, Frankfurt am Main/New York 1983

Denkens macht m. E. nur dann Sinn, wenn sie als eine (zumindest potentielle) Herrschaftspraxis begriffen wird.

Davon ausgehend, will vorliegende Arbeit erstens insofern Neuland erschließen, als daß es bislang nur sehr wenige Studien gibt, die sich exemplarisch mit einem bestimmten Vertreter der Rassenhygiene/Rassenkunde bzw. einer bestimmten Schule befassen. Zu nennen sind in diesem Zusammenhang vier größere Monographien, nämlich „Rasse als Konstrukt. Leben und Werk Eugen Fischers" von Nils Lösch sowie Weingarts Arbeit zu Clauß[21] und Hoßfelds wissenschaftsbiographisches Buch über Heberer[22], schließlich Kröners Werk, das sich mit einem auch für vorliegende Arbeit zentralen Thema, nämlich den rassenanthropologischen Nachkriegskontinuitäten beschäftigt[23]. Mit der ***Kontinuitätslinie Eickstedt-Schwidetzky-Knußmann*** haben sich zwar bereits mehrere Autoren/innen beschäftigt, dies jedoch in Form von Aufsätzen und kurzen Artikeln, die, wie weiter unten ausgeführt, zudem in etlichen Punkten lückenhaft bzw. sogar sachlich falsch sind, da sich offensichtlich niemand die Mühe gemacht hat, die voluminösen Hauptwerke Eickstedts und Schwidetzkys tatsächlich vollständig durchzulesen. Einen Sonderfall bildet das von der AG gegen Rassenkunde herausgegebene Buch *Deine Knochen - Deine Wirklichkeit*, von dem ich Kenntnis erlangte, als die vorliegende Dissertation zur Hälfte fertiggestellt war und das sich nicht nur mit der gleichen Materie beschäftigt, sondern auch zu ähnlichen Schlüssen kommt. Zu nennen wäre außerdem das 1999 erschienene Werk *Wissenschaftlicher Rassismus* von Heidrun Kaupen-Haas und Christian Saller, das kurz vor Fertigstellung dieser Arbeit erschien.
Auch hierbei handelt es sich jedoch um keine geschlossenen Werke, sondern um Sammlungen von Aufsätzen unterschiedlicher AutorInnen, die sich im ersten Fall mit bestimmten inhaltlichen Aspekten der Traditionslinie Eickstedt-Schwidetzky- Knußmann befassen, im zweiten diese neben weiteren Aspekten der Genese rassistischer Menschenbilder abhandeln, aber nicht den Anspruch haben, die Ideengeschichte dieser Traditionslinie zu schreiben.
Mit der meines Wissens ersten großen Monographie zu besagter Traditionslinie übe ich auch Metakritik an einigen kritischen AutorInnen, wo diese unsorgfältig gearbeitet haben. Dies erfolgt nicht aus Besserwisserei, sondern um des weiteren kritischen Diskurses willen. Bislang ist dieser durch unterschiedliche Betrachtungsweisen geprägt, die der Verfasser zu vier Forschungs- und Interpretationsansätzen zusammenfaßt.

---

[21] vgl. Weingart, Peter, Doppel-Leben, Ludwig-Fedinand Clauß. Die Geschichte einer deutschen verstrickung, Frankfurt/New York 1995

[22] vgl. Hoßfeld, Uwe, Gerhard Heberer (1901-1973). Sein Beitrag zur Biologie im 20.Jahrhundert, Berlin 1997

[23] vgl. Kröner, Hans-Peter, Von der Rassenhygiene zur Humangenetik: Das Kaiser-Wilhelm Institut für Anthropologie, menschliche Erblichkeitslehre und Eugenik nach dem Kriege, Stuttgart/Jena/Lübeck/Ulm 1998

*Der gesellschaftspolitisch-strukturanalytische Ansatz*
Dieser wird durch die Stiftung für Sozialforschung und Sozialgeschichte des zwanzigsten und einundzwanzigsten Jahrhunderts sowie das Duisburger Institut für Sprach- und Sozialforschung (DISS) vertreten. Er verfolgt eine explizit erklärte gesellschaftspolitische Zielsetzung, nämlich die Verfügbarmachung empirisch recherchierten Materials als theoretisches Rüstzeug für aktuelle politische Debatten zu den Themen Gentechnologie, Entwicklungs- und Bevölkerungspolitik einerseits und die Aufdeckung faschistischer Kontinuitäten in den Argumentationsmustern von ProtagonistInnen der modernen Bevölkerungspolitik, Eugenik etc. andererseits. Dementsprechend spielen innerwissenschaftliche Diskurse oder biographische Details im Leben der Rassenhygieniker/-Theoretiker innerhalb dieses Ansatzes gar keine Rolle; es geht hier eben nicht um Wissenschaftsgeschichte im engeren Sinne, sondern ausschließlich um die politische Funktionalität einer bestimmten Art von Theoriebildung in den Humanwissenschaften und die biographische Verstrickung ihrer wichtigsten VertreterInnen in die Herrschaftspraxis des NS-Staats.
Die Umsetzbarkeit bevölkerungsbiologischer und gentechnischer Utopien in Verbindung mit der politischen und institutionellen Nähe ihrer VertreterInnen zur jeweiligen Staatsmacht, sowohl im NS als auch in der Bundesrepublik Deutschland, stellt hier eine zentrale Forschungsfrage dar.
Bei den VertreterInnen dieses Ansatzes handelt es sich überwiegend um SoziologInnen oder PolitikwissenschaftlerInnen, doch sind mit dem Mediziner Karl-Heinz Roth und dem Biologen Ludger Weß auch fachlich in anthropologischen und genetischen Fragen bewanderte Personen vertreten. Von *Deine Knochen - Deine Wirklichkeit* abgesehen, wird auch schon in einer wesentlich älteren diesem Ansatz zuzurechnenden Schrift explizit auf die Kontinuitätslinie Eickstedt-Schwidetzky-Knußmann Bezug genommen[24], dies allerdings in recht gedrängter Form auf fünf Seiten. Obwohl die Broschüre in ihrer äußerst konzisen, knappen und pointierten Darstellungsweise eine insgesamt komplexe und schwierige Materie gut auf den Punkt bringt, zeigt sie sich gerade hinsichtlich Ilse Schwidetzkys nicht ganz so verdienstvoll. Es wird gesagt, daß Schwidetzky in ihrem Buch „Grundzüge der Völkerbiologie“ behaupte, der moralischen Empörung über Kolonialgreuel lägen falsche Maßstäbe zugrunde, da die Beziehungen zwischen Ethnien nicht wie zwischenmenschliche Beziehungen behandelt werden könnten[25]. Diese Aussage ist so verkürzt, daß sie schlichtweg falsch wird; ich kann der Autorin hier nicht zustimmen. Die

---

1998
[24] vgl. Pinn, Irmgard, Nebelung, Michael, vom „klassischen“ zum aktuellen Rassismus in Deutschland. Das Menschenbild der Bevölkerungstheorie und Bevölkerungspolitik, Duisburg 1992
[25] ibid.,S.31

tatsächlich in sich recht widersprüchliche Stellungnahme Schwidetzkys ist in der vorliegenden Arbeit detailliert abgehandelt.

*Der ideengeschichtlich-sozialhistorische Ansatz*

Zweitens ist ein genuin geschichtswissenschaftlicher Ansatz von Bedeutung, der methodisch die politische Ideengeschichte mit Sozialgeschichte verbindet. Hier geht es um die Einbettung der Rassenhygiene in die Ideengeschichte des 19. und 20. Jahrhunderts und ihre Bedeutung als geistige Voraussetzung für die Herrschaftpraxis des „Dritten Reiches", jedoch nicht um das Aufzeigen von Kontinuitätssträngen bis heute. Weindling und Schmuhl sind die wesentlichsten Vertreter dieses Ansatzes.

*Der disziplingeschichtliche Ansatz*

Drittens gibt es die Bemühungen von VertreterInnen der Genetik, Anthropologie, Biologie und Anatomie um Vergangenheitsbewältigung und die Aufarbeitung eines bislang totgeschwiegenen Kapitels der eigenen Fachgeschichte, die mittlerweile zu einer Anzahl sehr kompetenter Beiträge geführt haben. Becker, Weingart et al, Hoßfeld und Müller-Hill[26] sind hier zu nennen. Da dieser Ansatz sich innerhalb einer fachinternen Diskursgeschichte bzw. einer durch profunde Fachkenntnis geprägten Wissenschaftsgeschichte bewegt, hat er den Vorteil, die wissenschaftliche Entwicklung während der Zwanziger Jahre und der NS-Zeit auf der Höhe des damaligen Zeithorizonts transparent zu machen. Damit wird hinsichtlich der Rassenhygiene die Frage nach der ideologischen Korrumpierbarkeit einerseits und der rein wissenschaftlichen Irrtümer hinsichtlich Vererbungslehre, Rassenbegriff etc. in den Mittelpunkt des Interesses gerückt. Im Unterschied zum geselschaftspolitisch-strukturanalytischen Ansatz berücksichtigt dieser Ansatz das zeitgenössische Denken sehr genau und zeichnet die Konfliktlinien der damaligen fachinternen Diskurse teilweise en détail nach. Problematisch erscheint hier andererseits aber die Tatsache, daß vielfach aktuelle Gefahren, die von der Gentechnologie oder Bevölkerungswissenschaft ausgehen könnten entweder gar nicht thematisiert oder, wie bei Müller-Hill und Weingart et al scheinbar aus „berufsständischem" Interesse sehr stark relativiert werden.[27]

Eickstedt und sein Kollege Nachtsheim, der immerhin in der NS-Zeitschrift „Volk und Rasse" publiziert hat, werden bei Weingart et al als durch den NS unbelastete Personen dargestellt, deren Stellungnahme zugunsten der Rassenhygieniker verwundert, da sie keine Apologie in eigener Sache nötig gehabt hätten. Diese nicht näher ausgeführte Behauptung erscheint mir vor dem Hintergrund der eigenen Forschungen schlicht unverständlich.

---

[26] vgl. Müller-Hill, Benno, Tödliche Wissenschaft, Reinbek 1984

[27] siehe hierzu die Abhandlung dieses Werkes im Schlußkapitel der vorliegenden Arbeit

Auf der anderen Seite gibt es mit Kattmann, Preuschoft und Seidler gerade innerhalb des fachbezogen-wissenschaftsgeschichtlichen Ansatzes Vertreter, die besonders die allerschlimmsten Verstrickungen früherer Repräsentanten ihrer Zunft in den NS-Rassenwahn exemplarisch herausstellen oder die politisch-historischen Folgen rassentheoretischer Konstrukte herausarbeiten. Dies geschieht bei den genannten Autoren in überwiegend eher essayistischer Form, wobei die Kenntnis einer bestimmten Fachgeschichte oftmals stillschweigend vorausgesetzt wird. Die Darstellungsweise erfolgt pars pro toto, nicht durch die explizite Darlegung des Gesamtzusammenhangs. Die an Detailwissen reichen und gut lesbaren Publikationen dieser Autoren sind leider bislang fast nur innerhalb der anthropologisch-biologischen Fachwelt zur Kenntnis genommen worden. Auch hier finden sich in geraffter Form Ausführungen zu Eickstedt und Schwidetzky. Seidler, der hinsichtlich des Mitläufertums von beiden in der NS-Zeit kein Blatt vor den Mund nimmt, schreibt auf der anderen Seite, daß Eickstedt sich nach dem Zweiten Weltkrieg vollständig von seiner früheren Rassenlehre gelöst hätte, was nachweislich falsch ist. Auch hier wurden scheinbar die entsprechenden Werke, insbesondere der mit über tausend Seiten sehr umfangreiche letzte Band der „Forschung am Menschen“, nicht komplett gelesen, ein Problem, das bei dem Wenigen, was an Sekundärliteratur zur Materie existiert, fast ständig begegnet.

*Der politisch-ideengeschichtliche Ansatz*

Schließlich ist ein vierter Ansatz zu nennen, welcher die Kontinuität der Rassenhygiene in eine Kontinuität aufgeklärten Denkens - bzw. einer versuchten Gegenaufklärung und des Umschlagens von Aufklärung in regressive Mythologie im Sinne Horkheimers und Adornos - einordnet und dabei einen ideengeschichtlichen
Bezugsrahmen aufspannt, der bei einigen Arbeiten über Jahrhunderte reicht. Bei aller Einmaligkeit und Unvergleichlichkeit erscheint die NS-Rassenhygiene hier als eine bestimmte historische Phase in einer langen Geschichte biologistischer Ideologiebildung oder, im Foucault´schen Sinne, als eine spezifische Form von Bio-Macht. Dieser eher diskursanalytische als quellenbezogene Ansatz bietet den großen Vorteil eines fundierten theoretischen Hintergrundes und einer weiten Perspektive, welche eine Gesamtschau der Materie ebenso ermöglicht wie ein Aufzeigen der aktuellen politischen Problematik, die nach wie vor mit sozialbiologistischer Theoriebildung verbunden ist. Auf der anderen Seite ist dieser Ansatz zur wissenschafts- und fachgeschichtlichen Aufarbeitung wenig geeignet, da er sich kaum mit anthropologischen, ethnologischen oder humanbiologischen Fragestellungen beschäftigt. Für den politisch-ideengeschichtlichen Ansatz stehen die Namen Marten und Kühl[28], in

---

[28] vgl. Kühl, Stefan, Die Internationale der Rassisten. Aufstieg und Niedergang der internationalen Bewegung für Eugenik und Rassenhygiene im 20.Jahrhundert, Frankfurt/Main 1997; dieses Buch zeichnet sich dadurch aus,

gewisser Weise auch Gould [29], (was bei Letzterem insofern bemerkenswert erscheint, als daß dieser Evolutionsbiologe ist und eine umfassende Kollegenschelte betreibt), und auch meine erwähnte Magisterarbeit zum „Fall Saller" ist diesem Ansatz verpflichtet.

***Mit der vorliegenden Arbeit wird nun der Versuch unternommen, diese vier Ansätze zur Synthese*** zu führen. Auf der einen Seite soll sowohl der ideengeschichtliche Hintergrund im Sinne von Bio-Macht berücksichtigt werden wie auch die Bedeutung der behandelten rassenbiologischen Theoreme für daraus ableitbare politisch-soziale Praxis. Andererseits ist die Arbeit aber auch an biographischen Fragen hinsichtlich der behandelten Personen, an Institutsgeschichte und an fachbezogener Diskursgeschichte interessiert, dies aber nicht in der bei klassisch disziplingeschichtlichen Arbeiten innerhalb der Wissenschaftsgeschichte ( denen andererseits häufig die politisch-theoretische Einbettung fehlt) oftmals verbreiteten Detailversessenheit hinsichtlich biographischer und institutsgeschichtlicher Daten, da es durchaus nicht um die Biographie oder die Diskurs- und Institutsgeschichte selber geht, sondern diese in erster Linie um der abzuleitenden politisch-ideengeschichtlichen Schlußfolgerungen willen interessant sind. In Anbetracht der mehrfach erwähnten Ungenauigkeiten bisheriger AutorInnen hinsichtlich der weltanschaulichen Verortung von Eickstedts und Schwidetzkys wissenschaftlichen Positionen werden diese hier en detail abgehandelt, um damit eine vorhandene Forschungslücke zu schließen. Den Hauptteil der Arbeit bildet daher eine Kette von inhaltsanalytisch orientierten Rezensionen der Hauptwerke Eickstedts, Schwidetzkys und Knußmanns, anhand derer die Entstehung, Entfaltung und Weiterentwicklung ihrer wissenschaftlichen Positionen und der politische Bezugsrahmen, in dem diese anzusiedeln sind, nachvollzogen werden kann. Zur verwendeten Zeitform in den Rezensionen ist zu sagen, daß die referierten Positionen, da als Ideen teilweise noch aktuell oder zumindest mit einer noch nicht zu Ende gekommenen Wirkungsgeschichte, durchweg im Präsens abgehandelt werden, die Handlungen von Eickstedt und Schwidetzky, die beide nicht mehr leben, hingegen in der Vergangenheit („damit ist für Eickstedt genetische Siebung Ursache sozialer Schichtung", aber: „Eickstedt schrieb im Jahre..." ).
Ebenso wird die Vergangenheitsform für Werke gebraucht, die vor den Neunziger Jahren erschienen sind, bei Schriften aus den Neunzigern hingegen die Gegenwartsform (so ***schreibt*** etwa Knußmann...). Als Anhänger eines egalitären Menschenbildes und Gegner aristokratischer Prinzi-

---

daß es einerseits die Verflechtung der Rassenhygiene in den internationalen eugenischen Diskurs aufzeigt und den Mythos einer ausschließlich deutschen Entwicklung entzaubert und andererseits die erschreckende Aktualität rassenhgienischen Denkens thematisiert.

[29] vgl. Gould, Stephen Jay, Der falsch vermessene Mensch, Frankfurt/Main 1988

pen gebrauche ich Adelstitel nur bei der Nennung eines vollständigen Namens (Egon von Eickstedt, Otmar von Verschuer), jedoch nicht bei der bloßen Erwähnung des Nachnamens, so daß im Allgemeinen von Eickstedt, aber nicht von von Eickstedt die Rede ist, wie ja im Übrigen in der Historiographie auch beim Gebrauch der Namen Bismarck, Bülow oder Wellington üblich. Im Allgemeinen bin ich um eine geschlechtsneutrale Sprache und die Verwendung des großen I bemüht, treibe dies aus sprachästhetischen Gründen aber nicht bis zur letzten Konsequenz. Im Interesse einer aufgelockerten und lesbaren Sprache ist hinsichtlich der eigenen Person wechselweise die direkte Ich-Form und der Terminus „der Verf." im Gebrauch.

Was die konkrete Fragestellung der Arbeit angeht, ist diese zu komplex, um sich ausschließlich in einen schematischen Fragenkatalog zwängen zu lassen. Es wird gefragt nach der Entwicklung und Wirkungsgeschichte des Menschenbildes in der Traditionslinie Egon von Eickstedt-Ilse Schwidetzky und Rainer Knußmann sowie nach der politischen Funktionalität dieses Menschenbildes. Antworten lassen sich m.E. nur in einer Gesamtschau finden, wie sie in gewisser Weise die gesamte Arbeit darstellt und wie sie explizit im Schlußkapitel dieser Arbeit noch einmal vorgenommen wird. Dennoch werden an dieser Stelle einige konkrete Fragen formuliert, welche zentrale Aspekte der behandelten Materie klarer konturieren sollen. Die Antworten finden sich in pointierter Form eingangs des Schlußkapitels dieser Arbeit und fließen dann in eine synoptische Betrachtung zur politischen Aktualität der Thematik ein.

Die Fragen stellen sich wie folgt:

1) In welchem Verhältnis steht die Lehre Egon von Eickstedts zur NS-Rassenlehre im akademischen Diskurs? Letztere ist nicht mit der offiziellen NSDAP-Parteilinie identisch, sondern die Form der Rassenlehre und Rassenhygiene, die von den im NS-Staat führenden Anthropologen und „Rassenkundlern", also Fritz Lenz, Eugen Fischer, H.F.K. Günther, Otmar von Verschuer und der Redaktion der von Bruno K. Schultz herausgegebenen Zeitschrift „Volk und Rasse vertreten wurde. Im Unterschied zur offiziösen NSDAP-Rassenideologie befaßte sich die akademische Rassenlehre wissenschaftlich mit Fragen der Erblichkeit und legte Grundsteine der Humangenetik. Daher sind hier Wissenschaftsgeschichte, politische Ideengeschichte und die beim Thema NS zwangsläufige „Verbrechensgeschichte" nicht zu trennen.

2) Welche politische Funktionalität läßt sich aus Eickstedts anthropologischer Lehre generell ableiten?

3) Läßt sich ein Bruch Eickstedts mit der NS-Vergangenheit und seiner eigenen Rassenlehre nach dem Zweiten Weltkrieg feststellen?

4) Findet sich bei seiner direkten Schülerin Ilse Schwidetzky eine bruchlose Fortführung der Eickstedt´schen Lehre?

5) Findet sich diese sowohl hinsichtlich der Positionen Eickstedts als auch der Schwidetzkys bei Schwidetzkys noch lebenden Schüler Rainer Knußmann?

6) Was für Querverbindungen zu politischen Diskursen und Willensbildungen lassen sich aus den gewonnenen Erkenntnissen ableiten?

Bevor es um die konkrete Lehre Eickstedts geht, werden zunächst die fachgeschichtlichen „surroundings" erörtert; ein kleiner Exkurs beschäftigt sich mit den Hintergründen der „Euthanasie".

# 1.Kapitel: Abriß zur Geschichte des Fachs Anthropologie in Deutschland

Die Anthropologie, qua Definitionem Wissenschaft vom Menschen an sich, ist in Forschungsgegenstand, Methodik und Didaktik eine ausgesprochen uneinheitliche Wissenschaft. Im anglo-amerikanischen Sprachraum wird deutlich zwischen *Social Anthropology* und *Physical Anthropology* unterschieden, was zwei voneinander getrennte Wissenschaften sind. *Social Anthropology,* weitgehend identisch mit der deutschen Kuturanthropologie, umfaßt Ethnologie, Volkskunde, Ur- und Frühgeschichte sowie Psychologie und Soziologie als Hilfswissenschaften dieser Disziplinen, *Physical Anthropology* hingegen Paläoanthropologie und Populationsgenetik. Darüber hinaus gibt es in den USA eine *Social Anthropology,* die sich mit Konfliktforschung, Verhaltenspsychologie und Umweltfragen, auch Umwelt- und Alltagsgeschichte beschäftigt; fernerhin wird sowohl im Englischen als auch im Französischen der Begriff „Anthropologie" sehr häufig synonym für „Ethnologie" gebraucht.

Im deutschen Sprachraum sind hingegen in der Vergangenheit Sozial- und physische Anthropologie zumeist miteinander verbunden worden, und die Namen Eickstedt und Schwidetzky mit ihrem Konzept der „ganzheitlichen Anthropologie" stehen mit an vorderster Stelle für diese Verbindung. Die moderne deutsche Anthropologie ist mehr und mehr dabei, sich selbst zu transzendieren: Sie nimmt größtenteils, gerade aufgrund ihrer Vergangenheit, Abstand von einer sozialanthropologischen Ausrichtung. Die heutige *Biologische Anthropologie* in Deutschland ist dekkungsgleich mit der angelsächsischen *Human Biology*[30] und der italienischen *Anthropologia,* umfaßt also *Physical Anthropology* und menschliche Stammesgeschichte sowie besondere Anwendungsbereiche, wie etwa Industrieanthropologie, während *Humanbiologie* im Deutschen keine Entsprechung zur angelsächsischen *Human Biology* bedeutet, sondern ein reines Lehrfach ist, das Anthropologie, Humangenetik, Anatomie, Physiologie und Grundbegriffe der Gesundheitslehre miteinander verbindet Diese *Humanbiologie* ist weitgehend identisch mit dem, was an deutschen Schulen zum Thema „Biologie des Menschen" unterrichtet wird.[31]
Wo sie als angewandte Anthropologie auftritt, macht die heutige Anthropologie weniger in Form von Eugenik und Bevölkerungspolitik von sich reden (was nicht heißen soll, daß diese Bereiche heutzutage überhaupt keine Rolle mehr spielten; vgl. hierzu das letzte Kapitel der vorliegenden Arbeit) als zum Beispiel in Bereichen wie Ergonomie und Arbeitsmedizin, bis vor einiger Zeit auch noch Vaterschaftsgutachten.

---

[30] vgl.hierzu Harrison, G.A., Tanner, J.M., Pilbeam,D.R. und Baker, P.T., Human Biology. An introduction to human evolution, variation, growth an adaptibility, Oxford 1988

[31] vgl. Knußmann, Rainer, Vergleichende Biologie des Menschen. Lehrbuch der Anthropologie und Humangenetik, 2. Auflage, Stuttgart 1996, S.4 ff

Die Verbundenheit von physischer Anthropologie und Sozialanthropologie in der Vergangenheit war nicht nur eine thematische Zusammenfassung zweier Disziplinen; vielmehr wurden, am stärksten und mit den fatalsten Konsequenzen in Form der Rassenhygiene, sozialanthropologische Fragestellungen unter die Biologie subsumiert, mit morphologischen Korrelaten von Verhaltensweisen (Verhaltens- und Kriminalphysiognomie, Rassenpsychologie, Konstitutionslehre) . Dies führte zur Erklärung nahezu jeglicher menschlicher Lebensäußerungen als angeblich „biologisch bedingt" und zu einem systematisierten, wissenschaftlich verbrämten Rassismus. Darüberhinaus wurden auch soziale Schichtung, Geschlechtsrollenstereotypen, Kriminalität und psychische Erkrankungen als biologisch gegeben angesehen.
In der Konsequenz läuft das Menschenbild der dominanten Linie der klassischen Anthropologie deutscher Prägung, wie sie sich vom Kaiserreich bis in die fünfziger Jahre dieses Jahrhunderts darstellte, repräsentiert etwa durch Eugen Fischer, Fritz Lenz, Otmar v.Verschuer und Egon v.Eickstedt, auf die Legitimierung kapitalistischer Gesellschaftsstrukturen, kolonialer Expansion und patriarchaler Verhältnisse durch jeweilige Biologismen hinaus und auf einen absolut eindimensionalen Menschen, dessen gesamtes Wesen in seinen Genen festgeschrieben ist. Dabei hat sich die Anthropologie in Deutschland zunächst unabhängig von politisch-ideologischen Kontexten entwickelt, wiewohl eine wechselseitige Durchdringung immer gegeben war, und die Entwicklung zur Rassenhygiene war Ergebnis einer gezielten politischen Einflußnahme interessierter Kreise. Die allgemeine Entwicklungsgeschichte eurozentrischer Menschenbilder von der Aufklärung bis zur Rassenhygiene ist bereits in meiner Schrift „Der Fall Saller und die Rassenhygiene" behandelt worden, auf die an dieser Stelle verwiesen wird. Um eine genaue begriffs- und diskursgeschichtliche Einordnung des Forschungsgegenstandes vornehmen zu können, erfolgt hier nun eine geraffte Darstellung der Entwicklungsgeschichte des Faches Anthropologie im wissenschaftlichen Lehrbetrieb in Deutschland. Da diese lediglich einen Orientierungsrahmen bieten soll, wird auf Einzelheiten weitgehend verzichtet, dafür jedoch entscheidende politisch-historische Eckdaten mit einbezogen.

Die biologische Anthropologie begann Ende des achtzehnten Jahrhunderts mit Johann Friedrich Blumenbach (1752-1840), dessen grundlegendes Werk *De generis humani varietate nativa* 1777 in Göttingen erschien. Schon vorher bezog der Schwede Karl von Linné (1707-1778) in seine Systematik des Tier- und Pflanzenreiches auch den Menschen ein. Immanuel Kant nahm in seinem Lexikon bereits eine Einteilung der Menschenrassen nach ihrer Hautfarbe vor, wobei auch praktische Ratschläge gegeben wurden, etwa, auf welche Weise der Neger zu peitschen sei. Das Wort „Rasse" - noch in seiner französischen Schreibweise race -tauchte bei Kant erstmals in seinem späteren Sinne auf, abgeleitet vom französischen race und italienischen razza bzw. englischen race und arabischen

Ras, was in den ersten zwei Fällen Abkunft, Familienzugehörigkeit, Genealogie bedeutet, im zweiten Fall ganz allgemein Wesensart, Gruppenzugehörigkeit und im letzten Fall eigentlich Kap, Spitze, Vorgebirge, im übertragenen Sinne die herausragendsten und signifikantesten Persönlichkeiten eines Stammes. Im Gegensatz zu Kant bevorzugte sein französischer Zeitgenosse Buffon, der eigentliche Begründer der systematischen Zoologie und einer der frühesten Evolutionstheoretiker, den Begriff varietas, wiewohl er den Terminus race ebenfalls gebrauchte. Auch Buffon war nicht frei von Vorurteilen; so bezeichnete er die weiße „Varietät" als die schönste der Welt.[32] Dieses Denken in ästhetischen Kategorien ist nebenbei charakteristisch für das Zeitalter der Aufklärung und des Klassizismus, die Umdeutung dieses Ästhetizismus in Wertkategorien nach dem Nützlichkeits- und Effizienzprinzip hingegen signifikant für das neunzehnte und zwanzigste Jahrhundert.

1788 führte auch Kant den Terminus „Varietät" ein, den er klar definierte. Demzufolge ist eine „Varietät" eine erbliche Eigentümlichkeit, die sich nicht zwangsläufig fortpflanzt, da sie zu Mischungen mit anderen Eigentümlichkeiten oder zu Veränderungen in ihrer eigenen Erbsubstanz in der Lage ist. Damit ordnet sich die „Varietät" den größeren klassifikatorischen Begriffen Art und Gattung unter.

Es war der schon genannte Göttinger Anatom Johann Friedrich Blumenbach, unter Christian Gottlob Heyne stellvertretender Leiter des Göttinger Museums und dort verantwortlich für die Beschaffung von Artefakten der Südseeexpeditionen James Cooks, der die ethnologische mit der biologischen und anatomischen Menschenkunde zum neuen Fach der Anthropologie verband.
Er teilte die Menschheit in fünf „Varietäten" ein, die kaukasische, die mongolische, die äthiopische, die amerikanische und die malaiische. Die Abkunft der inidigenen Bewohner der beiden Amerikas war ihm also noch nicht bekannt, ebensowenig wie die großen Unterschiede zwischen hamito-semitischen und schwarzafrikanischen Völkerschaften. Daß die gesamte Bevölkerung der Südsee unter den Begriff „Malayen" subsummiert und die Aborigines den „Äthiopiern" zugeschlagen wurden, erklärt sich aus der Tatsache, daß diese Teile der Weltbevölkerung soeben erst von Europäern, namentlich Cook, „entdeckt" worden waren und Blumenbach keinen einzigen von ihnen leibhaftig zu Gesicht bekommen hatte.
Interessanterweise hielt der Kosmopolit Blumenbach nicht etwa die eigene, europäische „Untervarietät" für die schönste der Welt, sondern die Georgier, für ihn körperlich gesehen der Höhepunkt der Menschheit. Da

[32] Auch der Begründer der Lehre von der arischen Rasse, Gobineau, verwendete noch den Begriff Varietät

sowohl japhetitische[33] als auch indogermanische Sprachinseln auf eine ununterbrochene Besiedlung des Kaukasus seit frühesten Zeiten schließen lassen, hielt Blumenbach den Kaukasus für die Wiege der Menschheit und benannte die gesamte weiße „Varietät" als die kaukasische. Blumenbachs Kosmopolitismus machte jedoch vor den anderen „Varietäten" halt, denn natürlich bedeutete seine Verehrung der Georgier zugleich eine Verehrung der weißen „Varietät". Insbesondere vertrat Blumenbach die Auffassung, daß die Georgier die schönste Schädelform hätten, und führte die Kraniologie, d.h. das Vermessen von Schädeln, als Methode zur Bestimmung der „Varietät" in die Anthropologie ein. [34]

Ein anderer Göttinger, nämlich Christoph Meiners, verband eine stark vergröberte Fassung der Blumenbach´schen Lehre mit der Geschichtsforschung. Ihm ging es um Menschheitsgeschichte in großen Zügen, nicht um die damals übliche Chronologie von Herrscherhäusern oder Kriegsgeschichte, sondern um die Kulturgeschichte des Menschen an sich. Er vermeinte, die Völker und „Racen" als Hauptsubjekte der Geschichte auszumachen und sah die zu seiner Zeit, am Vorabend der französischen Revolution, weltweit zu beobachtende Expansion der Europäer als Beweis für deren biologische Überlegenheit an. Für ihn waren die Europäer „vom edleren Stamm"[35]. Damit wurde erstmals eine *wertende* Betrachtungsweise in die Rassenlehre eingeführt, denn Buffon, Kant und Blumenbach hatten nur beschrieben, was sie vorfanden, sich aber jedes Werturteils enthalten. Ihre Vorstellung „schöner Varietäten" und deren Gleichsetzung mit für besonders kulturschaffend gehaltenen Völkern beinhaltete zwar eine Gleichsetzung subjektiver Wertungen mit einer ja tatsächlich stattfindenden weltweiten Expansion der europäischen Völker - genauer gesagt, bestimmter europäischer Völker - aber im Unterschied zu Meiners keine Erklärung dieser Expansion durch behauptete biologische Unterschiede. Auch Kants Hinweise auf die Anwendung der Prügelstrafe bei Schwarzen erschienen vor dem Hintergrund der damals verbreiteten Sklaverei als gegebener Realität nicht so menschenverachtend, wie wir sie heute wahrnehmen würden. Zudem war auch die Gleichung „schönes Volk = kulturschaffendes Volk" noch eine rein ästhetische gewesen, denn auch Kultur wurde als ästhetischer Wert verstanden. Sehr schnell wurde in der Folgezeit aber „Kultur" als ästhetischer Terminus durch „Zivilisation" als wertende Bezeichnung des technisch-wirtschaftlichen Entwicklungsgrades einer Gesellschaft ersetzt und mit der biologischen Ausdifferenzierung vermeintlicher Menschenrassen verbunden, welche nun den

---

[33] Japhetiten: Nach Japhet, dem dritten Sohn Noahs nach Ham und Sem; Bezeichnung für die vor-indogermanischen Bewohner Europas, vor allem Minoer und die Träger der Donaukultur. Es wird vermutet, daß baskisch, etruskisch und georgisch/larsisch überlebende japhetitische Sprachen sind bzw. waren.

[34] vgl. hierzu Blumenbach, Johann Friedrich, Über die natürlichen Verschiedenheiten im Menschengeschlechte, Leipzig 1798

[35] Meiners, Christoph, Grundriß der Geschichte der Menschheit, Lemgo 1785, S.75

jungen Kolonialismus zu rechtfertigen hatte. Von Anfang an wurden hierbei Menschenrechte als exklusive Rechte der Weißen betrachtet.[36] Damit gekoppelt war auch eine Korrelation von „Racenunterschieden“ und der sozialen Schichtung der Gesellschaft[37].
Zunächst sollte diese Sichtweise in Deutschland auf relativ wenig fruchtbaren Boden stoßen, entwickelte sich doch der Zeitgeist gerade in eine andere Richtung. Wie Werner Conze ausführt, war „Die deutsche Klassik ohne Rassenbegriff“[38] . Goethe und Herder lehnten das Denken in ethnischen Kategorien ab, ja, Herder bezeichnete den Begriff „Rasse“ als das „unedle Wort“[39]. Für ihn schlossen sich die Einteilung der Menschen in „Rassen“ und das Prinzip der Humanität gegenseitig aus. Die Vertreter der romantischen Naturphilosophie übernahmen zwar die Blumenbach'sche Lehre, aber nicht ihre Zuspitzung bzw. Umdeutung durch Meiners. Im allgemeinen war auch hier von Varietäten die Rede; so vermieden etwa die Brüder Schlegel tunlichst den Begriff „Race“. Hegel ging sogar soweit, polemisch zu fordern, demjenigen, der aus der Form des Schädels Charaktereigenschaften ableite, eben diesen einzuschlagen. Georg Forster, der mit James Cook die Welt umsegelt hatte, kritisierte vehement Kants Rassenlehre und betonte, er habe auf der ganzen Welt nur Völker getroffen, die sich über kulturelle oder religiöse Normen bzw. Verwandtschaft von Herrscherhäusern, nicht aber Rassenzugehörigkeit definierten, und der bedeutenste deutsche Forschungsreisende dieses Zeitalters, Alexander von Humboldt sagte kurz und bündig: „Alle Menschen sind gleichermaßen für die Freiheit geschaffen.“ [40]Erst im Vormärz sollte sich dies Verhältnis zur biologischen Rassenlehre ändern.
Der Dresdner Mediziner Carl Gustav Carus strich 1838 gewissermaßen die malaiische „Varietät“ aus dem Blumenbach'schen Modell, um so die verbleibenden vier „Varietäten“ den Zeiten der Nacht, des Morgens, des Tages und des Abends zuzuordnen, wobei dann die Schwarzafrikaner als „Nachtvölker“ den Bodensatz der Menschheit bildeten, die Indogermanen und Semiten mit Deutschen, Franzosen und Engländern an der Spitze die absolute Krone der Schöpfung. Dies war eine der ersten im deutschen Sprachraum vorgenommene systematischen Rassenhierarchisierungen.

---

[36] vgl. hierzu Meiners, Christoph, Geschichte der Ungleichheit der Stände unter den vornehmsten europäischen Völkern, Hannover 1792

[37] vgl. hierzu Bitterli, Urs, Die Wilden und die Zivilisierten. Die europäisch-überseeische Begegnung, München 1982, sowie Duerr, Hans Peter, Authentiziät und Betrug in der Ethnologie, Frankfurt/Main 1987, Kohl, Karl-Heinz, Entzauberter Blick - Das Bild vom Guten Wilden, Frankfurt/Main 1986 und Moravia, Sergio, Beobachtende Vernunft. Philosophie und Anthropologie in der Aufklärung, München 1973

[38] Conze, Werner, in: Brunner, Otto, Conze, Werner, Koselleck, Reinhart, Geschichtliche Grundbegriffe. Historisches Lexikon zur politisch-sozialen Sprache in Deutschland, Band V, Stuttgart 1975, S.152

[39] zitiert nach Conze, ebenda

[40] zitiert nach Gould, Stephen Jay, Der falsch vermessene Mensch, Frankfurt/Main 1988, S.34

In diesem Zusammenhang erscheint es nebenbei bemerkenswert, daß Carus auch einer der Ersten war, die einen an körperlichen Merkmalen erkennbaren „geborenen Verbrecher“ annahmen und dementsprechend das Sammeln von „Verbrecherschädeln“ veranlaßten.[41]
Waren es bei Carus die Tageszeiten, nach denen Rassenstereotypen vergeben wurden, so hielt sich der Dresdner Bibliothekar Gustav Klemm lieber an die Geschlechterrollen, indem er einen „männlichen“ und einen „weiblichen Pol“ der Menschheit annahm, wobei Männlichkeit mit Aktivität und Fortschritt gleichgesetzt wurde und die Europäer hier selbstverständlich die Spitze bildeten.

Dies war der Stand der im Prinzip vorwissenschaftlichen, wenn auch bereits in einer rationalisierten Systematik erfaßten Menschenbilder, als mit Darwins Evolutionstheorie und dem ebenfalls evolutionistischen, nur überhaupt nicht biologistischen Kulturmodell Lewis Henry Morgans eine bis dahin nicht gekannte Dynamik in die Theoriebildung sowohl der Biologie als auch der Völkerkunde und der Kulturgeschichte kam - dies umso mehr, als marxistische Autoren ,wie Engels und Kautsky (wesentlich vorsichtiger Marx), die Evolutionstheorie aufgriffen und sie mit dem teilweise auf Morgan fußenden Geschichtsbild des Historischen Materialismus verbanden (Zur Darwin-Rezeption in der deutschen Sozialdemokratie und den spannungsvollen Entwicklungswegen sowohl des evolutionistischen als auch des selektionistischen Sozialdarwinismus vgl. meine Schrift „Der Fall Saller und die Rassenhygiene“). Mit dem Einzug des Darwinismus in die Anthropologie war nun die Matrix gegeben, anhand derer die beschriebenen romantisch-vorwissenschaftlichen Menschenbilder gewissermaßen in ein „wissenschaftliches“ Modell transskribierbar wurden. Dabei spielte sich, trotz der Aufnahme der Evolutionstheorie in die Anthropologie, die sozialdarwinistische Theoriebildung im engeren Sinne zunächst, und noch für längere Zeit, außerhalb der anthropologischen Fachwelt ab.
Diese war nichtdestoweniger von tagespolitischen Fragestellungen beeinflußt, wie das Beispiel Rudolf Virchows zeigt. Virchow, ehemaliger Teilnehmer der 48er Revolution, als Leiter der Charité einer der bedeutendsten Ärzte seines Jahrhunderts und politischer Kopf der linksliberalen Fortschrittspartei, war einer der Begründer der systematisch betriebenen anthropologischen Wissenschaft in Deutschland. 1869 gründete er in Berlin die „Berliner Gesellschaft für Anthropologie, Ethnologie und Urgeschichte“ mit der *Zeitschrift für Ethnologie* als Publikationsorgan. Schon im folgenden Jahr gründete . Virchow gemeinsam mit Alexander Ecker und Julius Kollmann in Mainz eine „Deutsche Gesellschaft für Anthropologie, Ethnologie und Urgeschichte“.
1871, kurz nach der Beendigung des deutsch-französischen Krieges, erschien in Frankreich das Buch „La race prussienne“ des Pariser An-

[41] Carus, Carl Gustav, Symbolik der menschlichen Gestalt. Ein Handbuch zur Menschenkenntnis, Leipzig 1833

thropologen Armand de Quatrefages[42], der meinte, die deutsche Reichseinigung dadurch beschädigen zu können, indem er „nachwies", daß es eine „preußische Rasse" finnisch-lappländischer Herkunft gäbe, die Preußen somit biologisch keine Deutschen seien. Dieses Machwerk von Quatrefages wurde durch Virchow energisch zurückgewiesen[43], der die vordergründigen politischen Motive Quatrefages klar erkannte. Dennoch gehörte Virchow in der Folgezeit zu denjenigen deutschen Anthropologen, die Reisen nach Estland und Finnland unternahmen und Schädeluntersuchungen zur „Finnenfrage" durchführten, um ihrerseits zu „beweisen", daß die Preußen keine Finnen seien. So abstrus dies heute anmuten mag, jene Art anthropologischer Forschung wird uns, wie wir noch sehen werden, bis in die bundesdeutsche Nachkriegszeit begleiten.

Ein weiteres Mal betrat Virchow die Bühne der politisch-anthropologischen Auseinandersetzungen, als er 1877 Ernst Haeckel dessen Propagierung des Darwinismus mit dem Argument vorhielt, die Evolutionstheorie nutze der Sozialdemokratie. Diese Kritik eines der absoluten „Päpste" der deutschen Naturwissenschaft war es, die Haeckel im unmittelbaren Vorfeld der Sozialistengesetze dazu veranlaßte, den selektionistischen Charakter der Darwin´schen Theorie besonders hervorzukehren, womit er zum Begründer des deutschen Sozialdarwinismus im engeren Sinne wurde, ohne dies politisch eigentlich zu beabsichtigen - es ging ihm eher um Schadensbegrenzung hinsichtlich seiner Wissenschaft, die er von Zensur bedroht wähnte, wenn er auch bereits erbhygienische Vorstellungen vertrat. Die eigenartige Dichotomie, in der sich Haeckel zwischen avantgardistisch neuen Positionen in der Biologie, geradezu panischer politischer Abgrenzung nach links und freidenkerischer „Vernunftreligion" in Form des Monismus bewegte, steht pars pro toto für die tiefe innere Zerrissenheit und weltanschauliche Inhomogenität des liberalen Bürgertums im deutschen Kaiserreich.

Inzwischen waren aus der Abwehr Quatrefages bzw. den Untersuchungen zur „Finnenfrage" umfangreiche Untersuchungen hervorgegangen. So hatte Virchow selbst einen Inventar der Haar- und Augenfarben bei deutschen Schulkindern angelegt, konnte schon 1876 den ersten Bericht vorlegen, und von 1877-1908 wurde ein deutscher Schädelkatalog zusammengestellt[44]. Die erste anthropologische Erfassung größerer Teile der deutschen Bevölkerung erfolgte also von vornherein nicht frei von politischen Erwägungen und trug zum Entstehen einer fragwürdigen

---

[42] Dieser Quatrefages wiederum stand in der Tradition von Paul Broca, einem der Begründer der Kraniologie.Ursprünglich zur exakten Schädelvermessung entwickelt, wurde diese Lehre sehr schnell dahingehend pervertiert, daß eine lange Schädelform auf ein großes Gehirn und dies wiederum auf höhere Intelligenz schließen lasse. vgl. hierzu Gould, Stephen Jay, a.a.O., S.84-112

[43] vgl. Virchow, Rudolf, Über die Methode der wissenschaftlichen Anthropologie. Eine Antwort an Herrn de Quatrefages, Zeitschrift für Ethnologie IV, Berlin 1872, S.300-320

[44] vgl. hierzu Eickstedt, Egon von, Die Forschung am Menschen, Stuttgart 1934, S.126 ff

Verbindung von Politik, Wissenschaft und Pseudowissenschaft bei. Damit wurde eine Tradition begründet, die bis heute noch nicht restlos überwunden ist.

1884 hielt Alfred Kirchhoff in Magdeburg seinen Vortrag „Über den Darwinismus in der Völkerentwicklung“[45], in dem deutlich wurde, worauf das sozialdarwinistische Weltbild in seiner klassischen, noch durch Darwin und Haeckel geprägten Form hinauslief: Die Geschichte der Menschheit war hier die Geschichte miteinander wetteifernder Völker, das Aussterben von Naturvölkern oder in der Vergangenheit untergegangener „Hochkulturen“ somit deren naturnotwendiges Scheitern im Rahmen des „Survival of the Fittest.“ Moderne „Kulturnationen“ seien, geprägt durch das Denken der Humanität, jedoch mittlerweile zu einer Einheit verwachsen, welche die gegenseitige Vernichtung ersetzen würde durch die gemeinsame Entwicklung zu einer europäisch geprägten Weltgesellschaft. Die Vervollkommnung der Menschheit durch die europäische Zivilisation war der Fluchtpunkt, den Kirchhoff ebenso im Auge hatte wie Galton, Spencer oder Haeckel.

Knapp zwei Jahre nach Kirchhoffs Vortrag, am 01.August 1886, wurde Johannes Ranke, ein Neffe Leopold von Rankes, ein Schüler Virchows und Freund Eckers und Kollmanns in München auf den ersten regulären Lehrstuhl für Anthropologie in Deutschland berufen, nachdem er bereits seit 1865 als Extraordinarius gelehrt hatte. Bis dahin war die noch junge Wissenschaft hauptsächlich als Nebenfach oder Vorlesungsthema in den Fächern Medizin und Biologie gelehrt worden. Von nun an setzte ein Prozeß ein, der für die Theoriebildung der deutschen Anthropologie bis in die NS-Zeit von zentraler Bedeutung war. Auf der einen Seite entwickelten sich die politischen Rassentheorien unter dem Einfluß Gobineaus und später Chamberlains zunächst unabhängig von der Darwin´schen Evolutionstheorie, während der von dieser Theorie beeinflußte Sozialdarwinismus sehr schnell zu einer die Klassengesellschaft rechtfertigenden Ideologie des Bürgertums und bei Ziegler und Woltmann mit der Vorstellung vom „Rassenkampf statt Klassenkampf“ zum geistigen Überbau des deutschen Sozialimperialismus wurde. Auf der anderen Seite nahm der anthropologische Fachdiskurs die sozialdarwinistischen und rassistischen Vorstellungen zwar auf und integrierte sie auch, trieb deren Weiterentwicklung selber aber nicht eigentlich voran; diese entwickelten sich vielmehr in einem genuin politischen Diskurs, der sich zwar naturwissenschaftlich legitimierte, dabei aber weitgehend außerhalb der Fachanthropologie blieb.

Die Schallmayer´sche „Rass*e*hygiene“, die sich erst später zur Rass*en*hygiene entwickelte, war ebenfalls kein Kind der Anthropologie, sondern einer interdisziplinären Verbindung aus Medizin, darwinistischer Humanbiologie und politischer Theoriebildung mit explizit praxisbezogener Ausrichtung. An diesem Beispiel wird auch die unmittelbare Verzahnung der wissenschaftlichenEntwicklung mit der politischen Herrschaftspraxis

---

[45] vgl. Conze, a.a.O. S.165

im Sinne von *Bio-Macht* besonders deutlich: Schallmayers erste publizierte rassehygienische Arbeit ging auf ein Preisausschreiben Alfred Krupps zurück. Die Auswirkungen der Rassehygiene auf die Anthropologie waren trotz der zunächst getrennten Entwicklung beträchtlich. Mit dem Einbruch der Rassehygiene vollzog sich in der Anthropologie ein Wandel von einer beschreibenden und vermessenden zu einer handlungsorientierten Wissenschaft, wobei die Anthropologie eher ins Fahrwasser der Rassehygiene geriet als deren Entwicklung zu beeinflussen.

Es gab Anthropologen, welche die Verbindung ihrer Wissenschaft mit der Rassehygiene ausdrücklich wünschten und solche, die nach anderen Anwendungsmöglichkeiten, etwa im Sinne allgemeiner Gesundheitsvorsorge oder der Erforschung von Ernährungsfragen suchten. Je mehr neue Lehraufträge für Anthropologie erteilt wurden - 1900 folgte ein ordentlicher Lehrstuhl in Berlin, der mit Felix von Luschan besetzt wurde, 1907 ein weiterer für Heinrich Klaatsch in Breslau, dazu kamen immer mehr außerordentliche Professuren und auch Assistentenstellen - desto mehr diversifizierte sich die Wissenschaft. In dem Maße, in dem sich die Anthropologie als selbstständige und anerkannte Wissenschaft an den deutschen Hochschulen etablierte, entwickelten sich in ihr auch unterschiedliche Richtungen und Schulen, die sowohl wissenschaftlich als auch hinsichtlich der politischen Ausrichtung ihrer Vertreter unterschiedliche Wege gingen. So folgte Ranke im wesentlichen der Tradition Rudolf Virchows und war auf Distanz zu den expliziten Anhängern des Sozialdarwinismus bedacht. Felix von Luschan hingegen leitete mit seinem Vortrag auf der Versammlung deutscher Naturforscher und Ärzte in Salzburg 1909 den endgültigen Schulterschluß von Anthropologie und Rassenhygiene ein: Er referierte zum Thema „gegenwärtige Aufgaben der Anthropologie“ und definierte als solche den „Dienst an der Nation“, hauptsächlich im Sinne einer Verbesserung der Wehrkraft durch eugenische Maßnahmen.[46]

Damit verließ Luschan den Boden, auf dem sich Kirchhoff oder die Eugenik in angelsächsischer Tradition bewegt hatten. Die Eugenik, bis dahin begriffen als etwas, das dem Wohle der Menscheit oder der Europäer als Gruppe zu dienen hatte, sollte nun unmittelbar den politischen Interessen des deutschen Imperialismus nützen. Da Luschan zudem kolonialistisch-inventarisierende „Rassenforschung“ in den jungen Kolonien trieb, war bei ihm die Verbindung von Eugenik und sozialdarwinistischer Rassenhierarchisierung schon angelegt. Am explizitesten wurde diese dann vor Ausbruch des Ersten Weltkriegs von *Alfred Ploetz* und von *Eugen Fischer*[47] vertreten, wenn auch mit unterschiedlichen Schwerpunktsetzungen. Für Ploetz als Anhänger eines utopischen Sozialismus, der in

---

[46] ibid.,S.166ff

[47] „Menschliche Auslese und Rassenhygiene“ von Baur, Fischer und Lenz 1921 stellte bereits die Synthese beider Ansätze dar und somit den Beginn der deutsch-faschistischen Rassenhygiene.

der Zeit der Sozialistengesetze einige Jahre im Exil verbracht hatte, spielte die weltweite Rassenhierarchisierung mit der weißen „Rasse" an der Spitze eine untergeordnete Rolle, mit der Sozialtypenlehre in der Tradition Ammons und Zieglers, welche Proletariat und Oberschicht als somatisch verschieden und Klassenunterschiede daher naturbedingt auffaßte, konnte er begreiflicherweise wenig anfangen. Für ihn stand die Utopie eines technokratischen Ärztestaates im Vordergrund, eines eugenischen sozialistischen Staatswesens, das an *Brave New World* erinnert.[48] Zum anderen hing Ploetz dem Mythos der „Nordischen Rasse" an und war 1905 Mitbegründer des „Rings der Norda", 1910 des „Geheimen Nordischen Rings". Nicht die „Weiße Rasse" im Sinne einer kolonialrassistischen weltweiten Rassenhierarchisierung, sondern die „Nordische Rasse" als Musterbild einer kulturtragenden, biologisch optimal gesunden europäischen Idealbevölkerung stand im Mittelpunkt dieses Denkens. Der Begriff der „arischen Rasse" bei Gobineau hatte die Vorstellung beinhaltet, die Indogermanen wären eine biologisch von ihren Nachbarn unterschiedene, besonders begabte Bevölkerung gewesen, mit der verglichen die ganze heutige Menschheit degeneriert sei - ein rückwärtsgewandtes Weltbild, welches den Kolonialrassismus mit dem hellenistischen Schönheitsideal und dem Mythos vom Goldenen Zeitalter verband. Letzendlich hatte diese Vorstellung mit dem sozialdarwinistischen Rassenbegriff gar nichts zu tun und war tief im Zeitalter der Romantik verwurzelt. Ähnliches gilt, trotz oberflächlicher Aneignungen sozialdarwinistischer Kerngedanken, für Houston Stewart Chamberlain, der die arische zur germanischen „Rasse" umdeutete und zugleich den Gobineau wie den Sozialdarwinisten gleichermaßen fremden Antisemitismus in die Rassentheorie einführte. Markierte Chamberlain schon um die Jahrhundertwende den rechten Flügel der Rassentheoretiker mit einer dem Alldeutschen Verband nahestehenden, von Wagner und Dühring geprägten Weltsicht, so gehörte Ploetz gewissermaßen zum linken Flügel. Er wies den Antisemitismus schroff zurück, verband jedoch, was sich als sehr folgenschwer erweisen sollte, die Idealisierung der Indogermanen als früher einmal existente, biologisch überlegene „Rasse" mit der Rass*e*hygiene, deren Wandel zur Rass*en*hygiene damit vollzogen war.
Die darwinistische Vorstellung einer ständigen Zunahme von „Keimvergiftungen" aufgrund des Fehlens einer natürlichen Auslese in der modernen Zivilisation war die Grundlage der Eugenik oder Rass*e*hygiene gewesen: Die Idee einer staatlichen Förderung „gesunden" bzw. Behinderung „kranken" Nachwuchses im Rahmen allgemeiner Hygienemaßnahmen und Gesundheitspolitik bei Galton, Haeckel und Schallmayer bzw. als totalitäres Zwangssystem bei Ploetz war getrieben von der Furcht vor „Degeneration". In den Jahren vor dem Ersten Weltkrieg verband Ploetz das eugenische Konzept mehr und mehr mit dem eher in lebensreforme-

[48] zu Ploetz, Schallmayer, Ammon und Ziegler im Einzelnen vgl. Lüddecke, Andreas, Der Fall Saller und die Rassenhygiene, Marburg 1995

rischem denn wagnerianisch-volkstümelndem Gewand daherkommenden Ideal einer beabsichtigten Wiederherstellung der „nordischen Rasse".
Aus einer von falschen Vorstellungen über die menschlichen Vererbungsgesetze getragenen Volksgesundheitslehre wurde somit ein positives Zuchtideal, das rückwärtsgewandte Konzept Gobineaus sollte wiederbelebt werden, nicht als literarische Sehnsucht, sondern als ganz handfeste künstliche Menschenzucht.

*Eugen Fischer* war als Rassenkundler andererseits vor allem ein Vertreter des Kolonialrassismus[49]. Seine 1913 publizierte Studie über die „Rehobother Bastards" in Südwestafrika behauptete die wissenschaftlich unsinnige „Entmischung" angeblicher „Rassen", demzufolge es nur wenig echte Mischlinge gäbe, sondern sich aus Mischlingsbevölkerungen die ursprünglichen Ethnien wieder herausmendeln ließen. Damit allerdings war dem Ploetz´schen Züchtungsideal ein vermeintliches Ziel aufgezeigt: Die Wiederherstellung der „nordischen Rasse" durch Ausmerzen nichtgermanischen Nachwuchses in der deutschen Bevölkerung.
Es schien damit möglich, die „nordische Rasse" durch gelenkte „Entmischung" aus einer „gemischten" Bevölkerung quasi zurückzugewinnen bzw. eine „gemischte" Bevölkerung im Nachhinein „aufzunorden". Diese Option erschien nach dem Ersten Weltkrieg für die deutsche Ostforschung interessant als Möglichkeit zur Wiederherstellung deutschen Volkstums in Osteuropa bzw. das Vertreten von Gebietsansprüchen mit der Behauptung, bestimmte Volksgruppen in ehemaligen deutschen Ostgebieten seien, selbst wenn sie nicht mehr deutsch sprächen, biologisch gesehen „Volksdeutsche". Als Vertreter einer „sozialen Anthropologie" befürwortete Fischer frühzeitig die Nutzbarmachung der bislang immer noch hauptsächlich beschreibenden anthropologischen Wissenschaft für Rassenhygiene und Bevölkerungspolitik.[50]

In deutlichem Kontrast zu den Entwicklungssträngen um Ploetz, Fischer und Luschan herum, die nach dem Ersten Weltkrieg zur deutschfaschistischen Rassenhygiene kulminieren sollten, entwickelte sich die rein zahlenmäßig, d.h. bezüglich der Anzahl ihrer promovierten Vetreter, größte Schule in der damaligen Anthropologie, nämlich die Schule Rudolf Martins. Martin, zunächst in Zürich, seit Rankes Tod 1916 als dessen Nachfolger auf dem traditionsreichen Münchner Lehrstuhl tätig, war ein sorgfältiger Empiriker, der durch die Festlegung standardisierter Meßpunkte und Meßmethoden für die Schädel- und Knochenaufnahme und gleichfalls genormter Instrumente überhaupt erst die Grundlagen für ein einheitliches Messen schuf. Damit legte er bereits die Axt an die Wurzeln

---

[49] zu Fischer vgl. Lösch, Nils, Rasse als Konstrukt. Leben und Werk Eugen Fischers, Frankfurt/Main 1997
[50] vgl. Fischer, Eugen, „Aufgaben der Anthropologie, menschlichen Erblichkeitslehre und Eugenik", in: Die Naturwissenschaften, 1926, 32,S.749-755

einer der verbreitetsten Konzeptionen in der Lehre von der „nordischen Rasse", der mittlerweile mit dieser amalgamierten sozialen Kraniologie. Es gelang ihm der Nachweis, daß der sogenannte „germanische Langschädel" **nicht** existierte. Es waren nach Broca und Quatrefages zunächst wissenschaftliche Laien wie Otto Ammon gewesen, welche die Gleichsetzung langer Schädel=germanische Herkunft=größeres Volumen der Hirnkalotte=höheres geistiges Potential=Oberschicht popularisiert hatten. Diese Vorstellung war jedoch, weil politisch genehm, von Teilen der anthropologischen Fachwelt in Deutschland übernommen worden.
Je stärker sich der Fachdiskurs in Richtung auf eine angewandte Anthropologie bewegte, umso stärker wurde, vor allem von Autoren wie Fischer und später Lenz, Günther und Heberer die Bedeutung des „arischen Langschädels" betont und am Längen-Breiten-Index des Schädels die „Rassenzugehörigkeit" festgemacht.. Dabei hatten Martin und sein Kollege Franz Boas diesem Konzept schon längst die Grundlagen entzogen, war es ihnen doch durch nichts weiter als exaktes Messen gelungen, nachzuweisen, daß sich die Schädelform binnen weniger Generationen verändern kann. Ferner vermuteten sie, daß lange Schädel ein Merkmal von Ursprünglichkeit, runde Schädel hingegen von Anpassung an die Zivilisation seien. Auch die im statistischen Durchschnitt angeblich geringere Körperhöhe von Angehörigen des Proletariats gegenüber solchen höherer sozialer Schichten, die in der Zunft mehrheitlich sozialnativistisch zur biologischen Legitimierung sozialer Unterschiede instrumentalisiert wurde, deutete Martin ganz anders, als das Ergebnis schlechterer Ernährung und harter Fabrikarbeit seit der Kindheit, die er als entwicklungshemmend erkannte.[51] Es nimmt nicht wunder, daß die späteren Schüler Martins, wie Saller und Schlaginhaufen, zu den Gegnern der NS-Rassenlehren gehören sollten - aber eben aus zunächst rein diskursinternen Gründen, nicht aus einer grundsätzlichen politischen Ablehnung der nationalsozialistischen Ideologie. Martin selbst allerdings stand als liberaler Humanist alter Schule von Anfang an dem „völkischen" Denken sehr fern. 1915, auf dem Höhepunkt nationalistischer Haßtiraden auf allen Seiten, die auch vor der Wisenschaft nicht haltmachten, hatte er von der neutralen Schweiz aus den internationalen Charakter der Wissenschaft betont und etwa die Vorstellung einer „deutschen" Wissenschaft ausdrücklich verworfen.[52]

Schon 1901 machte Martin seine Position zum Thema „Schädelindex" unmißverständlich klar: „Ihren Höhepunkt erreicht diese mißbräuchliche Verwendung des Längen-Breiten-Index...in der sogenannten Socialen oder Politischen Anthropologie. Den Vertretern dieser Richtung gegenüber muß betont werden, daß der Schädel des Menschen niemals seine Nationalität ausdrücken kann...denn es ist fürwahr ebenso töricht, von einem

---

[51] vgl. Hugentobler-Schwager, Hildegard, Der Anthropologe Rudolf Martin (1864-1925), Zürich 1990, S.69
[52] ibid., S.68

arischen Schädel zu sprechen, wie wenn wir von einer kurzköpfigen Sprache reden wollten."[53]

In der Zeit des späten Kaiserreichs und der frühen Weimarer Republik wurden die Kontroversen unter den verschiedenen Richtungen der deutschen Anthropologie offen ausgetragen. Für solche Auseinandersetzungen entstanden seit der Jahrhundertwende die entsprechenden Organe. Seit 1899 erschien die „*Zeitschrift für Morphologie und Anthropologie*" des Straßburger Anthropologen Gustav Schwalbe, die in erster Linie physisch- naturwissenschaftlich ausgerichtet war und sich weitgehend rassenideologischer Spekulationen enthielt (sie erscheint bis heute und hat unter ihren verschiedenen Herausgebern nach Schwalbe - Eugen Fischer, Hans Weinert, J. Schaeuble, H.W.Jürgens - eine wechselhafte Rolle gespielt), seit 1902 die ganz im Gegensatz dazu explizit politisch-sozialdarwinistisch orientierte „*Politisch-anthropologische Revue*" des früheren Sozialdemokraten Ludwig Woltmann, ab 1904 schließlich das rassenhygienische „*Archiv für Rassen- und Gesellschaftsbiologie*", in dem u.a. der zentrale Kreis um Alfred Ploetz publizierte.
In den Jahren vor dem Ersten Weltkrieg nahmen die Auseinandersetzungen zwischen den verschiedenen Fraktionen rasch zu, um dann während des Krieges vorübergehend ganz zum Stillstand zu kommen. Der Erste Weltkrieg bedeutete nicht nur für die europäische Geschichte insgesamt einen furchtbaren, existentiellen Einbruch, er war das noch einmal in besonderem Maße für die Medizin und die mit ihr verschwägerten Wissenschaften, also auch die Anthropologie. Wurden die Friedensbedingungen des Versailler Vertrages und der Verlust der deutschen Kolonien sowie der deutsch besetzten Gebiete Polens vom konservativen Establishment des Deutschen Reiches als schicksalhafte Krise wahrgenommen, wie sie Oswald Spengler mit seiner Schrift„Der Untergang des Abendlandes" zum Ausdruck brachte, so spielte sich in den Humanwissenschaften in Deutschland noch einmal eine besondere Bewußtseinskrise ab.

Dies lag zum einen am puren Ausmaß des kriegsbedingten Grauens und insbesondere der Anzahl der zu behandelnden Verletzten, zum anderen am Zusammenbruch der ärztlichen Ethik. Entgegen den Verpflichtungen des hippokratischen Eides hatte die riesige Menge der Schwerverletzten in Zusammenhang mit dem mörderischen Pragmatismus der militärischen Führungen die „Triage" mit sich gebracht, die bewußte Therapieverweigerung gegenüber denjenigen, die als nicht mehr rehabilitierbar galten, und die bevorzugte Behandlung von Soldaten, die schnell wieder frontfähig zu machen waren. Einen besonderen Sündenfall erlebten in dieser Hinsicht die Psychiater, denn zu den Aufgaben der Nervenärzte an der Front gehörte die Behandlung von Kriegsneurosen unter der Maßgabe einer Rehabilitierung für den Fronteinsatz. Mit Pawlow´scher Kondi-

---

[53] zit. nach Kattmann, Ulrich, Seidler, Horst, Rassenkunde und Rassenhygiene, in: Praxis Geschichte, Oldenburg/Bremen 1989, S.8

tionierung und insbesondere Elektroschocks (sog.Kaufmann-Therapie) sollte den Soldaten der „sekundäre Leidensgewinn" ausgetrieben werden - letztlich eine Form der Folter, die das Sterben an der Front als weniger schlimm erscheinen ließ als das Verbleiben in den Händen des „behandelnden" Arztes.[54]. Diese Ereignisse veranlaßten Siegmund Freud zu der Feststellung, daß die allgemeine Wehrpflicht und die Humanität nicht miteinander vereinbar seien[55].

Bedeutete diese Form von Kriegsmedizin eine Aufgabe bis dahin selbstverständlicher ethischer Handlungsorientierungen, so wurde auch der bedingungslose naturwissenschaftliche Zukunftsoptimismus in seinen Grundfesten erschüttert. Noch um die Jahrhundertwende galten Hunger und Seuchen in Europa als ein für allemal besiegt. Nun brachte der Krieg nicht nur Hunger und Elend mit sich, sondern auch die Spanische Grippe, an der 20 Millionen Menschen starben. Mit Heroin, einem Mittel zur Behandlung der unmenschlichen Schmerzen beinamputierter oder gaskranker Kriegsverletzter, setzten gutwillige Mediziner eine neue Geißel der Menschheit in die Welt. Die moralische Krise, in der sich die Medizin am Ende des Ersten Weltkriegs befand, war total.[56]

Dies wirkte sich auf die weitere Entwicklung des anthropologischen Diskurses nachhaltig aus. Die Entwicklung einer praktischen Anthropologie als Hilfswissenschaft einer allgemeinen Volksgesundheitsmedizin, die angesichts der Verwüstungen von Krieg und Hunger gefordert wurde, erschien fast allen Fachvertretern vordringlich. Was sie darunter im Einzelnen verstanden, differierte allerdings gewaltig. Rudolf Martin führte eine Untersuchung an Münchner Schulkindern durch, die schwere körperliche Schädigungen als Folge kriegsbedingter Unterernährung und dauernden Vitaminmangels ergab. Daraufhin nahm er Kontakt zu den US-amerikanischen Quäkern auf, welche in den USA einen Spenderkreis ins Leben riefen, um eine Schulspeisung für die betroffenen Kinder zu finanzieren. Die Vorstellungen vieler seiner Fachkollegen waren weniger wohltätig: Angesichts der Kriegstoten verbreitete sich die sozialdarwinistische Vorstellung, durch den Verlust eines biologisch besonders „wertvollen" Teils der Bevölkerung - es waren ja hauptsächlich gesunde junge

---

[54] vgl hierzu Roth, Karl Heinz: Die Modernisierung der Folter in den beiden Weltkriegen, in: 1999 2, Hamburg 1987, S.8-75 sowie Nonne, Max, Therapeutische Erfahrungen an den Kriegsneurosen in den Jahren 1914-1918, in: Bonhoeffer, Karl, Über die Bedeutung der Kriegserfahrungen für die allgemeine Psychopathologie und Ätiologie der Geisteskrankheiten, Bd. 4 von Geistes- und Nervenkrankheiten, Leipzig 1922, S. 104 ff

[55] vgl. hierzu Deutsche Gesellschaft für soziale Psychiatrie (Hg.), Panikpersonen sofort eliminieren!, Loccum 1983, S.12

[56] Die Triage setzte sich in der Militärmedizin über den Ersten Weltkrieg hinaus zunächst nicht durch, bildete aber den geistigen Nährboden für die „Euthanasie". Wenn wir Roth, Heim und Aly folgen, stellte das NS-Völkermordprogramm die Übertragung der Triage auf ganze Völker dar, während sie von den Wehrmachtsärzten nicht praktiziert wurde, dafür später aber zur NATO-Doktrin für die Militärmedizin im Atomkrieg werden sollte.

Männer gefallen - sei der „Volkskörper" insgesamt geschwächt worden. Die eugenische Kernthese einer überproportionalen Vermehrung kranker oder genetisch „schlechter" ausgestatteter Menschen wurde nun zu einem paranoiden Horrorszenario zugespitzt. Dieses ging davon aus, daß nach der kriegsbedingten Ausmerze der Blüte der männlichen Jugend in Zusammenwirkung mit der Verbreitung von mangelernährungsbedingten Fehlbildungen und dem Morphinismus vieler Frontheimkehrer nun ein allgemeiner „Mißgeburten"-Boom drohe und das Land in naher Zukunft von „Krüppeln" und „Geisteskranken" überrannt würde. Ploetzens positives Zuchtideal erschien nun nicht mehr als Zukunftsutopie, sondern als vermeintlicher Rettungsanker für den Erhalt der Volksgesundheit. Ploetz, Fischer, Lenz, Mollison, Thurnwald, Eickstedt und später Verschuer, aber auch Muckermann, Nachtsheim und Saller waren alle mehr oder weniger stark von diesem Denken beeinflußt. ***Während man sich über den Rassenbegriff offen stritt, wurde über Sinn und Zweck eines eugenischen Programms nicht diskutiert, sondern allenfalls darüber, wie dieses durchzuführen wäre.*** Da letztere Debatte auch den Aspekt der zwangsweisen Durchführung und der Freiwilligkeit beinhaltete, war dies durchaus noch eine Ethikdebatte, jedoch folgte diese Vorgaben, die nicht in Frage gestellt wurden. Hatte 1894 und 1899 Wilhelm Bölsche, einer der in Deutschland populärsten Vertreter des klasssischen Sozialdarwinismus liberaler Ausrichtung, hinsichtlich der Vorstellungen von Ploetz sein nacktes Entsetzen geäußert, so verstanden sich seit der zweiten Hälfte der Zwanziger Jahre die meisten jüngeren Anthropologen als Eugeniker und empfahlen die unterschiedlichsten Rezepte, stellten aber das paranoide Schreckensgemälde einer genetischen Degeneration der Bevölkerung nicht in Frage. Rudolf Martin war 1925 gestorben, und sein Lehrstuhlnachfolger wurde der aus Breslau kommende Theodor Mollison, ein entschiedener Vertreter der deutsch-faschistischen Rassenhygiene. Mit dem einen Jahr vor seinem Tode erstmals erschienenen *„Anthropologischen Anzeiger"* hatte Martin eine neue Fachzeitschrift gegründet, die bis heute Bestand hat (seit 1976 von Hubert Walter herausgegeben), doch der Diskurs war seit der Vorkriegszeit ein anderer geworden. Mittlerweile wurde die eugenische und rassenhygienische Diskussion in der allgemeinen Öffentlichkeit hauptsächlich vom Herausgeber des *„Archivs für Rassen-und Gesellschaftsbiologie"* und der Schriften Hans Friedrich Karl Günthers, dem Münchner Julius Friedrich Lehmann vorangetrieben. Dieser tat alles dafür, das Thema für sich zu monopolisieren, da er die Biologie als Grundlage politischen Denkens und Handelns betrachtete und die Humanwissenchaften als politsch-weltanschaulichen Kampfplatz ansah[57]. Da mit der *„Münchner Medizinischen Wochenschrift"* die wohl bedeutenste deutschsprachige Medizinzeitschrift von Lehmann

---

[57] vgl. Lehmann, Julius Friedrich, Biologie im Leben der Gegenwart (München 1934), Biologischer Wille - Wege und Ziele biologischer Arbeit im neuen Reich (München 1934), Wege und Ziele einer deutschen Biologie (München 1936), Die Biologie im Weltanschauungskampf (München 1937)

herausgegebe wurde, konnte niemand in der Fachwelt es sich leisten, ihn zu ignorieren.[58] Die politische Einordnung von Julius Friedrich Lehmann war eindeutig antisemitisch und rechtsradikal; schon 1917 hatte er die Zeitschrift *„Deutschlands Erneuerung“* gegründet, die von Einfluß auf die Deutsche Arbeiterpartei und den jungen Hitler war. 1922 wandte sich Lehmann an Rudolf Martin, dessen 1914 in Jena erschienenes „Lehrbuch der Anthropologie“ zu diesem Zeitpunkt als Standardwerk galt, mit der Frage, ob dieser bereit sei, eine Rassenkunde des deutschen Volkes zu verfassen. Spöttisch wurde dieses Ansinnen von Martin zurückgewiesen, indem er erklärte, dazu sei er wohl nicht kompetent. Gemeint war damit, daß er die zugrundeliegende Rassenlehre mit ihrem „nordischen Gedanken“ ablehnte. Daraufhin übernahm der als Anthropologe gänzlich unqualifizierte Hans Friedrich Karl Günther die Autorenschaft des Buches; die „Rassenkunde des Deutschen Volkes“ wurde zu einem der unsäglichsten Machwerke der deutsch-faschistischen Rassenlehre, das 1927 schon in der zwölften Auflage erschien und bis zur letzten Edition 1942 eine Gesamtauflagenhöhe zwischen 114.000 und 124.000 Exemplaren erreichte.
Seit 1925 erschien bei Lehmann außer dem „Archiv“ die von Bruno K.Schultz redigierte Zeitschrift *„Volk und Rasse“*, gewissermaßen eine an Naturwissenschaftler gerichtete akademische Variante des *„Stürmers“*von Julius Streicher. Das Autorenverzeichnis liest sich wie ein „Who is who“: Alle wesentlichen Repräsentanten der deutsch-faschistischen Rassenhygiene publizierten bei Lehmann und schrieben auch für *„Volk und Rasse“*: Günther, der Rassenpsychologe Ludwig Ferdinand Clauss, der ursprünglich sozialdemokratische, sich dann aber wie zuvor Woltmann nach rechts entwickelnde Karl Valentin Müller und Lenz finden sich hier. Weitere Autoren waren der Gobineau-Übersetzer Ludwig Schemann, der Konstitutionstheoretiker Kretschmer, der spätere Reichsbauernführer Darré, der eng mit Eickstedt zusammenarbeitende Architekt und Rassenpsychologe Bernhard Schultze-Naumburg, die „Euthanasie“ -Schreibtischtäter Ernst Rüdin (ersterer ein enger Freund von Ploetz) und Falk Ruttke, der thüringische Staatsrat Karl Astel[59], später sogar Heinrich Himmler sowie Otto Reche, zeitweise einer der extremsten Vertreter der Rassenhygiene, dem die NS-Rassenpolitik nicht weit genug ging [60] . Pflegten die Anthropologen in den Traditionen Rudolf Martins und Gustav Schwalbes weiterhin den vorsichtig-erörternden gelehrten Diskurs, so hatten die Vertreter der deutsch-faschistischen Rassenhygiene ihr Kampfblatt, ihren Stammverlag und seit 1927 mit dem von Eugen Fischer geleiteten Kaiser-Wilhelm-Institut für Anthropologie, menschliche

[58] vgl. Saller, Karl, Die Rassenlehre des Nationalsozialismus in Wissenschaft und Propaganda, Darmstadt 1961, S.15

[59] Über Astel vgl. Hoßfeld, Uwe und John, Jürgen, Die Universität Jena im „Dritten Reich“, in: Uni-Journal Jena 11/98 S.20 ff

[60] zu Reche vgl. Geisenhainer, Katja, Otto Reches Verhältnis zur sogenannten Rassenhygiene, in: Anthropos 91, 1996, S.495-512

Erblehre und Eugenik in Berlin ihre eigene, gegenüber den anthropologischen Instituten der Universitäten bevorzugte Forschungsstätte. Dazu kamen persönliche Beziehungen zu Größen des deutschnationalen und natiolsozialistischen Establishments; so hatte Günther seinen Jenaer Lehrstuhl Wilhelm Frick zu verdanken. Alles zusammengenommen, verwundert es angesichts solcher Voraussetzungen wenig, daß sich, wie Weingart, Kroll und Bayertz es ausgedrückt haben, der rassenhygienische Diskurs schloß und keinen inneren Widerspruch mehr zuließ. Schon nach Schwalbes Tod im Jahre 1916 hatte Eugen Fischer die Herausgeberschaft für die *„Zeitschrift für Morphologie und Anthropologie"* übernommen, die damit ebenfalls in Richtung Rassenhygiene abrückte, wenn auch bei weitem nicht so stark wie die Publikationen aus dem Hause Lehmann. 1928 löste die Entdeckung der künstlichen Mutation durch Muller eine weltweite Euphorie unter Genetikern aus, weil damit die gentechnische Eugenik in den Bereich des Möglichen rückte. Demgegenüber hielt Ploetz ausdrücklich an staatlichen Zwangsmaßnahmen, etwa Sterilisationen, fest. [61]Als Saller heftig gegen Günther, Lenz und Verschuer polemisierte, stand er fast allein, nur von seinem Kollegen Merkenschlager und Martins Witwe Stefanie Oppenheim-Martin unterstützt. Rudolf Martin war tot, Franz Boas in die USA emigriert. Innerhalb der anthropologischen Fachwelt hatte de facto bereits vor der NS-"Machtergreifung" eine stille Machtübernahme der das Menschenbild der deutsch-faschistischen Rassenhygiene unterstützenden Kräfte stattgefunden. Was nach 1933 geschah, war somit im wesentlichen eine „Frontbegradigung": Fischer hatte erst den Vorsitz der Gesellschaft für Rassenhygiene aufgeben müssen, aber der Entlassung seines engsten Kollegen Muckermann zugunsten von Lenz nichts entgegengesetzt und sein Institut bedingungslos „in den Dienst des Reiches" gestellt, was tätige Mithilfe im NS-Völkermordprogramm bedeuten sollte. Die neuen Machthaber dankten Fischer diesen Schulterschluß mit seiner Ernennung zum Rektor der Berliner Universität, zu dessen ersten Amtshandlungen die Entlassung seiner jüdischen Kollegen gehörte. Mit Saller, dem 1935 die venia legendi entzogen wurde sowie Merkenschlager und Oppenheim-Martin, die auf Veranlassung Darrés einige Zeit im KZ verbrachten, waren weitere AbweichlerInnen kaltgestellt. Walter Scheidt blieb der einzige dissidente Fachvertreter, den das NS-Regime unbehelligt ließ. Seine Dissidenz bezog sich aber auf rein fachliche Fragen und möglicherweise die Weigerung, Abstammungsgutachten zu erstellen[62] sowie die Ablehnung eines Lehrstuhls für Rassenhygiene - andererseits war er bekennender Antisemit.

---

[61] vgl. Weß, Ludger, Die Träume der Genetik, Hamburg 1989, S.95

[62] „möglicherweise" bezieht sich hier auf die Tatsache, daß diese Annahme sich zwar wiederholt, so bei Weingart et al, in der Fachliteratur findet, aber nur durch Scheidts eigene Aussage belegt ist; andererseits sind dem Verfasser auch keine Hinweise auf eine dem widersprechende gutachterliche Tätigkeit Scheidts bekannt.

Egon von Eickstedts Rolle in dieser Zeit hat durchaus zwiespältige Züge: Einerseits diente er sich den Nazis an, andererseits wurde er von Bruno Schultz in „Volk und Rasse“ massiv unter Beschuß genommen. Darauf wird im dritten Kapitel dieser Arbeit zurückzukommen sein. Sehr schnell wurden umfangreiche Geldmittel zur „Zigeuner- und Asozialenforschung“, zur genetischen Erfassung regionaler Bevölkerungsgruppen und zur Vorbereitung eines groß angelegten Sterilisationsprogramms bereitgestellt. Die DFG wurde, als finanziell besser ausgestattete Nachfolgeorganisation der „Notgemeinschaft der Deutschen Wissenschaft“, zu diesem Zeitpunkt neu gegründet[63]. Kurz vor ihrer Namensänderung hatte sie fünf neue Asistentenstellen zur Begutachtung des bei den Massensterilisationen anfallenden „Materials“ genehmigt. Die Umsetzung rassenhygienischer Vorstellungen in die Praxis konnte beginnen - und wurde Bestandteil des größten Massenmordes der Menschheitsgeschichte.
Die Zwangssterilisierungen „farbiger“ Kinder im Rheinland und die Asylierung „sozial Auffälliger“ in den dreißiger Jahren wurden zu den Vorläuferprojekten von „Aktion T4“, der Vernichtung der chronisch Kranken, der Shoah und der Entvölkerung ganzer Regionen Osteuropas.
Es würde den Rahmen der vorliegenden Arbeit bei weitem sprengen, das konkrete Mordprogramm hier detailliert abzuhandeln. Im folgenden Kapitel werden historische Voraussetzungen sowie alltagsgeschichtliche und anthropologisch-diskurstheoretische Aspekte der Geschichte der „Euthanasie“ in geraffter Form dargestellt.
Über die vielfältigen Verwicklungen der Rassenhygieniker in die konkreten NS-Verbrechen gibt es eine umfangreiche, wenn auch ergänzungsbedürftige Literatur. Verwiesen sei an dieser Stelle wegen ihres guten Überblicks insbesondere auf die *Beiträge zur nationalsozialistischen Gesundheits- und Sozialpolitik*, vor allem Band 1[64] und Band2[65] sowie auf Müller-Hills „Tödliche Wissenschaft“[66], ferner Klees „Was sie taten - was sie wurden“[67] und Sallers „Die Rassenlehre des Nationalsozialismus in Wissenschaft und Propaganda“[68], schließlich auf Seidler und Rett[69]. Bevor ich auf die Fachentwicklung der deutschen Anthropologie nach 1945 zu sprechen komme, füge ich eine Zeittafel ein, die für den Kontext zentrale

---

63 Vgl. Hammerstein, Notger, Die Deutsche Forschungsgemeinschaft in der Weimarer Republik und im „Dritten Reich“, München 1999

64 Aly, Götz, Ebbinghaus, Angelika et al, Aussonderung und Tod. Die klinische Hinrichtung der Unbrauchbaren, Berlin 1984

65 Aly, Götz, Masuhr, Karl Friedrich, Lehmann, Maria, Roth, Karl Heinz, Schultz, Ulrich, Reform und Gewissen. „Euthanasie“ im Dienst des Fortschritts, Beiträge zur nationalsozialistischen Gesundheits- und Sozialpolitik 2, Berlin 1985

66 Müller Hill, Benno, Tödliche Wissenschaft. Die Aussonderung von Juden, Zigeunern und Geisteskranken 1933-1945, Reinbek 1984

67 Klee, Ernst, Was sie taten - was sie wurden, Frankfurt/Main 1995

68 vgl. Saller, Karl, Die Rassenlehre des Nationalsozialismus in Wissenschaft und Propaganda, Darmstadt 1961

69 Seidler, Horst, Rett, Andreas, Das Reichssippenamt entscheidet. Rassenbiologie im Nationalsozialismus, Wien/München 1982

Daten und Ereignisse zusammenfaßt. Diese ist teilweise angelehnt an die Darstellung Müller-Hills, integriert aber auch Ergebnisse eigener Recherchen sowie Angaben Kattmans und Seidlers[70].

**1933** Egon von Eickstedt und Ilse Schwidetzky geben die Diaserie „Rassenkunde des deutschen Volkes heraus", die vom NS-Regime zu Propagandazwecken genutzt wird.

**29. Juli 1933** Eugen Fischer, mit Fritz Lenz und Erwin Baur schon seit 1921 Co-Autor eines Standardwerks der Rassenhygiene, bezeichnet in seiner Antrittsrede als Rektor der Berliner Universität die NS-Machtübernahme als wissenschaftlich notwendige „Erb-und Rassenpflege des Staates".

**20. Juni 1934** Die „Notgemeinschaft der deutschen Wissenschaft", kurz darauf DFG, genehmigt fünf Assistentenstellen zur Bearbeitung des bei den vom NS-Regime befohlenen Zwangssterilisierungen anfallenden „wissenschaftlichen Materials". Die Leitung erhalten Ernst Rüdin, Eugen Fischer und Otmar von Verschuer.

**25. Juni 1934** Fritz Lenz erklärt auf einer Sitzung des Sachverständigenbeirats für Bevölkerungs- und Rassenpolitik, daß nur eine Minderheit der „Volksgenossen" über wertvolles Erbgut verfüge, das eine „unbeschränkte Vermehrung" „erwünscht" erscheinen lasse.

**22. Januar 1935** Berufsverbot für Karl Saller; angeblich soll Eugen Fischer mit einem Gefälligkeitsgutachten, indem er Saller für psychisch gestört erklärt habe, nachgeholfen haben.

**11.März 1935** Lenz, Fischer und Günther diskutieren mit Ministerialbeamten die illegale Sterilisierung farbiger Kinder. Rüdin fordert die Sterilisation von „Psychopathen".

**15.September 1935** Verkündigung der NS-Rassegesetze auf dem Nürnberger Reichsparteitag. Künftig entscheiden in Fällen strittiger Herkunft Abstammungsgutachten über das Bürgerrecht in der Gesellschaft. Diese gehen methodisch auf die seit 1926 von Otto Reche in Wien entwickelten anthropologischen Abstammungsgutachten zurück.

**1935** Otto Reche schlägt vor, ein „Reichsamt für Volksaufartung" zu schaffen.

**November 1936** Robert Ritter beginnt, von der DFG gefördert, mit der „Zigeuner- und Asozialenforschung".

**Frühjahr 1937** Die illegale Sterilisierung aller farbigen deutschen Kinder im Rheinland („Rheinlandbastarde") wird beschlossen und die vorherige biologische Begutachtung angeordnet, die vom Berliner KWI, u.a. Eugen Fischer und seinem Kollegen Abel, durchgeführt wird.

---

[70] vgl. Kattmann, Ulrich, Seidler, Horst, Rassenkunde und Rassenhygiene. Ein Weg in den Nationalsozialismus, Praxis Geschichte, Oldenburg/Bremen 1989

**20. März 1937** Otmar von Verschuer erwähnt in einem Brief an Eugen Fischer seine an Rosenberg gerichteten Vorschläge zur „praktischen Erfassung von Juden und Judenmischlingen".

**August 1938** „Asozialen-Gesetz" wird beschlossen, das die Einweisung u.a. von Landstreichern und verhaltensauffälligen Jugendlichen ins KZ vorsieht. Als Folge wird das Jugend-KZ Moringen eingerichtet, die einzuweisenden Jugendlichen werden zuvor durch Robert Ritter „wissenschaftlich" begutachtet.

**20. Juni 1939** Fischer fordert das „Ausmerzen" der Juden, obwohl das Judentum nicht insgesamt „minderwertig sei, wie etwa Neger".

**01.September 1939** Überfall auf Polen, Beginn des Zweiten Weltkriegs. Reichsleiter Bouhler wird vom Führer ermächtigt, die „Euthanasie" unheilbar Kranker einzuleiten.

**Winter 1939/40** In Danzig werden Tausende deutscher und polnischer „Geisteskranker" erschossen. Die IG-Farben beginnt mit der Produktion von Kohlenmonoxid, mit dem

70273 „Geisteskranke" ermordet werden.

**1940** Auf Geheiß des Reichsprotektors für Böhmen und Mähren, Reinhard Heydrich, kommen Schädelvermessungen zur „rassenbiologischen Begutachtung" der tschechischen Bevölkerung zum Einsatz. Hierbei wird auf Forschungsergebnisse der Breslauer „Ostforschung" zurückgegriffen, unter anderem auf „Die Rassenforschung in Polen" (Schwidetzky 1935) und „Rassenkunde der Altslawen" (Schwidetzky 1938) von Eickstedts Assistentin Ilse Schwidetzky[71], die auch Abstammungsgutachten für das Reichsippenamt erstellt [72].

**1941** Otto Reche schlägt vor, den Straftatbestand der „Sippenschande" ins Gesetzbuch aufzunehmen, um die Bevölkerung zu zwingen, sich nach eugenischen Gesichtspunkten zu vermehren.

**03.September 1941** In Auschwitz kommt erstmals Zyklon B zur Anwendung, das nun das Kohlenmonoxid ablöst, da es effektiver tötet.

**Winter 1941/42** Ritter schlägt vor, 30 000 Roma im Mittelmeer zu ertränken.

**20. Januar 1942** Auf der Wannsee-Konferenz wird die „Endlösung der Judenfrage" beschlossen.

**14. März 1942** Ritter meldet zufrieden „15 000 abschließend bearbeitete Zigeunerfälle".

**14. Mai 1942** In der *Korrespondenz für Rasseforschung und Familienkunde* geben Reichsinnenministerium und Justizministerium die Modalitäten für die Erstellung von erbbiologischen Abstammungsgutachten und die Namen und Adressen der begutachtenden Institute bzw. Einzelgutachter bekannt. Es sind dies: Das Kaiser-Wilhelm-Institut für Anthropologie, menschliche Erblehre und Eugenik, das Biologische Institut der

---

[71] vgl. Rehm, Hubert, in: Laborjournal 8/1995, S.26

[72] vgl. Massin, Benoit, in: Kaupen-Haas, Heidrun, Saller, Christian (Hg.), Wissenschaftlicher Rassismus. Analysen einer Kontinuität in den Human- und Naturwissenschaften, Frankfurt/New York 1999

Reichsakademie für Leibesübungen, die Berliner Poliklinik für Erb- und Rassenpflege, das Institut für Rassenhygiene der Humboldt-Universität Berlin, die Erbpathologische Abteilung der Charité, das Anthropologische Institut der Universität Breslau, das Institut für Erb- und Rassenpflege Gießen, das Institut für menschliche Erblehre und Eugenik Greifswald, das Anthropologische Institut der Universität Kiel, das Universitäts-Institut für Erbbiologie und Rassenhygiene Köln-Lindenthal, das Rassenbiologische Institut der Universität Königsberg, das Institut für Rassen- und Völkerkunde an der Universität Leipzig, das Anthropologische Institut der Universität München, das Rassenbiologische Institut Tübingen und das Anthropologische Institut der Universität Wien sowie die Einzelgutachter Boehm, Hesch, Keiter, Polland, Pratje, Reichel, Rodenwald, Schäuble, Thums und Wastl.[73]
**30. Mai 1943** Mengele wird auf Anraten v.Verschuers Lagerarzt in Auschwitz. Seine erste Tätigkeit besteht darin, aus „seuchenhygienischen" Gründen mehrere hundert typhusverdächtige Roma zu vergasen. Mengele seziert die Opfer und sendet monatelang Präparate an das Labor von Verschuer am Kaiser-Wilhelm-Institut für Anthropologie, menschliche Erblehre und Eugenik. Zu seinen „wissenschaftlichen Experimenten" gehört das Infizieren von Kindern mit Typhus.

**12. Februar 1945** .Verschuer überführt sein Labormaterial aus Berlin in die Nähe von Bebra und vernichtet dabei seinen Briefwechsel mit Mengele.

**1946** Die Universität Göttingen lehnt es ab, Karl Saller wieder eine Stelle zu geben, und vergibt statt dessen einen Lehrstuhl für Genetik an Lenz. Egon von Eickstedt, Vorsitzender der Deutschen Gesellschaft für Anthropologie, begrüßt diese Entscheidung in einem Brief an den Dekan der medizinischen Fakultät. Ein völkisch-großdeutsch ausgerichteter Ostforscher, Eickstedts Breslauer Kollege Hermann Aubin, erhält einen Lehrauftrag in Göttingen, Ex-SS-Hauptsturmführer Gerhard Heberer die Leitung einer Anthropologischen Forschungsstelle.
**1950** Die UNESCO verabschiedet die erste Fassung ihres Statement on Race, in dem Rasse als soziales Konstrukt bezeichnet wird. Die Autoren, u.a. Julian Huxley und Ashley Montagu, wollen damit die Konsequenzen aus dem NS-Rassenwahn ziehen. Weltweit protestieren AnthropologInnen, EugenikerInnen und GenetikerInnen gegen das Statement.
**1951** Verschuer bekommt einen Lehrstuhl in Münster
**1952** Verschuer wird als Nachfolger Eickstedts Vorsitzender der Deutschen Gesellschaft für Anthropologie.
**1952** Eine zweite, „bereinigte" Fassung des Statement on Race wird veröffentlicht. Als einziger namhafter deutscher Anthropologe unterstützt Eickstedt das Statement. In der von ihm herausgegebenen Zeitschrift

---

[73] vgl. Korrespondenz für Rasseforschung und Familienkunde, Nr.108, Jahrgang 9, Heft 19, Berlin 1942

„Homo“ wird es dennoch von Hans Nachtsheim verrissen, obwohl dieser selber zu den Mitunterzeichnern gehört.

**1953** Verschuer wird Ehrenmitglied der Italienischen Gesellschaft für Genetik.

Fritz Lenz erklärt, die Genetiker hätten mit dem Rassenwahn der Nazis nichts zu tun gehabt. In den dreißiger Jahren hatte er sich selbst als „den eigentlichen Begründer der NS-Weltanschauung“ bezeichnet.

**1954** Verschuer wird Ehrenmitglied der Österreichischen Gesellschaft für Anthropologie.

**1959** Eickstedt erklärt, der Rassenwahn der Nazis habe mit der wissenschaftlichen Rassenkunde nichts zu tun.

**1965** Die *Gesellschaft für Anthropologie und Humangenetik* wird neu gegründet, um mit der Tradition der Rassenhygiene zu brechen. Der deutschen Anthropologie gelingt der Anschluß an die internationale Entwicklung des Fachs; doch einzelne VertreterInnen, wie Ilse Schwidetzky und Heinrich Schade, vertreten weiterhin die Rassenkunde in der Tradition Eickstedts. Bis heute wird Eickstedts „Rassenkunde und Rassengeschichte der Menschheit“ von 1934 in gängigen Lexika, wie etwa der Fischer-Enzyklopädie, als Literatur zum Stichwort „Menschenrassen“ angegeben.

Das „Statement on Race“ hatte mit der wissenschaftsgeschichtlichen Entwicklung, d.h. der fachinternen Veränderung des Rassenbegriffs in der Anthropologie, zunächst unmittelbar nichts zu tun, sondern folgte politischen und ethischen Motiven, welche die Konsequenz der NS-Verbrechen waren. In dieser Hinsicht war die Reaktion der deutschen AnthropologInnen ein politisches Armutszeugnis. Dessenungeachtet vollzog sich in den fünfziger und sechziger Jahren in Deutschland ein Bedeutungswandel des Rassenbegriffs, mit dem der Anschluß an die internationale Entwicklung der Anthropologie hergestellt wurde. Wie die Populationsgenetiker Dobzhansky, Huxley und Haldane, so dachte nun auch in Deutschland eine neue Generation von Anthropologen nicht mehr in formelhaften Rassentypen, sondern in Populationen, bei denen die Häufigkeiten bestimmter genetischer Merkmale, insbesondere Blutgruppeneigenschaften, variierten. Zu den prononciertesten Vertretern dieser neuen Lehre gehörte in Deutschland Karl Saller; entprechend wurde sie von seinen Schülern, wie Schwarzfischer, Baitsch und Ziegelmayer, vehement gegenüber den alten Vorstellungen eines Lenz, Verschuer oder Eickstedt vertreten. Einige Anthropologen, die sich altersmäßig zwischen beiden Generationen bewegten, gingen in ihren Rassenvorstellungen gewissermaßen fließend von einem zum anderen Modell über. Das populationsgenetische Modell verwendete zwar den problematischen Rassenbegriff weiterhin, dieser war aber in keiner Weise mit den alten Vorstellungen deckungsgleich. Am Längsten hielt die Mainzer Schule, also die Traditionslinie Eickstedt-Schwidetzky-Bernhard-Knußmann, an der überkommenen Rassenkonzeption fest. Die Auseinandersetzung um den Rassenbegriff in der Anthropologie war zwar eine fachliche, läßt sich aber von politisch-weltanschaulichen Vorstellungen in keiner Weise trennen. Zum einen beinhaltet das Festhalten an politisch diskreditierten Menschenbildern auch ein Festhalten an deren weltanschaulichen Implikationen; gerade in den Humanwissenschaften kann in dieser Hinsicht von einer „wertfreien", „objektiven" Forschung und Lehre überhaupt nicht gesprochen werden. Zum anderen waren es hauptsächlich die AnhängerInnen der neuen, populationsgenetischen Lehre, die auch an einer politischen Aufarbeitung der Fachgeschichte interessiert waren.

Im internationalen Rahmen fand, anknüpfend an das UNESCO-„Statement on Race", eine Debatte statt, die vor allem von Haldane, Huxley, Dobzhansky und Montagu vorangetrieben und in Deutschland wesentlich später hauptsächlich von Preuschoft, Kattmann, Grupe und Herrmann aufgegriffen wurde und auf die Auflösung des Rassenbegriffs beim Menschen auf der Grundlage der Populationsgenetik abzielte. Hieran hatten zunächst kaum deutsche AnthropologInnen teilgenommen, und in *Homo* wurde diese Debatte totgeschwiegen. Mit der „Biostatistik", einer im Ursprung schon auf Galton zurückgehenden, in ihrer modernen Form aber vor allem von Schwidetzky und ihrem Schüler Knußmann entwickelten Methode zur globalen Verrechnung morphologischer Einzelmerkmale, wurde eine Modernisierung bzw. eigentlich Konservierung der obsolet gewordenen Typenkunde betrieben. Im Gegensatz zu Schwidetzkys Mainzer Schule entwickelte der französische Anthropologe Hiernaux eine rein statistische Rassenkunde, die im Unterschied zur Populationsgenetik weiterhin mit äußeren Merkmalen arbeitete, aber nur noch multivariate Merkmalsgruppen kannte und sich von den klassischen Rassentypen abwandte. Dieser Ansatz wurde von Schwidetzky harsch kritisiert.

Die politischen Dimensionen der anthropologischen Forschungs- und Lehrinhalte wurden besonders deutlich, als 1973 von der rechtsextremen „Gesellschaft für biologische Anthropologie, Eugenik und Verhaltensforschung", ein Flugblatt veröffentlicht wurde, mit dem insgesamt 77 AnthropologInnen, BevölkerungswissenschaftlerInnen und GenetikerInnen Freiheit
in Forschung und Lehre für die Vererbungstheorien verlangten.[74] Zu den prominentesten UnterzeichnerInnen gehörten Ilse Schwidetzky und Hans Wilhelm Jürgens. Das Flugblatt wurde einige Zeit später in der von Schwidetzky herausgegebenen Zeitschrift *Homo* nachgedruckt.[75]

In den siebziger Jahren bildete sich eine neue, bis heute international sehr einflußreiche Richtung darwinistischer Humanbiologie, die mit dem klassischen Sozialdarwinismus nichts mehr zu tun hatte. Dies ist die von Edward O. Wilson begründete Soziobiologie, welche die Weitergabe der

---

[74] Das Flugblatt, das sich im Besitz d.Verf. befindet, wird im Schlußkapitel detailliert behandelt.

[75] vgl. hierzu Pinn, Irmgard, Nebelung, Michael, Vom „klassischen" zum aktuellen Rassismus in Deutschland. Das Menschenbild der Bevölkerungstheorie und Bevölkerungspolitik, Duisburg 1992, S.20 ff

jeweils eigenen Gene zum principium movens menschlichen Verhaltens erklärt. Nach einem populären Buch von Richard Dawkins auch „Lehre vom egoistischen Gen" genannt, geht die Soziobiologie von einer sehr weitgehenden Determiniertheit individuellen und kollektiven Sozialverhaltens durch die Absicht der eigenen Vermehrung aus. Demzufolge versucht sie, gesellschaftliche Prozesse reproduktionsbiologisch zu erklären. Selbst Homosexualität kommt in einem soziobiologischen Modell eine durch Analogien mit dem Tierreich begründete Funktion zu. Demzufolge erfüllen Homosexuelle besondere soziale Aufgaben im Rahmen der Arterhaltung, etwa des Sich-Kümmerns um Andere, die sie übernehmen können, weil sie nicht durch die Aufzucht eigenen Nachwuchses belastet werden. Eine Mitarbeiterin des Kieler Anthropologen und Bevölkerungswissenschaftlers Hans Wilhelm Jürgens, nämlich Inge Schröder, verbindet die Soziobiologie mit einem biologistisch begründeten „Feminismus", in dem Frauen aus biologischen Gründen die besseren Menschen sind. Noch 1989 weigerten sich Schwidetzky, Knußmann und Friedrich Wilhelm Rösing (Letzterer ein Sohn Schwidetzkys) als HerausgeberInnen der Zeitschrift *Homo,* eine Protestnote der Professoren Bernd Herrmann und Ulrich Kattmann abzudrucken, die sich gegen die Verwendung von in der NS-Zeit erhobenen Daten durch Sophie Erhardt, eine Schülerin Robert Ritters, wandte. Der Beitrag erschien dann stattdessen im vom ehemaligen Assistenten Eickstedts und zeitweiligen Mitarbeiter Schwidetzkys, Hubert Walter, sowie Gertrud Hauser und später auch Bernd Herrmann herausgegebenen, einstmals von Rudolf Martin begründeten *Anthropologischen Anzeiger.*[76] Schließlich führte die Entdeckung der Heterogenität des menschlichen Blutserums zur vollständigen Aufgabe des Rassenbegriffs beim Mainstream der HumangenetikerInnen, ein Prozeß, der erst in den späten achtziger Jahren zum Abschluß kam. Die Einteilung in trotz Genfluß und Gendrift immer noch voneinander abgrenzbare Populationen hatte auf der Vorstellung basiert, bestimmte Eiweißgruppen und einige sonstige Stoffe seien als „genetische Marker" zur Gruppenbestimmung besonders signifikant. Schließlich setzte sich in der Fachwelt aber die Erkenntnis durch, daß die Auswahl der Stoffe, die als Marker in Frage kommen, bereits der Subjektivität des an einer Systematik interessierten Forschers unterliegt; eine objektive Auswahl ist nicht möglich, da es zu viele Verbindungen im Serum gibt, um alle analysieren zu können [77].

Die Auseinanderentwicklung von Humangenetik und Anthropologie (erstere entwickelte sich zu einer anwendungsbezogenen Hilfswissenschaft der Medizin, letztere zu einer in erster Linie beschreibenden Teildisziplin

---

[76] vgl. hierzu AG gegen Rassenkunde, Deine Knochen - Deine Wirklichkeit. Texte gegen rassistische und sexistische Kontinuität in der Humanbiologie, Hamburg/Münster 1998, S.115 ff

[77] vgl.Walter, Hubert, Populationsgenetik der Blutgruppensysteme des Menschen, Stuttgart 1998, insbes. S. 35 ff und S.274 ff sowie Cavalli-Sforza, Francesco und Luca, Verschieden und doch gleich, München 1994

der Biologie) führte zu organisatorischen Konsequenzen. Die deutsche Gesellschaft für Anthropologie und Humangenetik löste sich auf und gründete sich neu. Nach der Gründung der „Gesellschaft für Humangenetik" im Jahre 1987 behielt die „Gesellschaft für Anthropologie und Humangenetik" ihren Namen zunächst bei, bis sie 1992 in der als Folge der deutschen Wiedervereinigung neu geschaffenen „Gesellschaft für Anthropologie" aufging. Damit einher gingen Auseinandersetzungen um die Fachgeschichte. Große Verdienste um die kritische Aufarbeitung der Vergangenheit erwarben sich durch publizistische und organisatorische Arbeit Ulrich Kattmann, Holger Preuschoft, Horst Seidler, Bernd Herrmann und als Vorsitzender der Gesellschaft für Anthropologie und Humangenetik Hubert Walter. Ob mit der Emeritierung Knußmanns und Bernhards die sozialbiologistischen Ideologeme endgültig aus der deutschen Anthropologie verschwinden werden, darf indes bezweifelt werden. Dies gilt auch ganz direkt für das bisher von Knußmann geleitete Humanbiologische Institut der Hamburger Universität. So vertraten drei Hamburger KollegInnen Knußmanns, Alexander Rodewald, Virendra Chopra und Kerrin Christiansen, noch zum Zeitpunkt meiner Recherchen für diese Arbeit massiv biologistische Menschenbilder.
Chopra verwendete bis 1997 rassenkundliche Typendarstellungen, darunter Dias aus der oben erwähnten „Rassenkunde des deutschen Volkes" von 1933 und Abbildungen aus Eickstedts „Rassenkunde und Rassengeschichte der Menschheit" von 1934, bis ihn studentische Proteste davon abbrachten[78]. Christiansen begründet ähnlich wie Inge Schröder, von der sie die Tatsache trennt, daß sie keine Soziobiologin ist, „feministische" Positionen aus einer biologischen Determinierung geschlechtsspezifischen Verhaltens heraus. Auf diesen Problemkomplex wird im sechsten Kapitel der vorliegenden Arbeit zurückzukommen sein.

---

[78] vgl AG gegen Rassenkunde, a.a.O.

## 2. Kapitel: Exkurs zur Geschichte der „Euthanasie"

Die Verschränkung von wissenschaftlicher Theorie und politisch-gesellschaftlicher Praxis wird am Beispiel der Psychiatriegeschichte im Vorfeld und bei der Durchführung der sogenannten „Euthanasie" besonders deutlich. Der Begriff Wissenschaft wird hier bewußt nicht in Anführungszeichen gesetzt, da ein Wissenschaftsbegriff, der an Dinge wie „Objektivität oder „Wertfreiheit" glaubt oder eine Trennung zwischen „guter" und „böser" bzw. „wahrer" und „falscher" Wissenschaft vornimmt, die Tatsache ausblendet, daß die Rassenhygiene zu ihrer Zeit anerkannte Wissenschaft war, daß es einen internationalen eugenischen Diskurs gab, in den diese als spezifisch deutsche Entwicklung sich eingliederte und daß die zu mörderischen Zwecken vernutzte und sich zu ihrer Vernutzung bereitwillig anbietende Wissenschaft ein geradezu zeitloses Problem ist, dem wir auch heute gegenüberstehen.

Für die Entwicklung des „Euthanasie" - Diskurses war die Psychiatrie von entscheidender Bedeutung, wahrscheinlich von weitaus größerer als die Eugenik, mit welcher die Vorstellung einer „Euthanasie" ursprünglich nicht verbunden war. In diesem Zusammenhang muß Einiges zu den Voraussetzungen der eugenischen Vorstellungen Anfang der zwanziger Jahre wie auch zur Geschichte der deutschen Psychiatrie seit ihrem Entstehen gesagt werden. Die eugenischen Vorstellungen eines Alfred Ploetz hatten zwar bereits die Tötung von Menschen, nämlich Neugeborenen, vorgesehen, dies aber eher als eine Form „verspäteter Abtreibung" betrachtet. Das Ziel einer Zucht idealer Menschen lief in der Tendenz auf vorgeburtliche Diagnostik bzw. Analyse des Erbguts bereits lebender Menschen und im Zweifelsfalle deren Sterilisation hinaus. Die dafür notwendigen diagnostischen Methoden waren zur damaligen Zeit aber noch nicht entwickelt, was zu unhaltbaren Vorstellungen über die Erblichkeit von Krankheiten oder Charaktereigenschaften und daraus abgeleiteten Sterilisationsforderungen etwa eines Lenz oder Verschuer führte. Die Forderung nach einer sogenannten „Tötung lebensunwerten Lebens" hat mit dieser Eugenik nicht unmittelbar zu tun und entwickelte sich wie gesagt aus der Psychiatrie.

Zur Geschichte der Psychiatrie in Deutschland holt der Verfasser etwas länger aus, da an diesem Beispiel nicht nur der Hintergrund des „Euthanasie"-Gedankens, sondern auch die Funktion und Bedeutung von Bio-Macht in der Formationsphase der kapitalistischen Gesellschaft deutlich wird. Während des Spätmittelalters und der frühen Neuzeit wurden generell Menschen, die nicht den gesellschaftlichen Normen entsprachen, sozial ausgegrenzt und auch räumlich interniert, ohne daß differenziert wurde, woraus die Normabweichung bestand. Es war dies indes ein Vorgehen, das hauptsächlich die bürgerliche Stadtgesellschaft betraf. Auf dem Lande konnte es, vor allem in Kriegs- und Notzeiten sowie Phasen religiöser Hysterie zu regelrechten Menschenjagden auf Sonderlinge kommen, die teilweise auch in die Hexenverfolgungen einmündeten oder sich in deren Gefolge abspielten, andererseits wurden geistig Behinderte und psychisch Kranke aber von der Familie und der Dorfgemeinschaft durchgefüttert und in einem bestimmten Maße auch sozial integriert, wenn sie vielleicht auch viel unter Neckereien und bösartigen Scherzen zu leiden hatten. Bei Hofe hatten sie, besonders, wenn ein dekorativ verkrüppeltes oder buckliges Äußeres hinzu kam, sogar einen privilegierten Status. Der Begriff „Narrenfreiheit“ besagt darüber hinaus, daß die Versuche, sozial Auffällige und Unangepaßte zwangsweise zu integrieren oder auszumerzen für diese Zeit nicht generell typisch waren. Dennoch, gerade innerhalb der engen, schwer kontrollierbaren Städte, die einerseits aufgrund der vielfältigen Gefahren auf den Landreisewegen für Händler und fahrendes Volk sichere Zuflucht, für flüchtige Leibeigene den Hort ihrer Freiheit bedeuteten, andererseits aus genau den gleichen Gründen Tummelplatz für Kundschafter von Räuberbanden, Greiftrupps ihrer Hintersassen lediger Grundherren und allerlei Arten von Betrügern und Dieben waren, wurden Fremde aller Art und soziale Außenseiter schnell als Gefahr betrachtet, und in einem allgemeinen Klima begründeten Mißtrauens wurden strenge Kontrollen und körperliche Züchtigung als einzige Mittel zur Aufrechterhaltung der Ordnung betrachtet. Neben Kleinkriminellen waren es Prostituierte, Landstreicher, psychisch Kranke und sehr viele „verhaltensauffällige“ Frauen ( wozu im Zeitalter des jungen Protestantismus beispielsweise schon „flatterhafte“ Kleidung oder zotiges Benehmen ausreichten) die gewohnheitsmäßig ohne Gerichtsverhandlung festgesetzt und auf unbestimmte Zeit verwahrt wurden. Im Barockzeitalter setzte sich die Bezeichnung „Zuchthäuser“ für die Verwahr- und Arbeitshöfe durch, in denen diese Unglücklichen interniert wurden. Sowohl in den Mechanismen der Ausgrenzung, Erfassung und Asylierung von sozial Stigmatisierten, als auch in der „Abhilfe“, Zwangsarbeit, finden sich bereits deutliche Parallelen zur Behandlung sogenannter „Asozialer“ in der NS-Zeit; dies allerdings mit dem existenziellen Unterschied, daß die Option der Vernichtung nicht bestand. Diese Parallele muß auch nicht verwundern, war doch die frühe Neuzeit bis ins Zeitalter der Napoleonischen Kriege hinein eine Epoche, in der verschiedene qualitativ neue Formen von Bio-Macht erstmals ausprobiert wurden und eine wichtige Rolle bei der Zurichtung der Bevölkerung für die kommende bürgerlich-kapitalistische Gesellschaft spielten. Drill auf den Kasernenhöfen, die Einführung der allgemeinen Schulpflicht, welche eben nicht nur steigendes Bildungsniveau, sondern auch das Einbleuen repressiver Moralvorstellungen durch organisierte Stockprügel beinhaltete und schließlich, am Übergang zur Neuesten Zeit, dieAllgemeine Wehrpflicht schufen erst die Voraussetzungen für ein diszipliniertes, zu monotonen Bewegungsabläufen an Werkmaschinen fähiges Proletariat und eine dieses in Schach haltende intermediäre Schicht von Meistern, Vorarbeitern und Polizeibeamten. Entsprechend richtete sich proletarischer Widerstand am Anfang der Industrialisierung gegen die entfremdete Arbeit selbst; der Begriff „strike“ bedeutete ursprünglich das Zerschlagen von Maschinen.

Das ausgestoßene und verachtete Lumpenproletariat, Bodensatz der heterogenen neuen Arbeiterklasse, war in besonderem Maße der Willkür und Grausamkeit bürgerlicher Disziplinierungsangriffe ausgesetzt, wie für das frühe neunzehnte Jahrhundert Charles Dickens mit „Oliver Twist“ und Georg Büchner mit „Woyzeck“ in beredten Bildern illustrieren.[79]
Diejenigen, die sozial unter der Arbeiterklasse standen, wurden sehr schnell als Schicht „Arbeitsunwilliger“ en général aufgefaßt, Zwangsarbeit erschien aus der Perspektive der Herrschenden als logische Antwort. Sehr früh wurden Frauen als Sondergruppe unter den „sozial Auffälligen“ und Ausgegrenzten selektiert und in besondere Frauen-Zuchthäuser, Spinnhäuser, eingewiesen, wo sie zu einer als frauenspezifisch angesehenen Arbeit, eben der Spinnerei, herangezogen wurden. Davon, daß hier neben Prostituierten, Kleinkriminellen und Alkoholikerinnen der Anteil an psychisch Kranken bzw. als solche Betrachteten hoch gewesen ist, zeugt noch heute die Redewendung, daß jemand „spinnt“, den man nicht für zurechnungsfähig hält.
Im Verlauf des achtzehnten Jahrhunderts wurden in Deutschland den bestehenden Zuchthäusern sukzessive spezielle „Tollhäuser“ zur Wegschließung von „Narren“, wie man die psychisch kranken, geistig behinderten, hysterischen oder einfach sehr auffälligen Menschen damals noch nannte, angegliedert. Damit wurde erstmals - zumindestens hinsichtlich der Räumlichkeiten zu ihrer Verwahrung - ein Unterschied in der Behandlung sogenannter Geistesgestörter und sonstwie „sozial Auffälliger“ gemacht.
1710 eröffnete das erste deutsche Tollhaus in Celle, 1735 folgte ein weiteres in Bayreuth, 1749 das nächste in Ludwigsburg. Dazu kamen psychiatrische Abteilungen in den regulären Spitälern. Im Zeitalter der Aufklärung wurde der Blick auf die „Narren“ und die „liederlichen Frauenzimmer“ allmählich differenzierter, gleichzeitig wuchs die Kritik an den teilweise himmelschreienden Mißständen in den Anstalten. So berichtete ein anonymer Besucher 1786 aus dem Münchner Heilig-Geist-Spital: „In der Hoffnung weite helle Säle zu sehen trat ich in Kellerhöhlen, statt frischer gesunder Luft drang mir beym Eintritt ein erstickender Dunst entgegen; für trockene Reinlichkeit traf ich feuchte Unsauberkeit an. Keine abgesonderten freye Bettstätten, sondern wahre mit Bretern verschlagene

[79] Um die historisch-empirische Literatur nicht zu kurz kommen zu lassen: vgl. hierzu Blasius, Bürgerliche Gesellschaft und Kriminalität. Zur Sozialgeschichte Preußens im Vormärz, Göttingen 1976, Conze, Werner, Vom „Pöbel“ zum „Proletariat“. Sozialgeschichtliche Voraussetzungen für den Sozialismus in Deutschland, in: Hans Ulrich Wehler (HG.), Moderne deutsche Sozialgeschichte, Köln/Berlin 1966, Hobsbawm, Eric John: Labouring Men. Studies in the History of Labour. London 1964 sowie Thompson, E.P., The Making of the English Working Class, Harmondsworth 1968 und Saldern, Adelheid von, Vom Einwohner zum Bürger. Zur Emanzipation der städtischen Unterschicht Göttingens, Berlin 1973

Menschen Ställe standen da."[80]. Das Anketten der Insassen an Halseisen war zur damaligen Zeit keine Seltenheit, ebensowenig wie Peitschenhiebe, um Tobende zur Räson zu bringen. 1805 wurde der Arzt Johann Gottfried Langermann (1768-1832), der eine der ersten Dissertationen im deutschen Sprachraum zum Thema „Behandlung psychisch Kranker" verfaßt hatte, von der preußischen Regierung beauftragt, das Bayreuther Tollhaus in eine „Psychische Heilanstalt für Geisteskranke" umzuwandeln. Neu war hierbei die Unterteilung der Insassen in Heilbare und Unheilbare, nachdem erst relativ kurze Zeit vorher die Trennung von Zucht- und Tollhäusern zur Trennung von Kleinkriminellen und Vaganten auf der einen und „Narren" auf der anderen Seite geführt hatte. Die „Unheilbaren" wurden weiterhin im Prinzip als lebenslänglich Gefangene nur verwahrt, die als heilbar Angesehenen hingegen nunmehr sorgfältig gepflegt. Im frühen neunzehnten Jahrhundert boomten die Neugründungen psychiatrischer Anstalten in Deutschland: 1811 Sonnenstein bei Pirna, 1811 Waldheim, 1827 die absolute Musterklinik in Schleswig nach dem Vorbild der Pariser Salpétriaire, im gleichen Jahr die Klinik in Hildesheim, die 1833 durch eine Pflegeanstalt ergänzt wurde, 1835 Andernach[81]. Der bayerische Landtag von 1828 bis 1830 beschloß die Gründung einer „Irrenanstalt" für jeden bayerischen Kreis oder zumindest für zwei zusammen; ähnlich entwickelte sich die Situation in anderen Ländern, wenn es auch bis zu einer tatsächlich flächendeckenden Versorgung erst etwa zur Zeit der Reichsgründung kam. Zu den „Heilmethoden" der damaligen Psychiatrie gehörten vor allem Beschäftigungstherapie und gemeinsames Musizieren von Ärzten und PatientInnen. Die Anhänger der Schule Langermanns achteten vor allem darauf, daß die PatientInnen nicht unnötig zu leiden hatten. In gar nicht so wenigen Fällen führte diese „Methode", also schlicht und einfach Menschlichkeit, langfristig zur Heilung. Die in der damaligen Öffentlichkeit heiß diskutierten Hypnosetechniken, die auf Mesmer zurückgingen, blieben hingegen hauptsächlich

---

[80] zit.nach: Richarz, Bernhard, Heilen, pflegen, töten: Zur Alltagsgeschichte einer Heil- und Pflegeanstalt bis zum Ende des Nationalsozialismus, Göttingen 1987

[81] Diese Angaben sind teilweise Richarz, s.o. entnommen, teilweise gehen sie auf ein Gespräch zurück, das der Verf. mit dem medizinischen Leiter des LKH Göttingen, Dr. Koller, geführt hat. Die folgenden Detailinformationen zu den Verhältnissen in der Psychiatrie beziehen sich vor allem auf Eglfing/Haar bei München, sowie Göttingen und Dresden, weil hierzu gut recherchiertes Material existiert. vgl. Richarz, a.a.O., Schmidt, Gerhard, Selektion in der Heilanstalt 1939-1945, Stuttgart 1965, Aly, Götz, Masuhr, Karl Friedrich, Lehmann, Maria, Roth, Karl Heinz, Schultz, Ulrich, Reform und Gewissen. „Euthanasie" im Dienst des Fortschritts, Berlin 1985 sowie das hausinterne Museum im LKH Göttingen. Vgl. außerdem Stürmann, Ursula, Die rassenpolitische Funktion der Anstaltspsychiatrie im Nationalsozialismus. Die Heil- und Pflegeanstalt Göttingen, Göttingen 1996 sowie zur Gesamtthematik Kaufmann, Doris, Aufklärung, bürgerliche Selbsterfahrung und die „Erfindung" der Psychiatrie in Deutschland, 1770-1850, Göttingen 1995

auf die ambulante Behandlung von Hysterie beschränkt und bewegten sich auf dem schmalen Grad zwischen Außenseitermethode und Scharlatanerie.
Eine konservativere Richtung der damaligen Psychiatrie, die eher in den Gepflogenheiten der Tollhausära wurzelte, wandte keine sogenannten „psychischen Methoden" an, sondern versuchte, den Kranken das Kranksein durch regelrechte Folter auszutreiben. Dazu gehörten Brech- und Abführmittel sowie Aderlaß, um durch „innere Reinigung" den „verschmutzten Geist" zu heilen, Duschen mit eiskaltem Wasser, um den „erhitzten Kopf" zu kühlen (solcherlei Methoden erinnern an das „Negerschrubben", das vom US- Südstaatenmediziner S.A.Cartwright empfohlen wurde, auf daß der Neger weiß werde, vgl. Gould, a.a.O., S.70 ff.), Behandlung der Kopfhaut bis zur Perforation der Schädeldecke, um das Gehirn zu „massieren", Zwangsjacken, Fesselstuhl, Fesselung im Bett etc. Angesichts solcher Methoden verwundert es nicht, daß es Psychiater waren, die später die „Kaufmann-Therapie" mit schmerzhaften Elektroschocks gegen kampfunwillige Soldaten anwandten.
Um die Mitte des neunzehnten Jahrhunderts nahm der Mainstream der Psychiatrie von diesen grauenhaften Methoden allmählich Abstand und brachte renitente oder gewalttätige PatientInnen stattdessen durch Isolation zur Räson, etwa durch Einsperrung in gepolsterte Tobzellen oder Dauerbäder in Badewannen, die bis auf ein Loch für den Kopf vollständig abgedeckt und von innen nicht zu öffnen waren.
Parallel vollzog sich die Etablierung der Psychiatrie als medizinisches Fach. 1811 hatte Leipzig den ersten deutschen Lehrstuhl für Psychiatrie. 1845 erschien Griesingers Lehrbuch der Psychopathologie, das mit der Zusammenfassung der wichtigsten psychischen Erkrankungen zu Formenkreisen die Grundlagen der heute noch üblichen Terminologie schuf. 1863 wurde in Würzburg ein Ordinariat für Psychiatrie eingerichtet, 1864 ein weiteres in München, das bald zur ersten psychiatrischen Fakultät in Deutschland ausgebaut wurde. Im gleichen Jahr wurde Griesinger Ordinarius in Berlin, wo die zweite Fakultät entstand. Göttingen folgte 1866, Halle 1869, Heidelberg 1871. Die Göttinger Heil- und Pflegeanstalt (heute LKH) wurde gleichzeitig mit der Einrichtung der medizinisch-psychiatrischen Fakultät gegründet, deren Dekan, Ludwig Meyer, zugleich auch Leiter der Heil- und Pflegeanstalt war. Meyer war ein Schüler des britischen Reformpsychiaters Connolly, dessen „No Restraint"-Therapie auf Zwangsjacken, Gummizellen und Dauerbäder verzichtete. Dementsprechend ließ Meyer bei der Eröffnung der von dem Hannöverschen Hofarchitekten Rasch im neugotischen Stil erbauten Anstalt die als Inventar gelieferten Zwangsjacken als Kuriosität öffentlich versteigern.
Der Bevölkerungsanstieg in den Städten, die schlechten hygienischen Verhältnisse in den Arbeiterquartieren, Prostitution und die mit diesen Faktoren verbundene Verbreitung von Syphilis und Alkoholismus, schließlich das Fehlen der die „Dorfdeppen" integrierenden ländlichen Solidargemeinschaft in den Großstädten führten zu einer gewaltigen

Vermehrung der Einweisungen, zumal die Aufmerksamkeit der Behörden für jede Art auffälligen Outsidertums im letzten Drittel des neunzehnten Jahrhunderts zunahm. Dazu kam eine genauere Diagnostik, die mehr psychische Erkrankungen als Solche erkannte, als das früher der Fall gewesen war, und die Tatsache, daß in einer säkularer gewordenen Welt etwa Wahnvorstellungen mit religiösem Inhalt als Krankheit betrachtet wurden, ebenso wie Hysterie, beides Erscheinungen, die vorher eher von den Zeitgenossen bewundert oder als Kuriosität betrachtet, aber nicht als Therapieindikationen gesehen wurden. So wie die PatientInnen des Dr.Freud ausnahmslos dem gehobenen Bürgertum entstammten, gehörten die meisten Psychiatrieinsassen zum Proletariat. Die Tendenz der Psychiatrie als Disziplinierungsinstrument und ihre Tradition als gegen die Unterschichten gerichtete Form von Bio-Macht bestanden also weiterhin, wenn auch zeitweilig von einer sanften Reformpsychiatrie überlagert. Der Verzicht auf martialische Zwangsmittel hängt auch damit zusammen, daß mit Chloral und Paraldehyd seit den 1870ern erstmals Psychopharmaka zur Verfügung standen, die durch allgemeine Dämpfung auf subtilere Weise einen ähnlichen Effekt erzielten wie unmittelbarer Zwang. Es handelte sich hierbei um Schlafmittel, die entweder unterdosiert als Tranquillizer eingesetzt wurden, oder aber zur Ruhigstellung von manischen oder gewalttätigen PatientInnen durch tagelangen Dauerschlaf.

Gegen Ende des neunzehnten Jahrhunderts setzte sich allmählich die Erkenntnis durch, daß mit den gewohnten Methoden in vielen Fällen keine Heilerfolge zu erreichen waren, und man verlegte sich stattdessen auf eine langfristige Unterbringung der Kranken. Damit trat das Problem des Hospitalismus verstärkt vor die Augen der psychiatrischen Zunft; „Anstaltsartefakte" nannte man damals die verwahrlosten, therapieresistenten und nicht selten gewalttätigen DauerpatientInnen.

In den achtziger Jahren entstand die sogenannte „koloniale Irrenanstalt", in der durch Beschäftigung der Insassen in der Landwirtschaft dem Hospitalismus vorgebeugt, gesunde Nahrung selbst erzeugt und nebenbei die Kosten gesenkt werden sollten. In der 1868 gegründeten Klinik Zschadraß in Sachsen hatte man erste Erfahrungen mit dieser Therapieform gemacht; die neuen „kolonialen" Anstalten wurden als weitläufige Gebäudekomplexe mit pavillonartigen Wohneinheiten errichtet, man verzichtete bewußt auf Fenstergitter und Umfassungsmauern und tat alles, um den Eindruck zu vermeiden, es handle sich bei den Anstalten um Krankenhäuser. Emil Kraepelin schuf, an Griesinger anknüpfend, die moderne psychopathologische Nomenklatur. 1913 erschien Karl Jaspers „Allgemeine Psychopathologie", ein Standardwerk von Weltrang. Siegmund Freud bot eine biographische Erklärung der Krankheitsentstehung an, doch die Schulpsychiatrie lehnte die Psychoanalyse, nicht zuletzt aufgrund ihrer gesellschaftskritischen Tendenzen, grundsätzlich ab. Standardbehandlungsmethoden blieben auch in den Jahren vor dem Ersten Weltkrieg Dauernarkose, feuchte Einpackungen, Dauerbäder, Liegekuren auf verglasten, sonnenbeschienenen Terrassen und Isolation. Gesprächspsychotherapie kam erst allmählich und vereinzelt hinzu; diese basierte, wie etwa bei Jaspers, nicht auf Freudianischer Neurosenlehre, sondern auf der Dilthey'schen Hermeneutik. Die Einrichtung von Universitätspsychiatrien führte in den meisten Fällen dazu, daß dort die medizinisch interessanten „frischen Fälle" behandelt wurden, während die als „unheilbar" Eingestuften in zumeist außerhalb der städtischen Bebauungsgebiete gelegenen Heil- und Pflegeanstalten weggeschlossen wurden. Der wirtschaftliche Aufschwung des jungen Kaiserreichs führte Anfang des zwanzigsten Jahrhunderts zum Neubau großer, aufwendiger Kliniken, mit welchen die aus allen Nähten platzenden Heil- und Pflegeanstalten entlastet werden sollten. Die Kliniken in Eglfing (1905) und Haar (1912) bei München gehörten hierbei zu den Prunkstücken. Die Reformpsychiatrie jener Jahre versuchte, von der Langzeitverwahrung der PatientInnen wegzukommen und eine möglichst gute Rehabilitation zu erreichen. Sowohl die Leiter der Kliniken von Eglfing und Haar, Friedrich Vocke (Leiter in Eglfing 1905-1927) und Franz Blachian (Leiter in Haar 1912-1928) als auch der medizinische Leiter der Dresdner Heil- und Pflegeanstalt, Paul Hermann Nitsche, waren entschiedene Vertreter der No-restraint-Therapie. Gleichzeitig standen sie vor dem Problem einer ständigen Überfüllung der Kliniken. So entwickelte Nitsche ein durchdachtes Stufenkonzept der Rehabilitation, bei dem PatientInnen, die gut auf die Behandlung ansprachen, möglichst bald entlassen wurden, solche mit langsameren Therapierfolgen in die Familienpflege übergeben und therapieresistente in eine Sonderabteilung verlegt wurden. Hier zeigte sich die Schattenseite des Reformpsychiaters Nitsche, der seine Pfleger stets ermahnte, möglichst freundlich mit PatientInnen umzugehen - Dauerinsassen wurden zu Zwangsarbeit angehalten, die wieder dem entsprach, was im Zuchthaus üblich gewesen war: „Kohlefahren, Buchbinden, Rohrflechten, Tütenkleben, Tauzupfen und Bindfadenwickeln"[82]. Die Selektion nach unterschiedlichen PatientInnengruppen sollte später grauenhafte Folgen haben.

- Die damalige Psychiatrie stellte nicht die Frage, ob Probleme der kapitalistischen Gesellschaft, soziales Elend und Urbanisierungsprobleme bei der Krankheitsenstehung und der aus ihr resultierenden Kliniksüberfüllung eine Rolle spielen könnten. Sie lehnte nicht nur Freud, sondern auch den Behaviorismus Watsons ab; nicht das Milieu oder traumatische Erfahrungen, sondern erbliche Dispositionen waren nach herrschender Meinung für psychische Erkrankungen verantwortlich. Zwar sprechen auch neuere Erkenntnisse dafür, daß in der Ätiologie etwa der Schizophrenie oder der manisch-depressiven Erkrankungen angeborene Veranlagungen eine Rolle spielen; die wilheminische Psychiatrie hielt aber unterschiedslos alle nicht spontan heilbaren psychischen Störungen für genetisch bedingt- letztlich, um den frappierenden Anstieg der Neueinweisungen in die Kliniken erklären zu können, ohne sich fachlich neuen

---

[82] zitiert nach Aly, Götz, a.a.O., S.9

und dabei teilweise auch gesellschaftskritischen Ansätzen öffnen zu müssen. Das Erklärungsmodell war identisch mit der seit Darwin verbreiteten Behauptung einer überproportionalen Vermehrung genetisch „minderwertigen“ Nachwuchses aufgrund fehlender Selektion in der Industriegesellschaft. Bis dahin hatten Psychiatrie und Erbhygiene keine Berührung miteinander gehabt; jetzt, am Vorabend des Ersten Weltkriegs, fielen sie gleichsam zusammen.

Bedeutete der Krieg, wie oben dargestellt, einen katastrophalen „Sündenfall“ ärztlicher Ethik, so war die Psychiatrie davon besonders betroffen. Von der Rolle der Militärpsychiater war schon die Rede; nicht minder schrecklich waren die Dinge, die sich in den psychiatrischen Kliniken selber ereigneten.

Durch die Einberufung (vor allem) von Pflegern und (in zweiter Linie) Ärzten an die Front kam es zu einem akuten Pflegenotstand; in manchen Kliniken fehlten achtzig Prozent des Personals, und die sechzig-Stunden-Woche wurde in den meisten Psychiatrien zur Normalität. Durch kriegsbedingte Nahrungsengpässe kam es außerdem zu einer katastrophalen Unterversorgung der Kliniken, es gab allein in Preußen 45.000 Todesfällen durch Verhungern, zahllose weitere Anstaltsinsassen starben an Epidemien wie Grippe, TBC und Masern. Die extreme Notsituation in den Heil- und Pflegeanstalten hielt noch bis in die frühen zwanziger Jahre an, auch der Pflegenotstand konnte zunächst nicht behoben werden. Vor diesem Hintergrund radikalisierte sich die Denkweise vieler Psychiater. Die Triage erschien im Nachhinein als ein Weg, der einen Teil der gestorbenen PatientInnen hätte retten können: Tötung oder absichtliches Verhungernlassen der „Unheilbaren“ als „unnütze Esser“, um genug Nahrungsmittel für die als therapierbar Angesehenen zur Verfügung zu haben. Die Annahme, psychische Erkrankungen seien erblich, mündete nun in die Forderung, chronisch kranke PatientInnen zu sterilisieren. Psychiatrie und Rassenhygiene verbanden sich endgültig zu einer brisanten Mischung. Zu Beginn der zwanziger Jahren machte eine Fülle von Publikationen deutlich, welches geistige Klima in der medizinischen Welt herrschte. Wahrscheinlich nicht das radikalste, wohl aber das wirkungsmächtigste Werk erschien 1920 beim Leipziger Felix-Meiner-Verlag und war von dem führenden deutschen Strafrechtsprofessor Karl Binding und dem Psychiater Alfred Erich Hoche verfaßt. Es trug den Titel „Die Freigabe der Tötung lebensunwerten Lebens. Ihr Maß und ihre Form“[83]. Mit diesem Buch wurde manifest, was eine bestimmte Fraktion des medizinischen Establishments dachte, sich aber bisher nicht umzusetzen traute. In der Folgezeit wurde systematisch das publizistische Terrain für die Implimentierung eines umfassenden Ausmerzeprogramms bereitet. Schon auf der Leipziger Hygiene-Ausstellung von 1911 war mit „Verbrecherstammbäumen“ und einer Darstellung der Kastration und

[83] zu diesem Buch vergl. Meyer, J.E., „Die Freigabe der Vernichtung lebensunwerten Lebens“ von Binding und Hoche im Spiegel der deutschen Psychiatrie vor 1933, Göttingen 1988

Sterilisierung von Insassen der Schweizer Kliniken Burghölzli-Zürich und Wil-St.Gallen Stimmung gemacht worden. In der zweiten Hälfte der zwanziger Jahre wurde die publizistische Landschaft der Weimarer Republik bedient mit Propagandamaterial für Zwangssterilisierungsprogramme, das objektiv wehrlose Menschen, nämlich Anstaltsinsassen, zu so etwas wie dämonischen Wesen zurechtstilisierte. Diese Darstellungen waren zwar nicht omnipräsent wie später in der NS-Zeit, aber in den allgemeinen Medien einem allgemeinen Publikum zugänglich und nicht nur einer speziellen Öffentlichkeit aus Psychiatern und Anthropologen. Auch ihr Charakter unterschied sich nicht groß von der späteren Darstellungsweise unter dem NS-Regime. Grafiken, die einen deutschen Arbeiter zeigten, der ein Joch trug, auf dem vier bis sechs Geisteskranke saßen, sind ein besonders augenfälliges Beispiel für die Methoden der damaligen Meinungsmache. Derlei Darstellungen erschienen als Anzeigen in Zeitungen, Plakate an Litfaßsäulen oder kleine Broschüren, verfaßt von Rassenhygienikern, Ärzten, Juristen, Psychiatern, aber auch dem Kreis um Lehmann und später dem Umfeld der NSDAP. Die Vorstellung, die Insassen der Heil- und Pflegeanstalten belasteten das Sozialversicherungssystem so sehr, daß dieses unweigerlich zusammenbräche, wenn nicht durch Sterilisation (oder härtere Maßnahmen) Abhilfe geschaffen würde, verbreitete sich wie eine Epidemie und war bis zur KPD vertreten. Zahlreiche Psychiater heizten in dieser Hinsicht die Stimmung an. Joseph Entres, Oberarzt in Eglfing, hatte schon 1921 Zwangsmaßnahmen gefordert, um „Schwachsinnige" gegen ihren Willen von der Vermehrung abzuhalten[84]. Nitsche war als Psychiatriereformer sehr aktiv, wandte sich gegen Dauernarkose und körperliche Zwangsmittel, betonte die Wichtigkeit von Gesprächspsychotherapie und entwikkelte eine Konzeption der „offenen Fürsorge", d.h. ambulanten Therapie, die er 1925 ins sächsische Wolhfahrtsgesetz einbrachte.[85] Gleichzeitig empfahl er Massensterilisierungen und propagierte die Schaffung einer „suggestiven Athmosphäre" in den Kliniken, durch die der Arzt wie ein allmächtiger, gütiger Gott erscheinen sollte, der aus Sicht des Patienten sozusagen kraft charismatischer Aura heilen konnte. Es war ein totalitärer Ansatz, der Arzt und Patient zum Therapieerfolg verdammte - und wer untherapierbar war, mußte dafür büßen. Dennoch war Nitsche in dieser Hinsicht „fortschrittlicher" als viele seiner Kollegen - Ende der zwanziger Jahre setzte sich die Auffassung durch, daß aufgrund der angenommenen Erblichkeit psychischer Erkrankungen die offene Fürsorge schädlich für den „Volkskörper" sei - es sei denn, man sterilisierte die aus der Klinik entlassenen PatientInnen alle. Hatten die Psychiater seit nunmehr anderthalb Jahrzehnten die Rassenhygiene entdeckt, wurde die Psychiatrie zum Interessenschwerpunkt vieler Rassenhygieniker, weil hier ihre noch immer im wesentlichen als politische Utopien formulierten Vorstellungen erstmals praktisch werden konnten. Lenz schwadronierte davon,

---

[84] vgl. Richarz, a.a.O. S.110 ff.
[85] vgl. Aly, a.a.O. S.11 ff.

daß nicht nur psychische Erkrankungen, sondern auch die unglückliche Ehe, Familienzank und Häßlichkeit erblich seien und empfahl, zehn Prozent der Bevölkerung in jeder Generation oder gleich das ganze „untüchtige Drittel" der Bevölkerung zu sterilisieren. In einzelnen psychiatrischen Kliniken begann man, PatientInnen illegal und gegen ihren Willen zu sterilisieren. Die Mehrheit der deutschen Psychiater war jedoch noch nicht so weit - oder aber viel zu obrigkeitsstaatlich ausgerichtet, um solche Maßnahmen illegal vorzunehmen. Gerade Reformpsychiater wie Nitsche, Vocke oder Blachian, die ein Interesse daran hatten, möglichst viele Kranke wieder in die Gesellschaft zu integrieren, waren für Sterilisierung aufgeschlossen, versprach diese doch scheinbar eine Prophylaxe der Psychosenentstehung für künftige Generationen und machte die offene Fürsorge vor den Augen der Öffentlichkeit „sicher". So erstellten Vocke und Blachian Lichtbildervorträge, mit denen sie bei der Bevölkerung einerseits um Verständnis für die Kranken werben, andererseits die Akzeptanz rassenhygienischer Maßnahmen erhöhen wollten. 1931 zeigten die Patientenbogen von Eglfing-Haar erstmals eine eigene Spalte, in der „erbliche" Erkrankungen gesondert aufgelistet wurden.
1932 legte die sozialdemokratische Regierung Preußens einen Gesetzesentwurf vor, der die freiwillige Sterilisierung sogenannter „Erbkranker" vorsah. Das nationalsozialistische „Gesetz zur Verhütung erbkranken Nachwuchses" vom 14. Juli 1934 griff diese Vorgabe auf, allerdings mit dem entscheidenden Unterschied, daß die freiwillige Sterilisierung durch Zwangssterilisierung ersetzt wurde. Mit der oben geschilderten Sterilisierung der „Rheinlandbastarde" wurde die negative Eugenik recht bald auch auf eine unerwünschte ethnische Gruppe angewandt und damit „Rassenpolitik" gemacht. Dabei bleibt festzuhalten, daß hier zunächst einmal eine eugenische Praxis zur Anwendung kam, die zwar sehr viel mit bürgerlicher Herrschaft im Sinne von Bio-Macht und sozialnativistischen Vorurteilen, auch sehr viel mit einer mörderischen instrumentellen naturwissenschaftlichen „Vernunft" zu tun hat, aber in ihrer Genese nichts spezifisch nationalsozialistisches war, sondern das Ergebnis eines herrschaftlichen Diskurses in der Wissenschaft[86]. Selbst die Innere Mission hatte auf einem Kongreß, der am 20. Mai 1931 in Treysa stattfand, zwar die „Tötung lebensunwerten Lebens" grundsätzlich verworfen, davor gewarnt, durch Massensterilisierungen, wie sie Lenz vorschwebten, Gott zu spielen, andererseits aber „eine eugenetische Neuorientierung unserer öffentlichen und freien Wohlfahrtspflege"[87] befürwortet und Zwangssterilisierungen in einem gewissen Umfang für nötig gehal-

---

[86] Die Betonung des *herrschaftlichen* Diskurses ist wesentlich; Anfang der zwanziger Jahre hatte der marxistische Psychoanalytiker und dissidente Freud-Schüler Wilhelm Reich eine gänzlich andere Prophylaxe psychischer Erkrankungen vorgeschlagen als Sterilisation, nämlich die politische und kulturelle Revolution, verbunden mit totaler sexueller Befreiung. Aus diesem Vorschlag entwikkelte sich keine geschichtsmächtige Praxis.

[87] vgl. Klee, Ernst, Dokumente zur „Euthanasie", Frankfurt/Main 1997, S.46 ff.

ten. Sie wurden sogar als sittlich geboten betrachtet, jedoch gefordert, die Durchführung an besonders ausgebildete und von der Öffentlichkeit kontrollierte Spezialisten zu delegieren. Damit vertrat der Zentralausschuß der Inneren Mission in etwa die eugenischen Forderungen Karl Salärs, während Hermann Muckermann, der wegen seiner jesuitischen Verortung im Augenblick der NS-Machtübernahme zugunsten von Lenz am KWI für Anthropologie entlassen wurde, bereits rechts davon zu verorten ist. Muckermann lehnte zwar die „Tötung lebensunwerten Lebens" ab, forderte ebenfalls eine strenge Kontrolle und eine gewisse Selbstbeschränkung der eugenischen Praxis, berief sich andererseits aber auf Lenz und brachte die rassenhygienischen Zeitforderungen auf die Formel „Judengefahr nur durch Erbkranke übertroffen".[88] Ohne es selber zu ahnen, skizzierte Muckermann damit die bevorstehende Entwicklung. Tatsächlich stellten die wehrlosesten der Wehrlosen eine Art Experimentierfeld dar, was staatliche Zugriffe und Vernichtungsmethoden anging. Sie waren die Ersten, die noch im demokratischen Staat öffentlich stigmatisiert und dämonisiert wurden, die man als „Ballastexistenzen" bezeichnete. Sie wurden als Erste sterilisiert, und sie waren vor Juden und Roma die erste Gruppe, die systematisch und im großen Stil ermordet wurde.[89] Die verschiedenen Methoden der Massenvernichtung wurden zunächst an den Insassen der Heil- und Pflegeanstalten getestet, ehe sie auf die übrigen Gruppen übertragen wurden.

Der Führererlaß vom 01.September 1939, der Reichsleiter Bouhler mit der „Euthanasie" beauftragte, datierte nicht ohne Grund mit dem Tag des deutschen Überfalls auf Polen. Tatsächlich erfolgte er erst im Oktober und wurde zurückdatiert.[90] Hiermit erklärte Hitler den Insassen der Heil- und Pflegeanstalten in dem Augenblick den Krieg, in dem er diesen gegen die europäischen Nachbarn begann. Dies ist nicht nur als Metapher oder im tautologischen Sinn zu verstehen, war der Zweite Weltkrieg, vor allem in Ost- und Südosteuropa, doch ein Vernichtungskrieg, welcher der Ausmerzung ganzer Bevölkerungen Vorschub leistete, die gleichzeitig praktische Umsetzung der Rassenhygiene und faschistische Kriegsführungsstrategie beinhaltete.

Das Gesetz zur „Verhütung erbkranken Nachwuchses", das am 14. Juli 1934 verabschiedet worden war und das zwei anerkannte Wissenschaftler, Ernst Rüdin und Falk Rüttke, mitverfaßt und kommentiert hatten, beinhaltete die zwangsweise Sterilisierung von seit Geburt schwachsinnigen, schizophrenen, manisch-depressiven, erblich epileptischen, blinden, tauben oder schwer körperbehinderten sowie unter Chorea Huntington

[88] ibid., S. 49 und 58

[89] Die Ermordung politisch Andersdenkender, die viel früher begann, ist in dieser Hinsicht eine andere Angelegenheit, da sie mit persönlichem Handeln der Betroffenen und individuellen Haltungen zu tun hatte und eben nicht mit bevölkerungsbiologisch definierter „Unerwünschtheit" eines Großkollektivs.

[90] vgl.Schmidt, Gerhard, Selektion in der Heilanstalt 1939-1945, Stuttgart 1965, S.35

leidenden Menschen sowie von Alkoholkranken.[91] „Aktion T4", die nach dem zentralen Planungsbüro in der Tiergartenstraße 4 in Berlin benannte „Klinische Hinrichtung der Unbrauchbaren", wie Heim und Aly es treffend genannt haben, betraf im Wesentlichen die gleichen Gruppen, allerdings die schwereren, als „unheilbar" eingestuften Fälle, die als Dauerpfleglinge nicht sterilisiert worden waren, sowie schwer geistig behinderte Anstaltsinsassen. Dazu kamen, auch außerhalb der Anstalten, behinderte Kinder aller Art, die bei Schulreihenuntersuchungen erfaßt und in einem besonderen Auswahlverfahren für die Massenvernichtung selektiert wurden. Zeitweise wurde die Vernichtung auf alle chronisch kranken Insassen der Heil- und Pflegeanstalten, Psychiatrien und Krankenstifte ausgedehnt. Die eugenische Grundregel Wilhelm Schallmayers aus dem Jahre 1907 „Nur die Fortpflanzung, nicht die persönliche Erhaltung der erblich Minderwertigen schädigt das national-eugenische Interesse"[92] wurde somit in ihr grauenhaftes Gegenteil verkehrt. Wie der Krieg, so wurde auch der Massenmord an den Kliniksinsassen mit Propagandafilmen begleitet[93], obwohl die Öffentlichkeit von dem tatsächlich stattfindenden Mordprogramm nur wenig erfuhr. Der in der Propaganda verwendete Begriff „Euthanasie" beinhaltete ja eigentlich einen „Gnadentod" , also aktive Sterbehilfe auf Verlangen oder - wie in den „Euthanasie"-Propagandafilmen - auch die Tötung geistig vollständig umnachteter, scheinbar empfindungsunfähiger Menschen durch direkte Familienangehörige, die den Zustand ihrer Kinder, Ehepartner etc. emotional nicht verkrafteten. In der Propaganda wurde offiziell behauptet, bei dem „lebensunwerten Leben" handle es sich um etwa ein Prozent der Anstaltsinsassen. Tatsächlich hatte die ursprüngliche Diskussion in den zwanziger Jahren primär idiotische PatientInnen (.d.h. solche, deren Intelligenz dauerhaft auf dem Stand eines dreijährigen Kindes zurückgeblieben ist oder deutlich darunter liegt) sowie solche, die sich im Dauerschlaf befanden, Hydrozephalus-Fälle und Schwerstkranke, die selber um den Tod baten unter den Begriff des „lebensunwerten Lebens" gefaßt. Binding und Hoche hatten allerdings von Anfang an kein Hehl daraus gemacht, daß es ihnen in erster Linie um die volkswirtschaftlichen Kosten der Krankenpflege, nicht so sehr um „Erlösung" der Kranken von ihren Leiden ging. Dennoch hatte ihnen kein derartiges Massenmordprogramm vorgeschwebt, wie die Nazis es dann tatsächlich praktizierten. Die Tatsache, daß der Bewußtseinszustand eines „idiotischen", taubblinden, narkoleptischen oder komatösen Menschen von außen nicht nachprüfbar ist und es daher für andere auch nicht feststellbar sein kann, was für einen Wert das Leben eines solchen Menschen für ihn selber darstellt, wurde propagandistisch durch Instrumentalisierung von Ekel- und Angstgefühlen in

---

[91] Damit hätten theoretisch auch Goebbels und Ley sterilisiert werden müssen.
[92] vgl. Schallmeyer, Wilhelm, Vererbung und Auslese als Faktoren zu Tüchtigkeit und Entartung der Völker, Brackwede 1907, S.35
[93] vgl. Roth, Karl-Heinz, in: Aly et al, a.a.O., S.125 ff.

der Bevölkerung und eine „humanitäre" Gnadentod-Suggestion überdeckt.

Einer der größten Suggestoren unter den damaligen deutschen Psychiatern, der Reformer Nitsche, war als Leiter der Tötungsanstalt Sonnenstein bei Pirna und als T4-Gutachter, der auch beratend an der Herstellung von „Euthanasie"-Propagandafilmen beteiligt war, einer der tatkräftigsten Mörder. Entgegen der Propaganda wurde nicht eine winzige Gruppe von Pfleglingen vernichtet, sondern die Anstalten geradezu leergeräumt. Nur sehr selten geschah die Vernichtung in den Kliniken selber. Um Anstaltsärzte und Pflegepersonal, die nicht in die „Aktion T4" eingeschaltet waren, sowie das Personal der kirchlichen Anstalten möglichst nicht mit der tatsächlichen Dimension des Mordprogramms zu konfrontieren und ihren möglichen Widerstand zu unterlaufen, richtete das Regime zentrale Vernichtungsanstalten ein, wie Grafeneck, Sonnenstein, Hadamar, Kaufbeuren und Bernburg. Insgesamt 80.000 PatientInnen wurden direkt getötet, davon 10.072 in der zentralen Tötungsanstalt Hadamar[94] und ca. 8.000 in Bernburg/Saale. Darüberhinaus wurden PatientInnen bei Insulin- und Kardialschock"therapien" bzw. Experimenten wie Labortiere „verbraucht". In vielen Kliniken, wie auch in Eglfing/Haar, liefen biologische Experimente mit den Insassen als Teil rassenhygienischer Forschung. Der Direktor der Göttinger Heil- und Pflegeanstalt, Meyers Nachfolger Ewald, war einerseits zwar Befürworter der Zwangssterilisierung und der Rassenhygiene, andererseits ein vorsichtiger Gegner der „Euthanasie". Er bemühte sich, die Zahl der zur Vernichtung bestimmten Insassen so niedrig wie möglich zu halten und auch zeitweise von T4-Seite geforderte Quoten zu unterschreiten. Ganz generell gab es in vielen Anstalten zaghaften Widerstand, der beispielsweise daraus bestand, daß Pflegepersonal mit Insassen ausgedehnte Spaziergänge machte, wenn die T4-Transporte in die Anstalt kamen.[95] Forciert erfolgte hingegen zumeist, wie aus Eglfing-Haar bekannt, die Verlegung jüdischer Pfleglinge in die Tötungsanstalten.[96] Neben Bernburg wurden die Göttinger PatientInnen in Buchenwald ermordet, wo die SS eine Genickschußanlage betrieb. Die PatientInnen wurden vor der Hinrichtung von Ärzten gemustert, die sich eine plausibel erscheinende Todesursache ausdenken mußten, welche den Angehörigen mitgeteilt wurde. Die mit der direkten Tötung beauftragten SS-Mannschaften wurden dauernd unter Alkohol gehalten, damit sie ihre Aufgabe ertrugen.

Trotz erfundener Todesursachen und angeblich kriegsbedingter „Verlegungen" als zweite Lüge gegenüber den Angehörigen ließ sich zwar das

---

[94] Hier befindet sich heute die größte geschlossene Drogenentzugsanstalt der Bundesrepublik Deutschlands neben einer noch immer betriebenen Psychiatrie, im ehemaligen Jugend-KZ Moringen eine forensische Sicherheitsklinik.
[95] vgl. Schmidt, a.a.O., S.54 ff.
[96] ibid., S.67

Ausmaß des Mordprogramms geheimhalten, nicht aber die Tatsache selber. Gerüchte über die Vorkomnisse verbreiteten sich in der Bevölkerung, Widerstandskreise und die Kirchen verfügten über gute Informationen, britische Bomber warfen Flugblätter ab, auf denen „Euthanasie"-Ärzte namentlich geoutet wurden. Der Bischof von Münster, Kardinal Clemens August von Galen, predigte offen gegen das Mordprogramm. Im August 1941 wurde der „Euthanasierlaß" aufgehoben. Zunächst arbeitete man noch an einem „Euthanasiegesetz", welches die zwar auf „Führerbefehl", aber im streng juristischen Sinne illegale Aktion im Nachhinein auf legale Beine stellen sollte, wofür sich besonders Nitsche einsetzte. Schließlich ging man aber zur „wilden Euthanasie" über, also zur dezentralen Vernichtung in den Heil- und Pflegeanstalten selber unter weitgehender persönlicher Entscheidungsgewalt der hierfür vom Führer besonders ermächtigten Anstaltsleiter, unter denen sich besonders Gerhard Kloos in Stadtroda durch eine geradezu kreative Erfindungsgabe in punkto Selektion und effiziente Vernichtung hervortat.[97]

Daneben verlagerte sich die Aufmerksamkeit der Mörder allmählich von den Geisteskranken auf sogenannte „asoziale" Kinder und Jugendliche. Körperbehinderte wurden weiterhin vernichtet, dazu kamen politische Gefangene, die teilweise den noch immer bestehenden Tötungsanlagen zugeführt, teils zwangspsychiatrisiert und verschiedentlich auch in der Psychiatrie ermordet wurden. Auch die Leerung der Konzentrationslager von Juden bzw. Sinti und Roma und deren Deportation in spezielle Vernichtungslager setzte in größerem Stil fort, was vorher an Psychiatrieinsassen erstmals getestet wurde. Nur wenige der mörderischen Ärzte, von denen viele zur reformerischen Avantgarde der deutschen Psychiatrie der Weimarer Zeit gehört hatten, wurden wie Nitsche hingerichtet. Mit ihren meist rein akademischen Kollegen, den Rassenhygienikern und den an der unmittelbaren Tötungspraxis zumeist nicht beteiligten Ostforschern, Rassenkundlern und Bevölkerungswissenschaftlern bildeten die Psychiater ein Interessenkonglomerat, ohne dessen geistige Mithilfe das NS-Mordprogramm nicht hätte stattfinden können. Ihre Mehrzahl setzte im Nachkriegsdeutschland die eigene Karriere fort.

[97] vgl. Aly et al, S.81-106

# 3. Kapitel: Egon von Eickstedt, Ilse Schwidetzky und die Anthropologischen Institute in Breslau und Mainz - eine Gesamtschau

Der am 10.04.1892 in Jersitz bei Posen (heute Poznan) geborene Egon von Eickstedt galt nach dem Tod Rudolf Martins als der neben Eugen Fischer bedeutendste deutsche Rassenanthropologe seiner Generation. Er hatte, unterbrochen vom Ersten Weltkrieg, in dem er seinen Wehrdienst als Sanitäter ableistete, in Berlin und Frankfurt Medizin, Philosophie und Geowissenschaften studiert. Seit 1918 war er mit Elvira (genannt Enjo) von Eickstedt, geborene da Costa, verheiratet.

1920 promovierte er bei Felix von Luschan in Berlin mit einer anthropologischen Arbeit über die Sikhs und veröffentlichte bereits 1921 eine mit „Menschenkundliche Zeitforderungen" betitelte Broschüre, in der er für eine rassenhygienische Bevölkerungspolitik eintrat. Von Haus aus eigentlich Geograph und Völkerkundler, wurde er quasi als Eklektiker, der sich mit der Hilfe seines Lehrers in eine ihm zunächst fremde Wissenschaft einarbeitete, Anthropologe. Auf der einen Seite fehlte ihm aus diesem Grunde das tiefere Verständnis für diffizilere genetische Fragestellungen und das handwerkliche Rüstzeug für präzise, sorgfältige und statistisch sauber ausgewertete Laborarbeit, zum Anderen resultierte aus der weiten Spannbreite seiner Fächerkombination sein universalistischer Ansatz, mit dem er die „ganzheitliche Anthropologie" (Begriffserläuterung siehe folgendes Kapitel) begründete. Nach der Promotion arbeitete er zunächst als Assistent am Institut für Menschenkunde in Berlin, dann kurze Zeit als Assistent bei Eugen Fischer in Freiburg, mit dem er sich aber sofort so gründlich überwarf, daß daraus eine lebenslange Rivalität hervorging.[98] Kurzfristig leitete er die Abteilung für Anthropologie am Naturhistorischen Museum Wien und unternahm von 1926-29 mehrere kurz aufeinanderfolgende ethnologische Expeditionen nach Indien, die ihm weltweite Bekanntheit als Völkerkundler einbrachten. Auf einer dieser Reisen lernte er Rabindranath Tagore kennen, zu dem er persönliche Kontakte unterhielt. Eickstedts Weltgewandheit steht in eigenartigem Gegensatz zu seiner Dünkelhaftigkeit und seiner verschlossenen, grüblerischen Persönlichkeit sowie zu einer zentralen Elementen der NS-Ideologie durchaus aufgeschlossenen Gesinnung, von der noch vielfach die Rede sein wird.

1929 übernahm er eine Stelle als Privatdozent an der Universität Breslau, die mit dem Posten des Direktors des Anthropologischen Instituts gekoppelt war. Auf dieser Stelle habilitierte er sich. Das 1907 von Heinrich

---

[98] vgl. hierzu Spiegel-Rösing, Ina, Schwidetzky, Ilse: Maus und Schlange. Untersuchungen zur Lage der deutschen Anthropologie, München/Wien 1982, S.92 sowie Saller, Karl: Die Rassenlehre des Nationalsozialismus in Wissenschaft und Propaganda, Darmstadt 1961, S.132

Klaatsch (1874-1916) gegründete Anthropologische Institut war nach dem Tod Klaatschs bis 1926 von Theodor Mollison geleitet worden, einem Vertreter der deutsch-faschistischen Rassenhygiene und des Konstrukts der nordischen Rasse[99], der am 01.04.1926 nach München gegangen war, um dort den Lehrstuhl von Rudolf Martin zu übernehmen. Dies führte in München zu einem Traditionsbruch, da Martins jüngerer Schüler Karl Saller[100] bereits nach Kiel gegangen war. Somit hatte die Martin´sche Lehre, die von einer Umweltabhängigkeit und schnellen Wandelbarkeit von „Rassenmerkmalen" ausging und sich gegen die Vorstellung starrer, vor allem an Hautfarbe und Schädelform festgemachter „Rassentypen" wandte, in München keinen Vertreter mehr, was sich erst nach dem zweiten Weltkrieg ändern sollte, als wiederum Saller Mollisons Nachfolger wurde.

Die Breslauer Universität entwickelte sich zum Zeitpunkt des Beginns von Eickstedts dortiger Tätigkeit zu einem Zentrum der „Ostforschung". Diese seit dem Ersten Weltkrieg entstandene interdisziplinäre Forschungsrichtung, die sich aus der Osteuropaforschung entwickelt hatte, war noch weit eindeutiger politisch tendenziös ausgerichtet als die Rassenhygiene. Letztendlich handelte es sich um nichts Anderes als eine spezielle Bevölkerungswissenschaft, welche durch volkskundliche, ethnologische, anatomisch-anthropologische, historische und sprachwissenschaftliche Untersuchungen territoriale Ansprüche des Deutschen Reiches auf Gebiete in Osteuropa rechtfertigen sollte. Seit dem späten neunzehnten Jahrhundert waren vor allem von der aggressiven Lobbyorganisation des deutschen Imperialismus, dem Alldeutschen Verband, die Vertreter germanentümelnder Bevölkerungstheorien, die eine Rolle der Germanen als „Kulturbringer" Osteuropas behaupteten, nachdrücklich gefördert worden. Schließlich schufen sich die Ostforscher mit dem deutschen Ostmarkenverein ihre eigene Lobby. Schon damals gingen ihre Theorien einher mit der Vorstellung eines „germanischen", d.h. deutschen, Rechtsanspruches auf die Siedlungsgebiete der alten Rugier, Wandalen und Goten (sog. Urgermanentheorie) und sozialdarwinistischen Behauptungen einer genetischen „Besserstellung" germanischen gegenüber slawischen „Erbguts".[101] Entscheidend ist hierbei, daß sie in der Tradition Eugen Fischers von der Möglichkeit einer „Entmischung" des

---

[99] In diesem Zusammenhang ist die Tatsache interesant, daß der umstrittenste und zeitweise exponierteste Vertreter der deutsch-faschistischen Rassenlehre, H.F.K. Günther, vom Herbst 1922 bis Anfang 1923 in Breslau lebte und in dieser Zeit in engem Kontakt zu Mollison stand, der zeitweise ein Freund und Förderer Günthers war; vgl. hierzu Hoßfeld, Uwe, Die Jenaer Jahre des „Rasse-Günther" von 1930 bis 1935, Medizinisch-historisches Journal Nr.34, 1999, S.47-103, S.54

[100] auch Mollison war ein Schüler Martins, hatte sich aber, ähnlich wie Wilhelm Gieseler und im Gegensatz zu Saller oder auch Schlaginhaufen von dessen Lehre entfernt.

[101] vgl. Galos, Adam, Gentzen, Felix, Jakobczyk, Witold: Die Hakatisten. Der deutsche Ostmarkenverein 1894-1934, Berlin (DDR) 1966

Erbguts ausgingen und hofften, so die von ihnen angenommene ursprüngliche „nordische Rasse" wiederherzustellen. Ende der Zwanziger Jahre sollte das Modell der „Entmischung" mit seinem „Zuchtziel" der „Reinrassigkeit" von Karl Saller und Friedrich Merkenschlager als völlig unhaltbar widerlegt werden.

War das politische Kalkül der Theoriebildung unter den Ostforschern im Kaiserreich noch nicht aggressiv-expansionistisch gewesen - sie sollte einerseits die Germanisierung der Polen in Hinterpommern, Posen-Westpreußen und Schlesien „wissenschaftlich" begründen helfen und andererseits dem russischen Panslawismus eine Gegenpropaganda gegenüberstellen - so änderte sich dies nach dem Ende des Ersten Weltkriegs schlagartig . Einerseits war ein Teil der deutschen Ostgebiete in der Gründung des polnischen Staates aufgegangen, so daß nicht mehr die Aufrechterhaltung eines Status Quo, sondern seine Wiederherstellung, die nicht ohne Krieg zu haben war, gefordert wurde. Zum Anderen hatte Deutschland auch seine Kolonien verloren.
Wie für die Rassenhygiene das Buch „Die Vernichtung lebensunwerten Lebens"[102] von Binding und Hoche, so war für die Ostforschung Hans Grimms zweiteiliger Roman „Volk ohne Raum" ein Schlüsselwerk. In diesem 1926 erschienenen Opus forderte der Autor, der teilweise in Südwestafrika aufgewachsen und in seinem ganzen Wahrnehmungshorizont vom kaiserlichen Kolonialreich geprägt war, die Schaffung eines neuen deutschen Imperiums in Osteuropa. Damit war das, was die Ostforscher eigentlich meinten, sich aber nie zu sagen trauten, zur politischen Forderung geworden, wenn auch einstweilen nur in der Literatur. Die Vorstellung des „Volks ohne Raum" beinhaltete einerseits das Konstrukt einer „Überbevölkerung" Deutschlands, die durch drastische Bedrohungsszenarien von aus-den-Nähten-platzenden Städten und dem antiproletarischen Dogma von der alle Kultur zerstörenden „Vermassung" illustriert wurde (es wird im Verlauf dieser Arbeit aufgezeigt, welche Kontinuität derartige Vorstellungen bis heute haben), andererseits wurde die sich daraus ableitende Forderung nach Eroberung und Besiedlung dünn bevölkerter „Lebensräume", die allein schon durch die Diktion eine biologistische Begründung hatte, mit dem „Willen" des erobernden Volkes begründet, das Recht auf Eroberung fremder Länder damit zur Frage der Entschlußkraft der politischen Führung, die mit einem als kollektiv gedachten „Volkswillen" gleichgesetzt wurde - eine ebenso totalitäre wie mythische Vorstellung.

---

[102] vgl. Meyer, J.E., „Die Freigabe der Vernichtung lebensunwerten Lebens" von Binding und Hoche im Spiegel der deutschen Psychiatrie vor 1933, Göttingen 1988

Auch unterhalb offener Forderungen nach territorialer Expansion entwickelten die Ostforscher, zu deren namhaftesten Theodor Oberländer[103] und Hermann Aubin gehörten, Modelle, die ein ebenso erschreckendes Beispiel für „furchtbare Wissenschaft" bieten wie die deutschfaschistische Rassenhygiene. Die damalige Bevölkerungswissenschaft, Volkskunde und Geschichtswissenschaft wurde miteinander kombiniert, um auf einer rassistischen Matrix den „deutschen Charakter" bestimmter Gebiete zu begründen. In der Geschichtsforschung, namentlich der mittelalterlichen Landesgeschichte, hatte sich die Kulturraumforschung als neue, fortschrittliche Forschungsrichtung entwickelt, die alte, dynastische Territorialgrenzen durch siedlungs- sprach- und wirtschaftsräumlich zusammengesetzte „Geschichtslandschaften" ersetzte. Dieser Begriff der „Geschichtslandschaft" wurde von den Historikern unter den Ostforschern, namentlich Hermann Aubin, völkisch umgedeutet. Demzufolge seien Gebiete, die über Jahrhunderte deutsch bzw. in der frühesten metallzeitlichen Besiedlungsphase germanisch besiedelt gewesen seien, ihrem ganzen Charakter nach „deutsch" bzw. „germanisch". Von deutschen Minoritäten besiedelte Gebiete, wie in Siebenbürgen, wurden als deutscher „Volksboden", nicht deutsch besiedelte Gegenden, die in der Vergangenheit einmal deutsch geprägt waren und daher noch deutsche kulturelle Einflüsse aufwiesen, als deutscher „Kulturboden" betrachtet. Für beide wurde die Zugehörigkeit zum deutschen Reich gefordert. So fern jeder Wissenschaftlichkeit diese Konzeption heute erscheinen mag, sie repräsentierte damals in Deutschland eine anerkannte Richtung interdisziplinärer historischer, volkskundlicher, ethnologischer und anthropologischer Forschung. Diese ermöglichte die sozialbiologische Erfassung ganzer Bevölkerungen, um sie als „deutsch", „volksdeutsch" oder „slawisch" einzustufen, woran soziale Hierarchien festgemacht wurden.[104] Solche Untersuchungen sollte auch Eickstedt ab 1934 an der schlesischen Bevölkerung durchführen. Hermann Aubin, der seit 1920 das Institut für geschichtliche Landeskunde der Rheinlande an der Bonner Universität geleitet hatte, kam nach einer Professur für Mittlere und Neuere Geschichte, die er von 1925-1929 in Gießen innehatte, am 01.10.1929 nach Breslau, wo er als Ordinarius für Mittlere und Neuere Geschichte zum Nestor der deutschen Ostforschung wurde.

In Aubins Denken ist sehr von Bevölkerungsdynamik die Rede, doch angesichts des verwendeten Vokabulars fühlt der Verfasser sich fast geneigt, von „Bevölkerungshydraulik" zu sprechen. Migrationsbewegungen wie demographische Entwicklungen wurden hier nämlich fast ausnahmslos in Begrifflichkeiten der Physik beschrieben. Da ist von „Bevöl-

---

[103] zu Oberländer vgl. Aly, Götz, Heim, Susanne: Vordenker der Vernichtung. Auschwitz und die deutschen Pläne für eine neue europäische Ordnung, Frankfurt/Main 1993, S.92 ff

[104] vgl. hierzu Michelsen, Jakob, Micheler, Stefan: Der Forschung? Der Lehre? Der Bildung? - Wissen ist Macht! 75 Jahre Hamburger Universität,Hamburg 1994, S. 304 ff.

kerungswellen“ die Rede, die über Siedlungsgrenzen „hinauslecken“, in Räume „einströmen“, ein bevölkerungsdynamisches „Vakuum“ ausfüllen etc. .[105] Kurz nach seinem Ruf nach Breslau tat Aubin sich politisch hervor. Im Januar 1933 sollte in Warschau und Krakau der 7.Internationale Historikerkongreß stattfinden, dem deutsche Geschichtswissenschaftler mit einer gewissen Sorge entgegensahen, da sie fürchteten, die Anwesenheit der Ostforscher würde von den Polen als Affront betrachtet, und es könnte zu einem Eklat kommen, der das internationale Ansehen der deutschen Geschichtswissenschaft schwer beschädigen würde. Daher wurde schon im November 1928, drei Monate nach dem 6.Historikerkongreß in Oslo, auf dem die Entscheidung für Polen gefallen war, eine Kommission zur Vorbereitung des Kongresses gebildet. Dieser gehörte jedoch kein einziger Ostforscher an. Scheinbar wurde dies an höherer Stelle als Mangel empfunden, jedenfalls beauftragte das Reichsinnenministerium eine sechsköpfige Expertenrunde, der Aubin angehörte, mit der Formulierung einer verbindlichen Vorgabe für das Verhalten der deutschen Delegation. Diese fiel dann auch eindeutig genug aus: Es wurde beschlossen, daß die Delegation en bloc aufzutreten habe, nach dem Vorbild der Delegation des faschistischen Italien in Oslo. Abweichende Meinungen unter deutschen Historikern würden nicht geduldet. Die NS-Machtübernahme sollte die Voraussetzungen des Kongresses, der erstaunlich konfliktarm ablief, so weit verändern, daß den Teilnehmern gar kein anderes Verhalten übrig blieb. Festzuhalten bleibt aber, daß Aubin zu denjenigen gehörte, die noch in der Weimarer Republik eine „Gleichschaltung“ der Historikerdelegation nach den Interessen der Ostforscher betrieben. In einer anläßlich des Kongresses vom Generaldirektor des Preußischen Staatsarchivs[106], Albert Brackmann, herausgegebenen Festschrift sprach Aubin von „unentwickelten Völkerschaften des Ostens“[107] und „tieferstehenden Nachbarn“ der Deutschen. Während der NS-Zeit tat er alles, um die Entwicklung der Ostforschung zu fördern und machte Breslau zu einem ihrer wichtigsten Zentren neben Königsberg. Zu seinen engsten Freunden gehörte der Kunsthistoriker Günther

---

[105] ibid.,S.307

[106] Die von Brackmann geleitete Publikationsstelle des Geheimen Staatsarchivs besorgte die publizistische Unterstützungsarbeit für die Ostforscher und war später wichtigter Datenlieferant für den Generalplan Ost, vgl. Aly und Heim, a.a.O.S.402 sowie Burleigh, Michael in: Rössler, Mechthild, Schleiermacher, Sabine (Hg.), Der „Generalplan Ost“. Hauptlinien der nationalsozialistischen Planungs- und Vernichtungspolitik, Berlin 1993, S. 346-350

[107] Michelsen und Micheler, A.A.O.,S.309; zur „rassischen“ Kunstauffassung liefert ein Aufsatz aus „Volk und Rasse“ ein besonders markantes Beispiel, nämlich „Die ostische Rassenseele und der weiche Stil“ von Robert Herrlinger, wo das „Fehlen von Monumentalität“ in der Malerei um die Wende vom 14. zum 15. Jahrhundert auf „ostische Rassenelemente“ zurückgeführt wird. vgl. Volk und Rasse. Illustrierte Monatszeitschrift für deutsches Volkstum, Rassenkunde, Rassenpflege. Festschrift des Reichsausschusses für Volksgesundheitsdienst und der deutschen Gesellschaft für Rassenhygiene, 18.Jahrgang 1943, S.90 ff

Grundmann, der 1932 Provinzialkonservator für Niederschlesien wurde, seit 1938 an der TH Breslau Baugeschichte und Architektur lehrte und die grundsätzliche Überlegenheit der deutschen Kunst, namentlich der Architektur, behauptete. Grundmann ging so weit, eine „rassenmäßige Analyse" des „nordischen Erbguts" der Barockbaumeister zu fordern, um so zu einer „rassisch" begründeten Kunstgeschichte zu gelangen.[108].
Wohl der Lieblingsschüler Aubins war Werner Trillmich, der 1939 bei ihm mit einer Arbeit promovierte, in welcher er als sein Ziel formulierte, „das Recht des deutschen Volkes auf seinen selbstgeschaffenen Lebensraum erneut zu erhärten".[109] 1936 wurde Walter Kuhn auf Betreiben Aubins auf den Lehrstuhl für Volkskunde der Universität Breslau berufen, ohne überhaupt habilitiert zu sein. Kuhn, dem die Breslauer Universität 1939 den Nikolaus-Copernicus-Preis für „völkische" Aktivitäten verlieh, war ein geradezu fanatischer Vertreter des Blut-und-Boden-Gedankens. 1939 war er mit Trillmich an der Verfassung einer Denkschrift zur Umsiedlung ländlicher Bevölkerungsgruppen im besiegten Polen beteiligt, und im Winter 1939/40 gehörte er zu einem Beraterstab, der die Umsiedlung deutscher Volksgruppen aus dem sowjetisch besetzten Ostpolen in das Generalgouvernement Warschau zu koordinieren hatte.
Weitere Breslauer Ostforscher waren Gotthold Rhode, seit dem 01.04.1939 Assistent am Breslauer Osteuropainstitut und der Kunsthistoriker Dagobert Frey, der mit Grundmann zusammenarbeitete. Zusammenfassend läßt sich sagen, daß wichtige Grundlagen der NS-Bevölkerungspolitik und des Generalplans Ost in Breslau entwickelt wurden. Den Auftrag für den Generalplan, eine umfangreiche bevölkerungs- und siedlungspolitische Studie zur beansichtigten Behandlung der Völker Polens, des Baltikums und der UDSSR, welche eine fast vollständige Deportation dieser Völker nach Sibirien vorsah, kam 1941 zwar von Heinrich Himmler. Doch der Grundstein dafür war bereits in der deutschen Ostforschung angelegt, und letztendlich kulminierten in dem Plan nur die Konzeptionen verschiedener Ostforscher, welche die Vorarbeit geleistet hatten und ihre Arbeit größtenteils auch in den Generalplan einbrachten zur brutalsten denkbaren Lösung.
*Wie weitgehend Aubin und Eickstedt in dieser Zeit zusammenarbeiteten, wäre eine eigene Untersuchung wert. Daß sie an dieser Stelle nicht durchgeführt wird, ergibt sich aus der Schwerpunktsetzung auf die Anthropologiegeschichte in einer ohnehin an Exkursen reichen Arbeit. Aus der Nachkriegszeit ist eine enge Zusammenarbeit belegt. Auffällig ist , daß beide Geschichte als eine bevölkerungsbiologische Angelegenheit betrachteten, in der als biologische Einheiten betrachtete Völker um „Lebensräume" kämpften. Beide stellten dies in dem geschilderten „hydraulischen" Vokabular dar. Eickstedt betonte in seinen Schriften permanent den interdisziplinären Charakter der Breslauer Schule und die gute Zusammenarbeit mit anderen Fachbereichen.*

[108] vgl. Michelsen und Micheler, a.a.O., S.320 ff
[109] ebenda

Waren Aubin und Kollegen auf Osteuropa und „Volkstumsfragen" festgelegt, so war Eickstedt universalistischer Gegenpol; als Rassentheoretiker interessierte ihn die gesamte Menschheit, die es morphologisch zu erfassen und einzuordnen galt - einzuordnen nicht nur in eine biologische Systematik, sondern auch in ein reaktionär-sozialdarwinistisches Weltbild. Die Nachwelt hat bisher Eickstedts Rolle im Nationalsozialismus relativ wenig Aufmerksamkeit zugewandt. Als theoretisierender Rassenkundler war er von den konkreten Sterilisiations- und Mordprogrammen weiter entfernt als die Eugeniker Lenz, Verschuer und Mengele oder der Psychiater Kloos und der „Zigeunerforscher" Ritter. Auch seine scheinbar neutrale, sehr akademisch-wissenschaftliche Sprache unterscheidet ihn von anderen Rassentheoretikern, und die Eickstedtsche Rassenlehre stimmte auch nicht in allen Punkten mit der deutsch-faschistischen Rassenlehre überein. Dazu kam die Intimfeindschaft mit Fischer.
Dies alles hielt ihn allerdings nicht davon ab, seine Wissenschaft den Nazis für politische Zwecke zur Verfügung zu stellen. Eickstedt war ein eifriger Morphologe, der anhand von Haar- und Hautfarbentafeln und des Längen-Breiten-Index der Schädelformen Individuen wie auch Populationen der „nordischen"oder „osteuropiden" „Rasse" zuwies. Während Günther nahezu empiriefrei rassische Idealtypen aufstellte und damit zu einem reinen *Propagandisten* der NS-Rassenlehre wurde, schien Eickstedts Methode, auch wenn sie von rein ideologischen Voraussetzungen ausging, meßtechnisch sehr genau zu sein. Offensichtlich hatten Personen wie etwa der Rassenamtsleiter in der schlesischen Gauleitung, Fritz Arlt, auf den ich noch zu sprechen komme, zur Eickstedtschen Methodik mehr Vertrauen als zu den Güntherschen „Rassenköpfen"[110]. Die von Eickstedt und seiner Assistentin Ilse Schwidetzky entwickelten Rassenformeln ermöglichten die Durchmusterung ganzer Bevölkerungen, und hieraus abgeleitete Meßmethoden dienten seit 1940 dem Reichsprotektor von Böhmen und Mähren, Reinhard Heydrich, als Hilfsmittel zur bevölkerungspolitischen Selektion der von ihm Beherrschten.[111].

Die am 06.07.1907 in Lissa, dem heutigen Leszno zwischen Posen (Posznan) und Breslau (Wroczlaw) geborene Ilse Schwidetzky war sozusagen Eickstedts Meisterschülerin. Als Tochter von Georg Schwidetzky dürfte ihr die Beschäftigung mit rassentheoretischen Fragen gewissermaßen in die Wiege gelegt worden sein. Georg Schwidetzky, vormals Bürgermeister von Lissa, wurde nach seiner Übersiedlung nach Leipzig, wo er in den dreißiger und vierziger Jahren als Pensionär lebte, Vorsitzender der dort beheimateten *Gesellschaft für Tier- und Ursprachenforschung,*

---

[110] Günther gehörte sogar zu einer Jury, die den schönsten „nordischen Kopf" Deutschlands prämierte

[111] vergl. hierzu Seidler, Horst, Kattmann, Ulrich: Rassenkunde und Rassenhygiene. Ein Weg in den Nationalsozialismus, in: Praxis Geschichte, Bremen/Oldenburg 1989 sowie Rehm, Hubert: Das Ahnenerbe, in: Laborjournal 8/1995

einer der obskursten Sümpfe brauner Pseudowissenschaft. Anliegen dieser Gesellschaft war es, nachzuweisen, daß getreu der Theorie der sog. Polygenie die unterschiedlichen „Menschenrassen“ von verschiedenen Menschenaffenarten abstammten. Daraus wurde eine verschiedene „Wertigkeit“ der „Menschenrassen“ abgeleitet, wobei die angeblich vom Schimpansen stammenden Europäer selbstverständlich ganz oben rangierten. Georg Schwidetzky, ein Privatgelehrter, dem nicht mehr Wissenschaftlichkeit zuzusprechen ist als heutzutage Erich von Däniken, behauptete, die großen Sprachfamilien der Menschen wären „Erbsprachen“, die direkt auf die Sprachen der jeweiligen Menschenaffenarten zurückzuführen seien.[112] Der Begriff der Erbsprache ist nur für die „Sprachen“ von Tieren zulässig, und auch da zeigen neuere Forschungsergebnisse, daß es regionale Unterschiede gibt (so verstehen amerikanische Singvogelarten nicht den Gesang europäischer Artgenossen). Auch Ilse Schwidetzky wies später die Erbsprachen eindeutig in den Bereich des Vormenschlichen zurück und erklärte „Lernsprachen“ für ein Spezifikum der menschlichen Art.[113] Zwar gehen in neuester Zeit Anthropologen gerade bezüglich extrem weit voneinander entfernter Sprachen (etwa der phonetisch außergewöhnlichen Klicklautsprachen der Khoi-Khoin und !Kung San im Vergleich zu indogermanischen oder ostasiatischen Sprachen) wieder der Frage möglicher genetischer Dispositionen zur Lautentwicklung nach, wie der in „rassentheoretischer“ Hinsicht unverdächtige Luca Cavalli-Sforza, dies ist jedoch etwas anderes als Georg Schwidetzkys deduktive Herleitung menschlicher Sprachfamilien aus dem Tierreich.[114]
Derselbe Georg Schwidetzky entwickelte Pläne für ein „Heiliges Buch der Deutschen“, welches die Bibel ersetzen sollte, und schlug vor, die Universitäten durch „Führerschulen“, eine Art Zwischending aus Ordensburg und NaPoLA zu ersetzen. [115] Damit hatte Schwidetzky nun keinerlei Erfolg; seine Philosophie war ein ähnlich kruder Unsinn wie etwa Hörbigers Welteislehre. Immerhin bleibt festzuhalten, daß Eickstedt den Kontakt

---

[112] vgl. Schwidetzky, Georg, Sprechen Sie Schimpansisch?, Leipzig 1931, ders.:Schimpansisch, Urmongolisch, Indogermanisch, Leipzig 1932 sowie Sprache und Rasse (Lemurisch, Gibbonisch, Ureuropäisch), Leipzig 1934

[113] vgl. Schwidetzky, Ilse, Das Menschenbild der Biologie. Ergebnisse und Probleme der naturwissenschaftlichen Biologie, Stuttgart 1959

[114] Bemerkenswert erscheint in dieser Hinsicht die Tatsache, daß ein polnischer Anthropologe aus Ilse Schwidetzkys Generation, Roman Stopa, noch in den Siebziger Jahren Parallelen zwischen den Khoisan-Sprachen und den Lauten von Schimpansen behauptete und nicht davor zurückschreckte, die „Primitivität“ der Buschleute zwischen den „hochzivilisierten“ Populationen des Homo sapiens und den Menschenaffen anzusiedeln. Mit dieser Position stand er allerdings ziemlich alleine. vgl. hierzu Stopa, Roman, in: Schwidetzy, Ilse, Über die Evolution der Sprache, Frankfurt/Main 1973, S.151-162, sowie ders.: The evolution of Click Sounds in some African Languages, Krakow 1960 und Teksty Hotentockie, Krakow 1936

[115] vgl. Schwidetzky, Georg, Die Führerschulen der Wissenschaft und das Heilige Buch der Deutschen, Leipzig 1938

mit Georg Schwidetzky pflegte und dessen Gesellschaft wertvolle Buchschenkungen machte.[116] Eine Beeinflussung seiner Rassentheorie durch Georg Schwidetzkys Vorstellungen anzunehmen, wäre angesichts der gründlichen ethnologischen Vorbildung Eickstedts töricht; gewisse Parallelen bestehen aber dennoch, wie in der Rezension der „Rassendynamik von Ostasien" in vorliegender Arbeit aufgezeigt wird.

Ilse Schwidetzky arbeitete als Eickstedts Assistentin hauptsächlich zu Thematiken der „Ostforschung", wie aus ihren damaligen Publikationen ersichtlich wird: „Die polnische Wahlbewegung in Oberschlesien" 1934, „Die Rassenforschung in Polen" 1935, die „Rassenkunde der Altslawen" 1938 und die „Rassenkunde des nordöstlichen Oberschlesien" 1939.
In der „Rassenkunde der Altslawen" behauptete Schwidetzky, die Verrundung der Schädelformen der slawischen Völker im Lauf der Geschichte sei durch „Entnordung" und den gleichzeitigen Aufstieg unterdrückter, der „nordischen Rasse" eigentlich unterlegener Schichten zu erklären. Aus diesen Behauptungen leitete später Heydrichs Protektoratsverwaltung direkte Konsequenzen hinsichtlich ihrer Eindeutschungspolitik ab.[117]
Schon 1933 erstellte Eickstedt, wie schon im Eingangskapitel erwähnt, eine Diaschau „Rassenkunde des Deutschen Volkes", die von den Nazis zu Propagandazwecken genutzt wurde und ähnlich zur Popularisierung der NS-Rassenlehre beitrug wie Günthers gleichnamiges Buch, das in seinen neueren Auflagen übrigens von Eickstedt stammende Fotos verwendete. Kommentiert wurde diese Diaserie von Ilse Schwidetzky und Günther Holtz, der später Mitglied des Sonderdezernats Rassenpolitik beim Ostministerium, Leiter einer rassenpolitischen Prüfungskommission, die über die „Eindeutschungsfähigkeit" der baltischen Bevölkerungen zu entscheiden hatte[118] und gemeinsam u.a. mit Lenz Gutachter für die Musterung osteuropäischer Reichsarbeitsdienst-Freiwilliger war. Holtz und Schwidetzky schrieben in ihrem Kommentar über jüdische Menschen: „Bei allen Verschiedenheiten aber und bei aller Beimengung von Blut europäischer Rassen treten die kennzeichnenden Merkmale des jüdischen Volkstypus immer wieder hervor: Die ´Judennase`,...die mehr aus dem Gesicht hängt als springt, die dicke Unterlippe, das dicke Unterlid, das fliehende Kinn....Dem jüdischen Volkstypus entspricht eine jüdische Volksseele. ...Dazu gehört in erster Linie die Abneigung gegen körperliche Arbeit. Der Jude ist in keinem Land Bauer oder Arbeiter geworden...Dagegen ist er immer und überall Händler; seinen Händlergeist empfinden wir am stärksten als typisch jüdische und uns fremde Eigenschaft."[119] und über Osteuropäer: „Wo Fröhlichkeit durchbricht, hat sie

---

[116] a.a.O., S.71
[117] vgl. hierzu Saller, Karl, Die Rassenlehre des Nationalsozialismus in Wissenschaft und Propaganda, Darmstadt 1961, S.59 ff
[118] vgl. Aly und Heim, a.a.O., S.427
[119] zitiert nach: Seidler und Kattmann, a.a.O., S.11

leicht etwas Wildes und Maßloses, Leidenschaft wird oft zur Brutalität. Ihr Handeln ist nicht von der kühlen Geradheit der Nordischen, verschlagene Umwege sind ihnen nicht fremd, Entschlüsse werden langsam, schwer und schwankend gefaßt. Aber sie sind fügsam, genügsam und zähe - nicht gute Herren, aber gute Untertanen."[120]
Im Jahre 1934 publizierte Eickstedt beim Kölner Schaffstein-Verlag, der auch Werke von Saller herausgab, eine kleine Schrift mit dem Titel „Die rassischen Grundlagen des deutschen Volkes", in der Kerngedanken seiner Rassentheorie zusammengefaßt waren und gleichzeitig seine sehr weitgehende Übereinstimmung mit der NS-Ideologie zumindest zu diesem Zeitpunkt deutlich wird. Das Buch steht heute wegen Aufstachlung zum Rassenhaß auf dem Index und darf in Bibliotheken nur entliehen werden, wenn die entleihende Person sich registrieren läßt und eine Verpflichtungserklärung unterzeichnet, das Buch nur zu wissenschaftlichen Zwecken zu verwenden. Bemerkenswert ist in diesem Zusammenhang die Tatsache, daß auf der anderen Seite Eickstedts Hauptwerke „Die Forschung am Menschen" und „Rassenkunde und Rassengeschichte der Menschheit", auf die in „Die rasssischen Grundlagen des deutschen Volkes" rekurriert wird, nicht nur auf keinem Index stehen, sondern in manchen aktuellen Lexika noch als Quellen zum Stichwort „Menschenrassen" aufgeführt werden[121].
Zentral war für Eickstedt in den „rassischen Grundlagen" wie auch der „Rassenkunde des deutschen Volkes" die Vorstellung einer „Rassenseele", d.h., einer „Rasse" wurden nicht nur phänotypische und biologische, sondern auch charakterliche Eigenschaften zugeordnet, Mentalität wurde als an den Körper gebunden und vererbbar betrachtet.[122] Das Zusammenwirken von „wissenschaftlicher", „politischer" und „weltanschaulicher" Rassenlehre wurde ausdrücklich begrüßt[123],Europiden„Energie und Tatkraft....Zielstrebigkeit...Gerechtigkeitssinn...Rücksichtslosigkeit....dauern des Gefühl und ein gewisser Idealismus", Mongoliden „Ausdauer und Zähigkeit...Hinterhältigkeit, grausame Kälte...bewundernswerte Geduld sowie das hohe philosophische und sittliche Denken" zugeschrieben, SchwarzafrikanerInnen hingegen „das passive Temperament, das gutmütige, sorglose und heitere Wesen, Geselligkeit, Schwatzhaftigkeit, Offenherzigkeit". Darüber hinaus schrieb Eickstedt: „Dem Augenblick lebend, ist der Neger ohne Voraussicht und Selbstbeherrschung, geschlechtlich, eitel und erregbar, in der Erregung auch wild und blutdürstig. Abstraktes und technisches Denken fehlen weitgehend, hervorragend ist die musi-

---

[120] zitiert nach Kattmann in: Preuschoft, Holger, Kattmann, Ulrich, Anthropologie im Spannungsfeld zwischen Wissenschaft und Politik, S.57

[121] vgl. hierzu das DTV-Taschenlexikon von 1974, Brockhaus von 1979 und 1991 und Meyer`s großes Taschenlexikon von 1981 und 1990; das Duden-Lexikon von 1962 und Meyer von 1976 beziehen sich hingegen auf Schwidetzky.

[122] Eickstedt, Egon von, Die rassischen Grundlagen des Deutschen Volkes, Köln 1934, S.15 ff

[123] ibid.,S.17

kalische und rhythmische Begabung."[124] . Die Unterschiede zwischen den drei „Großrassen" machte Eickstedt, hierin im Einklang mit dem internationalen Mainstream der Rassenanthropologie, von der geographischen Isolation ihrer Ursprungsgebiete während der Eiszeitperioden abhängig. Juden und Roma sah Eickstedt als „Fremd-oder Gastvölker"[125] an, die sich durch ihre Andersartigkeit gegenüber den europäischen „Wirtsvölkern" auszeichneten. Dabei stammten, wie Eickstedt ausführte, die „Zigeuner" von einem der „nomadisierenden sog. kriminellen Stämme Nordindiens" ab, der „noch heute als die große Kaste der Dom oder Rom eine Rolle spielt." Den Begriff „Gipsy" leitete er etymologisch korrekt aus „Ägypten" ab, von wo aus die Roma mit den Osmanen nach Europa gelangten. Über das angenommene „Wesen" dieses Volkes verbreitete der Autor sich so: „Auch ihre Beschäftigung ist wesentlich die gleiche wie einst: Umherziehen, Musizieren, Kesselflicken, ein wenig Mausen, Menschenschacher und viel Wahrsagen...Im Seelischen zeigen Farbenfreude, Leidenschaftlichkeit und Sorglosigkeit noch altes indides Erbgut. Aber es ist oft überdeckt von den Einschlägen fremder Rassen, was bei den Sitten bzw. Unsitten der Zigeuner nicht wundernehmen kann. Ihre Zahl selbst ist aber zu gering, um irgendwelchen nennenswerten Einfluß auf die Wirtsvölker nehmen zu können. Dagegen sind die **Juden** schon seit sehr langer Zeit und in teilweise beträchtlicher Anzahl in Europa vertreten....Im Gegensatz zu den nomadisierenden Zigeunern stellen die Juden eine ausgesprochene Stadtbevölkerung dar, der in erster Linie Handel obliegt. So haben sich auf Grund von Tradition und Blutsbewußtsein auch Aussehen, Wesen und Eigenart der Juden im Laufe der Jahrtausende bemerkenswert gleichbleibend erhalten. Aber auch dieses Volkstum der Juden im Laufe der Jahrtausende erwuchs und verschmolz aus **mehreren** rassischen Gruppen. Grundlage bildeten die Armeniden...die durch mittelgroße untersetzte Gestalt...derbes Gesicht mit großer, kolbig heraushängender Nase und mäßig vollen Lippen gekennzeichnet sind. Im Wesen scheinen sich große Einfühlungsgabe, Duldungsfähigkeit und Zwiespältigkeit mit einem harten und ausdauernden, ja rücksichtslosen Willen und einem kritischen, anpassungsfähigen Intellekt zu verbinden. Auch Familiensinn und Nüchternheit werden angegeben. Die zweite, aber viel geringere Komponente im jüdischen Volkskörper stellen die meist semitisch sprechenden Orientaliden der arabischen Wüstentafel dar - zierliche mittelgroße Menschen...im Wesen herrschsüchtig, ja grausam...mitleidslos, rachsüchtig und geschmeidig...Verschieden ist also der Entstehungsraum der Juden von dem der europäischen Völker, verschieden ihre Wesensart und geistige Haltung. Es ist daher auch eine natürliche Folge naturgegebener Verhältnisse, daß, wo immer die Juden - oder ein beliebiges anderes Volk - in größerer Zahl unter Wirtsvölkern vertreten waren, es zu Spannungen oder Disharmonien kommen mußte. Es braucht dabei keineswegs eine Schlechtigkeit oder Minderwertigkeit

---

[124] ibid., S.19ff

[125] ibid.,S-28 ff

des einen oder anderen Teils zu bestehen. Es liegt Andersartigkeit vor. Daher gelten auch hier wie dort andersartige Maßstäbe des Wertes. Und so selbstverständlich dem Japaner oder Franzosen oder auch Juden die eigene Art die wertvollste und zusagendste ist, genau so selbstverständlich gilt das für den Deutschen. So ist es nur natürlich und gesund, daß ein jedes Volk die Überfremdung, Zersetzung und Beherrschung durch ein andersartiges mit aller Kraft abwehrt und daß es dagegen seine eigene Art liebt und fördert, weil es eben seine eigene ist."[126] Hier kommt nicht nur unverhohlener Rassismus zum Ausdruck, sondern ein Leitmotiv des Eickstedt'schen Denkens, das noch wiederholt begegnen wird, und, wie noch aufzuzeigen, überraschend „modern" ist: Die Vorstellung von einer biologisch bedingten unüberwindbaren Verschiedenheit von „Menschenrassen", die jeweils ihren eigenen „Wert" besitzen, was ja durchaus etwas Anderes ist, als die haßerfüllte Rassenhierarchisierung und Judendämonisierung der eigentlichen NS-Ideologie oder der zynisch-arrogante Kolonialrassismus eines Eugen Fischer. Hingegen sind Eickstedts Vorstellungen vom Ursprung der „nordischen Rasse" weitgehend deckungsgleich mit denen von Lenz und Günther und stehen im Gegensatz zu denen von Martin, Saller und Merkenschlager [127]. Zum Herkunftsgebiet dieser sogenannten „Rasse" zeichnete er ein differenzierteres Bild. Während Südskandinavien und Norddeutschland der Bronzezeit als Heimat der Germanen angesehen wurden, definierte Eickstedt die Heimat der „nordischen Rasse" weit unspezifischer, sei doch die „Rasse" und ihr Ursprung „ewig wie das Leben selbst".[128] Daher könne nur ganz global „Großeuropa von England bis zum Altai"[129] als Heimatgebiet dieser „Rasse" angesehen werden. Zentralasien bis zum Altai einem imaginären „Großeuropa" zuzuschlagen, folgt, wie bei den Ostforschern, dem Konzept der Zugehörigkeit einer „Rasse" zu einem bestimmten „Boden", und aus der historischen Verbreitung indogermanischer Völker nach Innerasien hinein leitete Eickstedt tatsächlich territoriale Ansprüche ab. Im Einzelnen wird dies noch am Beispiel seiner „Rassendynamik von Ostasien" aufgezeigt. „Die rassischen Grundlagen des deutschen Volkes" schliessen mit politischen Schlußfolgerungen, die an Deutlichkeit nicht zu wünschen übrig lassen. Es ist die Rede davon, daß es keineswegs gleichgültig sei, ob der „nordische Anteil" in einer Bevölkerung abnehme oder nicht, vielmehr laute die zentrale Frage, wieviel von „den Fähigen oder Unterwertigen in einem Volk vertreten sind."[130]Dies sei jedoch ein ständig im Fluß befindlicher Prozeß, die „innere Dynamik der Rasse" (hier ist „Rasse" als „Vitalrasse", auch „Volkskörper" gemeint, im Unterschied zur „Rassendynamik" im Sinne von sozialdarwinistisch gedeuteter Migrations- und Eroberungsgeschichte), von welcher Eickstedt zur „Rasse als Wert-

[126] ebenda
[127] vgl.hierzu ibid., S.53 ff
[128] ibid.,S.54
[129] ebenda
[130] ibid.,S.56

begriff" kam. Allein der Terminus erscheint äußerst bemerkenswert, erschien doch im gleichen Jahr - 1934- eine mit „Die Rasse als Wertprinzip" betitelte Schrift von Fritz Lenz, in welcher dieser für sich selbst die geistige Urheberschaft des Nationalsozialismus beanspruchte.[131]
Eickstedt selber verstand unter „Rasse als Wertbegriff" nichts anderes als den Kerngedanken der deutsch-faschistischen Rassenhygiene, also die Vorstellung einer erbhygienischen „Reinhaltung" des „Volkskörpers" von „Keimvergiftungen", zu denen fast unterschiedslos angeblich oder tatsächlich vererbbare Krankheiten, tatsächliche oder angebliche Merkmale für „unerwünscht" gehaltener ethnischer Gruppen wie etwa Juden und Roma und schließlich die sozialnativistische Mär einer genetischen Weitergabe von Intelligenz, Begabungen und Lastern bis hin zu einer „Anlage zum Verbrechen" gerechnet wurden. Eickstedt stellte diese Lehre als den aktuellen Stand der Wissenschaft dar, wies aber darauf hin, daß bereits die mittelalterliche Betrachtungsweise, die ganze Sippen oder Zünfte für „unehrlich" hielt und jeden Kontakt mit diesen mied, nichts anderes gewesen sei als eine noch nicht systematisierte Kenntnis erbhygienischer Gesetze.[132] Dieser Logik zufolge wäre dann also auch die indische Kastengesellschaft oder die südafrikanische Apartheid als Ergebnis genetischer „Siebung" - auf diesen Begriff komme ich noch zu sprechen - nichts weiter, als eine naturnotwendige Entsprechung biologischer Gesetze. Im Unterschied zur mittelalterlichen Standesordnung betrachtete Eickstedt die „Erkenntnisse" der zu seiner Zeit aktuellen Rassenhygiene als gesichert: „Heute wissen wir, daß ständische Gruppen zugleich Auslesegruppen sind, daß im Strom der Erblinien sich Anlage zu Anlage fügen muß, um Leistung hervorzubringen, und wissen, daß es Naturgesetze sind, die sie mit schicksalhafter Sicherheit von Generation zu Generation weiterführen...Und wehe dem Volk, wenn immer wieder der Unrat minderwertiger Anlagemassen in seinen gesunden Lebensstrom geschüttet wird, wenn erbkranker Nachwuchs die gesunden Erblinien trübt....Nur **eine** Verantwortung hat diese" (die Generation, Anm.d.Verf.) „vor künftigen Geschlechtern, vor dem Leben des ewigen Volkes: das gesunde Erbgut **rein** zu bewahren, ein jeder in seinem Kreis."[133] - Was dieses Reinheitsideologem angeht, hat Weindling dessen Genese aus dem Gedankengut der Eliten des wilhelminischen Deutschlands recht eindrucksvoll dargestellt[134]; festzuhalten bleibt, wer als in diesem Sinne „unrein" betrachtet wurde - ein Begriff, der in eigentümlicher Weise die -damalige - Genetik unmittelbar mit atavistischer Mythologie verbindet, was wiederum zu den Charakteristika des Faschismus gehört [135]- nämlich, ohne Anspruch auf

---

[131] vgl. Lenz, Fritz, Die Rasse als Wertprinzip, München 1934, überarbeitete Wiederauflage eines Textes von 1917
[132] Eickstedt, a.a.O., S.37
[133] ibid., S.58
[134] vgl. hierzu Weindling, Paul, Health, race and German Politics between national unification and Nazism, Cambridge 1989
[135] vgl. hierzu: Horkheimer, Max, Adorno, Theodor Wiesengrund, Dialektik der Aufklärung, Frankfurt 1984, S.1-41, S.152-166

Vollständigkeit, Juden, Roma, deren Nachkommen und Verwandte, auch wenn diese sich selber als Deutsche und Christen definierten, geistig Behinderte, PsychiatrieinsassInnen und sogenannte „Asoziale", also etwa Alkoholabhängige, Gewohnheitskriminelle oder die Angehörigen kinderreicher Familien aus ausgesprochenen Elendsvierteln. Dazu kam, ganz in der Tradition der Ostforschung, auch noch „slawische" Einwanderung. „Landflucht kennzeichnet unseren Osten, Kinderarmut den deutschen gegenüber dem polnischen Bauern. Von Osten sickert der polnische Tagelöhner nach Deutschland, ja in dessen Westen ein, und so entsteht eine `Unterwanderung´ der Nordischen und Dinarischen, die beispielsweise in Berlin und Wien sowie im Rheinland bereits ganz deutliche Einflüsse zeigt. Also nehmen heute die Osteuropiden (Ostbaltischen) bei uns zu, erobern durch Geburtensieg, was ihnen in den Kämpfen von Rethra und Arkona verloren ging....Das deutsche Volk aber , bei dem der Geburtensturz am stärksten war, würde in der unmittelbaren Gefahr stehen, von seinen übermächtigen Nachbarn zerquetscht zu werden, die - in friedlicher Wanderung oder mit kriegerischem Eingriff - in den allzu weiten und hinreichender Wehr entbehrenden Raum einbrechen. Denn es gibt keinen leeren Raum im Daseinskampf der Arten und erst recht nicht in der Weltgeschichte."[136]
Es nimmt nicht Wunder, daß in einer solchen Sichtweise der Dinge auch die Hierarchien in der Gesellschaft als genetisch bedingt angesehen wurden, und getreu der rassenhygienischen Tradition ging Eickstedt von einem drohenden Gesellschaftsverfall aufgrund eines Aussterbens der Eliten aus, die als Träger der „besseren" Erbmassen angesehen wurden. „Es sterben daher heute, als Schicht betrachtet, aus die Akademiker, Beamten und Lehrer, es sterben die Künstler, Kaufleute und Handwerker aus, die Angestellten und Facharbeiter und das ganze selbständige Bauerntum."[137] behauptete er, um zu dem Fazit zu kommen, wenn diese Tendenz lange anhält, käme es zum „Völkertod", dem Aussterben eines ganzen Volkes aufgrund eines völligen Erlöschens der Eliten einerseits und einer extremen Vermehrung der „Erbkranken" andererseits.

*Damit war das dem eugenischen Gedanken zugrunde liegende Konzept einer evolutionswidrigen Bevorteilung der genetisch angeblich schlechter Ausgestatteten durch die Zivilisation auf eine absurde Spitze getrieben: vom quasi fürsorgerisch gedachten Volksgesundheitsbegriff bei Haeckel[138] über Schallmayers gesteuerte Zuchtwahl als Ersatz für natürliche Selektionsmechanismen und Ploetz´ schöne neue Welt einer eugenischen Ärztediktatur zum Katastrophenszenario des völligen Untergangs eines Volkes als Legi-*

---

136 Eickstedt, a.a.O., S.59 ff

137 ibid,S.60

138 Der mit seiner Befürwortung der Todesstrafe als genetischem „Regulativ" zu Ausrottung „unverbesserlicher Verbrecher und Taugenichtse" alles Andere als harmlos war, aber noch keine totalitär-technokratischen Züge hatte, vgl. hierzu Haeckel, Ernst, Natürliche Schöpfungsgeschichte, Jena 1873, S.154 ff

*timation des rassenhygienischen Eingreifens. Damit ließ sich nun allerdings jeder bevölkerungspolitische* Willkürakt, *jede Zwangssterilisierung und jede Umsiedlung, ideologisch begründen.*

Dementsprechend begrüßte Eickstedt das „Gesetz zur Verhütung erbkranken Nachwuchses“ und behauptete, daß die „Schwachsinnigen“ sich ganz besonders stark vermehren würden und daß es „geborene Verbrecher“ gäbe. [139] Das Büchlein schließt mit folgenden pathetischen Worten: „Das Ahnenerbe, das ein Mensch erhielt und weitergibt, ist das Wesentlichste und Wichtigste an ihm, das die Geschlechterfolgen und ihre Leistungen und ihr Schicksal bestimmt...Schau auf die Verwandten, prüfe die Familie, sag mir, wann und woher seine Vettern, seine Basen, Tanten, Ahnfrauen kamen, und ich will dir sagen, was er **wirklich** ist, nämlich wert für die Zukunft seiner Nation ist. Deshalb brauchen wir auch die biologische Familienkunde....Und das Wissen bedeutet Pflicht. Niemand sollte vergessen, daß die Blicke seiner ungeborenen Nachkommen sich schon auf ihn richten und Verantwortung fordern. Bedenke, daß du ein deutscher Ahnherr, daß du eine deutsche Ahnfrau bist!
Wer gesund ist und gesundem Erbstamm angehört, hat gegenüber seinem Volk also die Pflicht, vollwertige Nachkommen aufzuziehen. Die Nation muß und darf die gesunden Nachkommen fordern, sie darf und muß sie auch fördern. Es handelt sich um ihren kostbarsten Besitz, kostbarer als Wirtschaftsobjekte, Zahlungswerte und Bodenschätze. Familienwohl steht über Einzelwohl, aber über allem steht das Wohl der Nation. Mehr wert als Geldopfer, als Tätigkeit, als Ruhm und Rang und Erfolg ist daher: vollwertige Nachkommenschaft. Von der Kinderzahl der Gesunden und Tüchtigen und Besten des Volkes, von ihr und ihr allein hängt alles ab: Zukunft, Glück und Schicksal eines ganzen Volkes -unseres deutschen Volkes!“[140]
Damit sind nun endgültig alle ideologischen Phrasen der deutschfaschistischen Rassenhygiene beisammen. Die totale In-Wert-Setzung menschlichen Lebens sollte ihren Höhepunkt in der Zwangsarbeit von KZ-Häftlingen finden, die eine buchstäbliche Ausbeutung der menschlichen Arbeitskraft bis auf die Knochen bedeutete und nebenher fortwährend Anthropologen und Genetikern, insbesondere Verschuer, Mengele und Ritter, neues Labormaterial in Form von Überresten der Hingemetzelten bzw. der Untersuchung der zu Tötenden lieferte. Was die „biologische Familienkunde“ angeht, sei in diesem Zusammenhang auf meine Ausführungen zur Rolle Otto Reches im ersten Kapitel dieser Arbeit hingewiesen.
Eine besondere Begebenheit erscheint bezeichnend für die angebliche Reserve, die Eickstedt späteren ChronistInnen ( z.B. Schwidetzky, aber auch Weingart, Kroll und Bayertz) zufolge gegenüber dem Nationalsozialismus an den Tag gelegt haben soll. So, wie er sich mit Fischer schlicht-

---

[139] Eickstedt, a.a.O., S.61 ff
[140] ebenda

weg nicht verstand, leistete er sich auch mit der Schriftleitung von *„Volk und Rasse“* eine längere Auseinandersetzung. Als Herausgeber der seit der Jahreswende 1934 - 35 erscheinenden *„Zeitschrift für Rassenkunde“*[141] - bis 1936 *„Zeitschrift für Rassenkunde und ihre Nachbargebiete“*, dann *„Zeitschrift für Rassenkunde und die gesamte Forschung am Menschen“*, 1943/44 *„Zeitschrift für Rassenkunde und die vergleichende Forschung am Menschen“*, Anfang der fünfziger Jahre als *„Homo“* wiedergegründet - stand er einerseits in einem Konkurrenzverhältnis zum Stammblatt der deutsch-faschistischen Rassenhygiene.
Zum Anderen läßt sich aber auch schlicht sagen, daß es sich um eine persönliche Auseinandersetzung handelte, bei der er von *„Volk und Rasse“* gewissermaßen ertappt wurde. Eickstedt wurde 1935 in der Zeitschrift für seine rassentheoretischen Positionen, insbesondere sein Kapitel „Der arische Rassenirrtum“ in der „Rassenkunde und Rassengeschichte der Menschheit“ kritisiert, nachdem dort schon vorher an seiner Rassentheorie deutliche Zweifel geäußert worden waren (siehe untenstehende Zusammenfassung). Als vermeintlichen Beleg für die NS-feindlichen Konsequenzen der Eickstedt´schen Rassenlehre führte *„Volk und Rasse“* die Tatsache an, daß Muckermann Eickstedts Werk in der „Kölnischen Volkszeitung“ positiv besprochen hatte.
Wie Eickstedts Auslassungen in der „Rassenkunde und Rassengeschichte der Menschheit“ im Einzelnen zu bewerten sind, wird in der Rezension dieses Werkes im folgenden Kapitel abgehandelt.
Festzuhalten bleibt, daß es im Wesentlichen um die Tatsache ging, daß die Arier keine „Rasse“ waren, sondern ein historisches indoiranisches Volk, das in der indischen Bevölkerung aufgegangen ist, ohne wesentliche somatische Spuren zu hinterlassen. Damit war es nach Eickstedt irrig, von „arischer Rasse“ zu sprechen. Interessant erscheint an dieser Stelle Eickstedts Reaktion auf den Verriß in „Volk und Rasse“. Er sandte daraufhin an die Schriftleitung ein vorformuliertes Entschuldigungsschreiben zur Unterschrift, das er damit begründete, nicht mit Juden und Parteifeinden in einer Spalte erwähnt werden zu wollen. Dies wurde vom Schriftleiter, Bruno K. Schultz[142], höhnisch-süffisant zurückgewiesen mit dem Hinweis darauf, daß Eickstedt sich 1932 in einem Prozeß

[141] Mitherausgeber waren unter Anderem der polnische Anthropologe Janusz Czekanowski, ein Martin-Schüler, dessen Rassenauffassungen eher denen Sallers und Merkenschlagers ähnelten, dessen biostatistische Methoden der Datenaufbereitung aber deckungsgleich mit denen von Eickstedt und Schwidetzky waren, der weltberühmte britische Paläoanthropologe Leakey, der US-Eugeniker Davenport, aber auch Günther, Verschuer und Weinert; die internationalen Namen wurden später aus Opportunitätsgründen aus dem Impressum gestrichen.
[142] Schultz war im Rasse- und Siedlungshauptamt der SS tätig und somit über den Rahmen seiner Herausgeberschaft von „Volk und Rasse“ nicht nur ideologisch, sondern auch politisch-organisatorisch einer der „Frontmänner“ der NS-Rassenhygiene.

gegen NSDAP-Mitglieder von den jüdischen Rechtsanwälten Bluhm und Bromberg hatte vertreten lassen.[143]
Kurz darauf wurde Eickstedt ins Rassenpolitische Amt der NSDAP zitiert, um seinen Rassenbegriff zu verteidigen, was ihm allerdings problemlos gelang. Letztendlich ging es um Formulierungs- und Herleitungsfragen. Darüber hinaus spielte eine persönliche Feindschaft mit Schultz eine Rolle; Eickstedt hatte einen Aufnahmeantrag in die NSDAP gestellt, der ihm aufgrund des genannten Prozesses und denunziatorischer Äußerungen eines ehemaligen Assistenten gegenüber Schultz verweigert wurde[144].

Nachdem „Volk und Rasse" das Berufsverbot für Karl Saller auf recht hämische Weise kommentiert hatte, wandte Schwidetzky sich im Auftrag Eickstedts und für die *„Zeitschrift für Rassenkunde"* an Saller, um ihm die Möglichkeit zur Selbstdarstellung zu geben; es bleibt offen, ob die Motivation hierzu auf persönliche Fairneß oder auf das angespannte Verhältnis zu *„Volk und Rasse"* zurückzuführen ist. Wörtlich heißt es in dem Brief: „Die Zeitschrift für Rassenkunde müßte natürlich darüber eine Notiz bringen, sie möchte das aber in anderer Form tun, als z.B. ´Volk und Rasse´.....In der Hoffnung, daß die kleine Schrift, die ich Ihnen neulich sandte, Sie interessiert hat, bin ich mit Heil Hitler Ihre ergebene I.Schwidetzky".[145] Meines Wissens hat Saller auf dieses Schreiben nicht geantwortet, so wie er sich überhaupt zu Eickstedt und KollegInnen äußerst distanziert verhielt.

Noch einmal, 1937, geriet Eickstedt zur NS-Rassenideologie in Widerspruch, als er vorschlug, den Begriff „Rasse" durch das alte Wort „varietas" zu ersetzen, womit er sich nicht durchsetzen konnte[146]. Auch hier ging es offenkundig nur um Formulierungen, wie Eickstedts politische Aussagen in seinen verschiedenen Schriften aus dieser Zeit bezeugen.

Der Streit Eickstedts mit der Schriftleitung von „Volk und Rasse" wurde schließlich beigelegt; in den Vierziger Jahren wurden Schriften von ihm und Ilse Schwidetzky wieder positiv rezensiert, wobei man ihm weiterhin mangelhafte Beachtung der Erblichkeitslehre und der Mendelschen Regeln vorwarf.

Allerdings kam es noch einmal zu einer Auseinandersetzung um Eickstedts rassenpolitische Linientreue mit dem Reichswissenschaftsministerium. Anlaß war ein schon 1935 gestellter Antrag Eickstedts auf ein monatliches Stipendium von 150 Reichsmark als Ausgleich für nach dem Ende von Vortragstätigkeiten zum Thema Indien weggefallene Nebenverdienste und seine höheren Lebenshaltungskosten aufgrund des Unter-

---

[143]vgl. Volk und Rasse Jg. 11, 1936, S.76

[144] vgl. hierzu Michelsen, Jakob, in: AG gegen Rassenkunde, Deine Knochen - Deine Wirklichkeit. Texte gegen rasssistische und sexistische Kontinuität in der Humanbiologie, Hamburg/Münster 1998, S.94

[145] Der Brief befindet sich im Familienarchiv Ziegelmayer bzw als Kopie im Besitz des Verfassers.

[146] vgl. hierzu Eickstedt, Egon von, Geschichte der anthropologischen Namengebung und Klassifikation, in: Zeitschrift für Rassenkunde 5, S.209 ff und 6, S.36 ff.,Breslau 1937

halts für Tochter und Sohn, auf das Recht zur Doktorprüfung an der medizinischen Fakultät - er besaß diese bisher nur an der philosophischen - und auf Umwandlung seiner Stelle als außerordentlicher, seit 1934 auch beamteter Professor in ein Ordinariat[147]. Was letzten Punkt angeht, wurde Eickstedts Bitte nach längerem Hin und Her abschlägig beschieden. In einem Schreiben vom 03.05.1940 hieß es hierzu vom Reichsdozentenbund: „Wissenschaftlich ist Freiherr von Eickstedt namentlich im Auslande sehr bekannt, es darf aber nicht verschwiegen werden, dass seine Arbeiten in Deutschland und besonders von einer Reihe von führenden und auch in der Partei anerkannten Fachmännern scharf kritisiert und in ihrer Grundhaltung abgelehnt werden. Es besteht geradezu der Eindruck, dass die Anerkennung v.E.´s im Auslande und auch in katholischen Kreisen im wesentlichen mitbedingt ist durch die ablehnende und kritische Einstellung, die er den rassenpolitischen Grundsätzen der Partei und des neuen Deutschland gegenüber zur Schau trägt.“[148].

Am 21.Juni 1940 kritisierte Reichswissenschaftsminister Rust in einem Erlaß außerdem mehrere Passagen in Eickstedts Hauptwerk „Die Forschung am Menschen“. Hierzu nahm Eickstedt in einem zehnseitigen Brief wie folgt Stellung:

„Im Erlass vom 21. Juni beanstandet der Herr Minister verschiedene Stellen eines vor drei Jahren erschienen Teils meines parteiamtlich geprüften Buches über ´Die Forschung am Menschen.` Ich bitte, im Nachfolgenden hierzu Stellung nehmen zu dürfen, da ich offenbar weitgehend mißverstanden worden bin und glaube, unschwer und in voller Klarheit die grundsätzlich anders gestaltete Sachlage Punkt um Punkt nachweisen zu können.

1. Der beanstandete Ausdruck ´das gequälte Wort Rasse` steht im Endabsatz einer mehrere Seiten langen Darstellung der Verwendung dieses Wortes im Englischen und Französischen und in früheren Jahrhunderten. Es liegt daher ohne weiteres zutage, dass sich dieser Ausdruck nur auf eben diesen Zusammenhang beziehen kann...2. Das Wort ´abrutschen`- nämlich des Wortes Rasse von seiner deutschen und nationalsozialistischen Sinngebung - wird zur Betonung des von mir vertretenen...ausführlich behandelten deutschen Standpunktes einer Verwendung im ´naturwissenschaftlich-deutschsprachigen` Sinn als lebendige Form im Gegensatz zu der französisch-englischen historischen Gleichsetzung von Rasse und Volk gebraucht. Dieser Standpunkt wird von jeher von der Partei offiziell vertreten. Da er sich allerdings in den vergangenen drei Jahren hätte ändern können, habe ich Gelegenheit genommen, mich von zuständiger politischer Seite belehren zu lassen. Es ist mir daraufhin die Mitteilung geworden, dass mein Standpunkt - den ich seit Jahrzehnten vertrete - auch nachweisbar derjenige der Partei

---

[147] vgl. Uniwersytet Wroclawski, Personalakte Egon von Eickstedt, mit freundlicher Genehmigung zur Verfügung gestellt von Herrn Detlev Franz, Mainz

[148] ebenda

ist.....Nachdem ich ein ganzes Menschenleben lang mit dem Begriff Rasse gearbeitet habe...und schon zu Zeiten, wo von einem Durchsetzen dieses Begriffes in Deutschland noch nicht im entferntesten die Rede sein konnte, nachdem ich wieder seit vielen Jahrzehnten in unablässiger und rastloser Tätigkeit, unter den größten persönlichen Entbehrungen und gegen Berge von Widerständen um den Begriff Rasse, um eine biologische Weltanschauung und den Rassegedanken gerungen habe wie kein zweiter Gelehrter in Deutschland oder auf der ganzen Welt, nimmt der Herr Minister an, daß ich ´das Wort Rasse ganz zu streichen` beabsichtige. Es scheint mir aber, ganz abgesehen von der handgreiflichen Unmöglichkeit einer solchen Absicht, aus dem Text deutlich hervorzugehen, dass ich eben diese Absicht anderer ablehne und beiseite schiebe.. .Ich glaube also, dass auch hier ein Blick auf die Zusammenhänge alles klärt, ganz abgesehen von dem Widersinn der psychologischen Situation....Die entscheidende Frage wird am Ende des Erlasses berührt. Es wird dort der Wunsch ausgesprochen, dass ich mich der Arbeit der ´übrigen deutschen Forscher einfügen `solle. Damit wird auf Gegensätze hingewiesen, in die sich eine Reihe von Kollegen oder halben Kollegen zu mir gestellt haben. Es sind das zum grossen Teil solche Forscher, die bestimmte und an sich in hohem Masse begrüssenswerte und nützliche Einzelfächer meines Gebietes der vergleichenden Biologie des Menschen erfolgreich betreuen, die aber eben gerade deshalb einer Zusammenfassung des Gesamtgebiets ablehnend gegenüberstehen.....Wer aber immer das grosse und wirkungsvolle Fach ablehnt, wer eine Biologie des Menschen und eine solche als Teil der Weltanschauung vom Rassengedanken oder diesen selbst ablehnt, wird nur zu gern in die Reihe derer einschwenken, die meine Bestrebungen mit Missgunst verfolgen. Man ist dort emsig und geschickt im Erfinden abwertender suggestiver Phrasen...Natürlich bin ich mir bewusst, dass die scharfe Stellung meiner wissenschaftlichen Gegner ganz und gar nicht an meinen Auffassungen liegt, sondern nur daran, dass zufällig ich es war, der diese in der Luft liegenden und sehr einfachen Gedanken zuerst aufgriff, und nicht sie selbst. Dass ist leider gelegentlich so in Gelehrtenkreisen. Und dass sich hier ein eigennütziges ausserwissenschaftliches Strebertum umso lieber anschloss, als es die solide Arbeit fürchtet, ist nicht minder verständlich...Der vorletzte Absatz nimmt es am Anfang wie Ende und der letzte Absatz gegen Schluss als selbstverständliche Voraussetzung, dass ich einen *bösen Willen* gezeigt habe...Mit anderen Worten: ich sei ein so abgefeimter Erzlügner, dass ich mein ganzes Leben schon seit Jahrzehnten nur darauf abgestellt hätte, meine eigenen Bestrebungen in verkappter Weise später einmal bei guter Gelegenheit ad absurdum führen zu können. Es wird mir hier also als bewußte Haltung unterstellt, was meine Gegner mir zuzuschieben sich bemühen....Ich habe kürzlich Gelegenheit bekommen, mich auf Reisen systematisch von der Aufassung der Bevölkerung...über mein Fach, über Rassenkunde, Bevölkerungsbiologie und den Rassengedanken zu unterrichten. Das Ergebnis war erschütternd....Nichts von der Rasse als tragendem Faktor der Kultur, nichts von der leibseelischen Einheit des

Menschen...Ich habe gewarnt. Ich bin 1933-34 oft genug vorstellig geworden und habe vorausgesagt, was eingetreten ist. Meine Worte sind in den Wind geschlagen worden, und diejenigen, die einen begriffsklaren und wissengetragenen Rassenaufstieg des Volkes nicht wollen, haben in voller Breite ihren ´Erfolg`, einen bestürzenden Mißerfolg, gehabt. Es geht bei denkenden und ehrbewussten Menschen wie den Deutschen nicht, das Wissen...einfach ausschalten zu wollen....Nun dürfte es wohl klar sein, dass der nationalsozialistische Rassengedanke nichts anderes als eine biologische Weltanschauung darstellt....und daher auch nur zu verständlich, dass alle Gegner des Rassengedankens in erster Linie eine Sicherung und Weiterführung des **Fundaments** der biologischen Weltanschauung
verhindern wollen...gewiss war ich stolz, mich als ein anständigerer Mensch und besserer Deutscher als jene zu fühlen und gerade in der Ehre und Sauberkeit meiner Arbeit meinen Lohn sehen zu können. Aber das kann mich natürlich nicht im geringsten daran hindern, auch danach zu streben, der Gerechtigkeit und Wahrheit bei denen ein Recht zu verschaffen, die dazu guten Willens sind und denen an einer deutschen Zukunft liegt. v.Eickstedt“[149]. Damit stellte sich Eickstedt also gleichermaßen als verfolgte Unschuld und als besserer Nazi dar. Bei seinen wissenschaftlichen Gegnern, die nirgendwo namentlich erwähnt wurden, dürfte es sich primär um Schulz, Reche, Lenz und Fischer gehandelt haben. Indes wird hier schon ein Aspekt angesprochen, der uns im Weiteren noch beschäftigen wird, nämlich die sogenannte „ganzheitliche Anthropologie“. Insgesamt scheint Eickstedt mit seinem Brief Erfolg gehabt zu haben, denn „Die Forschung am Menschen“ wurde von staatlicher Seite nicht weiter inkriminiert.

***Besprechung Eickstedt'scher Publikationen in „Volk und Rasse“***

09. Jahrgang 1934, S.67
Kritik zur Karte „Die Rassen Europas“ von Egon von Eickstedt, Gotha 1934
„Wenn man sich mit vorliegender Karte näher befaßt, würde eigentlich ein Eingehen auf die zum großen Teil recht zweifelhaften Eickstedtschen Rassentheorien notwendig. Jedoch führte das weit über den Rahmen einer Besprechung hinaus, und wir beschränken uns deshalb auf einige zweifelnde Fragen. Ist es notwendig, durch erzwungene Beugung geographischer Namen ungebräuchliche und oft wenig einleuchtende Rassenbezeichnungen zu bilden?...Bleibt bei den Untergliederungen der nordischen Rasse in `teuto- dalo- und fennonordische Unterrassen´ überhaupt ein gemeinsames klares Rassenbild der nordischen Rasse?...Die Rassengürteltheorie bewegt sich doch in bedrohlicher Nähe inzwischen erledigter Milieutheorien“ Außerdem der Vorwurf „Tatsachen gewaltsam zu vereinfachen und sie in seine Konstruktionen hineinzuzwängen“.

---

[149] ebenda

10. Jahrgang 1935, S.361 ff
Rezension der „Rassenkunde und Rassengeschichte der Menschheit"
Moniert werden Formulierungen wie „Die ältesten Kulturschöpfer sind mediterraner Rasse!", die Bezeichnung der „Arier" als „die nördlichen Barbaren" und insbesondere das Kapitel „Der arische Rassenirrtum" (siehe Rezension der „Rassenkunde und Rassengeschichte der Menschheit" in vorliegender Arbeit). Hervorgehoben wird die positive Besprechung des Werks durch den Dissidenten Muckermann.

17.Jahrgang 1942, S.36
Besprechung von „Die Rassenuntersuchung Schlesiens. Eine Einführung in ihre Aufgaben und Methoden:" von Eickstedt und Schwidetzky, Breslau 1940, Heft 1 von „Rasse, Volk und Erbgut in Schlesien".
Überwiegend positive Besprechung, bezeichnet die Schlesien-Untersuchung als bahnbrechend, kritisiert jedoch die rein morphologische Methode: „wendet sich ausschließlich an körperliche Merkmale, deren Erbgang im Einzelnen nicht berücksichtigt wird:"

S. 68
Ebenfalls positive Besprechung von „Bevölkerungsbiologie der Großstadt" (Siehe Rezension dieses Werkes in vorliegender Arbeit).

Es wäre sicher unangemessen, die kleinlichen Dispute um den Rassenbegriff, Eickstedts oft nur minimalen Abweichungen von der offiziellen Lehre oder andererseits die offen propagandistischen Arbeiten Eickstedts allzu sehr in den Vordergrund zu stellen. Interessanter erscheint die Betrachtung seines Gesamtwerkes unter Einbeziehung der genannten Faktoren und nicht zuletzt die Frage nach der Relevanz für die Herrschaftspraxis des NS-Staates.
„Die rassischen Grundlagen des deutschen Volkes" war eine kleine Schrift am Rande, und auch die Diaschau eher ein Nebenprodukt von Eickstedts Arbeit. Weitaus wichtiger war allerdings die Schlesien-Untersuchung, bei der er, unmittelbar nach dem Antritt seiner Tätigkeit in Breslau bis 1934 ungefähr 60. 000 Menschen anthropometrisch vermaß, Haarproben nahm und fotografierte. Anhand von Längen-Breiten-Index des Schädels, Haar- und Augenfarbe ordnete er sie verschiedenen „Rassen" zu, nach einer formelhaften, standartisierten Methode. Das Territorium der untersuchten Region wurde in Polygone unterteilt und die angeblich festgestellten Rassenmerkmale in ihrer Verteilungshäufigkeit auf dem Polygon berechnet [150], und eben damit schuf Eickstedt Grundlagen für später praktizierte Methoden der rassenpolitischen Se-

[150] vgl. hierzu Schwidetzky, Ilse, Methoden zur Kontrolle der von Eickstedtschen Rassenformeln, in: Zeitschrift für Rassenkunde II, 1935

lektion von Bevölkerungen.[151] Angesichts der oben wiedergegebenen Statements Eickstedts läßt sich wohl kaum behaupten, er habe mit der Entwicklung dieser Untersuchungsmethoden rein „wertfreie" Wissenschaft intendiert und diese Methoden seien dann gegen seinen Willen von den Nazis benutzt worden. Andererseits kann ihm aber auch nicht unterstellt werden, die Untersuchungsmethoden im Hinblick auf ihre spätere Nutzung durch die Nazis entwickelt zu haben. Bei aller Nähe zur NS-Rassenideologie blieb Eickstedt von der praktischen Umsetzung weiter entfernt als etwa Eugen Fischer, Fritz Lenz, Otmar von Verschuer oder Robert Ritter, die als Genetiker konkrete Vorschläge machten, welche direkt in die Vernichtungsmaßnahmen einflossen. Andererseits führte auch Eickstedts Institut für das Reichssippenamt Vaterschafts- und Abstammungsgutachten durch, die über die staatsbürgerlichen Rechte und später über Freiheit oder Einweisung ins KZ entschieden; einige dieser Gutachten waren von Schwidetzky persönlich unterzeichnet[152]. Insofern war der Unterschied zu den genannten Vertretern der NS-Rassenhygiene eine Frage der Schwerpunktsetzung in der Gesamtarbeit. Es bleibt allerdings festzuhalten, daß vom Breslauer Anthropologischen Institut bislang kein Abstammungsgutachten bekannt ist, in dem jemand als „jüdisch" eingestuft wurde.

Parallel zu Eickstedt erforschte auch Hermann Aubin während der Dreißiger Jahre Schlesien im Rahmen seiner Kulturraumforschung, wobei beide engen Kontakt pflegten[153].

Otto Reche, der vielleicht fanatischste Nazi unter den deutschen Rassenhygienikern, hintertrieb zunächst die Veröffentlichung der Schlesien Studien durch politische Einflußnahme. Geleitet wurde er hierbei von persönlichen Animositäten gegenüber Eickstedt und seiner eigenen Auffassung, die schlesische Bevölkerung sei stärker slawisch geprägt als die Untersuchungen glauben machten. Reche selbst hatte ursprünglich vorgehabt, die Schlesien-Untersuchung durchzuführen, diese aber dann an Eickstedt abgetreten. Ein Briefwechsel aus dieser Zeit dokumentiert, wie sich das Verhältnissen zwischen Reche und Eickstedt, offensichtlich beides ausgesprochen querulante und egozentrische Charaktere, immer mehr verschlechterte.

Erst die Fürsprache von Aubin und Fritz Arlt, dem Leiter des NSDAP-Rassenamtes für Schlesien, sicherten die Publikation[154] . Arlts Interesse an der Untersuchung dürfte wohl dem Reches diametral entgegengestanden haben, konnte er doch argumentieren, „sein" Gau habe Eickstedt zufolge einen besonders hohen Anteil an nordischer Bevölkerung. Später wurden die Ergebnisse der Schlesien-Untersuchung sogar in das als „kriegswichtig" eingestufte Forschungsprogramm „Deutscher Osten" der

---

151 vgl. hierzu Michelsen, a.a.O., S.96 ff

152 ibid.,S.95 sowie Massin, in: Kaupen-Haas, Heidrun, Saller, Christian, a.a.O.

153 vgl. hierzu Wallthor, Alfred Hartlieb von , in: Landschaftsverband Westfalen-Lippe (Hg), Der Raum Westfalen, Band VI, Münster 1996, S.335

154 vgl. Michelsen, a.a.O., S.99 ff

Reichsarbeitsgemeinschaft für Raumforschung aufgenommen[155]. Brackmanns Publikationsstelle und die NODFG leisteten wesentliche Zuarbeit für die politischen Planungen des Auswärtigen Amtes, des Oberkommandos des Heeres sowie für Innen- und Propagandaministerium und auch die SS. Hermann Aubin hatte 1939 gegenüber Brackmann erklärt, „die Wissenschaft" müsse, was die Umgestaltung Osteuropas angehe, selber aktiv werden. Das wurde sie in der Tat sehr gründlich. Der Vernichtungskrieg in Osteuropa wurde nicht nur von Militärs und Parteiideologen, sondern von Wissenschaftlern der verschiedensten Disziplinen minutiös geplant und vorbereitet. Otto Reche verfaßte am 24. September 1939 eine Denkschrift mit dem Titel „Leitsätze zur bevölkerungspolitischen Sicherung des deutschen Ostens", in welcher die deutsche Kolonisierung eines mindestens 200.000 qkm großen neuen Siedlungsraums in Osteuropa und die Entfernung aller jüdischen und Roma-Bevölkerungsteile sowie eines Großteils der polnischen Bevölkerung aus diesem Gebiet gefordert wurden. Auf Vermittlung Brackmanns wurde dieses Papier höheren SS-Stellen vorgelegt. Aubins schon erwähnter Kollege Walter Kuhn arbeitete konkret an den Maßnahmen zur Selektion und Deportation der genannten Bevölkerungsgruppen mit, und zwischen Aubin und dem Generalgouverneur des besetzten Polen, Hans Frank, bestand ein zeitweise enger Arbeitskontakt.[156]

-Den Schwerpunkt von Eickstedts Arbeit bildeten seine Feldstudien, außer den Indien-Expeditionen und der Schlesien-Studie noch eine Ostasien-Expedition von 1937-39, sowie seine überaus voluminösen Bücher „Die Forschung am Menschen Bd 1+2" (Band 3 erschien erst 1961), „Rassenkunde und Rassengeschichte der Menschheit" sowie „Rassendynamik von Ostasien", wo die Ostasien- und Indien-Expeditionen ausgewertet wurden. Diese Hauptwerke drücken die Inhalte der Eickstedt´schen anthropologischen Auffassungen besser aus, als ein etwa anhand seiner persönlichen Kontakte zu Protagonisten des Generalplans Ost oder seiner verfänglichsten Publikationen zu erstellendes „Sündenregister"bzw. eine Erörterung seiner Auseinandersetzung mit *„Volk und Rasse"* es könnte. Schon bei Saller ist dem Verfasser die Tatsache begegnet, daß nicht alle Werke dieses Autors aus einem Guß erscheinen. Die Möglichkeit, daß Eickstedt für die Nazis Gefälligkeitsarbeiten machte, um ansonsten ungestört forschen zu können, erscheint zwar als wenig wahrscheinlich, sind doch all seine Ausgangspositionen nicht weit von der deutsch-faschistischen Rassenlehre entfernt. Eine differenzierte Beurteilung seiner Lehre erschließt sich aber primär aus einer eingehenden und vorurteilsfreien Auseinandersetzung mit seinen wesentlichsten Schriften. Ihnen ist ein eigenes, recht umfangreiches Kapitel gewidmet. Zu sprechen kommen möchte ich an dieser Stelle noch auf ein kleineres

---

[155] vgl. ebenda

[156] zu diesen Vorgängen vgl. Burleigh, Michael, in: Rössler, Mechthild, Schleiermacher, Sabine (Hg.), Der „Generalplan Ost". Hauptlinien der nationalsozialistischen Planungs- und Vernichtungspolitik, Berlin 1993, S.346-350

Werk, die „Grundlagen der Rassenpsychologie" von 1936. Das Buch faßt die Grundgedanken - und Grundvorurteile - einer Lehre zusammen, zu deren namhaftesten Vertretern Ludwig Ferdinand Clauß[157] und Ernst Kretschmer sowie H.F.K. Günther gehörten. Ihre auf Kretschmer[158] zurückgehende Kernidee war die Gleichsetzung von Konstitutionstypen und Charaktereigenschaften, was im Prinzip nichts weiter als eine moderne „Verlängerung" der alten Temperamentenlehre war[159]. Eickstedt ebenso wie Clauß setzten diese von ihnen als „ganzheitlich", nämlich die Seele-Leib-Trennung überwindende Lehre in Beziehung zur Rassenlehre, wobei psychische Eigenschaften nicht im materialistischen Sinne als Reaktion auf äußere Lebensumstände betrachtet, sondern als Bestandteil der Physis betrachtet wurden. Im Sinne der Kritischen Theorie gehört dies zu den inzestuös-atavistischen Bestandteilen der NS Ideologie: „Rasse ist nicht, wie die Völkischen es wollen, unmittelbar das naturhaft Besondere. Vielmehr ist sie die Reduktion aufs Naturhafte, auf bloße Gewalt, die verstockte Partikularität, die im Bestehenden gerade das Allgemeine ist."[160], wie Horkheimer und Adorno formulierten.In diesem Sinne machte Eickstedt, der eingangs feststellte, daß die Rassenpsychologie keine gesicherten Forschungsergebnisse vorweisen könne (eine Feststellung, die uns hinsichtlich sozialbiologistischer Intelligenzforschung bis heute verfolgen wird), machte kein Hehl aus der im Kontrast zum Menschenbild der Aufklärung stehenden Ganzheitlichkeitsideologie, die er vertrat: „ Es gilt letzten Endes das Maschinenschema des 'Reflexbogens' von Reiz und

---

157 Zu Clauß möchte ich auf das in der Einleitung bereits erwähnte Buch von Weingart verweisen; vergl. Weingart, Peter, Doppel-Leben. Ludwig Ferdinand Clauß. Die Geschichte einer deutschen Verstrickung, Frankfurt/New York 1995

158 In diesem Zusammenhang erscheint es interessant, daß Kretschmer von „Volk und Rasse" in gleicher Weise kritisiert wurde wie Eickstedt, nämlich als zu wenig erbgangsbezogen arbeitend. Tatsächlich mutet es arbsurd an, erblich bedingte Mentalitäten oder Anlagen zu diesen zu behaupten, ohne von Erblichkeitslehre überhaupt etwas zu verstehen.Die Kritik von „Volk und Rasse" ist allerdings vor dem Hintergrund zu sehen, daß seitens der NS-Rassenhygieniker eine rein theoretisch-beschreibende Rassenkunde uninteressant war, da diese keine Anleitung für konkrete Bevölkerungspolitik und Ausmerzeprogramme lieferte. Ihre Ergebnisse machte man sich für diese dennoch gern zunutze.Vgl. Volk und Rasse, 17 Jg.1942, S.68

159 Daß in einer Gesellschaft, in der ein bestimmtes körperliches Erscheinungsbild mit sozialen Wertungen verbunden ist, eine gewisse Korrelation zwischen Aussehen und Mentalität bestehen kann, ist nicht auszuschließen. Das Pferd dadurch von hinten aufzuzäumen, daß der körperliche Typus zur Grundlage von Charaktereigenschaften erklärt wird, vertauscht in diesem Kontext Ursache und Wirkung; dies heißt aber nicht, daß die beobachteten Konstitutionstypen überhaupt nicht existierten. Konstitutionstypen haben bis heute in der Anatomie, wenn auch nicht unumstritten, ihre Gültigkeit, soweit es sich um körperliche Konstitution handelt. Die postulierten Charaktertypen werden hingegen nicht mehr den Körpertypen gleichgesetzt.vgl. hierzu Pschyrembel, Klinisches Wörterbuch, Berlin/New York 1996, S.891

160 Horkheimer und Adorno, Dialektik der Aufklärung, Frankfurt 1984, S.152

Antwortbewegung dadurch kritisch zu überwinden, daß wir die Idee der Lebensganzheit folgerichtig durchführen. Die einheitlich ineinandergreifenden Strukturen, welche zur Erhaltung und Entfaltung der artgemäßen Daseinsform sich herausgebildet haben, müssen empirisch möglichst vollständig bestimmt werden....Driesch, Alverdes u.a. waren die Schrittmacher, die mit dem weltanschaulichen Abklingen der Einbruchsphase des Maschinenzeitalters das Gedankengut bester Mystik wieder zu neuem Leben erweckten."[161] Wie Mystik und Empirie zusammenzubringen sind, wird wohl ewig ein Mysterium bleiben.

Grundsätzlich ging Eickstedt davon aus, daß Charaktereigenschaften mit der äußeren Körperform korrellieren würden; wörtlich heißt es: „Der Bedeutung von Proportionen, Längenwachstum oder Gesichtsform entsprechen im Psychischen daher strukturelle Grundfunktionen wie Wille, Gefühl, Temperament u.a.. Dazu sind dann strukturelle Einzeldispositionen oder seelische Züge zu beobachten, die den einzelnen somatischen Zügen entsprechen: hier Nasenrücken, Nasenkuppe, Nasenflügel, dort etwa Pedanterie, Steifheit, Einsilbigkeit."[162] In diesem Sinne ordnete Eickstedt nach Kretschmer die zykloide Persönlichkeitsstruktur dem pyknischen Konstitutionstyp und die schizoide Struktur den leptosomen und athletischen Typen zu, um daraus eine „Rassen- und Völkerpsychopathologie" abzuleiten.[163] Charaktertypen wurden aufgeteilt nach I- (Integrations) Typen, die sich durch eine weitgehende Einheit aus sinnlicher Wahrnehmung, innerem Erleben und abstrahierendem Denken auszeichnen würden und dem D-(Disintegrations) Gegentypus. Dazwischen behauptete Eickstedt eine Reihe Sondertypen, wie den nur zeitweilig integrierten I2 oder den emotionaleren und empfindsamen, gut zum Diplomaten geeigneten Typus B. Dem wurde ein „mit Rassenmischung und Schwindsucht" korrelierter S2-Typ „als Träger der verklungenen liberalistischen Kultur" und der Typus S11 „als ´Gegentypus der´völkischen Bewegung"[164]als Antipoden entgegengestellt. Gegnerschaft zum Nationalsozialismus wurde somit zu einem psychosomatischen Phänomen, etwas, das sich zwischen Psychopathologie und Andersrassigkeit bewegte.In diesem Modell war „der Nordländer schlechthin der stärker integrierte Typus, der Südländer der geringer integrierte."[165] Die S-Typen wurden unter anderem auch deswegen als einem überholten Zeitalter zugehörig angesehen, weil sie der Suggestivität der Masse nicht erliegen, sondern sich von ihr abwenden würden. Mit der Arroganz des ostelbischen Adligen konstatierte Eickstedt die angebliche Dummheit dieser Masse, die nur in den Händen eines starken Führers etwas wert sei[166]: „Bequeme Typisierungen wurden so von der dumpfen und zähfließenden

---

[161] Eickstedt, Egon von, Grundlagen der Rassenpsychologie, Stuttgart 1936
[162] ibid.,S.25
[163] ibid.,S.54 ff
[164] ibid., S.64 ff
[165] ibid.,S.67
[166] ibid.,S.75

Gedankenträgheit der Massen über Jahrhunderte fortgetragen..." „Liegt einmal der Charakter eines Volkes doch in der Art und Weise, wie es gegebene Möglichkeiten ergreift oder verachtet, und liegt die volkliche Bestimmtheit der Individualität in der unterscheidbaren Art typischer Verhaltensweisen des Einzelnen. Dabei kann es sich allerdings nicht um beliebige, sondern muß sich um höherdifferenzierte Einzelindividuen handeln. Denn die Masse ist flach und farblos und es liefert nur ihre Gesamtreaktion etwa in der **Art** der blinden Suggestionsfolge, der **Form** des Hasses gegen das Höhere und Intellektuelle oder der **Richtung** der Triebhaftigkkeit verwendbares Vergleichsmaterial.".[167]
Clauß wurde von Eickstedt besonders gelobt und seine Rassenpsychologie als „zweifellos die bisher beste rassenpsychologische Leistung" dargestellt, diese müsse „durchfühlt, ja durchlebt werden. Denn ist der Leib Schauplatz der Seele, so muß gerade an ihm als dem Mittler die **Clauss**`sche Methode der Ausdrucksforschung ansetzen. Diese Ausdrucksforschung ist ganz und bewußt als nachempfindende Erlebnisanalyse vom jeweiligen **Beobachter** aus gedacht. Mienenspiel, Haltung und Erlebnisweise mit ihrem ´Was und Wie ´ werden die Führer zum Stiltypus, Lichtbildreihen mit wechselnden starken Effekten der Haltung und Beleuchtung optisches Hilfsmittel. Im Fluß der Ausdrucksveränderungen erschließt sich der rassenseelische Stil in seiner ungebrochenen Wucht - die einzelnen charakterlichen Eigenschaften sind nur sein schattenhaftes Gefolge...Die Allgemeingültigkeit einer solchen Methode hängt allein davon ab, ob eine Überzahl Gleichgearteter miterleben kann. Maßstab ist also das Ich und die Ich-Gruppe, bewußt sind eigene Fähigkeiten und auch eigener Wert: Gut ist, was mir und uns, also der Rasse gut ist. So tritt **Clauss** für den Eigenwert **jeder** Rasse ein, die jeweils nur sich selbst ganz und echt erleben und andere nur von ihrem Eigenleben her nacherleben kann. Damit hat die etwas naive Selbstüberschätzung der älteren nordeuropäischen Kulturphilosophie auch geistiges Niveau, Ethik und Sinn bekommen. Dieser Sinn gilt heute auch in der deutschen Staatsphilosophie"[168] Als Beleg dafür führte Eickstedt die SA-"Richtlinien für die Schulungs- und Propagandaarbeit auf dem Gebiet der Bevölkerungs- und Rassenpolitik" an. Die Konstruktion mutet schier atemberaubend an: Indem die rassistischen Vorurteile der Nazis für subjektiv befunden werden, diese Subjektivität aber gleichzeitig bio-psychologisch an einen bestimmten „Volkskörper" gebunden, dessen Wertmaßstäbe sich von denen anderer Völker unterscheiden, sind sie damit zugleich legitimiert. Hinsichtlich vergleichender IQ-Tests an Schwarzen, Indianern und Mexikanern in den USA sprach Eickstedt von „schlagenden Differenzen", wies andererseits aber darauf hin, daß die Bewertung solcher Unterschiede problematisch sei, da einseitig vom eigenen kulturellen Standpunkt vorgenommen, der aber mit Verweis auf Clauss immanent, auf die

---

[167] ibid.,S90 ff
[168] ibid.,S.114 ff

„nordische" Kultur bezogen, wiederum als legitim betrachtet wurde.[169] So wurde eine sogenannte „intuitive Rassenpsychologie" zum Bestandteil moderner Naturwissenschaft erklärt. „Rassisch" bedingte Intelligenzunterschiede in der deutschen und westeuropäischen Bevölkerung hielt Eickstedt anhand des bislang publizierten Materials für nur schwer nachweisbar, wobei er unter anderem einen Artikel Salärs anführte, dessen Intention es allerdings gewesen war, solche Unterschiede zu bestreiten, während Eickstedt sie eher als bislang aus methodischen Gründen noch nicht nachweisbar ansah[170]. Alfred Adlers Individualpsychologie, in der phänotypische Merkmale und deren Wahrnehmung/Bewertung durch die eigene Persönlichkeit eine Schlüsselrolle spielen, wurde zur Herleitung und Rechtfertigung des eigenen Ganzheitsbegriffs herangezogen[171], und bemerkenswerterweise eine zu enge genetische Determinierung von Verhaltensweisen und Charaktereigenschaften verneint. Das Erbmaterial betrachtete Eickstedt als „denkmäßige Vorbedingung" und „theoretische Vorstellungsbrücke", aber nicht mehr als das; gleichsam die Matrix, auf der sich variable Verhaltensmuster entfalten. „Es gibt also auch keine 'angeborenen' Eigenschaften, sondern nur als angeboren vorausgesetzte **Anlagen als Denkbehelfe**. Es wäre daher auch weit richtiger, statt von Genen oder Anlagen von Potentialen oder Angelegtheiten zu sprechen, wie das auch ähnlich schon vorgeschlagen wurde. **Wir müssen von der atomisierenden mendelistischen Theorie zurück zur, je nachdem, morphologischen oder verhaltungsmäßigen Sachgegebenheit des ganzen Erscheinungsbildes selbst**. Von hier allein führt der Weg zum Aufbau einer ganzheitsgerichteten psychobiologischen Erblehre, deren auch die Rassenseelenkunde zweifellos bedarf. "[172]

*An dieser Vorstellung wird plastisch greifbar, was „ganzheitliche Anthropologie" bei Eickstedt bedeutet. Die behavioristische Psychologie wurde mit der morphologisch-phänotypischen Rassenlehre verbunden. Hier kamen zwei sehr ungleiche Kinder zusammen, aber die Kombination ergab durchaus einen „Sinn". Der Behaviorismus war zu dieser Zeit noch eine junge, sich schnell entwickelnde Richtung in der psychologischen Theorie und Forschung, die für Eickstedt den Vorteil hatte, in einem scharfen Abgrenzungsverhältnis zur „jüdischen" Psychoanalyse zu stehen. Die morphologische Rassenlehre, verbunden mit einer Abkehr von der als „atomistisch" verworfenen Genetik, machte es Eickstedt möglich, an einem morphologischen Rassenbegriff festzuhalten, ohne sich überhaupt mit erbbiologischen Fragestellungen im Einzelnen auseinandersetzen zu müssen, und die Kombination aus Beidem ermöglichte es wiederum, die, wenn auch nicht allzu streng gefaßte Erblichkeit „rassischer" Grundmentalitäten behaupten zu können.*

---

[169] ibid.,S.121
[170] ibid.,S.122 ff
[171] ibid.,S.128 ff
[172] ibid.,S.135

Zentrale Bedeutung maß Eickstedt der psychologischen Familienforschung bei; darunter verstand er allerdings etwas gänzlich anderes als das, was wir heute unter diesen Begriff fassen würden, also die Verbindung psychotraumtologischer, pädagogischer und entwicklungssoziologischer Ansätze als Grundlage der (Familien)Psychotherapie. Eickstedt ging es vielmehr um die Suche nach „genischen Radikalen“, die für die Vererbung bestimmter Verhaltensdispositionen verantwortlich sein sollten und denen im engen Bezugsrahmen „Familie“ am besten nachgespürt werden könne. Da jedoch nicht jede Haltung und jedes Reaktionsmuster mit erblichen Determinanten zu tun habe, kam Eickstedt zu dem Schluß: „Also kurz gesagt: Rasse ist Tempo - ist Grundfunktion, besteht in Gefühl, Trieb, Aufmerksamkeit, Energie. Deshalb versagt hier auch der Test.“[173]

Als Fazit führte er aus: „Die Schau nach der Ganzheit, wie sie
die Breslauer Schule zu pflegen sucht, bedeutet gewiß eine grundsätzliche Wendung in der philosophischen Haltung der Anthropologie gegen ihre Vorgänger, auf deren Einzelarbeit sie erwuchs. Diese Wendung betrifft sowohl Methode wie System und Material, **Methode** insofern, als nicht mehr die teilkundlichen Einzelmaße und Korrellationen analytischer Selbstzweck sind, sondern nur der Unterbauung der Gesamterfassung des Individuums dienen, die rassenkundlich in dem einzigen Sammelausdruck der Rassenformel erfolgt. So ist die Ganzheit des Individuums erfaßt, wie im Index des Aufbaupolygons die Ganzheit der Population, die im rassenbedingten Gautypus in Erscheinung tritt.“[174]
Die Vorstellung, Menschen bzw ganze Populationen physisch und psychisch in dieser Weise vollständig „erfassen“ zu wollen, hat etwas Bedrohliches, umso mehr , wenn Eickstedt diese Menschen im Sinne seiner Untersuchungen wörtlich als „Objekte“ bezeichnete.[175]
Am Ende seines Buches schrieb Eickstedt schließlich: „Daß heute eine Rassenpsychologie - und ganz besonders in Deutschland - eine wissenschaftsgeschichtliche Notwendigkeit bedeutet, wird niemand bezweifeln...Allerdings ist wichtiger als Lehrstuhl und Forschungsmöglichkeit der Forschungswille selbst: der Wille und Drang nach tiefinnerster Erkenntnis des Lebens, das unbestechliche Streben nach der letzten Wahrheit in irdischen Dingen. Es ist dies das Höchste überhaupt, was dem einzelnen Menschen und dem einzelnen Volk gegeben ist, das den Menschen über den Alltag und das Volk über den Geist der Zeiten hinaushebt. Gerade deutsche Denker standen hier von jeher unter den Besten. Der Idealismus eines Kant und Fichte, Schelling oder Hegel gehört zum Wesen des Deutschen, ja zum Wesen des Deutschtums überhaupt. Denn gerade `das Volk der Dichter und Denker´ ist reich an Erbanlagen für beste und höchste Geistesleistung. Diese Anlagen dürfen auch nicht in Wirtschaft und Industrie verkümmern und verdämmern, denn unweiger-

---

[173] ibid.,S.142 ff
[174] ebenda
[175] vgl. S.156

lich ist ein Volk im Lebenskampf um die letzten und höchsten, die geistigen Güter und Leistungen unterlegen, wenn es seine Begabungen vernachlässigt und falsch einsetzt...Achtung jedem, der an rechter Stelle seine Leistung recht und ganz erfüllt. `Wir ehren den Grübler, der einsam schafft, wie den Kämpfer, der im Getriebe des Tages sichtbar steht. Wir ehren den Bauern, des Brot wir essen, wir ehren den Künstler, der um das Schöne sich bemüht. Wir ehren die Mutter an der Wiege, ehren der Frauen stilles Wirken an der Nation. Ohne Beziehung zum Ganzen aber ist alles Schaffen fruchltos´ (R.Heß) Nehmen wir diese Motto tatsächlich wörtlich, so erscheint die Interpretation nicht verwegen, daß auch Eickstedts Vorstellung einer ganzheitlichen Anthropologie darauf hinausläuft, eine Funktion im Dienste der „Volksgemeinschaft" wahrzunehmen. Dementsprechend unterschied sich auch die von Eickstedt herausgegebene „Zeitschrift für Rassenkunde" zwar in Diktion und den Feinheiten der Rassentheorie von „Volk und Rasse", war aber trotzdem der deutschfaschistischen Rassenhygiene zuzurechnen. Das Inhaltsverzeichnis ihrer Augustnummer 1935 ist dafür als Beleg angeführt: „Burgdörfer, Die neue deutsche Familienstatistik (Neubildung deutschen Bauerntums, Förderung der wertvollen erbgesunden Familien der übrigen Bevölkerungsschichten); Fischer, Rasseneinteilung und Erbanalyse; Hartnack, Bildungsorganisation im Sinne der Rassenpflege (Neuorganisation des Bildungswesens nach rassenhygienischen Gesichtspunkten); von Hentig, Zur selektiven Funktion des Strafrechts; Hillmer-Wullen, Eugenische Beobachtungen an Bewohnern der Südappalachen, Lundmann, in orientiformes Rassenelement der schwedischen Bevölkerung (Zigeunereinschlag); Ungern Sternberg, Die biologische Schwäche Westeuropas"(in letzterem Kapitel wurde die eugenische „Selbstbehauptung" der westeuropäischen gegen die „farbigen" Völker gefordert, ein Motiv, das uns in der „Rassenkunde und Rassengeschichte der Menschheit" wieder begegnen wird.) Während des Zweiten Weltkriegs beteiligten sich Eickstedt und Schwidetzky, im Unterschied zu der Mehrzahl ihrer Kollegen, nicht an der NS-Vernichtungspolitik. Sie waren noch immer vollauf mit der Auswertung der Schlesien-Untersuchung beschäftigt, mit der in ihrem Dunstkreis entstandenen „Bevölkerungsbiologie derGroßstadt", in welcher Breslau unter die rassenbiologische Lupe genommen wurde und mit der Auswertung von Eickstedts Asienexpeditionen. Immerhin erschien die „Rassendynamik von Ostasien" erst 1944. Kurzfristig wurde Eickstedt zu „kriegswichtigen" Arbeiten als Wachmann eines Industriebetriebes eingezogen. Das Ende ihrer Breslauer Zeit - Ilse Schwidetzky war 1944 Mutter geworden - muß sich für beide recht hektisch abgespielt haben. So wurde ein weiteres Buch, die „Grundzüge der Völkerbiologie", aus kriegsbedingten Gründen nicht mehr fertig. Als die Rote Armee auf das deutsche Reichsgebiet vorrückte, flohen Egon von Eickstedt und Ilse Schwidetzky unter Mitnahme eines Großteils ihrer Institutseinrichtung in die Stadt, wo Georg Schwidetzky lebte, nach Leipzig. Sie kamen beide kurzfristig an der Leipziger Universität unter, flohen aber 1946 ein zweites Mal, nachdem klargeworden war, daß in der sowjetischen Besatzungszone für ihre

Art Rassenkunde kein Platz sein würde[176] nach Mainz. Eickstedt wurde an der neu gegründeten Universität Mainz auf einen vom damaligen Rektor, Josef Schmid, eigens für ihn geschaffenen Lehrstuhl berufen, und Ilse Schwidetzky bekam eine Dozentinnenstelle. 1947 folgte ein weiterer alter Kollege aus Breslau, Walter Klenke. Diesmal hatten Eickstedt und Schwidetzy nur einen Bruchteil ihres Institutsmaterials mitnehmen können, und der Aufbau des neuen Mainzer Instituts verschlang viel Energie. Dazu kam der Vorsitz der Deutschen Gesellschaft für Anthropologie, den Eickstedt ab 1948 innehatte. In seiner Eigenschaft als Vorsitzender dieser Gesellschaft unterstützte er in einem Schreiben an die Universität Göttingen die Argumentation von Lenz, der Sallers Protest gegen dessen Nichteinstellung zugunsten von Lenz mit perfiden Argumenten gegenüber der Unileitung für absurd erklärte[177] . Auch wenn er in dieser Hinsicht einem der exponiertesten Vertreter der deutsch-faschistischen Rassenhygiene die Treue hielt, obwohl dieser ihm in der NS-Zeit nicht gerade freundschaftlich verbunden gewesen war, stellt sich doch die Frage, ob er seine eigene Kontinutitätslinie bruchlos fortsetzte. Eindeutiger erscheint dies zumindest für die Fünfziger Jahre auf den ersten Blick bei seiner Schülerin Ilse Schwidetzky. Diese gab 1950 die im Zweiten Weltkrieg nicht mehr erschienenen „Grundzüge der Völkerbiologie" heraus, die, wie im Kapitel über Ilse Schwidetzky gezeigt, in der Tradition von Eickstedts und ihren eigenen Arbeiten aus der NS-Zeit standen. Ganz im Gegensatz zu Schwidetzky publizierte Eickstedt nach dem Zweiten Weltkrieg nur noch wenig. Immerhin gab es noch drei Monographien in Buchumfang, nämlich „Atom und Psyche" (1954), „Türken, Kurden und Iraner seit dem Altertum" (1961), den fragmentarischen Bericht über eine anthropologische Exkursion Ende der Fünfziger Jahre, die Eickstedt aus gesundheitlichen Gründen hatte abbrechen müssen, und den lange überfälligen dritten Band der „Forschung am Menschen" (1963).

1952 verabschiedetete die UNESCO in zweiter Fassung ihr *Statement on Race*, welches die Gleichheit aller Menschenrassen erklärte und psychologische „Rassenunterschiede" für unsinnig befand. Es war im Wesentlichen ein Ergebnis der Erfahrungen mit dem NS-Rassenwahn und dem beginnenden antikolonialen Emanzipationsprozeß. Schon 1949 hatte auf wesentliches Betreiben des damaligen UNESCO-Generaldirektors Julian Huxley, selber ein nicht-rasssistischer Eugeniker, dem eine „fortschrittliche" Eugenik im Dienste einer allgemeinen Weltgesundheitspolitik vorschwebte, die UNESCO eine allgemeine Kampagne gegen Rassenvorur-

---

176 Als einziger Rassenhygieniker blieb Hans Nachtsheim, wenn auch nur vorübergehend, in der SBZ bzw der späteren DDR.

177 vgl. Lüddecke, Andreas, Der Fall Saller und die Rassenhygiene. Eine Göttinger Fallstudie zu den Widersprüchen sozialbiologistischer Ideologiebildung, Marbug 1995, S.95 ff

teile gestartet, welche die Grundlagen für das Statement schuf.[178] Der Text wurde von einer Reihe internationaler Humanbiologen unterzeichnet: Bergmann (Amsterdam), Dahlberg (Upsala), Dunn (New York); J.B.S. Haldane (London), Montagu (New Brunswick), Morant (London), Nachtsheim, der inzwischen von Berlin/Ost nach Paris übergesiedelt war, Zukkermann (Birmingham), Dobzhansky (New York); Julian Huxley (London). Anschließend wurde das Statement Wissenschaftlern aller Disziplinen zur Unterzeichnung vorgelegt; von den prominenten deutschen Anthropologen, die während der NS-Zeit gelehrt hatten, unterzeichnete als einziger Eickstedt..[179]. Selbst Saller verwahrte sich mit einer in seinem Fall schwer nachvollziehbaren Begründung gegen die Unterzeichnung, was später zu einer langen und polemischen Auseinandersetzung mit der Vorsitzenden des Koordinierungsrats der Gesellschaften für Christlich-jüdische Zusammenarbeit, Hannah Vogt, führen sollte, die ihm Rassismus vorwarf.[180] Mit Eickstedts Unterschrift wären prinzipiell gesehen auch seine eigene Rassenlehre aus der NS-Zeit, insbesondere die Rassenpsychologie, hinfällig gewesen, da Eickstedt selber ihre ideologischen Grundlagen negierte. Wie noch gezeigt wird, interessierte dies jedoch die in der direkten Tradition Eickstedts stehende Schwidetzky und einige ihrer Schüler herzlich wenig, wie auch Eickstedt sich wenig konsequent verhielt.

Auch Eickstedts eigene späte Einsicht ehrt ihn zwar, sie war aber nicht mit der Haltung Sallers während der NS-Zeit vergleichbar oder andererseits der späten Abrechnung Peter Emil Beckers. Hubert Walter, seinem mittlerweile emeritierten letzten Habilitanten zufolge, der, wie schon im ersten Kapitel kurz angesprochen, innerhalb der Gesellschaft für Anthropologie und Humangenetik sehr um eine rückhaltlose Aufarbeitung der NS-Vergangenheit bemüht ist, hielt Eickstedt seine Publikationen aus der NS-Zeit sorgfältig vor seinen SchülerInnen verborgen, ebenso wie Schwidetzky dies tat, die andererseits aber keine Scheu hatte, aus Werken dieser Zeit zu zitieren.

Da Seidler angibt, Eickstedt habe mit seiner Unterschrift einen realen Bruch mit seiner Vergangenheit bekundet, soll an dieser Stelle nachgeprüft werden, ob Eickstedt diesen Konsequenzen seiner Unterschrift in der eigenen späten Lehre Rechnung trug. In „Atom und Psyche“ und dem Dritten Band der „Forschung am Menschen“ knüpfte er nicht mehr direkt an seine früheren Rassenauffassungen an, dafür an die allerdings ebenfalls im ersten Band der „Forschung am Menschen“ nebulös umrissene „Quantenpsychologie“. Die Ausbreitung intelligenten menschlichen Bewußtseins wurde mit Quantensprüngen in der Physik gleichgesetzt, und die genetische Streuung des Erbguts ebenfalls mit Zufallskoeffizien-

---

[178] vgl. Kühl, Stefan, Die Internationale der Rassisten. Aufstieg und Niedergang der internationalen Bewegung für Eugenik und Rassenhygiene im 20. Jahrhundert, Frankfurt/New York 1997, S.182 ff

[179] vgl. hierzu Seidler, Horst, in:Preuschoft, Kattmann, a.a.O., S.91 ff

[180] Der entsprechende Schriftverkehr befindet sich im Besitz des Autors.

ten, wie sie aus der Quantenphysik bekannt sind, verglichen. Der Vorwurf, eine rassistische Traditionslinie fortzusetzen, läßt sich Eickstedt an dieser Stelle zwar nicht machen; jedoch beruhte der Rassismus der naturwissenschaftlichen Rassenlehren auf einer ganzen Reihe von unzulässigen Übertragungen aus der nichtmenschlichen Natur auf den Menschen: Der malthusianischen Erklärung sozialer Verhältnisse aus zyklischer Nahrungsverknappung im Tier-und Pflanzenreich, der darwinistischen Vorstellung einer überproportionalen Vermehrung der genetisch „Schlechteren" aufgrund des angeblichen Fehlens der natürlichen Selektion in der modernen Gesellschaft, der Übertragung des Evolutionsmodells aus dem Tierreich auf menschliche Ethnien, welche *verschieden* entwickelte Kulturen wie *unterschiedlich weit* entwickelte Tierarten behandelte und biologisierte sowie schließlich die Konstruktion angeblicher „Rassen" innerhalb der europäischen Bevölkerung mit einer germanozentrischen Wertigkeitsskala..[181] Das Übertragen nicht übertragbarer Verhältnisse scheint sehr tief in der damaligen Naturwissenschaft verwurzelt gewesen zu sein; auf jeden Fall mutet es schon bizarr an , daß Eickstedt nunmehr Vorstellungen aus der theoretischen Physik auf den Menschen zu extrapolieren versuchte. Bizarr, wenn auch nicht ohne Genialität, wirken auch die Vorstellungen selber; die in Manchem an Fridtjof Capra erinnern. So heißt es in „Die Forschung am Menschen III": „Aus Atomarem wurde also alles Seiende und das Lebendige. Und der Weg ist weit: Es ist der Weg des Psychischen. Es entstanden aus der autogenen Kreativität des energetischen Unums die Spiralnebel oder Milchstraßen als aufplatzende Weltensysteme und die galaktischen Kontinente und Sternenwelten als koordinative Kräftesysteme, deren atomare Strahlungsenergie das kosmische Weben und Werden dann immer weiter tragen. Strahlungsenergien sind also jeder neuen Welt Urschöpfer, und an jedem Weltenanfang steht: \`Es werde Licht.´(GenesisI,3)....Für die Rückwandlung und Zertrümmerung, dafür also, daß das All nicht schließlich zu einem einzigen ungeheuren Materiekloß wird, sorgt dann die zurückrollende Entropie und zertrümmernde kosmische Ultrastrahlung. Alles Sicherhalten bedeutet daher ein Sichwehren gegen diese beiden. Was nicht sogleich oder endlich mit allem wieder vernichtet werden will, muß gegen diese beiden angehen, und sei es wenigstens für eine kurze Zeit. Gerade das aber kann das *Lebendige*, gerade das ist vom kosmischen Werden her gesehen seine ureigenste Eigenheit und führt zur Geburt dessen, was wir Seele nennen....Wir sahen bereits, daß vom Blickpunkt des Kosmischen dasjenige, was wir *Phylogenese* nennen, nichts anderes ist als die Entfaltung der Kreativität des C-Atoms in und an dem derzeitigen Stadium unseres Planeten...Daher führt die kreative Entwicklung der C-Derivate in der Phylogenese auch zu immer feineren und differenzierteren *Trägersystemen* seiner Potentialitäten. Ihre Aufgabe ist die terrestrische Einspezialisierung, eine immer geeignetere und engere Einspezialisierung aus den energetischen Breiten und Weiten kosmi-

---

[181] vgl. Lüddecke, a.a.O.S.13-56

scher Möglichkeiten, die wir dann in ihren Hochleistungen als das Beseelte, in dessen Höchstleitungen als die Psyche bezeichnen. Das Zellsystem der höheren Organismen ist also nichts anderes als eine Hilfsapparatur von *Transformatoren des Kosmischen* für deren spezielle terrestrische Wirksamkeit."[182]

Die *unendlichen Weiten (Star Trek)*, die sich in dieser Betrachtungsweise öffnen, führen nun in der Tat weit weg von den gesellschaftlichen Realitäten, und fast entsteht der Eindruck eines gewissen Eskapismus, wie er etwa bei einem anderen Kollegen, dem gegenüber dem Nationalsozialismus einigermaßen standhaften Anthropologen Walter Scheidt zum Tragen kam, der sich nach dem Zweiten Weltkrieg mit seiner „Inbildlehre" einer schwer verständlichen, quasi esoterischen Weltsicht zuwandte, mit der er sich aus dem wissenschaftlichen Diskurs verabschiedete.

So weit ging Eickstedt allerdings nicht. Nach seiner umfangreichen kosmologischen Einleitung befaßte er sich im dritten Band der „Forschung am Menschen" in erschöpfender Globalität mit allen Formen menschlichen Denkens und menschlicher Charaktereigenschaften, Intelligenztests etc, wobei er nach wie vor die Anlagen für Intelligenz für erblich hielt.[183]

Im Widerspruch zu seiner Unterschrift unter das Statement on Race ging er auch weiterhin von erbbedingten Charakterunterschieden bei jeder Art von Menschengruppen, also auch Völkern und „Rassen" aus,[184] führte anhand des auch in der „Rassenkunde und Rassengeschichte der Menschheit" abgehandelten Stammbaums der Familie Kallikak aus, daß „Schwachsinnige" sich überdurchschnittlich vermehren würden[185] (In diesem Zusammenhang erscheint es bemerkenswert, daß die Kallikak-Familie - das Kunstwort wurde aus dem griechischen kallos=Schönheit und kakos=schlecht gebildet - nie gelebt hatte, sondern eine nachträglich Konstruktion des US-amerikanischen Intelligenzforschers Goddard war; vgl. hierzu Gould, a.a.O., S. 182 ff). Als Fazit hielt Eickstedt fest, daß genetische „Siebung" das „innere und äußere Wirken" von Völkern und Klassen beherrsche", die sich in der „Völkerbiologie" am deutlichsten in den „Extremfällen von Hochbegabtheit, Unbegabtheit und Asozialität" offenbare.[186] Das Verhalten des Menschen in der Masse schließlich betrachtete er nicht mehr so, wie in den „Grundlagen der Rassenpsychologie", sondern sprach von der „dumpfen Mordduldung", welche die Unterordnung des „professionellen Pöbels" unter den „Lenker oder Führer" darstellen würde.[187] Sein in den Abhandlungen zu Massen und Massenwahn zutage tretendes Weltbild läßt sich am ehesten als genereller, nach wie vor aristokratisch-elitärer Kulturpessimismus bezeichnen, gestützt

---

[182] Eickstedt, Die Forschung am Menschen. Teil 3. Psychologische und philosophische Anthropologie,Stuttgart 1963,. S.1558-1575

[183] ibid.,S.2263ff

[184] ebenda

[185] ibid.,S.2279

[186] ibid.,S2290

[187] ibid.,S.2474

auf diverse Größen der Psychologie und Psychoanalyse, insbesondere C.G.Jung. In seiner Typenlehre knüpfte Eickstedt hingegen an die „Grundlagen der Rassenpsychologie“ und an die Bände der „Forschung am Menschen“ aus den Dreißiger Jahren an, wenn auch in moderaterer Form und mit Reminiszenzen u.a. an Karl Jaspers.[188] In einem ausgreifenden philosophischen Rundumschlag versuchte er schließlich sein Modell der „Ganzheitlichen Anthropologie“ zum Baustein einer grundsätzlichen kosmologischen Welterklärung zu erheben. Vor diesem Hintergrund erscheint nun allerdings seine Zustimmung zum „Statement on Race“ eher als oberflächliche Good-Will-Demonstration. Dazu passen auch folgende Worte aus dem Jahre 1959: „Nicht aus Rassenkunde und Rassenwissen, sondern aus Rassenunwissen hat sich der Rassenwahn entwickelt.“. Eine Einsicht über die grundsätzlichen Verstrickungen der eigenen Wissenschaft, bzw. deren höchst unwissenschaftliches und politisch-ideologischen Vorurteils- und Herrschaftsstrukturen gezolltes Menschenbild läßt Eickstedt also nicht erkennen - trotz einer symbolischen Unterschrift.

1961 wurde Ilse Schwidetzky, bereits seit 1947 außerplanmäßige Professorin in Mainz, ordiniert und übernahm den Lehrstuhl Eickstedts, der kurz vor seiner Emeritierung noch Hubert Walter habilitierte, der zunächst eng mit Schwidetzky und ihrem Lieblingsschüler Rainer Knußmann zusammenarbeitete, sich dann aber über die Forschung am Blutserum von der morphologischen Anthropologie wie der Sozialanthropologie entfernte und später zu einem scharfen Kritiker der Traditionslinie Eickstedt-Schwidetzky entwickelte.

Eickstedt starb am 20. 12. 1965 in Mainz. Die weitere Entwicklung des Mainzer Instituts unter der Leitung von Schwidetzky wird im Schwidetzky-Kapitel dieser Arbeit abgehandelt.

Es lohnt sich, an dieser Stelle einen Blick auf die Nachkriegskarriere von Hermann Aubin zu werfen. Bereits im Wintersemester 1945/46 gelang ihm die Rückkehr in den akademischen Betrieb, und zwar an der Göttinger Georg-August-Universität, wo auch Lenz und später Heberer unterkam. Aubin übernahm eine Vertretung für Percy Ernst Schramm, der sich in amerikanischer Kriegsgefangenschaft befand. 1946 folgte er dann einem Ruf nach Hamburg, wo er den seit 1943 vakanten Mittelalter-Lehrstuhl am Seminar für Mittlere und Neuere Geschichte übernahm. Interessanterweise wurde Aubin von den Professoren Lauffer, von Einem, Pretzel, Mercklin und Schaade der Fakultät *unico loco* vorgeschlagen und sogar dringend davon abgeraten, noch weitere Gutachten einzuziehen, da dies die Berufung unnötig verzögern würde und Aubin sich dann vielleicht für eine andere Universität entschiede. Begründet wurde dies mit Aubins wissenschaftlicher Bedeutung und auch damit, daß er, was hochdotierte Lehrstühle angeht, im Nationalsozialismus wegen seines fehlenden Parteibuches zu kurz gekommen sei, ja, in der Laudatio zum

---

[188] ibid.,S.2483-2512

Amtsantritt wurde er als liberaler Gegner des NS-Systems gewürdigt.[189] Diese auffällige Klitterung des Aubin'schen Wirkens durch ihm wohlgesonnene Fachkollegen setzt sich bis heute fort. So schrieb Ludwig Petry, Aubin habe als „Alt-Österreicher" Genugtuung über den Anschluß des Sudetenlandes empfunden, bei gleichzeitiger Abscheu über dessen Vollstrecker. Tatsächlich hatte Aubin seinerzeit zu diesem Vorgang geschrieben, daß „die Tat Adolf Hitlers, die uns wie ein Wunder berührt" das Sudetenland „befreit" habe[190]. Es kann keine Rede davon sein, daß Petry als langjähriger Kollege Aubins dessen Vergangenheit aus Unwissenheit oder falscher Rücksichtnahme beschönigt habe; vielmehr ist er als Gesinnungsgenosse Aubins einzustufen. Im Jahre 1987 forderte Petry die „Wiedervereinigung von außen getrennter Volksglieder" im Zusammenhang mit Schlesien[191]. Noch 1996 bemüht sich Alfred Hartlieb von Wallthor, Direktor des Provinzialinstituts für Westfälische Landes-und Volksforschung Münster in Band VI,2 des ursprünglich von Aubin mitinitiierten Werks „Der Raum Westfalen", Aubin von jeder Nähe zum Nationalsozialismus reinzuwaschen und ihn im Übrigen als schlichtweg guten Menschen darzustellen, auch wenn er seine Rolle im völkisch- nationalistischen *Deutschen Schutzbund*[192] nicht bestreiten kann.[193] Derselbe Autor hat im Übrigen keine Probleme damit, sich in der gleichen Arbeit auf einen Vertreter der Konservativen Revolution, nämlich Hans Freyer, zu beziehen.

Der so scheinbar über jeden Verdacht erhabene Aubin gründete schon 1949 den Johann-Gottfried-Herder-Forschungsrat und das Herderinstitut in Marburg mit dem Ziel, die Ostforschung fortzusetzen. Aubin war von 1950 bis 1959 Präsident des Forschungsrats, dem unter Anderem auch Werner Essen angehörte, der schon unter dem NS-Regime Kontaktmann zwischen dem Reichsinnenministerium und der damaligen Organisation der Ostforscher, der „Nord- und ostdeutschen Forschungsgemeinschaft", NODFG, gewesen war. Aubin hatte ebenso wie sein Mitstreiter Brackmann zu den Gründern und führenden Mitgliedern der NODFG gehört, deren „Hausanthropologe" wiederum Otto Reche war. Die *Historische Kommission für Schlesien*, deren Mitglied Ilse Schwidetzky war,wurde dem Herder-Forschungsrat eingegliedert (nebenbei gesagt, mutet es dem Verf. geradezu unverschämt an, daß eine so deutschtü-

---

189 vgl. Michelsen, aa.O.,S.311 ff

190 vgl. Aubin, Hermann, Die Sudetendeutschen, in: Der Oberschlesier Nr 21, Breslau 1939

191 vgl. Johann-Gottfried-Herder - Forschungsrat (Hg.), Erinnerungen an Hermann Aubin, Marburg 1987, S.31

192 zum Deutschen Schutzbund und Aubins Rolle in diesem vgl. Ditt, Karl, Raum und Volkstum. Die Kulturpolitik des Provinzialverbandes Westfalen 1923-1945, Münster 1988, S.96

193 vgl. Wallthor, Alfred Hartlieb von, Entstehung, Entwicklung und Inhalt des Werkes „Der Raum Westfalen", in:Aubin, Hermann, Petri, Franz et al, Der Raum Westfalen, Münster 1996, S.329-359

melnde Organisation nach einem kosmopolitischen Freigeist wie Herder benannt ist).

Ab 1952 gab Aubin die „Zeitschrift für Ostforschung" heraus. Die Ostforschung, die Aubin jetzt betrieb, war den veränderten Zeitumständen angepaßt: die Konfrontation verlief für ihn nicht mehr zwischen Deutschland und seinen östlichen Nachbarn, sondern zwischen dem christlichen Abendland und Asien, bzw. Westeuropa und der Sowjetunion, Christentum und Bolschewismus. Auch hieraus wurde wieder eine historische Konstante konstruiert, die aus dem frühen Mittelalter bis in die Gegenwart reicht und den osteuropäischen Realsozialimus als Hinwendung zum „Asiatentum" erscheinen läßt. Für die jüngste Vergangenheit, d.h. die NS-Zeit, vertrat Aubin die Auffassung, daß der Nationalsozialismus im Ansatz gute Ziele hinsichtlich seiner antibolschewistischen Ausrichtung vertreten hätte, die von Pilsudski richtig erkannt worden wären, und daß diese erst später, nicht zuletzt auch aufgrund mangelnder Kooperationsbereitschaft des Westens, in „unterdrückenden Imperialismus" umgeschlagen wären. Aubin zufolge wäre es besser gewesen, wenn sich Frankreich und Großbritannien mit dem nationalsozialistischen Deutschland und Polen gegen die Sowjetunion verbündet hätten. Von einem Parteigänger nationalsozialistischer, oder besser gesagt, großdeutsch-expansionistischer Ostpolitik mit rassistischen Zügen wandelte er sich so stromlinienförmig zu einem Frontmann des Kalten Krieges, womit er in der Adenauer-Republik fruchtbaren Boden fand.[194] Vor der Fischer-Kontroverse waren derartige Positionen innerhalb der damals überwiegend konservativ, teilweise nationalkonservativ ausgerichteten und an der Aufarbeitung der NS-Zeit noch wenig interessierten bundesdeutschen Geschichtswissenschaft durchaus nichts, das als anrüchig empfunden wurde. Von 1953 bis 1958 war Aubin Vorsitzender des *Verbandes der Historiker Deutschlands*, wodurch er auch nach der Emeritierung 1954 ein sehr einflußreicher Vertreter der Zunft blieb. Auf dem Historikertag in Trier vom 25. bis 27.09.1958 war er es, der gegen die soeben gegründete *Deutsche Historiker Gesellschaft* (DHG), in der sich die SED-nahen DDR-HistorikerInnen zusammengeschlossen hatten (bzw zusammenschließen mußten) eine Unvereinbarkeitserklärung verlas, mit welcher die organisatorische Trennung der Fachorganisationen in beiden deutschen Staaten besiegelt wurde - eine Art geschichtswissenschaftsinterne Hallstein-Doktrin. Wiewenig Aubin dabei von Selbstkritik geprägt

---

194 vgl. Aubin, Hermann, Abendland, Reich, Deutschland und Europa, in: Schicksalsfragen der Gegenwart. Handbuch politisch-historischer Bildung, hg. vom Bundesministerium für Verteidigung/Innere Führung, Bd. 1, Tübingen 1957, S.29-63 sowie Aubin, Hermann, Petry, Ludwig, Petri, Franz, Hermann Aubin. Grundlagen und Perspektiven geschichtlicher Kulturaumforschung und Kulturmorphologie (Festschrift), Bonn 1965, S.537-796, insbes.790 ff, wo der nationalsozialistischen Eroberungspolitik in Osteuropa hehre und durchaus legitime Absichten unterstellt werden; man beachte auch die Ausführungen zur schlesischen Siedlungsgeschichte..

war, offenbart sich durch die Tatsache, daß er die Unvereinbarkeitserklärung mit der zweifellos massiven Ausrichtung der DDR-Geschichtswissenschaft auf politische Zwecke begründete - gerade, als ob er selbst davon frei gewesen wäre.[195]
Aubin bemühte sich auch um das berufliche Fortkommen seiner alten Kollegen aus der NS-Zeit.
So hatte er Gotthold Rhode mit nach Hamburg genommen, der 1952 bei ihm habilitierte, 1954 Mitarbeiter am Herder-Institut in Marburg wurde und 1957 eine Professur für Osteuropäische Geschichte in Mainz antrat, also der Universität, an der Eickstedt und Schwidetzky arbeiteten sowie Aubins Kollege Ludwig Petry[196]. Auch Trillmich wurde von Aubin nach Hamburg geholt, bevor er an die PH Alfeld/Leine wechselte.Grundmann wurde nach langem Hin und Her, das auf den Einspruch der englischen Militäradministration zurückging, schließlich durch Aubins massive Einflußnahme 1950 Direktor des Altonaer Museums.
Ebenso hatte schon 1947 Walter Kuhn Aubins Fürsprache einen Lehrauftrag für Volkskunde an der Hamburger Universität zu verdanken. 1954 wurde ihm am historischen Seminar eine außerordentliche Professur für ostdeutsche Siedlungsgeschichte und Volkstumsforschung auf den Leib geschneidert, auf der er sich vor allem mit der schlesischen Siedlungsgeschichte befaßte. Nach seiner Emeritierung 1968 wurde die Stelle nicht wieder besetzt. Die klassische Ostforschung starb größtenteils mit ihren alten Vertretern aus.

Auch den Kontakt zu Eickstedt und Schwidetzky pflegte Aubin weiterhin; er führte zu einem wissenschaftlichen Kooperationsprojekt im Rahmen der schon erwähnten Westfälischen Forschungen.
Schon vor seiner Breslauer Zeit hatte Aubin zu den Initiatoren eines bis in die Neunziger Jahre fortgesetzten interdisziplinären Forschungsprojekts gehört, das unter dem Namen *Der Raum Westfalen* bekannt wurde. Im Rahmen der besonders von der Regierung Luther-Stresemann angestrebten Reichsreform war es zu Spannungen zwischen den Provinziallandtagen Hannover und Westfalen gekommen, die in der Ausstellung „Niedersachsen - Land, Volk, Wirtschaft" kulminierten, die vom 16. bis 27 September 1928 in Hannover stattfand. Hannöversch-niedersächsische Territorialforderungen auf Kosten Westfalens wurden hier unverblümt deutlich. Zu den „Abwehrmaßnahmen" von westfälischer Seite gehörte der Plan des Landesrats in der westfälischen Provinzialverwaltung, Ernst Kühl, eine Arbeitsgruppe von Wissenschaftlern unterschiedlicher Fachgebiete damit zu beauftragen, anhand landeskundlicher und geographischer Untersuchungen die Eigenständigkeit und Zusammengehörigkeit Westfalens zu untermauern. Zu diesem Zweck wurde

[195] vgl. Michelsen, aa.O., S.315 ff
[196] zu Petry vgl. die Internet-Homepage „Das Mainzer Ludwig-Petry-Institut und seine Verbindungen in die Grauzonen zwischen CDU und Rechtsextremismus, http://www.nadeshda.org/bib/petry.html

1929 ein Provinzialinstitut für westfälische Landeskunde gegründet. Mit Hermann Aubin, den er aus einer gemeinsamen Zeit beim Deutschen Schutzbund kannte und der als früherer Leiter des Instituts für geschichtliche Landeskunde der Rheinlande für diese Aufgabe prädestiniert erschien, fand Kühl den Partner, den er brauchte. Schon Aubins Dissertation (1911) hatte der westfälischen Verwaltungsgeschichte gegolten, habilitiert hatte er sich 1920 zum Thema „Entstehung der Landeshoheit nach niederrheinischen Quellen“.[197] Auch nach seinem Ruf nach Breslau arbeitete Aubin äußerst tatkräftig an den Westfälischen Forschungen mit und war 1931 Mitherausgeber des ersten Bandes von „Der Raum Westfalen“. Bereits 1932 erschien der ursprünglich als Band III geplante zweite Band, der ursprüngliche Band II ein Jahr später. Während in der Ostforschung im engeren Sinne volkskundliche Fragen und eine von biologistisch-bevölkerungsdynamischen Vorstellungen beeinflußte Kulturraumforschung ausschlaggebend blieben, setzte sich bei den Westfälischen Forschungen sehr schnell eine wirtschaftsgeographische Ausrichtung durch. Es ging um die Erfassung des ökonomischen Potentials und der Infrastruktur einer Region, einerseits, um weiterhin ihren autochthonen Charakter im Sinne der „Landesfähigkeit“ im Rahmen künftiger Strukturreformen zu begründen, andererseits um die Inwertsetzung agrarischer und peripherer Teilgebiete für künftige Industrieansiedlungen planen zu können.

Interessant erscheint die Tatsache, daß schon seit 1928 anthropologische und eugenische Untersuchungen im Rahmen des Raumwerks stattfanden, die von Eugen Fischer und Hermann Muckermann durchgeführt wurden. Zurück gingen diese in erster Linie auf NSDAP-Westfalen Nord-Geschäftsführer Heinrich Glasmeier, einen späteren SS-Offizier. Aus Geld- und Personalmangel fanden sie jedoch keine Fortsetzung.[198]

Für das NS-Regime waren die Westfälischen Forschungen von begrenztem Interesse. Einerseits liefen sie der von ihnen vorgenommenen Gaueinteilung zuwider, andererseits waren sie hinsichtlich ihrer Forschungsergebnisse doch von Wert. So wurden sie, abgesehen vom Ausschluß mehrerer jüdischer und katholischer Mitglieder aus den Kommissionen des Provinzialistitutes, von den Nazis nicht wesentlich behindert, aber bei weitem nicht so nachhaltig gefördert wie in der Spätphase der Weimarer Republik. Der Förderung kam die vorbehaltlose Zusammenarbeit Kühls mit den neuen Machthabern entgegen.Während des Zweiten Weltkrieges kamen die Forschungen zum Erliegen.

In der jungen Bundesrepublik Deutschland fand das Werk dann, von Anfang an unter wesentlichem Einfluß Aubins, der seinen früheren Breslauer Mitarbeiter Herbert Schlenger in den Kreis der Herausgeber einbezog, seine Fortsetzung, zunächst mit dem vierten Band, der sich mit Volkstum und Siedlungsgeschichte befaßte.Auch hierbei waren konkrete politische Absichten ausschlaggebend.

---

[197] vgl. hierzu Wallthor, a.a.O.

[198] Ditt, a.a.O., S.76 ff

Der Artikel 29 des Grundgesetzes sah die Gliederung des Bundesgebietes in Länder „unter Berücksichtigung der landsmannschaftlichen Verbundenheit, der geschichtlichen und kulturellen Zusammenhänge, der wirtschaftlichen Zweckmäßigkeit und des sozialen Gefüges" vor. Für konservative Kreise in Münster und Paderborn, deren Repräsentant Kühl war, erschien damit die Vorstellung verlockend, durch einen wissenschaftich untermauerten Nachweis einer „Landesfähigkeit" Westfalens ein eigenes Bundesland Westfalen ohne das traditionell sozialdemokratisch geprägte Ruhrgebiet aus der Taufe zu heben. Aus diesen Plänen wurde zwar nichts, die Forschungen wurden aber dennoch fortgesetzt. Ditt zufolge kam die Kontinuitätslinie des „bürokratisch geleiteten westfälischen Regionalismus"[199]Anfang der Sechziger Jahre zum Erliegen. Die weiteren Westfälischen Forschungen setzten sich fort als ein nicht mehr von konservativer Ideologie und konkreten politischen Interessen geprägtes interdisziplinäres Werk , welches Alltagsgeschichte, Geographie, Kulturraumforschung und Volkskunde in für die historische Landesforschung teilweise beispielhafter Weise verbindet. Die modernen Veröffentlichungen des Provinzialinstituts arbeiten insbesondere auch die NS-Vergangenheit Westfalens und die Geschichte des Raumwerks selber auf. Einer der letzten Beiträge, die noch auf den Einfluß Aubins zurückgingen, waren hingegen die in Analogie zu den Schlesien-Untersuchungen durchgeführten anthropologischen Forschungen zu Westfalen, die von Ilse Schwidetzky und Hubert Walter vorgenommen wurden und durch den Kontakt Aubin-Eickstedt zustande gekommen waren. Sie wurden in „Der Raum Westfalen" Band V, 1 publiziert. Dieses Werk ist im Kapitel dieser Arbeit, das sich mit Schwidetzky befaßt, rezensiert. Zu Aubin ist noch zu sagen, daß er sich in seinem Spätwerk mit mittelalterlicher Sozialgeschichte im Rahmen modernisierungstheoretischer Ansätze beschäftigte. Diese Studien lassen nichts mehr von den ideologischen Wurzeln dieses Mannes erkennen[200].

Bevor wir zur Entwicklung des Mainzer Instituts unter Schwidetzkys Leitung und Schwidetzkys weiteren Aktivitäten kommen, folgt zunächst eine eingehende Abhandlung der grundlegenden Werke Eickstedts zur Rassentheorie aus den dreißiger und vierziger Jahren, anhand derer die zentralen Begrifflichkeiten dieser Theorie und ihre Bezüge zur NS-Rassenpolitik und darüberhinaus zur politischen Ideologiebildung generell deutlich werden. Notwendigerweise ist diese sehr umfangreich, geht es doch darum, durch eine kritische Rezension von Eickstedts Hauptwerken ihre Bedeutung für den Gesamtkontext nachzuzeichnen.

---

[199] ibid., S.383 ff

[200] vgl. hierzu Aubin, Hermann, Ennen, Edith, Kellenbenz, Hermann, Mayer, Theodor, Metz, Friedrich, Miller, Max, Schmithüsen, Josef, Beiträge zur Wirtschafts- und Stadtgeschichte. Festschrift für Hektor Amman, Wiesbaden 1965

# 4. Kapitel: Eickstedts Hauptwerke aus der NS-Zeit

1934 erschien ***Die Forschung am Menschen,*** ursprünglich unter dem Obertitel Rassenkunde und Rassengeschichte der Menschheit, eine überarbeitete Fassung in verschiedenen Lieferungen als work-in-progress-Veröffentlichung 1937-43.
Das vom Stuttgarter Ferdinand Enke-Verlag herausgegebene Werk hat ein Volumen von 1512 Seiten.
Es gliedert sich in drei Hauptabschnitte, und zwar

*I. Einführung und Grundbegriffe*
*II.Die Geschichte der Forschung am Menschen*
*III. Die Arbeitsweise der ganzheitlichen Anthropologie*

In seinem Vorwort umriß Eickstedt sein Anliegen folgendermaßen:
„Das vorliegende Werk stellt ein Lehrbuch des Gesamtgebietes der vergleichenden Lebenskunde der Hominiden, der **Anthropologie** dar, der `dritten Biologie' im seit **Haeckel** gebräuchlichen Dreiklang der Wissenschaft vom Belebten (Botanik, Zoologie, Anthropologie) . Es ist zunächst nach unseren üblichen Aspekten des Belebten gegliedert, also nach Lebensgestalt, Lebensabläufen und Lebensverhaltungen"..."Der einigende Gesichtspunkt wird dabei durch den Begriff der lebendigen **Ganzheit** gebildet, also des Aufeinanderbezogenseins der Aspekte, Antriebe, Organe und Teile eines Organismus, die erst im **gemeinsamen** Zusammenwirken die jeweils gesetzten Lebensaufgaben bewältigen können. Den Wirkantrieb setzt die seelische Form (im aristotelischen Sinn), die materielle Verwirklichung in die Gegenwelt hinein ermöglicht die körperliche Form und Ausstattung. Diese beiden, der **Wirkimpuls** und das **Wirkhilfsmittel**, sind also aufeinander abgestellt und abgestimmt und geben erst gemeinsam und als Ganzheit dem Organismus seine Lebensmöglichkeit und seinen Lebenssinn." [201]
Mit Rekurs auf die seit der frühesten Philosophie verbreiteten Vorstellungen, die Seele bilde sich ihren Körper, stellte Eickstedt den Begriff der **„Lebendigen Ganzheit"** [202]aus Leib und Seele in den Mittelpunkt, die Trennung in morphologische, physiologische und psychologische Aspekte sei als Täuschung unserer Sinne abzulehnen und könne nicht Ausgangspunkt wissenschaftlicher Forschung am Menschen sein. Da der Begriff der Ganzheit nicht nur auf das isoliert beschriebene Individuum, sondern auf Indivduengruppen, Ähnlichkeiten zwischen diesen und letztlich auf die gesamte Menschheit bezogen sei, ergäbe sich zwangsläufig die Einteilung in „Biotypen", d.h. Typengruppen, „also die Entwicklungs- und Alterstypen, die Lokal- und Gautypen, die Jugend- und Altersstufen, die

---

[201] Eickstedt, Egon Freiherr von, Die Forschung am Menschen, Stuttgart 1937-43, S. III
[202] ibid

Körperbautypen, Urzeitschichten, Konstitutionen, Völker und Rassen."[203] Demzufolge könne Anthropologie nur als **„Gruppenwissenschaft“** [204]begriffen werden. Die Psychologie sei integraler Bestandteil der Anthropologie, und Eickstedt äußerte in diesem Zusammenhang den Standpunkt, daß sich durch die Integration der Psychologie in eine Natuwissenschaft analog zur Quantenphysik demnächst eine Quantenpsychologie entwickeln werde, wobei er nicht erläuterte, was darunter vorzustellen sei.

In seiner Einleitung konstatierte Eickstedt, daß die Anthropologie als Wissenschaft vom Menschen schlechthin bis heute in der wissenschaftlichen Welt eine marginale Rolle spiele, obwohl doch nach Protagoras der Mensch das Maß aller Dinge sei. Dies läßt sich geradezu als Leitmotiv Eickstedts auffassen; wie wir noch sehen werden, wiederholt er diese verhaltene Klage permanent in fast allen seiner größeren Werke. Die bisher übliche, fragmentarische, nur auf Teilsapekte des Menschlichen bezogene Forschung bezeichnete Eickstedt als „Flucht vor sich selbst“[205]. Er nahm einen weitgespannten, stark schematisierenden Abriß der bisherigen Wissenschaftsgeschichte vor, die er mit der griechischen Antike beginnen ließ. Letzterer konstatiert er eine ausgeprägte Ganzheitlichkeit, die sich dann in atomisiertes Denken auflöste. Das menschliche Denken und Handeln selbst wird als bei ihm als „rassisch“ bedingt aufgefaßt. Seit dem Klassiszismus sei die ganzheitliche Sichtweise wiedererstanden, die sich aber im Zuge der Romantik wieder aufgelöst und ins Vage und Subjektive aufgelöst habe. Als Anliegen seines Werkes umriß Eickstedt die Darstellung einer ganzheitlichen Anthropologie, die von ins Einzelne führenden Spezialgebieten wie Philosophie, Zoologie, Medizin, Völkerkunde und Kulturgeschichte abgegrenzt werden müsse.[206]
Diese „Ganzheitsanthropologie umfasse einerseits die **„morphologische, physiologische** und **psychologische** Gruppenkunde der Hominiden“[207], andererseits „deren Wandel im **geographischen Raum** *und* in den **historischen** Zeitabläufen.“[208] Aus diesem Ziel der Erfassung aller menschlichen Lebensabläufe folgt nach Eickstedt die Zukunftsforschung als Fortsetzung der Ursachenforschung und als nächster Schritt die Umgestaltung des menschlichen Alltags durch die Erkenntnisse der Anthropologie[209]. Damit war für Eickstedt die Anthropologie nicht nur die Wissenschaft vom Menschen schlechthin, von der alle anderen Humanwissenschaften nur Teilaspekte seien, sondern zugleich eine Sinnstiftung oder gar politische Vorgabe für die alltäglche Lebensgestaltung, eine Hy-

---

[203] a.a.O., S.III ff
[204] ibid
[205] a.a. O.,S.4; vergl. S.8 ff
[206] a.a.O., S.8
[207] ibid
[208] ibid
[209] ibid unten

bris, die er mit Haeckel und all seinen Kollegen von Schallmeyer bis Günther gemein hatte.
Wie schon der in religiösen Vorurteilen und einem engen Zeithorizont befangenen Geisteswelt des christlichen Mittelalters gab Eickstedt gefühlsmäßigen Hemmungen, die allen Hominiden gemein wären, die Schuld an einer mangelnden Auseinandersetzung des Menschen mit sich selbst. Darunter verstand er eine intensive und ehrliche Reflektion über die Wurzeln von menschlicher Denk- und Lebensweise, die von ihm als erbbiologisch bedingt aufgefaßt wurden, sodaß dieses Nachdenken des Menschen über sich selbst für ihn also per se ein Sich-Befassen mit erbbiologischen Vorgängen beinhaltete. Da magisch-animistische Gesellschaften die Bedeutung des Erbguts nicht zu ergründen in der Lage waren, müßten wir „mit Fug und Recht auf anthropologische Ansätze in allen Primitiv- und Halbkulturen verzichten."[210] Damit existierten für Eickstedt anthropologische Deutungsansätz also von Vornherein nur innerhalb moderner Gesellschaften zum Einen und biologistischer Erklärungsmodelle zum Anderen. Ähnlich wie Lenz, wenn auch nicht in einer solch extremen Zuspitzung wie dieser, denunzierte er somit alle nicht an Rassenkonzeptionen oder Vererbungslehren festgemachten Menschenbilder als Formen der Selbsttäuschung, oder, wie er es nannte, „Selbstflucht".
Lassen wir ihn selbst zu Wort kommen: „Praktische Wissenschaft, nette, kleine, klingende Handwerkerei, findet immer in Selbsttäuschungen und Selbstentschuldigungen Auswege. Aber die großen Erkenntnisse jenseits des Alltags werden von Masse, Mode und Zeitgeist meist gefürchtet. Und selten ist die begrenzte Spannweite eines einzelnen Kopfes, wie der Geist von Gemeinschaften in der Lage, diesen selbstgeschaffenen und dann doch übergeordneten Wertsetzungen und Mächten zu entrinnen. Im Gegenteil: der Einzelne sucht sie gewöhnich, denn sie sind bequem....bei vielen wächst heute das Erkennen, daß der Mensch und sein Schicksal, daß der Lebensweg des einzelnen und der Aufstieg der Völker zu einem guten Teil von biologischen Tatsachen, von der `Rasse´, mitbestimmt werden." Dieses biologistisch-deterministische Menschenbild, daß in seinem despektierlichen Sich- Abheben vom Geist der „Masse" zudem elitär geprägt war, unterscheidet sich in seiner Vortragsweise von der Darstellung eines Lenz oder Günther zumindest durch seinen moderateren Tonfall. „Mitbestimmt" beinhaltet etwas Anderes, als der Lenz´sche Totalitätsanspruch oder sein Rückbezug auf den „Mythos" bzw die fraglose Voraussetzung von unverrückbar feststehenden Rassetypen bei Günther. Diese feinen Unterschiede werden uns noch näher beschäftigen. Indes waren es nur die methodische Herangehensweise und das wesentlich präzisere und scheinbar empirischere Herausarbeiten der vorgefundenen Ergebnisse, in denen sich Eickstedt von seinen unter scheinbar wissenschaftlichem Anspruch rein demagogisch arbeitenden Kollegen unterschied. Zudem war er als Nicht-Genetiker methodisch weniger gebildet

---

[210] a.a.O, S.9

als Lenz und Fischer, womit er sich eher dem morphologischen Eklektizismus eines Günther annäherte, nur eben, wie gesagt, viel moderater. Einen quasi missionarischen, auf jeden Fall gesellschaftserzieherischen Anspruch vertrat auch er, ging es ihm in seinem Buch doch darum, „die sittliche und geistige Folgerung aus dem Dargelegten“ [211] zu ziehen. Aus der Rassenkunde als beschreibend-systematisierender Humanbiologie folgte nach Eickstedt die „Volkskörperkunde“, die sich über Rassenentstehung und Beschreibung des aktuellen Ist-Zustandes hinaus mit „Auslese und Siebung in Schichten und Gauen“[212] zu befassen habe. Mit dieser „Siebung“ hat es eine besondere Bewandnis; sie ist einer der Schlüsselbegriffe in Eickstedts gesamter Forschung und Lehre. „Siebung“ beinhaltet, daß sich in sozialen Gruppen, die durch eine bestimmte gemeinsame Lebenslage, etwa Beruf oder Wohn- und Ernährungsweise gekennzeichnet sind, die Erbanlagen einer Teilgruppe nach den Mendelschen Regeln und dem Prinzip des „Survival of the Fittest“ folgend durchsetzen, wobei nicht bloße Auslesefaktoren, sondern in hohem Maß auch Umwelteinflüsse und statistische Varianzbreiten ausschlaggebend sind. (Zur Genese des Begriffs „Siebung“ und seiner Abgrenzung zur reinen Selektion vergl. die Ausführungen d.Verf. auf Seite 35 ff dieser Arbeit.) . Dieses zunächst plausibel erscheinende Modell läuft nach Eickstedt darauf hinaus, daß gesellschaftliche Schichtung kein Ergebnis ökonomischer Verhältnisse, sondern eine Frage des Erbguts ist. Wie wir noch sehen werden, lebt diese Vorstellung, die an die ältesten apologetischen Gesellschaftsmodelle des Sozialdarwinismus anknüpft, bis heute fort. Die daraus folgende Konzeption, nämlich die biologistische Rechtfertigung von Herrschaft, bewegte sich bei Eickstedt durchaus auf der Höhe der Zeit, d.h. im Rahmen nationalsozialstischer Blut-und-Boden Ideologie: „Das Sein des Menschen mit Ahnen und Herkunft einerseits und mit Boden und Heimat andrerseits“ bedeutete für ihn „die unmittelbare Erdverbundenheit und biologische Schicksalsverflochtenheit auch der Rassen und Völker selbst.“[213]

Diese „Tatsachen“ vorausgesetzt, nahm Eickstedt nun eine Darstellung seiner Rassenkonzeption vor, die er im zweiten Kapitel seines voluminösen Werkes unter der Überschrift „Wesen und Gliederung des Rassenbegriffs“ einigermaßen erschöpfend ausbreitete. Von den Prämissen ausgehend, daß Kultur und Lebensart des Menschen durch biologische Gesetzmäßigkeiten bestimmt seien und sich die menschliche Kultur in „Volkskörpern“ [214]äußere, klärte er zunächst die morphologischen Begrifflichkeiten. Wenn von Formen die Rede ist, meint dies Eickstedt zufolge nicht nur ein bloßes Erscheinngsbild. Innerhalb der als biologische Gesamtheit begriffenen Rasse sah er den „Begriff des blutsverbundenen

---

[211] Eickstedt, a.A.O., S.11

[212] ibid

[213] ibid

[214] vergl. zu diesen Sachverhalten Eickstedt, a.a.O., s.11-13

Volkstums, des 'Volkskörpers'"[215] als die kleinere, aber wichtigere Einheit an.
Somit folgte er einerseits einem phänotypischen, an Hautfarbe, Gesichtsform, Schädellänge etc festgemachten Rassenmodell, stellte aber andererseits das Volk als (imaginäre) Fortpflanzungsgemeinschaft in den Vordergrund, womit er zugleich den Brückenschlag von der typisierenden Rassenkunde zur Rassenhygiene vornahm. Was nun die erstgenannte Rassentypisierung anging, stellte er heraus, daß biologische Klassifikationen nichts anderes seien als „Zweckmäßigkeitsbehelfe",[216] die nicht mit einer objektiv vorhandenen Realität verwechselt werden dürften. In diesem Zusamenhang distanzierte er sich deutlich von älteren anthropologischen Rassendefinitionen, die an Haut- oder Haarfarbe, Längen-Breiten-Index des Schädels etc praktisch alles festmachen wollten. Wenn er auch die morphologische Rassendefinition vertrat, so tat er dies im Unterschied wiederum zu Günther doch nicht bis zum Exzeß. Stellte Günther Rassentypen auf, ohne deren Herleitung irgendwie zu belegen[217], verfocht Eickstedt im Gegenteil - allerdings nur theoretisch - die Notwendigkeit einer besonderen Empirie. Aufgrund kultureller Faktoren müsse, so Eickstedt, die Klassifikation der Menschen von der der Tiere scharf unterschieden werden.[218] Eine eindeutige und endgültige Klärung des Rassenbegrffs beim Menschen, die noch getroffen werden müsse, war nach Eickstedts Erachten notwendig, um der Anthropologie ihre wissenschaftliche Reputation als „dritte Biologie" neben Zoologie und Botanik zu verschaffen[219]. Beim Vergleich der Bastardisierung von Tieren und Menschen stellte er fest, daß alle Menschen einer Art angehörten. Seine hieraus abgeleitete Schlußfolgerung, das Aussterben prähistorischer Homo-sapiens-Formen sei als evolutionäres Sich-Durchsetzen einer Art, nämlich des rezenten Menschen zu verstehen, entspricht freilich in der von Eickstedt geäußerten Form zumindest nicht dem heutigen Wissensstand. „Möglicherweise erklärt gerade die beschränkte Fortpflanzungsfähigkeit der Artbastarde das nur geringe Weiterbestehen der Merkmale des europäischen Neandertaler-Urmenschen in der Jetztmenschenzeit." [220] Im Kontrast hierzu ging sein verfemter Kollege Karl Saller von einem allmählichen Übergang des Neandertalers in den Jetztmenschen aus, wofür er als Beleg Funde in der Karmel-Höhle in Galiläa anführte.[221] Der spätere Stand der Forschung sollte Saller hier recht geben; viel entscheidender und in unserem Zusammenhang interessanter ist aber die Tatsache, daß die Auswertung der Karmel-Funde die Vorstellung voneinander getrennter und am äußeren Erscheinungsbild festgemachter Menschenrassen

---

215 ibid.,S.17

216 ibid

217 vgl. Saller, Karl Felix, Eugenische Rundschau, Archiv für soziale Hygiene und Demographie,Bd.III, Heft 3 Berlin 1928

218 vgl. hierzu Eickstedt, a.a.O., S.20 ff

219 ibid, S.22 ff

220 ibid.,S.25

221 vergl. Saller, Karl Felix, Leitfaden der Anthroplogie, Berlin 1930, S.148 ff.

als kaum noch haltbar erscheinen ließ. Die Ergebnisse fasste in den Sechziger Jahren einer der weltweit angesehendsten Nachkriegsanthropologen, nämlich der aus Armenien stammende US-Amerikaner Theodosius Dobzhansky, folgendermaßen zusammn: „Nun sind in einigen Höhlen des Karmel-Gebirges in Galiläa die Reste einer Anzahl von Individuen entdeckt, die in ihren Merkmalen von einem Neandertaler bis zur modernen Ausbreitungsform des Menschen reicht. Sicherlich bedeutet das nicht, daß der moderne Mensch in Palästina aus dem Neandertaler entstand....Es ist viel wahrscheinlicher, daß Palästina zu dieser Zeit von einer Population bewohnt war, die etwa in der Mitte zwischen beiden Rassen stand. ...Es ist dieser kontinuierliche...Genfluß zwischen den benachbarten Familiengruppen, Stämmen, Nationen und Rassen, welcher die biologische und evolutive Einheit der Menschheit in einer einzigen biologischen Art aufrechterhält....Die menschliche Art war schon eine solche Einheit, bevor sie erkennbar menschlich wurde. Rassen dagegen sind nicht - und waren es niemals - klar definierte biologische Größen. Der Genfluß zwischen menschlichen Populationen macht Rassengrenzen mehr oder weniger undeutlich...Je mehr Rassen man aufstellt, umso mehr verfilzen sich ihre Grenzen.“ [222]- Auch wenn Eickstedt zugab, daß es sich bei Rassentypisierungen um Konstrukte als Behelf der wissenschaftlichen Arbeit handelte, so sah er diese doch als den Versuch an, Realität wiederzugeben. Der entscheidende Schritt, die Aufgabe eines am äußeren Erscheinungsbild festgemachten Rassenbegriffs zugunsten einer biologischen, an nachweisbaren Erbmerkmalen orientierten und nicht mit rassistischen Charakterstereoptypen behafteten Menschenbeschreibung[223] machte er nicht mit - wie auch, mußte sie doch allen seinen Intentionen zuwiderlaufen, wie wir noch sehen werden.

Zurück zur „Forschung am Menschen“. Eickstedt begriff den „Rassentypus des Menschen“ als „keineswegs gedacht.“, sondern „sichtbar und greifbar in den Einzelheiten von Körperform und Verhaltensweisen.“[224] Damit haben wir bereits, neben dem Begriff der „Siebung“, einen weiteren Kerngedanken des Eickstedt´schen Rassenbegriffes: Verhaltensweisen gehören zu den Erbmerkmalen, also auch zu den Rassenmerkmalen. Infolgedessen vertrat er die Notwendigkeit einer „Rassenpsychologie“. Im Unterschied zu dem auf starre Rassentypisierungen fixierten Günther und in Übereinstimmung mit Saller und Merkenschlager ging Eickstedt davon aus, daß „Rassenmerkmale“ in hohem Maße dynamisch und nur sehr schwer zu bestimmen seien, im krassen Gegensatz zu Letztgenannten vertrat er aber die Existenz einer „nordischen“ Rasse. Diese wurde wiederum nicht, wie bei Günther, quasi in Adaption an das Klischeebild vom blonden Wikinger beschrieben, sondern nur als mühevoll

---

[222] Dobzhansky, Theodosius, Vererbung und Menschenbild, München 1966, S.102 ff

[223] Um Mißverständnissse zu vermeiden: Auch dieses Rassenbild ist, wie im ersten Kapitel dieser Arbeit behandelt, inzwischen überholt.

[224] Eickstedt, a.a.O., S.31

rekonstruierbar aus unterschiedlichsten, nicht immer im Einklang stehenden Merkmalen. „Es gibt ein Problem der Merkmalswertigkeit. Denn einzelne von ihnen finden sich nur bei einer einzigen Rasse und stehen daher beim Bestimmen einer solchen an erster Stelle, während andere weit über die Verbreitungsgebiete verschiedener Rassen hinwegfließen und nur einen geringen, oder u.U. überhaupt keinen Unterscheidungswert aufweisen. Der Gradmesser für das Abschätzen eines solchen sog. taxonomischen Unterscheidungswertes ist dabei der Vergleich. Wo sich beispielsweise Nordische mit Osteuropiden mischen und verzahnen, ist das Merkmal Blondhaar ohne differentialdiagnostischen Wert, aber umso mehr die Nasenform; stehen aber Nordische und Mediterrane in Frage, so liegen die Verhältnisse umgekehrt. Merkmal ist also ein relativer Begriff mit verschiedenem Wertgehalt.......auch darin äußert sich die Notwendigkeit eines kritischen ganzheitlichen Denkens, das Merkmale, Rassen und Populationen nicht als starre Größen, sondern als gegenseitig aufeinander bezogene lebendige und wirksame Ganzheiten ansieht."[225]

*Hierin drückte sich wohl das Wesentliche des Eickstedt'schen Denkens aus: Grundsätzlich wandte dieser die rein phänotypisch-morphologische Rassentypisierung an, wobei er auch das Konstrukt einer „nordischen Rasse" als gegeben voraussetzte. Im Unterschied besonders zu Günther betonte Eickstedt aber permanent die Wichtigkeit einer differenzierten Betrachtungsweise mit größtmöglicher empirischer Genauigkeit einerseits und die biologische Vielschichtigkeit, insbesondere auch Wandlungsfähigkeit des Erbmaterials selber. Damit bewegte sich Eickstedt zumindest weniger stark im Bereich rein ideologisch konstruierter Rassentheorien. Andererseits war er als genetischer Laie angreifbarer als Lenz, Fischer und Verschuer, welche die morphologische Rassenlehre mit der Genetik in Übereinstimmung zu bringen versuchten, was teilweise nur unter krassen ideologischen Verbiegungen der Mendelschen Gesetze möglich war.*

Die biologisch-populationsgenetische Rassentheorie war zu diesem Zeitpunkt noch nicht entwickelt, sondern allenfalls in Ansätzen sichtbar, für die in Deutschland vor allem die Namen Saller und Merkenschlager stehen. Herr Eickstedt läßt sich wohl kaum dafür kitisieren, daß er mit dem phänotypisch-morphologischen einen anthropologischen Ansatz vertrat, der zu seiner Zeit vom internationalen Stand der Forschung noch nicht wesentlich abwich, wenn er auch der konservativere der damaligen Ansätze war. Die andere, erbgangsbezogene Richtung dachte schon in Populationen und Genen, ohne das menschliche Genom aber eigentlich zu kennen. Dies führte zu teilweise abenteuerlichen Konstruktionen, wie Tabellen, in denen der Erbgang blauer Augen oder der „jüdischen" Nasenform als dominant oder rezessiv vererblich durchkonjugiert wurden, nichtdestotrotz wandte sich der erbgangsbezogene Ansatz von der starren Typenbezogenheit der klassischen Morphologie ab.

Während diese beiden Schulen weltweit die fachlichen Auseinandersetzungen in der damaligen Anthropologie prägten, sieht es mit der „nordi-

---

[225] ibid., S33

schen Rasse“ anders aus, war diese doch eindeutig ein ideologisches Konstrukt, dessen Existenz außerhalb des Diskurses der deutsch-faschistischen Rassenlehre nicht anerkannt wurde.
Anknüpfend an Gobineaus [226] und Chamberlains [227] Vorstellungen einer „arischen Rasse“, die für Gobineau als die Hauptträgerin menschlicher Kultur angesehen wurde ( er ging hierbei so weit, zu unterstellen, alle nicht-semitischen antiken Kulturen seien das Ergebnis „arischer“ Absiedlungen)[228], waren es Ploetz und Lenz gewesen, die in den letzten Jahren vor dem Ersten Weltkrieg innerhalb der Gesellschaft für Rassenhygiene den „nordischen Gedanken“ besonders gepusht und hierbei mehrere logenartige „nordische“ Geheimgesellschaften und Bünde gegründet hatten [229]. Letzteres vollzog sich außerhalb des Wissenschaftsbetriebes, und auch wenn die Entwicklung einer eigenen Lebensführung nach rassenhygienischen Prinzipien bei diesen Bünden im Vordergrund stand, so waren es doch zugleich auch deutsch-völkische politische Kaderorganisationen.
Die Vorstellung einer „nordischen Rasse“ wurde weitgehend von Ploetz, Lenz und später Günther geprägt und schon 1927 von Saller im wesentlichen widerlegt[230]. Mit der Annahme einer „nordischen Rasse“ (später „nordid“ genannt) verhielt sich Eickstedt also absolut konform zu Lenz und Günther, wobei er jedoch nie von einer „arischen Rasse“sprach, da er den Begriff „Arier“ nur im etymologisch richtigen Sinne für die historischen Indoiraner der Bronze- und Eisenzeit gebrauchte.
Was hingegen die Vielschichtigkeit des Erbmaterials, die biologische Varianzbreite etc anging, stimmte Eickstedt eher mit Saller überein.
Andererseits wandten sich auch Lenz und Fischer gegen einen allzu starr-morphologischen Typenbegriff. Der genetische Ansatz war potentiell dazu in der Lage, die alte Rassenlehre über den Haufen zu werfen, was später auch geschah. In den Zwanziger und Dreißiger Jahren war es erstaunlicherweise ausgerechnet Saller, der in der klassischen, empirisch-morphologischen und im Prinzip vordarwinistischen Schule Ranke-Martin stand, der als einziger deutscher Anthropologe diese Konsequenzen sah und den Begriff der „nordischen Rasse“ restlos zertrümmerte, um zu einer ethnisch gemischten „deutschen Rasse“ als populationsgenetisches Teilisolat in der europäischen Bevölkerung zu kommen. Die

---

[226] vgl. Gobineau, Joseph Arthur Comte de, und Schemann, Ludwig (Hg.), Versuch über die Ungleichheit der Menschenracen vom Grafen Gobineau, Stuttgart 1898

[227] vgl. Chamberlain, Houston Stewart, Die Grundlagen des 19.Jahrhunderts, München 1899 ; über die Rolle Chamberlains als Vermittler von Gobineaus Ideen in Deutschland vgl. Weindling, Paul, Health, race and German politics between national unification and Nazism, 1870-1945, Cambridge 1989, S.52, S.107, S.135 ff

[228] vgl. Gobineau, a.a.O., S.283

[229] vgl. Lüddecke, Andreas, Der Fall Saller und die Rassenhygiene, S.48 ff

[230] vgl. Saller, Karl Felix, Die Entstehung der „nordischen Rasse“, in: Zeitschrift für die gesamte Anatomie, Bd. 83, München 1927

genuinen Erblichkeitstheoretiker Fischer, Lenz und Verschuer hingegen unternahmen alles, um diese Konsequenzen des erbgangsbezogenen Ansatzes zu negieren und stülpten ihm gewissermaßen den morphologischen Rassenbegriff über, der nun durch die oben geschilderte „Mendelei“ morphologischer Merkmale genetisch untermauert werden sollte.

Das Spannungsverhältnis einiger zentraler Aussagen der genannten Protagonisten ist hier kurz wiedergegeben.

***Saller:***
***Es gibt keine nordische Rasse. Rassen sind etwas Dynamisches. Rassentypen sind abstrakte Idealbegriffe. Es gibt nicht nur phänotypisch sicthbare Rassenmerkmale, und manche Merkmale sind über geographische oder religiös beinflußte Lebensgewohnheiten oder soziale bzw.religiöse Inzucht und allgemeine Umwelteinflüsse bedingt.***

***Eickstedt:***
***Die nordische Rasse existiert. Rassen sind etwas Dynamisches. Rassentypen sind Konstrukte, haben als rekonstruktionen von realität aber ihr Substrat in der Wirklichkeit. Rasse läßt sich nur an phänotypischen Merkmalen festmachen. Nicht das soziale Sein überlagert und prägt Rassenmerkmale, sondern genetisch bedingte Siebung bestimmt die soziale Zusammensezung der Gesellschaft.***

***Lenz:***
***Die nordische Rasse existiert. Rassen mischen sich zwar ständig, sind aber in sich nicht sehr wandlungsfähig; Bastaridiseirung ist hier im allgemeinen von Nachteil. Rassentypen sind Realität.Rasse läßt sich an phänotypischen und genotypischen Merkmalen festmachen, diese sind aber weitgehend deckungsgleich. Verhaltensweise, soghar Ansichten und Standpunkte sind rassisch bedingt.***[231]

***Günther:***
***Die nordische Rasse existiert und ist allen anderen unbedingt überlegen. Rassen sind etwas Starres, Unwandelbares.***
***Rassentypen werden buchstäblich so genommen, wie sie theoretisch definiert sind. Eine biologisch-empirische Überprüfung des Erbgeschehens findet nicht statt.***

Von besonderer Wichtigkeit ist bei Eickstedt der Begriff der Variabilität. Klar erkannte er, daß Erbmerkmale bunt im Gesamtgenpool gestreut sind. Daraus leitete er ab, daß sich ihre Verteilung anhand der Gauß'schen Fehlerkurve darstellen läßt, welche eine Berechnung der Va-

---

[231] vgl. Lenz, Fritz, in: Baur, Erwin, Fischer, Eugen, Lenz, Fritz, Grundriß der mensclichen Erblichkeitslehre und Rassenhygiene (Eugenik), Bd. II, München 1931, S.89 ff.

rianzbreite bzw Merkmalshäufigkeit ermöglicht[232]. Beim Menschen erschien ihm die Tatsache besonders wichtig, daß auffallend starke Variationen in Kindheit und Alter, die hormonell bedingt sind, die „Rassenunterschiede“ überlagern. Daraus leitete er aber nicht etwa ab, daß „Rassenunterschiede“ von keiner zentralen Bedeutung seien, sondern schloß vielmehr, eine Rassentypisierung sei nur dann sinnvoll, wenn Individuen im Alter von 20 bis 50 Jahren zum Vergleich herangezogen würden und der Schwerpunkt auf Männer gelegt würde, da nur diese die eigentliche Rassennorm darstellten, während Frauen lediglich als „Abweichung“ [233]aufzufassen seien.

Ebenso ging er davon aus, daß die Natur selbst auf einen Standardtypen abziele, was ihr aber nicht immer gelinge. Varianten waren so als eine Art Schönheitsfehler zu begreifen[234]; und was diese Kombination aus Sexismus und projizierender Wahrnehmung angeht, stellt sich bereits hier die Frage, was Eickstedts ständige Betonung empirischer Genauigkeit in der Praxis wert sein soll[235].

Umwelteinflüsse sah er, im Gegensatz zu Saller, als kurzfristige Störfaktoren an, nicht aber als prägend für die Rassen, die vielmehr im Wesentlichen, trotz großer Wandlungsfähigkeiten, von Anfang an durch ihr Erbgut determiniert seien. „...ohne Form keine Erscheinung, ohne Rassenform keine Rassenpsychologie, ohne Formgebundenheit keine historischen Wirkungen, keine räumlichen Beziehungen, keine entwicklungsgeschichtlichen Kräfte und Wandlungen“.[236]

Die äußere Form bestimmte für Eickstedt also alles Weitere; dies kann gleichsam als zentraler Glaubenssatz einer phänotypisch-morphologischen Rassendefinition aufgefaßt werden.

Eickstedts ***Begriffsbestimmung der Rasse beim Menschen*** stellt hingegen sozusagen idealtypisch den Kerngedanken des Rassismus an und für sich dar.

Auf Seite 40 heißt es: **„Rassen sind natürliche zoologische Formengruppen innerhalb der Hominiden, deren Angehörige eine mehr oder minder kennzeichnde Vereinigung von normalen und erblichen Merkmalen der Gestalt und Verhaltensweise zeigen.“**

---

[232] vgl. Eickstedt, a.a.O., S.37 ff

[233] ibid., S.36

[234] ibid., S.37 ff

[235] Die Gleichsetzung ethnischer Erscheinungsbilder mit Geschlechsstereotypen hat in der Anthropologie eine lange Tradition; wir werden ihr bei Schwidetzky und Knußmann wieder begegnen.Im deutschen Sprachraum geht sie zurück auf den schon im ersten Kapitel erwähnten Gustav Klemm, der noch nicht von „progressiven“ und „primitiven“, sondern „aktiven“ (männlichen) und „passiven“ (weiblichen) Rassen sprach; vgl. Klemm, Gustav: Allgemeine Culturgeschichte der Menschheit, 10 Bd., Leipzig 1843-53, Bd.1+2

[236] Eickstedt, a.a.O. ,S.40

Daß es Mentalitätsunterschiede zwischen verschiedenen Ethnien gibt, wird niemand im Ernst bestreiten wollen. Die Gleichsetzung von Gestalt und Verhaltensweise, die Eickstedt hier vornahm, kennzeichnete Letztere jedoch als Bestandteil der Biologie und als erblich bedingt. Damit werden Mentalitäten zu „Rassemerkmalen", was dann eben auch eine „Rassenpsychologie" und eine „Biologische Bevölkerungspolitik" rechtfertigt. Den in dieser Hinsicht bis heute bestehenden Kontinuitätsstrang werden wir bei Schwidetzky und Knußmann noch verfolgen können.

Der Sammelbegriff **„Rasse"** umfaßte für Eickstedt drei Formen:
1) Die *Genrasse* oder den *Anlagenkreis*, eine größere Gruppe von Menschen mit ähnlich gerichteten Erbanlagen und mehr oder minder zusammenhängender geographischer Verbreitung; mit anderen Worten die „Rasse" im moderneren, populationsbezogenen Sinne .
2) Die *Formrasse* oder Rasse schlechthin, synonym *Regionalrasse* oder *Systemrasse*, eine Gruppe „äußerlich ähnlicher Menschen mit gemeinsamen erblichen Formmerkmalen."[237]
3) Die *Volksrasse*, synonym *Volkskörper, Zeugungskreis, Vitalrasse* oder Volk schlechthin.

Dieser Unterteilung schließt sich eine langatmige etymologische Herleitung des Rassenbegriffs im Sprachgebrauch verschiedener Völker an, wobei Eickstedt eine Abkunft vom arabischen ras für wahrscheinlich hielt[238]. Was die vorgenommene Begriffsklärung angeht, erscheint bemerkenswert, wie unbeschwert Eickstedt „Vitalrasse", „Volkskörper" und „Volk" gleichsetzte. Der Begriff der „Vitalrasse" beinhaltete ursprünglich die Bevölkerung eines Landes im Sinne einer biologischen Fortpflanzungsgemeinschaft, gleichzeitig als ein Kollektiv, das den gleichen geoklimatischen Lebensbedingungen, den gleichen Krankheitskeimen usw ausgesetzt war. Dieser Terminus hatte somit eigentlich mit einer Einteilung der Menschheit in verschiedene Menschenrassen gar nichts zu tun, war aber ein Kernbegriff der Erbhygiene, der es um die „Gesundhaltung" dieser vermeintlichen „Vitalrasse" von Erbschäden ging. Vor dem ideologischen Schulterschluß mit sozialdarwinistisch-hierarchisierenden Rassentheoretikern vom Schlage eines Chamberlain, Ziegler oder auch dem schon erbgangsbezogenen Fischer war infolgedessen auch nur von „Rasse*hygiene*" die Rede, die „Rass*en*hygiene" , die Eugenik, Rassentheorie und „nordischen Gedanken" miteinander verband, war bereits ein Kind dieser, für die Genese nationalsozialistischen Gedankenguts prägenden Verbindung. Innerhalb der Rassenhygiene war nun anstelle der „Vitalrasse" zumeist vom „Volkskörper" die Rede, da der

---

237 ibid.S.46

238 ibid., S.41-44 und 46; vgl. zu diesem Thema die Ausführungen im ersten Kapitel sowie Brunner, Otto, Conze, Werner, Koselleck, Reinhart, Geschichtliche Grundbegriffe. Historisches Lexikon zur politisch-sozialen Sprache in Deutschland,Bd.5, S.135 ff

Begriff „Rasse“ anderweitig belegt war. Der Begriff eines „Volkskörpers“ ermöglichte es außerdem, als fremd empfundene Elemente, wie Juden oder Roma, quasi als Parasiten oder Bakterien zu betrachten, die aus dem Volkskörper zu eliminieren seien. Daß Eickstedt diese gegensätzlichen Begriffe, ohne auf ihre unterschiedlichen Ursprünge und funktionellen Bedeutungen einzugehen, parallelisierte, zeugt von einem hohen Maß an Indifferenz bzw auch intellektuell-abstrahierender Alltagsferne, die bei ihm durchaus eine ideologische Funktion erfüllt haben dürfte. Werden nämlich inhaltliche, auch fachliche Gegensätzlichkeiten auf dem Wege der Terminologie sozusagen hinwegharmonisiert, stellen sich einerseits keine Fragen nach dem eigenen Selbstverständnis, andererseits lassen sich ideologische Behauptungen als wissenschaftlich objektive Tatsachen darstellen und auch in die Nach-NS-Zeit hinüberretten.

Die Umbenennung der *Gesellschaft für Physische Anthropologie* in *Gesellschaft für Rassenforschung* im Jahre 1937 wurde von Eickstedt im Ernst als ausschließlich wissenschaftlichen Erkenntnissen, hauptsächlich im Sinne seines „Ganzheitlichkeitsbegriffs“, Rechnung tragend angesehen[239] Hierzu muß allerdings gesagt werden, daß Eickstedt seinerzeit gegen die Umbenennung protestiert hatte, und an anderer Stelle schrieb er: „ 1937 folgte (die Gesellschaft für Physische Anthropologie) dem Wiedereinbruch des alten französischen Volksrassenbegriffs und nannte sich ´Gesellschaft für Rassenforschung´.“[240], wobei sich schon eine, wenn auch äußerst verhaltene Kritik findet.
Seine einzige in diesem Zusammenhang vorgetragene Kritik an der NS-Rassenhygiene bezog sich jedoch nur darauf, daß fälschlicherweise von Rassenfragen gesprochen wurde, wenn biologische Bevölkerungspolitik gemeint sei[241].
In Abgrenzung einerseits zur Typenaufteilung Denikers, der noch sehr lokale ethnische Gruppen als Rassen bezeichnete und etwa der Verwendung des Begriffs Negride für alle dunkelhäutigen Afrikaner [242]systematisierte Eickstedt den Begriff der Rasse (i.e. Formrasse oder Rasse schlechthin) folgendermaßen[243]:

1) als übergeordnete Einheiten *Rassengruppen*, d.h. die Zusammenfassung verwandter oder ähnlicher Rassen im Sinne einer Subspezies des Homo sapiens (die moderne Anthropologie geht nicht davon aus, daß es beim Homo sapiens Subspezies gibt, s.o. bei Dobzhansky)

2) *Rassengürtel*, das meint die Häufigkeit enger verwandter Rassen entsprechend weltgeographischer Verteilungszonen, so der „Gürtel der

---

[239] vergl. ibid.,S.45
[240] ibid.,S.130
[241] ibid.
[242] vgl.ibid., S.47
[243] zum Nachstehenden vgl. S.47 ff.

Blondhaar- und Braunhaarrassen, die mit den südlichen Langkopfrassen die europide Rassengruppe bilden."[244]

3) *Sammelformen*: Formale Einordnung unterschiedlicher, aber scheinbar ähnlicher Typen, wenn die Unterscheidungskriterien noch unklar sind.

4) *Lokalformen*, also „Gautypen" und Stammenspopulationen mit Inzest.

5) *Übergangsformen oder Zwischenrassen*: Rassen, die eine biologische und morphologische Einheit bilden, in ihren Merkmalen aber zwischen den extremeren Merkmalspaaren benachbarter Rassengruppen stehen. Als Beispiel führte er hier Osteuropide an, deren Augenform zwischen westeuropäischem Rundauge und Mongolenfalte angesiedelt sei sowie Äthiopide mit einem zwischen weißem (inkusive mediterranidem und orientalidem) und schwarzem Hauttypus liegenden Pigment[245].
Daß seit Anbeginn der Menschheitsgeschichte eine permanente Rassenveränderung stattgefunden hat, war für Eickstedt unstrittig. „das heißt aber nichts anderes, als daß auch schon in den älteren und ältesten Zeiten die einzelnen biologisch verwandten Menschengruppen neben- und miteinander lebten, sich verzahnten und vermischten und auch die Übergangsformen oder Zwischenrassen und selbstverständlich auch immer zahlreiche Mischlinge entstanden. Die Vorstellung eines Stammbaums für den Weltformenkreis von Homo sapiens .....ist daher durchaus unbiologisch. Stammbusch wäre schon besser...Und so haben wir auch in zeitlicher Tiefe Übergänge von Entwicklungsschicht zu Entwicklungsschicht und haben Zwischenrassen und Mischlinge zwischen den verschiedenen Schichten, die in ihren Einzelgruppen nicht gleichzeitig aufhören, sondern progressive Formen in den reichen Nährräumen und zurückgebliebene und verdrängte in den dürftigen Gebieten zeigen.....Es gibt selbstverständlich auch keine 'Mischrassen', das wäre ein Widerspruch in sich: es gibt vielmehr logischerweise nur Rassenmischung oder Mischbevölkerung...Das ist in den Kontaktgebieten der großen Rassengruppen der Fall, und wir haben dann keine harmonisierte Rassenform, sondern disharmonische junge Bastardpopulationen (Mischlingsbevölkerungen) vor uns."[246]
Eickstedt ging also von einer ebensolchen Vielschichtigkeit und Varianzbreite menschlicher Ethnien aus wie Saller, Merkenschlager oder später Dobzhansky, nur deutete er diese gänzlich anders. Neben der Ablehnung sogenannter „Bastardisierung", die er mit Fischer teilte, war beim ihm entscheidend, daß er von „Rassenschichtung" ausging, d.h., er teilte Rassen hierarchisierend ein, jedoch nicht in Form einer senkrechten Pyramide mit „Nordischen" oder „Ariern" an der Spitze wie Lenz, Günther oder Gobineau, sondern durch eine Unterscheidung in verschiedene

---

[244] ibid., S.48
[245] vgl. ibid., S.56
[246] ibid., S..52

Entwicklungsstufen. Schlüsselbegriff sind bei ihm „Progressivität“ und „Primitivität“[247].
Die Einführung von *Rassenschichten* war für Eickstedt eine grundsätzlich von *Rassentypen* zu unterscheidende Größe: Je nach der Häufigkeit von Mutationen und der generellen Entwicklungsgeschwindigkeit unterschied er zwischen „primitiven“ und „progressiven“ Rassen. Die „primitiven“ Rassen mit der geringsten Varianzbreite des Erbguts innerhalb der Rasse und einer insgesamt retardierten Weiterentwicklung wurden in ihren Merkmalen als die Tieren am Ähnlichsten wirkenden Menschenrassen, die „progressiven“ als am weitesten davon entfernt angesehen. Parallel dazu sei auch „Kindhaftigkeit“ der erwachsenen Form bei „Primitiven“ am stärksten und bei „Progressiven“ am schwächsten ausgeprägt. Es wird uns nicht überraschen, daß „Nordische“ und „Dinarier“ bei den „Progressiven“ ganz oben stehen.
„Damit“, so kommentierte Eickstedt, „stellt sich neben unsere frühere vertikale Gliederung in leibseelische Rassen noch eine horizontale Gliederung in leibseelische Entwicklungsschichten.“[248]
Dies habe nichts mit Verwandtschaft der „Primitiven“ untereinander zu tun; vielmehr seien diese die „Altschichten“ der einzelnen Rassengruppen (diese Rassenlehre geistert bis heute durch diverse Lexika; vergl. etwa S.321 ff. im Bertelsmann-Lexikon, Stuttgart 1994), also die den Urformen ähnlichsten Bestandteile der jeweiligen Gesamtgruppe. Untereinander würden die „Primitivrassen“ auf vergleichbarer Stufe stehen, wie etwa Weddide (Wedda[249], Negritos[250], Tamilen) und Palämongolide (verschiedene Völker Südostasiens und der Philippinen). Auch Saller sprach bezüglich dieser Gruppen von „niederen Rassen“; das Spezifische bei Eickstedt ist ihre Zuordnung als „Altschichten“ zu den „Rassengruppen“. „Daher kehren bei diesen....Primitivrassen die kindlich-runde Nasenkuppe, die steile Kinderstirn, kleines fliehendes Kinn und kleiner untersetzter Körperbau am Kongo wie in Indien und Hinterindien wieder. Was aber neben diesen Merkmalen eines erreichten Entwicklungsstadiums verbleibt, zeigt die Zugehörigkeit zu den großen Rassenkreisen der Negriden, Mongoliden und Europiden, und es wäre sehr überflüssig, ja sogar falsch, hier noch eine Reihe von Splitterformen außerhalb der großen Rassenkreise zu unterscheiden und das Bild der natürlichen Gliederung der Menschheit zu verwischen.“[251] begründete Eickstedt sein Schichtungsmodell und betonte ausdrücklich, daß es eine abstammungsgeschichtliche *Wertigkeit* beinhalte.

*Die Rassenhierarchisierung erfolgte im Unterschied zu Lenz also nicht anhand psychologisierend-ethisch-wertender und teilweise mythologisieren-*

---

[247] ibid., S.52 ff
[248] Eickstedt, ibid.S.53
[249] Ureinwohner Sri Lankas
[250] Ureinwohner der Andamanen
[251] Eickstedt, a.a.O., S.53

*der Zuweisung von Charaktereigenschaften an morphologisch bzw teils auch genetisch definierte Gruppen*[252]*, sondern durch die Einteilung nach tatsächlich beobachteten, allerdings synthetisch systematisierten morphologischen Merkmalen und deren Zuordnung zu Gliederungssystemen in verschiedenen Großgruppen.*

Die „Primitivrassen" teilte Eickstedt wiederum nach zwei Kriterien ein, denen der ontogenetischen und phylogenetischen Primitivität. „Der individuelle Entwicklungsprozeß", argumentierte Eickstedt, sei bei „ontogenetisch Primitiven" früher „als bei den übrigen Rassen beendet, und wir haben eine **infantile** Rassenretardation vor uns."[253] Bei Aborigines und Palämelanesiden (Papuas) läge hingegen phylogenetische Retardation, d.h. Theromorphismus=Tierähnlichkeit vor[254]. Eickstedt ging in diesem Zusammenhang so weit, Fotos eines Aborigines, eines südindischen Panyer und eines jungen Gorillas nebeneinanderzustellen.[255]
Unter den Kapitelüberschriften „Fragen der Rassenterminologie", „Der Weg zu einer exakten Namensgebung" und „Ein positiver Vorschlag" klärte Eickstedt schließlich noch einmal Besonderheiten der Nomenklatur ab, um hiermit den Abschnitt „Wesen und Gliederung des Rassenbegriffs" abzuschließen. Hierauf lohnt es sich etwas genauer einzugehen, ist doch die Einhaltung und durchgängige Verwendung einer bestimmten Terminologie eines der Indizien, an denen sich die Zugehörigkeit zu einer bestimmten Schule oder Traditionslinie in der Wissenschaft festmachen läßt. In unserer weiteren Betrachtung wird die Frage nach einer Kontinuität der Eickstedtschen Lehrinhalte an drei Herleitungsmustern festgemacht sein: 1) personelle Kontinuitäten
2) was für ein Rassenbegriff wird verwendet, deckt sich dieser mit der oben gegebenen Definition,
3) was für eine Terminologie wird gebraucht?

Entscheidend an der Eickstedtschen Terminologie, genauer gesagt, der wissenschaftlichen Trivialnomenklatur, die er sowohl der Alltagsnomenklatur als auch den exakten lateinischen Bezeichnungen gegenüberstellte, ist die durchgängige Verwendung der Endsilbe -id (Mongolide, Europide, Negride etc) in Anlehnung u.a. an Eugen Fischer als Bezeichnung für die geographischen Rassen[256], um diese von den Völkern oder Kulturkreisen (Mongolen, Europäer) unterscheiden zu können. Grundsätzlich wird eine lateinische oder latinisierte zoologische Nomenklatur bevorzugt, wobei es dem Verfasser allerdings erlaubt sei, anzumerken, daß die Form

---

252 Was diesen Komplex angeht, vgl. meine eigenen Ausführungen in: Der Fall Saller und die Rassenhygiene, S.50-56

253 Eickstedt, a.a.O., S.55

254 ibid., S.56 ff

255 ibid., S.57

256 ibid, S.58

„nordid“ auf einen eher lockeren Umgang mit der lateinischen Sprache schließen läßt. Im
Unterschied hierzu bezeichnet die Endsilbe -oid eine rein phänotypische Rassenähnlichkeit, ohne daß tatsächliche Zugehörigkeit vorliegt (vgl. hierzu die verschiedentlich bis heute übliche Bezeichnung von Trisomie-21-Kranken als „mongoloid“). Die Endung -iform (mongoliform, negriform) bezeichnet phänotypische Übereinstimmung als individualerbliche Besonderheit. Damit sah Eickstedt Phänomene wie das Auftreten von Kraushaar bei Angehörigen nichtafrikanischer Völker oder Hakennasen bei Menschen ohne kaukasische Vorfahren im Gegensatz zur oben dargestellten modernen populationsgenetischen Auffassung, die solche Merkmale als Beleg für die allgemeine Durchlässigkeit des menschlichen Erbflusses wertet, als individuelle Mutation bzw deren Weitergabe in einer direkten Familienerbfolge an. Die Endung -isch bezeichnet die Zugehörigkeit zu einem Lebensraum, einem Kulturkreis oder einer Nation (europäisch, französisch), schließlich meint die Endsilbe -imorph die Zugehörigkeit zu einer gleichen Entwicklungsschicht im Sinne von „Primitivität“ oder „Progressivität“ über die „Rassengrenzen“ hinweg. Für Mischformen schlug Eickstedt die Verwendung eines dazwischengesetzten Malzeichens vor, etwa: „ Homo nordicus X dinaricus“. Als kennzeichnende Rasse für die Rassengruppen der Europide, sog. forma typica, seien die „Nordiden“ anzusehen, deren exakte zoologische Bezeichnung Homo sapiens europaeus Linne´ 1758 lauten würde. Auch innerhalb einer gemischten Population, wie sie für Völker typisch sei, gäbe es eine Forma typica, so für das deutsche Volk die nordische[257], für das polnische hingegen die osteuropide Rasse[258].
Bemerkenswert erscheint die Tatsache, daß Eickstedt die sog. moral insanity, also die Vorstellung „geborener Verbrecher“ annahm, die in Anlehnung an den italienischen Anthropologen Cesare Lombroso anhand phänotypischer Merkmale feststellbar sei (sog. Kriminalphysiognomie)[259]. Zit.: „Ebenso ist es selbstverständlich, daß `der´ Verbrecher verschiedene anthropologische Maße und Häufigkeitsziffern in verschiedenen Ländern und Populationen geben muß, denn er ist, wie alle Typen, die wir hier besprechen, eine Funktion von Volk und Rasse.“ Als kriminalphysiologische Merkmale führte Eickstedt an: „kleiner Schädel mit fliehender Stirn, langes Gesicht mit großen Augenhöhlen und massigem Unterkiefer, wenig Bart und viel Haupthaar, krumme Nase, Schielen, Stottern, schiefe Zähne, Mißbildungen der Genitalien, Nervenschwäche, geringe körperliche und seelische Empfindlichkeit,, Linkshändigkeit und Vorliebe für Tatauierungen. Am Ohr ist ihm (Lombroso, der Verf.) auch das Darwinsche Höckerchen und besonders die Henkelohrform verdächtig.“ [260]In

---

[257] obwohl er Merkmale als „nordid“ bezeichnete, sprach Eickstedt von der „nordischen“, nicht der „nordiden“ Rasse

[258] Eickstedt, ibid., S.63 ff

[259] ibid., S.103 ff

[260] ibid.; S.105

diesem Zusammenhang wies Eickstedt auf die daraus folgende, morphologisch ausgerichtete Kriminalpsychiatrie hin, verwehrte sich gegen eine Gleichsetzung „kriminalphysiognomischer" mit „primitiven" Merkmalen und konstatierte: „Der richtige Kern liegt darin, daß primitive und pathologische Mißbildungen teilweise - nur teilweise - auch gleichen biologischen Wirkkräften entspringen und daher Überschneidungen im Gebiete an sich primitiver Merkmale - fliehendes Kinn und fliehende Stirn - auftreten."[261] Dies wurde von Eickstedt mit Fotos von „Verbechertypen" „dokumentiert".[262] Wenn Gesichtsausdrücke von gewalttätigen Berufsverbrechern im Schnitt von einer angenommenen gesellschaftlichen Durchschnittsnorm abweichen, ist dies notwendigerweise keine biologische Größe. Daß etwa die Tätigkeit eines Lohnkillers im Laufe seines Lebens eine andere Pysiognomie prägt als die eines auf den romantischen Liebhaber spezialisierten Schauspielers, bedarf wohl keiner näheren Erläuterung. Die Tatsache, daß bei BewohnerInnen von Elendsvierteln alle möglichen Schönheitsfehler oder gesundheitlichen Defekte stark gehäuft vorkommen, läßt sich durch ihre Lebenslage erklären, während die Vorstellung einer Kriminalphysiognomie das genaue Gegenteil macht, nämlich die gesellschaftliche Außenseiterrolle biologisiert.
Die Kriminalphysiognomie, die von Saller, wie überhaupt die Vorstellung eines „geborenen Verbrechers", auf das Schärfste zurückgewiesen wurde[263], war von Lombroso seit 1870 vertreten und im Übrigen schon auf der für die Popularisierung der Rassenhygiene bzw. damals überwiegend noch Rassehygiene entscheidenden Internationalen Hygiene-Ausstellung in Dresden 1911 behauptet worden[264]. Schon damals hatte man die Asylierung und im Zweifelsfalle Sterilisierung Betroffener gefordert, vor allem in Verbindung mit Trunksucht.[265] Im Dritten Reich sollte dieses Gedankengut verhängnisvolle praktische Auswirkungen haben. Beim Reichssicherheitshauptamt gab es seit 1942 ein kriminalbiologisches Institut[266], geleitet von Prof.Dr.Robert Ritter, das mit der Selektion von Gefangenen nach kriminalphysiologischen Gesichtspunkten beauftragt war. Besonders häufig kam diese seit 1940 im Jugend-KZ Moringen zur Anwendung[267]. Ritter, seit November 1936 von der DFG mit der „Zigeuner- und Asozialenforschung" beauftragt, war einer der furchtbarsten unter den furchtbaren Wissenschaftlern des Dritten Reiches. 1940 schrieb er in

[261] ebenda
[262] ibid., S.104
[263] vgl. Saller, Karl Felix, Einführung in die menschliche Erblichkeitslehre und Eugenik, Berlin 1932, S.195
[264] vgl. hierzu Kattmann, Ulrich, Seidler, Horst, Rassenkunde und Rassenhygiene, in: Praxis Geschichte Nr.6, 1989, S.4
[265] ebenda
[266] zur Gründung des Instituts wurde die Absicht erklärt „Ein Archiv aller asozialen und kriminellen Sippschaften innerhalb des Reichsgebiets" anzulegen und „an der Erbbestandsaufnahme des deutschen Volkes" mitzuwirken. vgl. Volk und Rasse, 17. Jahrgang 1942, S.59
[267] vgl. Vogt, Hannah (Hg.), KZ Moringen, Göttingen 1980

einem Arbeitsbericht für die DFG: „Die Zigeunerfrage kann nur dann gelöst werden, wenn das Gros der asozialen und nichtsnutzen Zigeuner-Mischlinge in großen *Wanderarbeitslagern* gesammelt und zur Arbeit angehalten und wenn die weitere Fortpflanzung dieser *Mischlingspopulation* endgültig unterbunden wird."[268] NSDAP-Rassenamt und GESTAPO waren so angetan von Ritters Arbeiten, daß er im Winter 1941/42 zu einer Konferenz hinzugezogen wurde, auf der man die Ersäufung von 30.000 Roma im Mittelmeer erwog.[269]
Bis zum 23.März 1943 erfasste Ritter 21 498 Sinti und Roma erbbiologisch, die meisten davon als KZ-Insassen, die dem Tode entgegensahen.[270]
In Anknüpfung an die Kriminalphysiologie leitete Eickstedt zur Berufstypologisierung über, wobei er zunächst feststellte, daß die Bedeutung des Faktors „Rasse" hier oftmals schwierig sei.[271]
Dennoch ging er von der grundsätzlichen Bedeutung genetischer „Siebung" als Kriterium der Berufswahl aus, stellte Fotos von deutschen „Berufstypen" neben Abbildungen von „Berufstypen" bei Termiten und bezeichnete den Gesellschaftsaufbau als biologischen Prozeß[272].
Interessant erscheint die Wertung, die er hinsichtlich der extremen Ausprägungen von Konstitutionstypen bei Sportlern vornahm: „Zunächst ist der Sportsmann als solcher ein Typus, der sich vom Mittel der übrigen Bevölkerung durch stärkeren Brustumfang und stärkere Muskulatur untercheidet, also in vorteilhafter Richtung. Das 'Sportsmädel' zeigt dagegen Verschiebungen ihrer Proportionen in Richtung auf Vermännlichung..."[273], womit eine „sowohl individuell als auch für das Volksganze ungünstige Verschiebung" [274]stattfände. Am Ende stellte Eickstedt, darin durchaus zutreffend, fest: „Im Grunde genommen handelt es sich also bei den Sportstypen weder um Umwelt und Rasse, sondern um eine körperliche Auslese, eine Auswahl der geeigneten Individuen für bestimmte körperliche Höchstleistungen."[275], was, abgesehen vom mangelnden Bezug auf den Faktor Training, eine banale Feststellung bleibt. Anknüpfend an die Typenauslese bei Sportlern, extrapolierte Eickstedt diese weiter zu einer biologischen Auslese bei „Berufstypen" im Generellen, die aber mit den allgemeinen Konstitionstypen verschränkt sei.[276]
Anschließend wurde eine Übersicht über den weltweiten Stand der anthropologischen Wissenschaft gegeben und in der Folge die Entwicklungsgeschichte der Anthropologie

---

268 vgl. Müller-Hill, Benno, Tödliche Wissenschaft, Hamburg 1984, S.17 ff
269 ibid., S.20
270 ibid., S.22
271 Eickstedt, a.a.O., S.105 ff
272 ibid., S.100 ff
273 ibid., S. 107
274 ibid, S108
275 ibid.,S.110
276 ibid, S.111

seit den Anfängen dargestellt. Scharf kritisierte er, in der immanenten Logik seiner „ganzheitlichen Anthropologie" mit ihrem biologistischen Menschenbild, das „Auseinanderfallen" von Humanbiologie, Psychologie, Ethnologie, Prähistorie und Volkskunde[277], da dieses einen „natürlichen biologischen Wissenschaftskreis" zerreiße[278].
Ebenso bedenklich erschien ihm die Tatsache, daß in der Paläanthropologie bis in die Ur- und Frühgeschichte hinein Kulturgeschichte und Evolutionsgeschichte nicht getrennt wurden, dies, auf die aktuelle Anthropologie bezogen, aber sehr wohl stattfände. Selber forderte er eine Verbindung dieser Richtungen ,die aber keine bloße Vermengung mit geringer Trennschärfe sein dürfe.[279] Vielmehr stehe die „Erforschung des Menschen selbst in der Erfassung seiner biologischen Gruppen"[280] im Mittelpunkt, woraus sich dann alle weiteren Aspekte menschlichen Lebens und Verhaltens als „Ausdrucksformen seiner natürlichen Ganzheit"[281] erklären ließen, demzufolge also, bei Fortbestehen von Kultur- und Geschichtswissenschaften, sich letztlich alles aus der menschlichen Biologie erklären läßt. Aufgrund der unterschiedlichen Bedeutungen von „Genrasse", „Volkskörper" und „Formrasse" sei eine Verschmelzung von Anthropologie und Rassenkunde abzulehnen. Dies bedeute allerdings nichts anderes, als die Eingliederung der Rassenkunde als Teildisziplin in die Anthropologie. **„Anthropologie ist diejenige Naturwissenschaft, die sich mit Wesen, Verbreitung und Verhaltensweisen der lebendigen Formengruppen innerhalb der Hominiden befaßt - oder kurz: die Formenkunde der Hominiden.**"[282]
Von der Erfassung der äußeren Form ausgehend, ergäbe sich alles Weitere. „.. die Einzelfrage nach Vergangenheit und Ursache der Form führt zu abstammungsgeschichtlichen und erbkundlichen Untersuchungen, die Frage nach ihrer gegenwärtigen Ausprägung und Bedeutung zu Gruppenmorphologie, Gruppensychologie und Rassenphysiologie und schließlich die Frage nach ihrer Zukunft über die Volkskörperforschung zur Rassenhygiene bzw. (richtiger) angewandten Völkerbiologie."[283] Diese feinen terminologischen Unterscheidungen erscheinen in unserem Zusammenhang sehr interessant, wie wir noch sehen werden. Unter der Überschrift „Gegenwärtiger Stand im Reich" würdigte Eickstedt die Verhältnisse in der deutschen Anthropologie seit der NS-Machtübernahme und führte dazu aus: „Der Durchbruch einer neuen und biologisch gerichteten Bevölkerungspolitik in Deutschland stellte dann den Menschen selbst in seiner rassischen und erbgegebenen dauernden Wesenseigenart in den Mittelpunkt des Staatsinteresses, wofür in erster Linie der Führer selbst,

---

277 ibid., S.113 ff
278 ibid., S.114
279 ibid, S.117 ff
280 ibid., S.118
281 ebenda
282 ibid., S.119
283 ebenda

dann besonders **Chaimberlain**[284], **Darré, Frick, Günther, Groß, Gütt, Rosenberg, Ruttke, Schemann** und viele andere eintraten und eintreten. So wurde der klassischen Erkenntnis von der Bedeutung des Menschen für Volk, Staat und Zukunft der Gemeinschaft ein neuer und wesentlicher Aufschwung gegeben."[285]
Diese Äußerungen sind nicht weit entfernt von der Rede, die Eugen Fischer am 29.Juli 1933 zum Antritt seines Amts als Rektor der Berliner Universität gehalten hatte und in der es hieß: „Die neue Führung, kaum im Besitz des Staates, greift an der Stelle in den Ablauf der Geschichte und des Lebens ihres Volkes bewußt und tatkräftig ein, wo dies am dringendsten...nötig ist...das Eingreifen kann bezeichnet werden als biologische Bevölkerungspolitik...auf..Auslese und Ausmerze gerichtete Erb- und Rassenpflege des Staates."[286]
Geradezu unschuldig liest sich hingegen Eickstedts Charakterisierung der verschiedenen anthropologischen Schulen im damaligen Deutschland: „Zwei der hauptsächlichsten Richtungen...betonen vor allem die abstammungsgeschichtlichen oder die erbgangskundlichen Ursachen des Wesens von Mensch und Rasse. Das sind **Gieseler** in Tübingen, **Mollison** in München und **Weinert** in Kiel, sowie **Fischer** und **Lenz** in Berlin und **v. Verschuer** in Frankfurt. Zwei andere Richtungen legen dagegen mehr Gewicht auf die rassenkundlichen Gegebenheiten oder Anwendungen. Das sind **Günther** in Berlin, **Reche** in Leipzig und **Struck** in Jena, sowie **Löffler** in Königsberg, **Scheidt** in Hamburg und früher **Saller** in Göttingen."[287]
Was wie eine Auflistung von Kollegen wirkt, verschleiert tatsächliche Widersprüche und Unvereinbarkeiten: Lenz, Fischer und Günther waren Vertreter der NS-Rassenhygiene bzw. Rassenlehre sozusagen in vorderster Front, Scheidt hatte sich, trotz eigener völkisch-antisemitischer Gesinnung, hingegen laut eigener Angabe schlichtweg geweigert, erbbiologische Gutachten zu erstellen und die Hinwendung der Anthropologie zur Rassenhygiene aktiv mitzumachen, was ihm in seiner Stellung auch möglich war, während Günther und Saller erklärte Antagonisten waren. Für Saller, neben seiner Gegnerschaft zu Lenz und Verschuer und der klaren Frontstellung gegen das Konstrukt der „nordischen Rasse", hatte diese Tatsache die Stellung gekostet. Löffler war in Königsberg einer der schärfsten Vorreiter einer expansionistischen Zielen folgenden Ostforschung. Otto Reche schließlich war Direktor des Institutes für Rassen- und Völkerkunde in Leipzig, wo er eng mit dem rassenpolitischen Amt der NSDAP zusammenarbeitete. Er hatte schon 1926 mit einer Methode zum Vaterschaftsnachweis die Grundlagen für die erbbiologischen Gutachten (vulgo Ariernachweis) geschaffen und schlug 1935 vor, ein „Reich-

---

284 gemeint ist Houston Stewart Chamberlain; die Schreibweise findet sich so bei Eickstedt
285 ibid., S.133
286 zit. nach Müller-Hill, Benno, Tödliche Wissenschaft, Reinbek 1984, S.13 ff
287 Eickstedt, a.a.O.,S.135

samt für Volksaufartung" zu schaffen. Reche gingen überhaupt die rassenpolitischen Maßnahmen des NS-Staats noch nicht weit genug; so schlug er 1941 vor, neben dem Straftatbestand der „Rassenschande" auch noch den der „Sippenschande" einzuführen.[288]
Positiv stellte Eickstedt schließlich auch noch den Rassenpsychologen Clauß heraus.[289]
Als eine der größten wissenschaftlichen Leistungen in der Anthropologie würdigte Eickstedt seine eigene Studie an der schlesischen Bevölkerung, bei der er mehr als 60.000 Personen untersucht hatte.

Auf insgesamt 168 Seiten handelte Eickstedt die „Geschichte der Forschung am Menschen" von den alten Hochkulturen bis in die Zeit Darwins ab. Bemerkenswert erscheinen hier seine Äußerungen zu Jean-Jaques Rousseau, dessen „Zurück zur Natur" er einerseits auf den Horizont seiner Zeit verwies, nämlich als Kritik an den Verhältnissen des Rokoko, und er beschrieb das Rousseausche Uridyll als zeitgebundenen Eskapismus. Die daraus abgeleiteten gesellschaftstranszendierenden Vorstellungen wurden von Eickstedt auf das Schärfste verworfen, wobei er die Persönlichkeit Rousseaus als Argument gegen dessen Vorstellungen der ursprünglichen Freiheit und Gleichheit der Menschen ins Feld führte:" ..dieser Appell an Auflehnung, Neid, Habsucht, Lust, an alle Gefühle bis zur letzten Hemmungslosigkeit, schwang mit lodernden Bränden und glitzernden Verheißungen und von einer dämonischen Beredsamkeit getragen in allen Werken von Rousseau mit und sprengte Fesseln, die zweifellos ärgerlich genug in jener Zeit vorhanden waren"..."Wir wissen, wie wenig **Rousseau** oder seine Anhänger von Einwänden logischer Art betroffen werden konnten. Ganz besonders aber mußte die akademische Wissenschaft ziemlich gleichgültig erscheinen....Als Politiker, Laie und Schriftsteller, und eben gerade nur als solcher, hat also **Gobineau** seine Erfolge in der Rassenlehre errungen. Er erst gab mit Gefühl und Macht der Worte die Antwort auf das, was sich mit der Macht der Worte nur an das Gefühl geqwandt hatte. Erst in **Lapouge** und **Günther** nähern sich dann die beiden Ebenen von Wissenschaft und Politik wieder. Der schüchterne, überempfindliche und verträumte **Rousseau,** der weltscheue und weltfremde Einsiedler, entfesselte Instinkte und Kräfte, die sich schon in seiner eigenen Zeit gegen ihn wandten, ihn ruhelos in unzähligen Berufen von Ort zu Ort hetzten, sein Leben - mit der alternden Frau de Warens, dem Schankmädchen Levasseur, den 5 Kindern, die alle ins Findelhaus gesteckt werden - in krassem Widerspruch zu seinem eigenen Wesen und zu seinen Lehren setzten und schließlich den immer häufiger und stärker von Schizophrenie und Verfolgungswahn

---

[288] vgl.hierzu Kattmann, Seidler, a.a.O.,S13 und 16
[289] vgl.hierzu Weingart, Peter, Doppel-Leben, Ludwig-Ferdinand Clauß.Die Geschichte einer deutschen Verstrickung, Frankfurt/New York 1995

Geplagten, Gehetzten und Unglückseligen in geistiger Umnachtung sterben ließen."[290]
Zur Auswirkung des Rosseau'schen Denkens auf den anthropologischen Blickwinkel bemerkte Eickstedt: „Auch weiß er und bald andere Schriftsteller viel zu erzählen von der unschuldigen Glückhaftigkeit und dem ewigen Frieden überall dort, wo Kultur, Wissen und Denken noch nicht hingelangt sind. Niemand wird leugnen wollen, der die entsetzlichen Verheerungen europäischer Zivilisation unter den Primitiven gesehen hat, daß hierin ein Körnchen Wahrheit liegt. Aber jene Idyllen, die bei diesem oder jenem amerikanischen oder afrikanischen Stamm gesucht wurden, hat es nie gegeben und konnte es nie geben. Trotzdem aber, und dies ist wirklich merkwürdig und auffallend, wurde dieses Idealisierungsbestreben auch von richtigen Forschungsreisenden aufgenommen, die es, wie **Le Vaillant** in Südafrika, aus eigener Erfahrung und Anschauung besser wissen sollten. Dagegen schienen die flammenden Berichte eines **de Bougainville**, **Commerson** oder **v.Chamisso** aus der Südsee eine gewisse Berechtigung zu besitzen und führten teilweise zu einer Schwärmerei ohne Grenzen."[291]
So berechtigt Eickstedts Kritik an dieser Stelle erscheint, seine eigene, rein ideologische Beschreibung fremder Völkerschaften auf Expeditionsreisen wird uns noch beschäftigen.
Im Anschluß an diese Fachgeschichte behandelte Eickstedt die Arbeitsmethoden der Anthropologie, genauer gesagt, seiner „ganzheitlichen" Anthropologie, wobei der Erfassung der äußeren Form mittels Fotografie, Schädelvermessung, Augen- und Haarfarbenvergleich etc. ein überaus umfangreicher Raum gegeben wurde. Hier muß betont werden, daß eine biologisch seriöse Arbeitsweise mit Blutgruppenvergleichen und statistischen Auswertungen der Häufigkeit bestimmter Merkmale zu dieser Zeit durchaus üblich waren und etwa von Saller und Merkenschlager, aber auch Scheidt praktiziert wurden, während Eickstedt als studiertem Geographen und Ethnologen hierzu der Zugang fehlte, wenn er von diesen Methoden auch theoretisch Kenntnis hatte. Seine Fixiertheit auf eine rein morphologische Arbeitsweise resultierte also eigentlich aus seiner Unkenntnis des aktuellen Standes der Biologie.
Unter der Generalüberschrift „Die Lebensabläufe der Form" behandelte Eickstedt schließlich das, was er als das konkrete Bild der rezenten Menschheit ansah. Stark hob er dievon ihm behaupteten „Rassenunterschiede" auch in der deutschen Bevölkerung hervor: „Man erinnere sich nur der außerordentlichen Gegensätze der wuchtig-breitbeinigen fälischen Standart und der leichteren beweglicheren nordischen." [292], was er an einem Foto demonstrierte, das Paul von Hindenburg und Prinz Eitel Friedrich im Geprāch zeigte. Hierzu möchte der Verfasser anmerken, daß man auch einfach von einem Leptosomen und einem dickbäuchigen

290 Eickstedt, a.a.O., S325-330
291 ibid., S.328
292 ibid.,S.819

Athleten sprechen könnte, die sich da unterhalten. Die Steh- und Sitzhaltung sah Eickstedt jedoch generell als verbunden mit dem Faktor „Rasse“ an. So heißt es etwa: „Die infantilprimitiven `Thymusrassen´ stehen auch breitbeinig wie unsere Buben, während schlankwüchsige Hirtenvölker mit ihren südäthiopiden oder nilotiden Grundkomponenten die spielerische Haltung bis zum Extrem ausgebildet haben, indem das Standbein zum absoluten und einzigen Träger des Körpers wurde. Das führt zur `Storchhaltung´wie sie Dinka und Nuer, aber auch Massai, jugendliche Kolile und andere zeigen. Es liegt auf der Hand, daß das Zusammenwirken von Standbein und Schwingbein, sowie deren Muskelbau und Innervation erheblich verschieden sind, und infolgedessen auch der Gang verschieden sein muß. So sagt Schebesta: `Der Gang der Bambutiden ist schwerfällig, was vielleicht durch die Mißproportionen der Beine zum Körper hervorgerufen wird. Der Gang der Frauen ist wegen der starken Lordose noch ungelenkiger. Feiste Frauen watscheln mit den Hinterbacken, eine Eigenart, die bei Negerfrauen weniger zu beobachten ist.[293] In dem Augenblick aber, da der Pygmäe zu laufen beginnt, wird er behend, geschmeidig und setzt leichtfüßig über alle möglichen Hindernisse hinweg. Er ist so gewandt, daß er dem Blattgestrüpp, den Dornen und Bäumen mit solcher Behendigkeit auszuweichen vermag, daß er sie nicht einmal zu streifen scheint, während es dem Neger und erst recht dem Europäer mühsam wird, ihm nur einigermaßen zu folgen. Dabei schaut der Pygmäe auch noch eifrig nach allen Seiten, während der Weiße genau auf den Pfad achten muß. Auch beim Tanz tritt eine erstaunliche Behendigkeit zutage, die sich in allerlei Verrenkungen des Körpers und der Gliedmaßen sowie in tollen Sprüngen kundtut. Dabei ahmt man geschickt die Bewegungen der Tiere nach, mimt deren Gang, etwa den der Schimpansen u.a..“[294] Besonderheiten der Milieuprägung, Kulturstufe, materiellen Lebensweise usw. haben für Eickstedt sekundären Einfluß, sodaß, neben einer besseren Gelenkigkeit allein aufgrund geringerer Körpergröße, die Beweglichkeit des Bambuti im Regenwald zu einem „Rassemerkmal“ wird. Auf Seite 820 präsentierte Eickstedt das Foto eines hockenden Papua als Beispiel für „Das Hocken von Primitiven“, wobei die Frage nach mangelnden Sitzgelegenheiten nicht gestellt wurde.Die Greiffähigkeit der Zehen, die bei europäischen Kleinkindern noch stark ausgeprägt ist, erhält sich bei Angehörigen der von Eickstedt als „primitiv“ eingestuften Völker sehr viel länger, was von ihm wiederum als Merkmal für deren Rang innerhalb eines Schichtungsmodells und nicht als Umweltanpassung, gewertet wurde.[295]

---

[293] Hier sei die Anmerkung erlaubt, daß eine der bedeutendsten jungsteinzeitlichen Kulturen Europas eben dieser Beschreibung entsprechende Frauen als Muttergottheiten verehrte. An keiner Stelle erscheint es Eickstedt auch nur eine Sekunde überlegenswert, ob solche Phänotypen kultur- oder umweltgeprägt sein könnten.

[294] Eickstedt, a.a.O., S.818 ff

[295] ibid., S.821 ff

Eindringlich schilderte er ein eigenes Erlebnis mit Negritos, bei denen er sich längere Zeit zu Feldforschungen aufgehalten hatte. „Für ein längeres Erhalten einer bemerkenswerten Kletterfähigkeit wie vierfüßigen Fortbewegung spricht auch folgendes Erlebnis: Unter den Negritos von Andaman fotografierte der Verfasser den einflußreichsten Mann der Gruppe, unter der er einige Zeit lebte (vgl. v.Eickstedt, E.Freiherr: Unter den andamanesischen Zwergnegern. Umschau XXVI 195-215, 1931 vgl.auch Anthropol.Anz.V, 259-268,1928) mit seiner Familie, wobei der etwa achtjährige Sohn Tebulé...durchaus nicht stillsitzen wollte...Das Ergebnis war ein verwackeltes Bild und nach Abschluß der Aufnahme ein empörtes und unzweideutiges Ausholen des Vaters mit der Hand. Worauf Tebulé mit ungemeiner Geschicklichkeit und Geschwindigkeit in den Wipfeln des nächsten Baumes verschwand - auf allen Vieren."[296]
Wenn Eickstedt solcherlei Beobachtungen rein beschreibend als Ausdruck der konkreten Lebensweise hervorgehoben hätte, ließe sich dagegen wohl kaum etwas einwenden; sie sind für ihn jedoch Rassenmerkmale im biologischen Sinne. Auch die häufige Links- bzw zumeist Beidhändigkeit bei sog."Primitiven" hob Eickstedt hervor, zog aber in Zweifel, daß diese als Gruppenmerkmal für schwarzafrikanische oder mittelamerikanische Völkerschaften zuträfe.[297] Dagegen sei Linkshändigkeit bei Verbechern, „sexuellen Zwischenstufen" und Künstlern häufig (S.823 ff.) „Immer wieder hat es den Forscher gereizt, den Ursachen dieser nicht nur merkwürdigen, sondern auch sozial bedeutsamen Erscheinungen nachzugehen. Gilt doch die 'ritterliche Rechte' überall als das Symbol des Guten, die linke Hand als die schlechte, ungeschickte und für üble Verrichtungen gebrauchte....Dabei sind manche..Erklärungen versucht worden...die Verteilung der Organe, Arterienverlauf, Blutversorgung des Hirns. Aber nicht nur die Blutversorgung, sondern auch die Größe der Hirnhälften sind verschieden, und linker größerer Hirnhälfte entspricht ein häufigerer Gebrauch und eine größere Länge der rechten Gliedmaßen. Daher läuft ja auch der Mensch, der sich in der Wüste verirrt, im Kreis umher." [298] Eine Erblichkeit der Händigkeit wude von Eickstedt bestritten, jedoch hervorgehoben, daß angeblich eine Abnahme der Linkshändigkeit während der prähistorischen Epoche stattgefunden habe. Rassisch unterschiedliche Sinnesleistungen bestritt Eickstedt ebenso und wies darauf hin, daß es sich hierbei um erlernte Umweltanpassung handelt.
Tatsächlich genetisch bedingte physiologische Besonderheiten beschrieb Eickstedt biologisch korrekt am Beispiel der Malariaresistenz von SchwarzafrikanerInnen (S.839 ff) und ähnlichen Resistenzen. In einen Bereich, der aus heutiger Sicht noch abstruser anmutet, als die Kriminalpathologie, stieß er mit der „Gruppenbiologie des Hirnkopfes" vor. Ausgehend von der Fragestellung, ob Schädelkapazität ein Maß der Intel-

[296] ibid., S.822
[297] ibid., S.823
[298] ibid.,S.824

ligenz sei, verneinte er eine direkte Gleichsetzung und wies darauf hin, daß sowohl extrem große als auch extrem kleine Hirne signifikant für Idiotie seien. Ebenso ließen seine in diesem Zusammenhang gemachten Äußerungen zu Negritos seine allgemeinen Darstellungen sog.“primitiver“ Völker in einem gebrochenen Licht erscheinen: „Das sind Menschen mit ganz ausgezeichneten geistigen Gaben, mit Scharfsinn, Witz und rascher Aufnahmefähigkeit und mit nicht minder hochwertigen charakterlichen Anlagen, mit Fleiß, Gemeinsinn, Ehrlichkeit, mit Güte, Einsicht und echtem Persönlichkeitsbewußtsein. Dieses Urteil...wird ausgesprochen, weil ich mich mehr als einmal mit und zwischen ihnen bewegt habe.“[299]
„Die Negritos haben ihre hohe Intelligenz nicht wie der Europäer in seiner engen vielumstrittenen Umwelt dazu eingesetzt, um Sachgüter zu häufen und wegen dieser und anderer Güter zu kämpfen, sondern um in ihrer eigenen weiten und scheinbar immer verfügbaren Umwelt der Urwälder auf ihre eigene Art glücklich zu sein...So ist es auch verständlich, daß sich alle Versuche, die Schädelkapazität zu einer Erklärung zivilisatorischer Leistungen unter den Völkern zu verwenden, als verfehlt erweisen...Ganz anders aber liegen die Dinge, wenn wir nicht die horizontale Gliederung nach Völkern, sondern die vertikale Schichtenbildung innerhalb solcher Gemeinschaften selbst untersuchen. Hier ist es stets die Siebung des Erbguts, die sich auswirkt, und hier haben sich auch sehr deutliche Unterschiede ergeben. Sie sind bei *Berufsgruppen* und bei Altersgruppen festgestellt worden.“[300] Diese Auslassungen Eickstedts sind in doppelter Hinsicht bemerkenswert. Erstens wird durch die von Wärme und Sympathie durchdrungene Darstellung der Negritos seine Einteilung in „progressive“ und „primitive“ Rassen relativiert. Abgesehen davon, daß, wie wir noch sehen werden, seine rassische Zuschreibung von Charaktereigenschaften, im Gegensatz etwa zu Gobineau, Fischer, Lenz oder gar Günther, keinen eigentlich wertenden Inhalt hat, sondern nur feststehende Unterschiede behauptet, scheint auch dies innerhalb dieser kurzen Darstellung nicht durchgehalten. Der Verfasser kann sich des Eindrucks nicht erwehren, daß Eickstedt jene Völkerschaft, bei der er ja geraume Zeit gelebt hat, schlicht und einfach lieb gewonnen hat und deswegen entsprechend positiv schildert. Immerhin steht eine solche Beschreibung in herbem Kontrast etwa zu der arroganten, zynisch-kalten Darstellungsweise Fischers. Andererseits greift seine Behauptung, der Schädeldurchmesser korreliere mit der sozialen Schichtung, eine Vorstellung auf, die noch älter ist als die Mär vom arischen Langschädel bzw. diese eigentlich begründete. In den neunziger Jahren des vorigen Jahrhunderts hatte Otto Ammon die These aufgestellt, daß die Angehörigen der Oberschicht größere Schädel und daher auch höhere Intelligenz hätten als die Angehörigen des Proletariats; letztere seien Nachfahren einer geistig unterlegenen mongolischen Einwanderungsgruppe, erstere geistig überlegene Nachfahren von Germanen. Damit seien die sozialen

---

299 ibid.,S.969
300 ibid., S.970 ff

Unterschiede in der Gesellschaft biologisch und rassisch erklärbar.[301] Ammons Einwirken auf die Anthropologie kann aus heutiger Sicht nur als fatal eingestuft werden: In seinen Schriften „Der Darwinismus gegen die Sozialdemokratie“ (1891) und „Die natürliche Auslese beim Menschen“ (1893) hatte er die damals aktuellen Positionen des elitär-sozialaristokratisch-selektionistischen Sozialdarwinismus mit Rassentheorien zusammengebracht und die These aufgestellt, die deutsche Bevölkerung, zumindest die badische, ließe sich in unterschiedliche Rassen, eine nordische, eine dinarische und eine mediterrane, aufteilen, die unterschiedliche psychische Eigenschaften besäßen[302]. Als überzeugter Antisemit, der die Mitherausgeberschaft der „Badischen Landeszeitung“ aufgegeben hatte, weil sein Teilhaber nicht bereit war, Anzeigen jüdischer Warenhäuser zu boykottieren, stand Ammon sehr weit rechts von Haeckel, Schallmayer oder Woltmann.[303] Was seine Schriften zu so großer Wirkung gelangen ließ, war die Tatsache, daß er als wissenschaftlicher Laie „anthropologische Untersuchungen“ durchführte, für die er keinerlei Qualifikation besaß,aber da er andererseits der erste deutsche Sozialdarwinist war, der überhaupt Messungen vornahm, schob er wüsten reaktionär-rassistischen Spekulationen eine scheinbar „anthropologische“ Rechtfertigung posthum unter. Dies brachte ihm in der Folge durchaus die Anerkennung qualifizierter Fachanthropologen ein, wie die Eugen Fischers.

Die Positionen Ammons wurden nun von Eickstedt wieder aufgegriffen, aber vom Rassenbegriff entkoppelt und auf soziale Hierarchisierung in jeder bestehenden Gesellschaft übertragen. Als Beleg dafür, daß Oberschichtsangehörige im Schnitt größere Köpfe hätten als Proletarier, führte er die Untersuchungen Pfitzners an, der um die Jahrhundertwende festgestellt hatte, daß teure Hüte, die bei den Reichen in Mode seien, auch größere Durchmesser hätten Ebenso steige Schädelkapazität mit dem Einkommen, so daß der Volksmund zu Recht von den „Großkopfeten“ spreche[304].Bemerkenswert sei auch, daß Männer größere Köpfe als Frauen hätten.

*- Die Schlußfolgerungen, die sich aus diesem Werk ziehen lassen, sind recht einfach darstellbar.*

*Zum Einen stellt die „ganzheitliche Anthropologie“ im Prinzip einen „Rassismus pur“ dar, da den nach phänotypisch-morphologischen Kriterien gegliederten „Rassen“ jeweils eine an die Rasse gebundene Mentalität zugewiesen wird, charakterliche Eigenschaften somit als Bestandteil der Biolo-*

---

[301] vgl. Ammon, Otto, Die natürliche Auslese beim Menschen; Jena 1893

[302] damit übernahm Ammon nur äquivalente Vorstellungen aus der französischen Literatur, die dort schon länger verbreitet waren und davon ausgingen, die Oberschicht wäre fränkischer, die Unterschicht hingegen gallischer Herkunft; vgl. hierzu Brunner, Conze, Koselleck, a.a.O., S.157 ff

[303] Zum Thema „Ammon“ vergl. Becker, Peter Emil, Wege ins Dritte Reich II, Stuttgart/ New York 1990, S.310 ff

[304] Eickstedt, a.a.O., S.971

*gie angesehen werden. Vor diesem Hintergrund erscheint es dann logisch, geborene Verbrecher zu postulieren, ebenso, zu vermeinen, diese seien an körperlichen Merkmalen erkennbar. Im Unterschied zu den eigentlichen NS-Rassentheoretikern, wie Lenz und Günther, hierarchisierte Eickstedt die Menschenrassen nicht pyramidenförmig mit der nordischen Rasse an der Spitze, sondern ging davon aus, daß innerhalb jeder „Großrasse" mehrere „Herrenrassen" - von ihm nicht so benannt, sondern vermeintlich wissenschaftlich-neutral als „progressive Rassen" bezeichnet - existierten, während Populationen von Jägern und Sammlern als sogenannte „primitive Rassen" die „Altschichten" der einzelnen „Großrassen" bilden würden. Soziale Schichtung ist Eickstedt zufolge ebenfalls biologisch bedingt und, wenn auch mit vielen Meßunsicherheiten behaftet, die es zu beachten gälte, am größeren Schädeldurchmesser von Oberschichtsangehörigen nachweisbar. Damit griff er das ureigenste Anliegen des ursprünglichen Sozialdarwinismus, die biologistische Legitimation des kapitalistischen Gesellschaftssystems, wieder auf. Biologisch bedingte soziale Unterschiede wurden von ihm als „Siebung" bezeichnet; was hierbei „gesiebt" wird, sind die Erbanlagen.[305] Dies beinhaltet, daß jede Verwendung dieses Terminus im Zusammenhang mit sozialen Strukturen ein sozialnativistisch-sozialdarwinistisches Denken zur Voraussetzung hat..*

*Schließlich wirken seine Hinweise auf die Abträglichkeit sportlicher Trainiertheit bei Frauen für die Mutterschaftsrolle und die Setzung des Männlichen als Norm für das Menschliche schlechthin, von dem das Weibliche eine „Abweichung" darstelle, außerordentlich sexistisch. Letzeres war im damaligen medizinisch-humanbiologischen Kontext jedoch normal und nicht spezifisch für Anhänger politisch rechtsstehender Weltbilder; die Frauenfeindlichkeit Siegmund Freuds sei dafür ebenso Beleg wie bis heute gebräuchliche Beurteilungsbögen für psychologische Tests, „Persönlichkeitsinventare" genannt, in denen Charaktereigenschaften und Verhaltensmuster wie Ängstlichkeit, Depressivität, Introvertiertheit, Minderwertigkeitsgefühle und Neigung zu Aberglauben und Stereotypie mit dem Eikett „weiblich" behaftet werden. Die Genese frauenfeindlicher Denkweisen in den Humanwissenschaften wäre eine eigene Untersuchung wert; festzuhalten bleibt, daß sie bei Eickstedt nicht fehlt.*

**Es wird im weiteren Verlauf dieser Arbeit überprüft, wie und in welcher Form diese Vorstellungen Eickstedts umgesetzt wurden und welche Genese sie bei seinen SchülerInnen nahmen. Für die Fragestellung, inwieweit die Kontinuitätslinie Eickstedt-Schwidetzky-Knußmann bis heute reaktionär-biologistisches Gedankengut transportiert, sind die oben zusammengefaßten Vorstellungen zentral.**

1934 erschien das als Fortsetzung der „Forschung am Menschen" gedachte, dann aber von dieser losgekoppelte Werk „Rassenkunde und Rassengeschichte der Menschheit", das schon im selben Jahr eine über-

---

305 Die Genese des Siebungsbegriffs wird an anderer Stelle näher erläutert.

arbeitete Neuauflage fand, während der letzte Band der „Forschung am Menschen" erst 1962 erscheinen sollte.Alle drei Bände trugen verwirrenderweise ebenfalls den Obertitel „Rassenkunde und Rassengeschichte der Menschheit", unter den eine überarbeitete Fassung des 1934 als Einzelwerk mit dem gleichen Titel erschienenen Buchs nach Erscheinen der Zweitauflage von „Die Forschung am Menschen" mit dem Einzeltitel „Die Rassen in Raum und Zeit subsummiert wurde. Die „Rassenkunde und Rassengeschichte der Menschheit" vertiefte die in „Die Forschung am Menschen" entwickelte Rassenkonzeption anhand detaillierter Beschreibungen des äußeren Erscheinungsbildes der Weltbevölkerung und deren Einordnung in die Siedlungs- und Wanderungsgeschichte der verschiedenen Ethnien, die als Rassengeschichte im biologischen Sinne begriffen wurde. In Fünf Überkapiteln wurden der asiatische Großraum, Europa und Nordafrika, Schwarzafrika sowie Ozeanien und beide Amerika behandelt und in einem abschließenden Kapitel ein Fazit gezogen. Jedes dieser Großkapitel gliederte sich in eine Darstellung der „Körperformgruppen" und eine Betrachtung der „Biodynamik", worunter nichts anderes als Bevölkerungs- bzw Wanderungsgeschichte verstanden wurde. Diese „Biodynamik" folgt der Konzeption räumlicher Druck- und Stoßbewegungen, wie sie auch von Aubin verteten wurden. Auch dieses Buch hatte mit über neunhundert Seiten ein beachtliches Volumen. Da sich hier allerdings vieles wiederholt, was bereits in „Die Forschung am Menschen" abgehandelt wurde, zum anderen der Aspekt der Populationsdynamik in einem weiteren Werk, dessen Besprechung sich anschließt, weit detaillierter abgehandelt wurde, wird hier auf eine eingehende Rezension verzichtet und das Buch vielmehr im Hinblick auf seine signifikantesten Aussagen besprochen.
In der Einführung wurden zunächst die Grundbegriffe der Rassenkunde nach Eickstedt zusammengefaßt, wobei, abgesehen von einer Rassendefinition, in der nur von Körpermerkmalen und nicht von Verhaltensweisen die Rede war („eine Menschenrasse ist eine Gruppe von Individuen, die eine kennzeichnende Vereinigung von normalen und erblichen Körpermerkmalen mit beschränkter Schwankungsbreite aufweist")[306], es sich um einen Zusammenschnitt der entsprechenden Darstellung aus der „Forschung am Menschen" handelte. Auch wenn Verhaltensweisen an dieser Stelle nicht als „Rassenmerkmale" begriffen wurden, lief aber auch in der „Rassenkunde und Rassengeschichte der Menschheit" das gesamte Rassenbild auf diese Vorstellung hinaus, wie unten nachgewiesen. Bemerkenswert mag noch erscheinen, daß Eickstedt eine sehr scharfe Trennlinie zwischen „Rasse", „Volk" und „Nation" zog und hierzu u.a. ausführte:"Die Nation ist also zunächst nur eine Gruppe von Individuen mit gleicher Staatsbürgerschaft."[307]

---

306 Eickstedt, Rassenkunde und Rassengeschichte der Menschheit, Stuttgart 1934, S.10
307 ibid., S.11

Die Bedeutung der Blutgruppen wurde neben den phänotypischen Merkmalen betont[308], was bei Eickstedt jedoch nicht auf eine Infragestellung des streng morphologischen Ansatzes hinauslief, da die Aufstellung des Schädelindexes (Längen-Breiten-Index) in der Abhandlung weit mehr Raum einnahm und in keiner Weise in Frage gestellt wurde. Die Ausbreitung des Menschen über die Erde seit der Urzeit sah Eickstedt, ganz in der (letztlich malthusianischen) Tradition des ältesten Darwinismus, als eine evolutive Reaktion auf klimatisch oder durch Bevölkerungsvermehrung auftretende Nahrungsverknappung an. Dabei sei von Anfang an eine natürliche Auslese im Sinne des „Survival of the Fittest" auch innerhalb der menschlichen Art als treibende Kraft der „Rassendifferenzierung" wirksam gewesen: „Nur die eigenen höherdifferenzierten Artgenossen waren es, die schließlich den intellektuell und körperlich weniger widerstandsfähigen Randformen noch schweren Abbruch taten, und die diese in die peripheren Urwälder zurückdrängten. Das führte... zu der gleichen Stagnation...wie bei sehr vielen Randformen von anderen Säugergruppen. So sind heute alle Waldrassen gleichzeitig Primitivrassen. Aus Randrassen der Art wurden sie langsam zu Randrassen der Erde. Wir finden sie in den Südspitzen der Kontinente, in unzugänglichen Urwäldern, an fernen Küsten oder auf abgelegenen Inseln. Von den an Kopfzahl, Intellekt und Stoßkraft überlegenen Großrassen geschoben und gedrängt, liegen sie heute um deren Verbreitungsgebiet wie ein Schlackenwall aus dem Bildungsprozeß der Menschheit. Vertrieben bis in die fernsten Winkel der Erde, sind sie zu den von allen Völkern verachteten, den Kulturarmen, den Paria der Menscheit geworden. Man kann sie auch als die Altformen der übrigen progressiven Menschheit gegenüberstellen. Sie sind von den heutigen Rassen die ältesten, sind die ersten, die der hochasiatischen Wiege der Menschheit entstiegen und dann von ihren jüngeren Brüdern aus dem Garten Eden vertrieben wurden. Noch heute zeigen sie in ihrer geringeren Differenzierung die einstigen Stadien potentieller Entwicklungsmöglichkeiten, die die höheren Rassen überschritten."[309] Dieses Moment findet sich regelmäßig bei Eickstedt und den VertreterInnen der von ihm begründeten Kontinuitätslinie: Die Behauptung; „Primitive", d.h. als ethnisch isolierte Gruppe ausmachbare Völker von Jägern und Sammlern, seien die rassischen „Altschichten" der modernen Menschheit. Seine diesbezüglichen Auslassungen zu Negritos und Wedda und der grundsätzlichen Einteilung in „progressive" und „primitive Rassen" sind ja oben bereits wiedergegeben.

Interessant erscheint die Diskrepanz zwischen den Auslassungen Eickstedts zu Sinti und Roma
sowie Juden in der ersten und in der zweiten Auflage des Buches. In der Erstauflage ist davon die Rede, daß „Zigeuner" eine weit nach Westen gelangte Gruppe der Inder, Juden hingegen stark durch kaukasisch-

---

308 ibid, S.61 ff

309 ibid, S.109 ff

armenische Elemente geprägt seien, beide Gruppen aber auch stark mit der jeweils bodenständigen Landesbevölkerung vermischt seien. „So sind etwa englische, spanische, deutsche Zigeuner unschwer voneinander zu unterscheiden."[310]

Die „Armeniden" wurden als Übergangsform zwischen „Turaniden" (d.h.Turkvölkern Innerasiens) und „Dinariden" (d.h. Alpenbewohnern) angesehen. Auffällig ist die Tatsache, daß in der Erstauflage diese Passage frei von jedwedem diskriminierenden Vokabular ist, während in der Zweitauflage die Rom als „Wander- und Verbrecherstamm"[311] bezeichnet werden

( Erstauflage:"Wanderstamm")[312].

Hinsichtlich der Besiedlungsgeschichte Asiens konstatierte Eickstedt eine allmähliche Verdrängung der europiden durch die mongolide „Rasse" im Verlauf der Jahrtausende. „Machtvoll und mit der ganzen Kraft biologisch verankerter Bevölkerungsgesetze" schreite die „Mongolisierung Asiens"[313] fort, jedoch habe die russische Kolonisierung Sibiriens „einen erfolgreichen Gegenstoß in der alten Rassenkampfzone des unwirtlichen und meist dünnbesiedelten Nordens von Asien vorgenommen."[314]

Eickstedt ging davon aus, daß die dicht bevölkerten Regionen der Erde ebenso wie die Lebensräume nomadisierender Steppenvölker „Unruhe- und Druckzentren" darstellten, von denen aus expansive Völkerschaften sich stets aufs Neue aufmachen würden, um benachbarte Gebiete zu erobern oder wirtschaftlich, kulturell und bevölkerungsdynamisch (d.h. in Form von Einwanderung) zu durchdringen. Von Asien aus, das als Ursprungsgebiet der wesentlichsten Bevölkerungsströme angesehen wurde, verliefen demzufolge seit alter Zeit die fünf wichtigsten „Hauptstromlinien":

1) die west-turanische von der Gobi- und Altairegion westwärts nach Nordeuropa

2) die west-iranische vom Turan und Iran westwärts nach Südeuropa und südwestwärts nach Afrika

3) die südhimalayische aus Turan und Iran südöstlich nach Indien und Indonesien

4) die südmongolide aus der südlichen Gobi südwärts nach Hinterindien und Indonesien

5) die ostmongolide vom östlichen Hochasien nordostwärts nach Amerika.

Schließlich wurde noch die Hypothese angeführt, daß die europäische Einwanderung in Amerika eine Verlängerung der westturanischen Expansion darstelle[315].

---

310 ibid,S.163

311 ibid, 2.Auflage, S.163

312 1.Auflage ebenda

313 ibidS.141

314 ebenda

315 ibid, S.332 ff

Wenn es sich auch nicht abstreiten läßt, daß diese Migrationsbewegungen tatsächlich stattgefunden haben, signifikant ist, daß Eickstedt sie als biologisch-populationsdynamisches Geschehen ansah.
Zur „nordischen Rasse" führte Eickstedt aus, daß diese als eine der beiden Hauptformen der depigmentierten Rassen - neben der „osteuropiden" oder „ostbaltischen" anzusehen sei. Der Zusammenhang zu Nordeuropa sei so offensichtlich und eindeutig, daß die Benennung niemals zu größeren Diskussionen Anlaß gegeben habe, womit also die heftige Opposition etwa Rudolf Martins oder Sallers und Merkenschlagers gegen dieses Rassenkonstrukt schlichtweg negiert wurde. Als wesentlichste Merkmale der „nordischen Rasse" führte er neben der Pigmentarmut hohen Wuchs und schlanken Körperbau, ein langes Gesicht mit einer schmalen und extrem hohen Nase sowie eine mittellange Schädelkapsel mit mäßig rückwärts geneigter Stirn an, womit er also nicht wie Ammon oder Günther die Gleichsetzung langschädlig + depigmentiert = nordisch vornahm. In allen Einzelheiten beschrieb er Merkmale wie Gesichtszüge, Größe der Wangenknochen etc und kam zu dem Schluß:"Ein großer Teil dieser Merkmale muß als in hohem Maße progressiv angesehen werden."[316] Des Weiteren führte er aus, daß nordische Schädel nur schwer von mediterranen zu unterscheiden seien und die signifikantesten Unterschiede sich eher bei den Weichteilen finden ließen, was er mit der Ähnlichkeit der entsprechenden Merkmale bei Löwen und Tigern gleichsetzte. Abgesehen von der Fixiertheit auf phänotypische Merkmale und der Behauptung einer „Rasse", die in noch stärkerem Maße als Rassenvorstellungen im Allgemeinen ideologisches Konstrukt war[317], verletzte er hier auch eine Regel der Biologie, indem er einen Vergleich zwischen Rassen neben einen Vergleich von Arten stellte, etwas , daß er ja auch bei seiner Darstellung angeblicher „primitiver Rassen" schon gemacht hatte.
Bemerkenswert erscheint indes der von „Volk und Rasse" inkriminierte Abschnitt „Der arische Rassenirrtum"[318], in dem es, bezogen auf die arische Invasion in Indien, heißt: „Von nun an tritt Überschichtung an die Stelle der einstigen Verdrängung. Unkultur schiebt sich über Kultur. Und die herrschenden Nomaden, einst ein 'Greuel' dem zivilisierten Pflugbauern, werden alsbald verfeinert, assimiliert, schließlich aufgesogen. Dann allerdings bricht sehr oft, allzu oft, von Norden ein neuer Barbarenstamm herein. Das ist die Geschichte von Indien... Überall... entstand aus der patriarchalischen Großfamilie der monarchistische Völkerstaat. Das ist auch überall erkannt worden - nur merkwürdigerweise für Indien nicht.

---

[316] ibid, S.350 ff

[317] In diesem Zusammenhang erscheint es bemerkenswert, daß die Beschreibung der „nordischen Rasse" teilweise bis in die Formulierungen hinein der entsprechenden Darstellung bei Günther in der damals aktuellen Fassung gleicht, vergl. hierzu Günther, Hans Friedrich Karl, Rassenkunde des deutschen Volkes,14.Auflage, München 1934, S.38 ff ; ein Großteil des in diesem Buche verwendeten Fotomaterials wurde Günther wiederum von Eickstedt zur Verfügung gestellt, vgl, ebenda, S.V

[318] vgl. hierzu die Ausführungen des Verfassers im vorangegangenen Kapitel

Da will man dem jungen Fremdvolk der 'Arier' die uralte Kultur zuschreiben, die - wir wissen das aus Mohenjodaro - doch schon mindestens ein, vielleicht eher zwei Jahrtausende vor ihnen blühte. Die Steppenvölker aber kehren gewiß auch in Indien nicht die Biologie und die Geschichte um. Sie brachten auch hier Organisation, Vaterrecht, Sprache - aber nicht die Kultur, auch nicht die brahmanische Priesterschaft als solche...erst recht nicht die Rasse. Die Pflugbauern haben den vollen Vorteil der Hochdomestikation, die rassische Beharrung. Wie die Nordmongoliden in der siniden Masse erstickten, so verschwand das Blut der arischen Bastardstämme wie ein Tropfen im indiden Meer."[319] Dies bedeutet allerdings das herbe Gegenteil des auf Gobineau zurückgehenden Arierkultes in der Kulturgeschichte und Anthropologie und entsprach eher den Auffassungen Rudolf Martins.

Dies ist auch nicht weiter verwunderlich, hatte sich doch Eickstedts Mentor Felix von Luschan praktisch identisch geäußert[320], wobei dieser im Unterschied zu Martin allerdings weniger eine generelle Abkehr vom Modell der Gleichsetzung Langschädligkeit=Indogermanen als vielmehr eine sorgfältige Begriffstrennung im Sinne gehabt haben dürfte: Der Ausdruck „arisch" kommt nun einmal aus der Sprachgeschichte und bezeichnet, neben dem historischen Volk der Arier, die indoiranische Sprachfamilie. Von einer „arischen Rasse" konnte folgerichtig nicht die Rede sein; aus diesen Sätzen Eickstedts aber eine Widerstandshaltung gegen den Nationalsozialismus herauszuinterpretieren, wie Ilse Schwidetzky dies vornahm[321], mutet äußerst gewagt an, auch wenn Eickstedt deswegen kurzfristig Schwierigkeiten bekam.

Immerhin verwendete er den Begriff der „nordischen Rasse" bruchlos in der Tradition der deutsch-faschistischen Rassenlehre.

Zum Hauttyp der „nordischen Rasse" erläuterte er: „Die außerordentlich helle *Haut* der Nordischen besitzt oft einen geradezu rosigen, frischen Ton, der zu den kennzeichnendsten und merkwürdigsten Merkmalen der Rasse gehört. Auch die Brustwarzen weisen ein lichtes Rosa auf, das ungemein nackt wirkt. Überhaupt können nur Nordeuropide und besonders die Nordischen wirklich nackt sein, nie Farbige, unter denen ein unbekleideter Nordeuropider daher peinlich wirkt."[322]. Es sei hier nicht darauf eingegangen, was etwa dunkelpigmentierte Angehörige einer islamischen Kultur mit Schleierzwang für Frauen und Ärmelzwang für Männer zu dieser Auffassung von Nacktheit sagen würden oder wie sich der kulturge-

---

[319] Eickstedt, a.a.O., S.328 ff

[320] wörtlich lautet das Luschan-Zitat:"Für den Fachmann ist der Begriff einer arischen Schädelform genauso absurd, als wenn man von einer dolichokephalen Sprache reden würde", zit. nach Saller, Karl, Die Rassenlehre des Nationalsozialismus in Wissenschaft und Propaganda, Darmstadt 1961, S.49

[321] vgl. Spiegel-Rösing, Ina, Schwidetzky, Ilse: Maus und Schlange. Untersuchungen zur Lage der deutschen Anthropologie, München/Wien 1982, S.92

[322] Eickstedt, a.a.O.,S.354

schichtliche Hintergrund der Wahrnehmung von Nacktheit im interkulturellen Vergleich ausnimmt.[323]
Es bleibt jedoch festzustellen, daß diese Eickstedt'sche Vorstellung charakteristisch ist für die dünkelhafte Sichtweise des Kolonialrassismus, der „farbige" Völker unwillkürlich mit „nackten Wilden" identifiziert und das Kleidertragen für eine europäische Erfindung hält, zugleich die „Wilden" und damit potentiell alle „Farbigen" näher zum Tier rückt als die „Weißen". Zudem schimmert hier natürlich auch die verklemmte Schamhaftigkeit von Eickstedts Generation durch. Laut Eickstedt würde der spezifische Hautgeruch die „Nordischen" von allen anderen Hominiden unterscheiden, der Alterszerfall würde bei ihnen später einsetzen, außerdem seien die „psychischen Eigenschaften der nordischen Rasse" sehr bemerkenswert", rassenpsychologische Methoden aber noch wenig ausgearbeitet. Ansätze dazu würden sich bei Günther, Clauß und Lenz finden lassen.[324] Neben den „teuto-nordischen Typus" als Haupt- und Idealtyp der „nordischen Rasse" stellte Eickstedt den „dalischen" (bzw. „fälischen") und „fenno-nordischen" Typus, was er anhand des schon aus „Die Forschung am Menschen" bekannten Fotos von Hindenburg und Prinz Eitel Friedrich erläuterte.Dieses Foto war übrigens dem im Münchner Lehmann-Verlag, einem der Stammverlage der deutschfaschistischen Rassenhygiene, erschienenen Buch *Stammbaum und Artbild der Deutschen* von Friedrich Kern entnommen. Die Tatsache, daß helle Haut und blonde oder rote Haare gerade im Mittelmerraum seit Jahrhunderten als vornehm und als erstrebenswert (Motivation zum Haare färben) gelten, wurde von Eickstedt in Beziehung zur dominierenden Rolle der „nordischen Rasse" gesetzt. Bemerkenswert erscheint in diesem Zusammenhang allerdings, daß er ausdrücklich davor warnte, europäischen Menschen fremdartig erscheinende Schönheitsideale anderer Ethnien lächerlich zu machen, da sie genauso berechtigt wären, wie europäische Schönheitsvorstellungen. Schönheitsideale als Solche sah er in diesem Zusammenhang wiederum als „Rasseeigenschaften" an.[325] Wie schon Ammon, behauptete auch er, in einem erst seit den letzten Jahrhunderten abnehmenden Maße seien die führenden Gesellschaftsschichten in West-Mittel-und Südeuropa „nordisch" geprägt. „Nordische" und „Mediterranide" sah Eickstedt als Nachkommen der paläolithischen Cro-Magnon-Menschen an.[326].
Auch hier zeigen sich die Schwächen einer rein phänomenologischen Arbeitsweise, da lediglich Verbreitungsgebiet und die tatsächliche Schädelform des Cro Magnon und Verbreitungsgebiet sowie die von der deutschfaschistischen Rassenhygiene unterstellte Schädelform der rezenten Ethnien in etwa übereinstimmen.Wie von Martin, Boas und Saller nachge-

---

323 vgl. hierzu Duerr, Hans Peter: Nacktheit und Scham. Der Mythos vom Zivilisationsprozeß I, Frankfurt/Main 1988
324 Eickstedt, a.a.O., S.354
325 ebenda
326 ibid,S.418

wiesen, können Schädelformen sich binnen weniger Generationen verändern, wobei Langschädel generell ein typisches Merkmal ursprünglicher, namentlich Stein- und bronzezeitlicher Gesellschaften, Rundschädel hingegen ein Merkmal der „Selbstdomestikation“ des Menschen sind. Damit erscheint die sehr stark ausgeprägte Langschädligkeit der Cro-Magnon-Menschen logisch, da Merkmal eines Volkes der Altsteinzeit, ebenso wie die Tatsache, daß die kulturell sich wesentlich später entwickelnden Völker Nordeuropas die Langschädligkeit länger beibehielten als die mediterranen Völker; dies hat aber nichts, wie Eickstedt oder auch Lenz und Günther wähnten, mit einer „nordischen Rasse“ und deren Herkunft von den Cro Magnons zu tun.

Zwergwuchs, wie bei den Bambuti, wurde von Eickstedt als generelles Merkmal für „Rasseninfantilismus“ gesehen, Zwergmenschen, wie Bambuti, Negritos oder kleinwüchsige Melanesier, stellten für ihn samt und sonders „rassische Altschichten“ und somit die Urformen der jeweiligen „Rasse“ dar, Bambutis also etwa die Urform der Schwarzafrikaner.[327]

Dem Verfasser sei an dieser Stelle erlaubt, einzufügen, daß die Vorstellung, die Zwergvölker, von der heutigen Anthropologie und Ethnologie als eine besondere Form der Umweltanpassung betrachtet - für Leben im Regenwald bietet Kleinwuchs nun einmal die gleichen Vorteile, wie Hochwuchs und Langbeinigkeit für Hirtennomaden - wären das „Kinderstadium“ der „Großrassen“ nicht einer gewissen unfreiwilligen Komik entbehrt.

Die Khoisaniden, also Khoi-Khoin (vulgo „Hottentotten“, es ist auffällig, daß Eickstedt solche diskrminierenden Bezeichnungen zwar erwähnt, aber ungern gebraucht, sondern im Allgemeinen mit einer faszinierndeen Sprachkenntnis die Eigenbezeichnungen verschiedenster Völker benutzt) und San (vulgo „Buschleute“) wurden aufgrund eigenartiger Merkmale (gelbliche Haut bei „negriden“ Gesichtszügen, dazu Kleinwuchs (kein Zwergwuchs) und Lendenlordose unter der Fragestellung untersucht, ob es möglicherweise eine Verwandtschaft zu den Mongolen gäbe. Diese Frage beantwortete Eickstedt damit, daß die Khiosaniden eine „hochspezialisierte und altertümliche mongoliforme Übergangsrasse zu protonegriden und negrid-pygmiden Rassen“[328] seien. Besonders hob er an dieser Stelle die seinerzeit von Eugen Fischer untersuchten Rehobother Bastards hervor. Die den Khoisaniden nahestehenden Dama rechnete Eickstedt zu den „Paläneg riden“, somit ebenfalls zu einer „Altschicht“[329]. Die Schwarzafrikaner („Negride“, den Begriff „Neger“ verwendete auch Eickstedt schon überwiegend mit Anführungszeichen) sah Eickstedt als Nachkommen der „Südmenschheit“ an, die ursprünglich vor allem südasiatischer Herkunft sei, was sich beispielsweise am äußeren Erscheinungsbild der Tamilen und sonstiger Drawidas zeige: schwarze Haut und europide Gesichtszüge. Diese wären Ausdruck einer geringeren Spezialisierung als bei

[327] ibid., S.542-550
[328] ibid.,S.561
[329] ibid., S.539

den „Negriden“, so daß sie also als eine ältere Form der schwarzen „Rasse“ anzusehen seien, wie auch die Melanesier.[330]. Diese schwarze „Südrasse“, die seinerzeit ganz Südasien und den Sahararaum bevölkert habe, sei durch „progressivere Rassen“ - „Europide“ und „Mongolide“ - in Rückzugsgebiete abgedrängt worden, bzw. in das wenig besiedelte Afrika hinein, wobei sie ihrerseits „primitivere“ Khoisaniden bzw. Aborigines ( in Südostasien-Ozeanien) verdrängten. Die Schwarzafrikanern, Drawidas, Negritos und Melanesiern gemeinsame schwarze Hautfarbe benutzte Eickstedt also gewissermaßen als Vehikel zur Erklärung seines Modells der „Rassenschichtung“ und des „Rassenkampfes“ im Sinne einer Verdrängung „primitiver“ durch „progressive Rassen“, die Frage nach einer schwarzen Haut als Umweltanpassung ohne gemeinsame Verwandtschaft wurde von Eickstedt nicht thematisiert - wie auch, in einem Betrachtungsmodell, das seine „biologischen“ Kriterien aus der äußeren Anschauung gewann.
Die aktuellste Phase des Zurückdrängens der Schwarzen wäre das europäische Vordringen in Afrika. Nachdem hamitisch-sudanesische Völkerschaften, wie Fulbe und Haussa, in Senegambien, Nigeria und Sudan dominant wurden, sich durch Vermischung aber mehr und mehr „vernegern“ würden[331], bereiteten Araber und Juden das Vordringen der Weißen vor. „Aber in dynamischer Hinsicht bilden beide, Araber und Juden, nur ein rassisches Intermezzo, das neben den starken Akkorden der saharischen Druckfront mit geringer Wirkung verklingt.“[332] Die Europäer würden durch ihre Kolonisierung Nordafrikas die endgültige Landnahme der Weißen durchführen. Die von europäischen Kolonisatoren verursachten Verwüstungen wurden von Eickstedt leidenschaftlich kritisiert. So bezeichnete er das drohende Aussterben der Hereros als „tragisches Ende und ein großer eugenischer Verlust für die negride Rasse“[333]. Als Konsequenz aus den Kolonialgreueln forderte er einen Schutz für indigene Völker „...die Kongogreuel, die Putumayo-Hölle sind berüchtigt genug - in Amazonien und am Orinoco, wo seit Jahrhunderten die Männer gehetzt und die Frauen vergewaltigt werden, sah und sieht es streckenweise und zeitweise nicht viel besser aus...Zivilisation ist Syphilisation, dazu der Branntwein und die ausgemachte Sinnlosigkeit des Kleidertragens, damit der Missionar befriedigt dreinschaut und der Händler Absatz findet. Man denke an die lachenden glückselingen Inseln der Südsee mit ihren schönen, klugen und vornehmen Menschen!...die Bewohner sind vielfach verkommen und verelendet, sind nicht selten so gut wie völlig ausgestorben.- Man kann es nicht anders erwarten: ein Dasein des Elends, der Gewalt und der Hoffnungslosigkeit ist nicht des Lebens wert, ein Dasein ohne die Ethik und die Ideale der Alten, ohne die eigenen guten Sitten und die alte angepaßte Kultur ist auch nicht wert, **weiter**gege-

---

[330] vergl. ibid., S.220 ff und S.561 ff sowie S.580 ff
[331] ibid., S.623
[332] ebenda
[333] ibid., S.518

ben zu werden. Und damit kommen wir zu dem Kern des Aussterbens der Primitiven. Manche von ihnen könnten sich wohl noch erholen....viele finden heute Verdienst, andere finden heute auch Schutz, Hilfe und Unterstützung, sogar vernünftige Unterstützung - aber sie wollen sie nicht. Das Leben ist nicht mehr des Lebens wert. Die Europäer mögen ihre Schätze behalten: Das Jenseits ist besser. So wirkt ein psychologischer Faktor, die Hoffnugslosigkeit, letzten Endes vernichtender als alle Greuel, die doch einmal vorrübergingen, als alle Kriege, die meist noch Reste übrigließen, als alles Verjagen, dem gerade noch Einhalt geboten wird. Grönland sorgt seit langem schon vorbildlich für seine Eskimo, Australien hegt seine letzten Urbewohner, Brasilien richtet einen umfangreichen Eingeborenendienst ein....Aber an anderen Stellen geht der Kampf weiter....Es sind ja keineswegs die Europäer allein, die die Primitiven bedrängen, es sind auch unter diesen gewöhnlich nur einzelne und fragwürdige Existenzen aus dem Bodensatz der Völker. Keine europäischen Kolonialgreuel haben daher je die blutigen Orgien der arabischen Sklavenjagden erreicht...Die Moriori wurden von den Maori aufgegessen...Und doch wird der elende Untergang der Naturvölker immer ein Schandfleck Europas und der weißen Rasse bleiben. Denn von Europa ging die Maschinenzivilisation aus, die schließlich eine Weltordnung zu zerstören drohte, die den Europäer entseelte und bis zum Bolschewismus erniedrigte und die auch die Naturvölker zugrundegehen ließ....Und damit hat die heutige Wissenschaft.. diese Pflicht und Verantwortung: **zu retten, was noch zu retten ist**..“[334] Diese Mischung aus humanitärem und zivilisationspessimistisch-antikommunistischem Gedankengut harmonierte für Eickstedt durchaus mit der Vorstellung einer „Rassendynamik“ als eines erbarmungslosen Verdrängungswettbewerbs von als biologische Einheiten begriffenen Völkern untereinander. Erschienen auf der einen Seite traditionelle Naturvölker als Schutzbedürftige, so wurde antikolonialen Befreiungskämpfen oder ökonomischer Entwicklung in außereuropäischen Kulturen kein Existenzrecht zuerkannt, im Gegenteil: Wörtlich bezeichnete Eickstedt diese als „Die farbige Gefahr.“Die Gründung europäischer Schulen und Hochschulen in Ostasien führte seiner Meinung nach zu „Halbbildung in ihrer ganzen Überheblichkeit und Engstirnigkeit, mit ihren niedrigen Instinkten und ihrem Haß gegen alles Höhere, die sich jetzt bedenkenlos zum Führer gegen Europa aufwirft und der die unreifen Massen der asiatischen Völker folgen.“[335]

Japan war in diesem Argumentationsmuster „der gefährlichste biologische und wirtschaftliche Gegner aller Europäer.“[336]Diese Aussage Eickstedts wird uns noch hinsichtlich des folgenden Werkes, der „Rassendynamik Ostasien“, beschäftigen. Es sei an dieser Stelle angemerkt, daß 1934 Japan einerseits noch kein Verbündeter des Deutschen Reiches war, andererseits die japanische Expansion in China und dem pazifi-

---

334 ibid.,S.893 ff
335 ibid., S.887
336 ibid.,S886

schen Ozean bereits begonnen hatte und sich eindeutig gegen die USA sowie die alten Kolonialmächte Großbritannien, Frankreich und Niederlande richtete[337].

Nicht nur in Asien, generell war für Eickstedt die Verbreitung europäischer Bildung unter fremden Ethnien abzulehnen, ja, ein Verbrechen. In diesem Zusammenhang sprach er, genau wie Günther, vom „Bildungswahn, der entwurzelt und entwurzeln sollte“[338] und führte weiter aus: „Der Aufruf der farbigen Welt, der größte Rassenverrat der Weltgeschichte, hat durch seine handgreiflich unmoralischen Behauptungen und Ziele das Unheil für Europa vollendet...Dazu trat nach dem Krieg die bolschewistisch-marxistische Propaganda von Rußland, das sich...wieder stärker dem Asiatentum zuwendet und die widernatürlichen Klassenkampfideen zu Rassenkampfideen umzuschmelzen bemüht ist.“[339] Besonders heftig kritisierte er in dieser Hinsicht die britische Kolonialverwaltung in Uganda „wo ohne Rücksicht auf die europäischen Pflanzer und Beamten alles getan wird, um den Neger rasch zu europäisieren, und wo selbst das bedrohte Kolonialengländertum schon von Rassenschande spricht.“[340] und kam schließlich zu dem Fazit: „Gemeinnutz geht vor Eigennutz, Rasse, Blut und Boden sind wichtiger als parlamentarische Tageserfolge, selbst wichtiger sogar als Banknoten!“[341]. Dies waren nicht nur markige Worte, die der gängigen NS-Diktion entsprachen, sie weisen auch eine deutliche Nähe zu Lenz´Ausführungen im Baur-Fischer-Lenz auf: „Immerhin muß z.B. die Verwendung farbiger Truppen im Kriege eines weißen Volkes gegen ein anderes....verurteilt werden, und zwar aus Gründen des gemeinsamen Interesses der Völker weißer Rasse“[342].., bzw, was den Sprachgebrauch selber angeht: „Die Frage der Erbqualität ist hundertmal wichtiger als der Streit um Kapitalismus oder Sozialismus und tausendmal wichtiger als der um Schwarz-Weiß-Rot oder Schwarz-Rot-Gold.“[343]. Damit sind wir bei Eickstedts Positionen zum Thema Eugenik bzw Rassenhygiene..Als Fazit der „Rassengeschichte“ formulierte er in seinem mit „Die biologische Zukunft der Menscheit“ betitelten Schlußkapitel: „So läßt sich auch schließlich die gesamte Rassengeschichte überhaupt auf die eine Formel bringen: Kampf und Sieg der rascheren Entwicklung, der höheren, biologisch wertvolleren Rassen des Nordens gegen die langsamere Entwicklung, gegen die zurückgebliebenen, minder leistungsfähigen Rassen - Höheres gegen Niederes, Wert gegen Unwert! Dieser Kampf geht weiter.“[344], um dann zur Eu-

---

337 Zur zeitgenössischen Wahrnehmung dieser japanischen Expansion vergleiche Ross, Colin, Das Meer der Entscheidungen. Beiderseits des Pazifik,, Leipzig 1936

338 Eickstedt,a.a.O.,S.887

339 ibid.,S.887 ff

340 ibid., S.889

341 ebenda

342 Lenz, Fritz, in:Menschliche Auslese und Rassenhygiene (Eugenik), Bd II, München 1931, S.273

343 ibid.,S.419

344 Eickstedt, a.a. O., S.898

genik überzuleiten, die er in seiner lexikalisch-begriffskatalogisierenden Darstellungsweise synonymisierte mit „Rassenhygiene, Völkerbiologie, Nationalbiologie, Sozialanthropologie, Gesellschaftsbiologie, Rassenpflege oder Erbpflege“[345]. Eine grundsätzliche Trennung zwischen Eugenik und Rassenkunde schien ihm nur schwer möglich, gehörte doch zur ersteren, im Sinne der „Völkerbiologie“, seines Erachtens auch die Erforschung des „Völkertods“, d.h. des ja bereits beschriebenen Aussterbens von Naturvölkern ebenso wie des Niedergangs geschichtlicher Hochkulturen. Hingegen trennte er die negative und positive Eugenik als Eugenik im engeren Sinne unter dem Terminus „Rassenpflege“ von der „Völkerbiologie“ ab. Die Integration vom MigrantInnen lehnte er als „rassische Zersetzung und Umschichtung“ ab[346]und sprach, ganz in der Diktion Günthers, in diesem Zusammenhang von „Entnordung“.[347]. Illustriert durch das Beispiel der sogenannten Kallikak-Familie, die als berühmtes Beispiel für sogenannten „erblichen Schwachsinn“ und die wahllose Vermehrung „Asozialer“ angeführt wurde, behauptete er die übliche Standardthese der Erbhygiene seit Schallmayer, also die schnellere Vermehrung erblich „schlechter“ ausgestatteten Nachwuchses und deren „kulturzerstörerische“ Wirkung,[348] eine Position, die sich im Übrigen, wenn auch nicht in dieser Totalität, bereits bei Darwin findet.[349]
Der immanenten Logik des rassenhygienischen Diskurses folgend, forderte Eickstedt Maßnahmen positiver und negativer Eugenik und verknüpfte diese mit seiner Vorstellung des „geborenen Verbrechers“. Hierzu schrieb er: „Eine übertrieben milde Behandlung des geborenen Schwerverbrechertums und eine aus mißverstandenem (weil tatsächlich maßlos grausamem) Mitleid geborene Schonung und Hegung, ja Züchtung lebensunwerter und schwer krankhafter Individuen ('Hyperhygiene') hat zu einem außerordentlichen Überhandnehmen der 'Kulturschlacken' im Volkskörper geführt. Ihre Kosten im Staatshaushalt beginnen, Aufzucht und Erhalt der Gesunden zu gefährden...Nimmt man dazu noch die erbschädigenden Einflüsse von Strahlungen und Alkohol, die zersetzenden Tendenzen unharmonischer Rassenkreuzungen und proletarischer Großstadtwohnungen, so muß man sich doch allen Ernstes die Frage vorlegen, ob die Fortdauer unserer Kultur und unseres Volkes nicht auf das allerschwerste gefährdet ist.“[350] Daraus leitete er eine angeblich dringende Weltbevölkerungspolitik mit dem Ziel ab, europäischen „Rassen“ auch in der Zukunft Weltgeltung zu verschaffen und zitierte in diesem Zusammenhang u.a. *Bevölkerungs- und Rassenpolitik* von Wilhelm Frick, in dem der Reichsinnenminister die rassenpolitischen Grundsätze der NS-

---

345 ibid., S.899
346 ibid., S.902
347 ebenda
348 ibid.,S.903 ff
349 vergl. Darwin, Charles, Die Abstammung des Menschen, Stuttgart 1966, S.172 ff
350 Eickstedt, a.a.O., S.905 ff

Regierung erläuterte[351] und seine eigene Arbeit, *Menschenkundliche Zeitforderungen* aus dem Jahre 1921. Das Werk schließt mit den programmatischen Worten „Aber es heißt zu handeln: Die innere Dynamik der Rassen ist lenkbar und leitbar für menschlichen Willen und sittliches Wollen. Darin liegt ihre biologische Gefahr, aber auch ihre Stärke. Die eugenische Rassenpflege weist die Wege, die zu beschreiten sind, klar auf. Sie gipfeln einerseits in der Förderung der gesunden Masse des Volkes, der Förderung und den Forderungen an seine leistungsfähigsten Erbstämme und vor allem in der ethischen Weckung aller lebensgesunden Kräfte der Nation - **jeder** Nation. Und andererseits führen sie zur Ausschaltung der kriminell und pathologisch schwer belasteten Erbstämme aus der Volksgemeinschaft und zur Eindämmung jener Maschinisierung und Industrialisierung, die bereits unzählige wertvolle Menschen in einem wertlosen und damit glücklosen Leben aufrieb und die zu den tiefsten Tiefen menschlicher Verirrung und Verzweiflung führte. Nur bewußtes Befolgen der ewigen Gesetze von Rasse und Leben kann also die Gesundung der Völker bringen und die Gefahren bannen, die Europa und der Welt greifbar nahe drohen. Der Nation, die hier vorangeht, gehört die Zukunft!“[352]

*Diese Sprache läßt wohl an Deutlichkeit nichts zu wünschen übrig.*
*Hatte Eickstedt in der* Forschung am Menschen *die theoretischen - oder sollten wir lieber sagen: ideologischen - Grundlagen ausgebreitet, so fanden sie in der* Rassenkunde und Rassengeschichte der Menschheit *ihre Anwendung. Was die politischen Aussagen angeht, hielt er sich weit weniger zurück als in dem vorangehenden Werk. Die in der Literatur häufiger auftauchende Behauptung, Eickstedt habe sich hinsichtlich einer Unterstützung der NS-Ideologie oder -Politik bzw der NS-Rassenhygiene im engeren Sinne eher reserviert verhalten*[353]*, läßt sich bei näherer Prüfung nicht aufrechterhalten.Es handelt sich hierbei lediglich um Besonderheiten der Methodik und Terminologie bzw Eickstedts besseres Wissen der Verhältnisse in Indien, das ihm aus eigener Erfahrung besonders vertraut war. Die Anbindung seiner Positionen an die Erfordernisse des politischen Tagesgeschäfts wird uns unten beschäftigen.*

Die Vorstellung einer geradezu mechanistisch gedachten „Rassendynamik“ im Sinne einer Verdrängung unterlegen gedachter Ethnien durch angeblich überlegene, die Eickstedt in der „Rassenkunde und Rassengeschichte der Menschheit“ ausgeführt hatte und die für die ganze Breslau-

---

351 vgl. Frick, Wilhelm, Bevölkerungs- und Rassenpolitik. Ansprache auf der ersten Sitzung des Sachverständigenbeirats für Bevölkerungs- und Rassenpolitik, Langensalza 1933

352 Eickstedt, a.a.O..,S. 907 ff

353 vgl. hierzu Weingart,, Peter, Kroll, Jürgen, Bayertz, Kurt, Rasse, Blut und Gene.Geschichte der Eugenik und Rassenhygiene in Deutschland, Frankfurt/Main 1988, S.582 ff

er Schule typisch war, stellte das Leitmotiv des folgend rezensierten Buches dar, der „Rassendynamik von Ostasien." Bevor der Verfasser sich mit diesem Band auseinandersetzt, sei noch darauf hingewiesen, daß Egon von Eickstedt 1941 als Festschrift anläßlich der Siebenhundertjahrfeier des Mongolensturms in Breslau ein Buch namens „Bevölkerungsbiologie der Großstadt" publizierte, das wesentliche Ansätze der Stadtanthropologie und NS-Bevölkerungswissenschaft sowie der sogenannten „Asozialenforschung" behandelte.
Unter anderem arbeiteten Ilse Schwidetzky und Karl Valentin Müller an diesem Werk mit. Da der deutschen Bevölkerungswissenschaft in der vorliegenden Arbeit eine eigene Betrachtung gewidmet ist, wird die „Bevölkerungsbiologie der Großstadt" dort behandelt.
Für die Entwicklung des Eickstedt'schen Modells der Rassengeschichte und Rassendynamik auf der Grundlage der „Forschung am Menschen" und der „Rassenkunde und Rassengeschichte der Menschheit" steht die „Rassendynamik von Ostasien" hingegen an zentraler Stelle.
Auf insgesamt 648 Seiten - Eickstedt sprach in diesem Zusammenhang wörtlich von einem „Büchlein"- wurde hier abgehandelt, was er unter einer Rassengeschichte Chinas, Japans, Thailands, Kambodschas und Koreas verstand. Es handelte sich hierbei um das Resultat einer anthropologischen Forschungsreise, die Eickstedt 1937-39 nach Ostasien unternommen hatte. Mit dem Buch wandte er sich, ganz im Sinne seiner „ganzheitlichen Anthropologie" und seines eigenen fachwissenschaftlichen Werdeganges, an Anthropologen, Historiker, Orientalisten und Geographen.
Im Vorwort nahm Eickstedt in lebhafter und beredter Sprache Bezug auf seine zahlreichen Reisen nach Indien, Sri Lanka, Indonesien, Malaysia, China , Japan und Thailand und sprach von eigenen tiefen emotionalen Bindungen an Länder und Leute.[354] Neben diesen eigenen Forschungen stellte eine Auswertung der vorhandenen Literatur zum Thema bis zurück zu Megasthenes und Marco Polo eine zweite Grundlage des Werkes dar. Dementsprechend war das Buch reich mit damals aktuellen Fotos, aber auch alten Stichen und Zeichnungen von als typisch angesehenen VertreterInnen der behandelten Völkerschaften sowie Landkarten illustriert. Die Zielsetzung war für Eickstedt „einerseits **geschichts**wissenschaftlicher, andererseits **wissenschafts**geschichtlicher Art." Es ging um die „biologische Schau in der großen anthropologischen Nachbardisziplin, der Geschichte", um zu zeigen „wie rein anthropodynamische Faktoren den Gang der historischen Abläufe mitbestimmen"[355], also um eine biologistische Geschichtsschreibung im Sinne einer sozialdarwinistisch-malthusianischen Bevölkerungsgeschichte als principium movens staatsgeschichtlicher und kulturhistorischer Prozesse. Diese legitimierte er folgendermaßen: „Träger und Initiator aller historischen Ereignisse ist der Mensch, dessen Wesen - nach kennzeichnenden Gruppen der räumli-

---

[354] vgl. Eickstedt, Rassendynamik von Ostasien, Berlin 1944, S.VIII
[355] Eickstedt, a.a.O.,S.X ff

chen Verteilung, des leibseelischen Baus und der typologischen Zusammensetzung verschieden - eben auch verschiedene Wirkungen und Abläufe auslösen muß. Erstaunlich könnte vielmehr nur erscheinen, daß diese Selbstverständlichkeit nicht schon längst zu einer historischen Menschforschung geführt hat. Doch man wird sich daran erinnern, daß historische und biologische Neigungen aus gerade den typologischen Unterschieden der Menschen heraus nur selten gemeinsam auftreten und daher die letzteren auch nur selten in der hstorischen Wissenschaftsentwicklung eine größere Rolle gespielt haben."[356] Ähnlich wie Lenz, der unterschiedliche wissenschaftliche Standpunkte biologistisch mit „Rassenzugehörigkeit" in Zusammenhang brachte[357], ging Eickstedt also davon aus, daß die Beschäftigung mit einer bestimmten Wissenschaft zumindest teilweise ein Ergebnis biologisch vorgegebener Neigungen sei. Wie schon vertraut, betonte Eickstedt auch hier die Bedeutung der Anthropologie als „dritter Biologie" neben Zoologie und Botanik, die noch nicht ausreichend gewürdigt würde. „Hatte das Lehrbuch der 'Forschung am Menschen' zur Aufgabe, das Material der drei anthropologischen Grundwissenschaften (Morphologie, Physiologie, Psychologie) nebst ihrer Entwicklung und Methodik darzulegen, gab die 'Rassenkunde und Rassengeschichte der Menschheit' den Anlaß, die biologische und räumliche Verankerung alles Menschlichen zu zeigen, so soll das vorliegende Buch an fernen und gefühlsfrei zu erörternden Problemen auf seine biologische und **historische** Verankerung hinweisen." Was sich hieraus ableitet, ist eine als „Völkerbiologie" bezeichnete Auffassung, die letzlich die Geschichte als Ergebnis einer biologischen Populationsdynamik begreift.
Die von Eickstedt selbst umrissene Trias, die das gemeinsame Leitmotiv der hier abgehandelten Werke bildet, ist also die Darlegung des Menschenbildes seiner „ganzheitlichen Anthropologie" einschließlich einer Erläuterung der methodischen Arbeitsweise in der „Forschung am Menschen", deren Rückbezug auf biologische und räumliche Gegebenheiten im Sinne „geographischer Rassen" in der „Rassenkunde und Rassengeschichte der Menschheit" und schließlich die exemplarische Anwendung der hieraus abgeleiteten „Rassendynamik" auf die Geschichte in der Rassendynamik von Ostasien". Ergebnis ist eine angebliche „Geschichtswissenschaft", welche eine neu vorzunehmende Geschichtsschreibung an die Erblichkeitslehre koppelt, wobei Faktoren wie „soziale Siebung" und „Überschichtung" zum Tragen kommen. „Siebung"bedeutet, wie oben schon umrissen, das Sich-Durchsetzen angeblicher Erbmerkmale in Form sozialer Hierarchien und Berufsgruppen, die als Ergebnis biologischer Unterschiede betrachtet werden. Der Terminus, der auf Thurnwald[358] zurückgeht und von Scheidt 1925 definiert wurde, diente ur-

---

[356] ebenda

[357] vgl. Lenz, a.a.O., S.423 ff

[358] Dieser Thurnwald war gemeinsam mit Ploetz, Lenz, Rüdin und Nordenholz 1905 einer der Gründer der Gesellschaft für Rassenhygiene gewesen und später einer der Gutachter für eine von Eva Justin eingereichte Dissertation, in welcher

sprünglich dazu, die Varianzbreite der biologischen Anpassung menschlicher Populationen an ihre Umwelt anders als durch die altüberlieferte Auslese zu erklären, nämlich als flexibles, multifaktorielles Anpassungsmuster[359]. Von der deutsch-faschistischen Rassenhygiene wurde der Begriff jedoch sozusagen umgekehrt und zur Erklärung ihres elitären, hierarchischen Menschenbildes gerade im Sinne des Modells der Selektion verwendet.[360] Hingegen meint „Überschichtung", der wir bei Eickstedt oben schon begegnet sind, die Unterwerfung bzw Marginalisierung von Volksgruppen durch erobernde fremde Ethnien, die als biologisch überlegen gelten.

Nach Eickstedt stellte den logischen nächsten Schritt das Ziehen des Fazits aus den gewonnenen Erkenntnissen mit dem Ziel einer biologisch orientierten Bevölkerungspolitik dar.[361] Ehe dieses Fazit gezogen werden könne, führe die „Zeitschrift für Rassenkunde und die vergleichende Forschung am Menschen" die notwendigen Untersuchungen „im lebendigen Zusammenhang mit der Wissenschaftsentwicklung weiter."[362] Was er damit konkret meinte, führte Eickstedt nicht näher aus; vor dem Zeithorizont betrachtet, ist es jedoch nicht ohne Brisanz. Immerhin betrieben 1944 etwa Ritter, Mengele und Verschuer ihre Forschungen anhand von „Menschenmaterial" aus Konzentrationslagern. Eickstedt sei nicht unterstellt, Derartiges intendiert zu haben, doch lassen seine eigenen Positionen auch keinerlei Distanzierung erkennen. Immerhin erklärte er , es ginge ihm mit der „Rassendynamik von Ostasien" auch darum, Verständnis zwischen Ost und West zu stiften[363]; wie dieses allerdings aussah, ist eine brisante Angelegenheit, die uns noch beschäftigen wird..

Ostasien mit dem uralten Kulturzentrum in der Hoangho-Region war für Eickstedt im Sinne seiner „Rassendynamik" ein „Druckzentrum", von dem aus seit zwei Jahrtausenden Expansionen stattfänden, durch welche benachbarte „Altrassen" vernichtet oder „überschichtet" würden. Gleichzeitig mit den „altasiatischen" Mon-Khmer-Völkern (austroasiatische Sprachen sprechende Völker Südostasiens, heute vor allem in Kampuchea und Laos beheimatet, d.Verf.) wurden nach Eickstedt die „halbeuropiden Völker" Zentral- und Nordasiens im Laufe der Geschichte von immer neuen Einwanderungsschüben aus dem chinesischen Raum verdrängt und „überschichtet"; zum anderen sei auch ein entsprechender Druck auf die japanische Inselwelt zu beobachten. Historische wie aktuelle politische Machtkämpfe zwischen Staaten oder Bevölkerungsgruppen

---

diese die Sterilisierung von „Zigeunermischlingskindern" forderte; vgl. Saller, Karl: Die Rassenlehre des Nationalsozialismus in Wissenschaft und Propaganda, S.73 und S.132

359 vgl. Spiegel-Rösing, Ina, Schwidetzky, Ilse, a.a.O.,S.116

360 vgl. Mühlmann, Wilhelm Emil: Rassen- und Völkerkunde: Lebensprobleme der Rassen, Gesellschaften und Völker, Braunschweig 1936, S.84 ff

361 Eickstedt, a.a.O., S.XII

362 ebenda

363 ibid., S.XIII

wurden als biologische Auseinandersetzungen im Sinne des „Survival of the Fittest" begriffen.[364]
Der Begriff der „Rassendynamik" wurde in diesem Zusammenhang gesondert erläutert. Eickstedt bestritt nicht, daß Völker ethnisch „gemischt" seien und es eine Dychotomie zwischen Völkern, „Rassen" und Kulturen gäbe. Als Deutung folgte für ihn daraus allerdings die Verbindung dieser Faktoren zu dem Gesamtkonglomerat „Volksgemeinschaft".[365]
Die Suprematie der Anthropologie über Geschichts- und Gesellschaftswissenschaft im Rahmen der„ganzheitlichen Anthropologie" einerseits und die Legitimität dieser Wissenschaften als eigenständige Disziplinen erläuterte Eickstedt folgendermaßen:"So gewinnt der anthropologiche Gesichtspunkt eine entscheidende historische und soziologische Bedeutung. Wir werden also die körperliche Form zu beachten haben, an deren Leiblichkeit die Verhaltensweisen unausweichlich geknüpft sind, und wir werden die großen regionalen Formenkreise oder Rassen von den weiteren abstammungsgeschichtlichen und seelischen Wirkungskreisen der Völker und Kulturen auf das sorglichste zu trennen haben."Die „Rassendynamik" sah er als"..die Auswirkung der tieferen bewegenden Lebenskräfte in den großen biologischen Formenverbänden. Das sind einmal die Rassen..Aber es sind dann auch unmittelbar anschließend die Bevölkerungen, denn diese stellen ja nichts anderes dar, als die Zusammenfügungen von verwandten solchen Rassentypen..Rassendynamik wird damit zum Ausdruck der Lebenskräfte organischer Verbände in den langen Zeiten und den großen Räumen."[366]
Faktoren wie Geburtenzahl, Volksvermehrung und Wanderung seien nach Eickststedt als die Determinanten aufzufassen, die menschliche mit tierischen Populationen gemeinsam hätten, während auf der anderen Seite kulturelle Entwicklungen und technischer Fortschritt spezifisch menschlich sind. Auch diese wurden von Eickstedt aber als „rassisch bedingt" wahrgenommen.[367] Die zur Erforschung der „Rassendynamik" angewandte Methode war multifaktoriell; sie umfaßte Geographie und Paläogeographie, Archäologie, Linguistik, alte Skelettfunde und aktuelle Anthropometrie. Wie schon in der „Rassenkunde und Rassengeschichte der Menschheit" dargelegt, begriff Eickstedt bestimmte geographische Räume als „Druck- oder Unruhezentren" und sprach von „Hauptstromlinien", anhand derer sich Bevölkerungsbewegungen vollziehen würden. Die semantische Nähe zu Hermann Aubins
quasi „hydraulischem" Vokabular ist evident. Geistig nicht allzuweit entfernt von Grimms Vorstellung von „Völkern ohne Raum", begriff Eickstedt von der Natur reich ausgestattete, die Voraussetzungen für ertragreiche Landwirtschaft und daraus resultierender „Überbevölkerung" bie-

[364] ibid,S.1 ff
[365] ibid,S.3
[366] ibid.,S.3ff
[367] vgl. ibid., S.6 ff

tende Räume als „Druckzentren“, von denen aus naturnotwendig Migration in andere Regionen oder deren Eroberung bzw Kolonisierung stattfinden müsse. Im Unterschied hierzu gab es auch „Unruhezentren“ oder „gelegentliche Druckzentren“, hauptsächlich Steppen mit Nomadenbevölkerungen, die periodisch als räuberische Invasoren in andere Räume einfielen, wie am Beispiel der Hunnen und Mongolen ersichtlich und schließlich geographisch abgeschottete oder öde Regionen, die Eickstedt als Rückzugsräume für „Altrassen“ begriff.[368]
Kolonisierung anderer Länder war damit, ganz in der Tradition des klassischen Sozialdarwinismus, zwangsläufiges, als biologische Größe aufgefaßtes Ergebnis der „Rassendynamik“. Zurück ging diese Vorstellung vor allem auf Heinrich Ernst Ziegler (1858-1925, der zusammen mit Ludwig Woltmann, Otto Ammon und Ludwig Schemann zu denjenigen gehört hatte, die in Deutschland den entscheidenden Schritt vom antisozialistischen Sozialdarwinismus zum sozialdarwinistischen Rassismus vollzogen. Ziegler hatte Kriege mit Vedrängungskämpfen von das gleiche Biotop beanspruchenden Tierarten verglichen und den Untergang historischer Kulturen damit erklärt, daß diese degeneriert und durch „unverdorbene“, biologisch und moralisch „gesündere“ Völker ersetzt worden seien. Aus diesen Annahmen leitete er die Legitimität des kolonialen Expansionismus zur Lösung der sozialen Frage im deutschen Reich ab[369], was bei Woltmann und seinen Epigonen sehr schnell zu der Formel „Rassenkampf statt Klassenkampf“ gerann.
Eickstedt nahm als Voraussetzungen seiner „Rassendynamik“ sowohl externe Faktoren, wie das Raumrelief als auch die Wirtschaftsweise an und postulierte eine durch die Kulmination dieser Faktoren verursachte „Charakterprägung“. Diese wurde jedoch nicht als durch das äußere Sein geprägtes Bewußtsein, sondern von Vornherein als erblich betrachtet, womit wir wieder bei der Siebungshypothese wären. Im Rahmen der „Rassendynamik“ stellte Eickstedt drei Kategorien von Völkern auf, nämlich „bewegungsdynamische“ Steppenvölker, „massendynamische“ Akkerbauvölker und „willensdynamische“ Expansionsvölker, die , man ahnt es schon, weitgehend mit den „progressiven Rassen“ zusammenfallen. Das Aussterben von Volksstämmen und die „Unterschichtung“ von eroberten Völkern verstand Eickstedt, hier inhaltlich an die Ausführungen zum Aussterben der Naturvölker im Schlußteil der „Rassenkunde und Rassengeschichte der Menschheit“ anknüpfend, als „völkerpsychologisch“ bedingt, nämlich als Verlust des Willens zum Widerstand. Was Letzteren angeht, sah Eickstedt nicht nur drei Sorten Völker, sondern auch drei Formen von Abwehrdynamik gegen Verdrängung bzw „Überschichtung“. Dies sind: aktiver Widerstand, der für Bergvölker charakteristisch ist, stationäres Dableiben, ohne Konflikte zu suchen, durch das „Waldvölker“ sich auszeichnen, die entweder unterworfen oder in Ruhe

[368] ebenda
[369] vgl. Ziegler, Heinrich Ernst, Die Naturwissenschaft und die sozialdemokratische Theorie, Jena 1893, S.73 ff und S.120 ff

gelassen werden und schließlich die Flucht, wobei Eickstedt den Begriff „Fluchtvölker“ als eigenständige Kategorie einführte (Dieser Logik nach wären heutzutage etwa die Kurden gleichzeitig eines der widerständigsten Bergvölker und eines der flüchtigsten Fluchtvölker. Erstaunlich, daß sich dazu noch kein Bevölkerungswissenschaftler seine einschlägigen Gedanken gemacht hat!) .

Die verschiedenen Kategorien werden folgendermaßen veranschaulicht:

**Dynamische Völker**:
**Steppenvölker**
Bewegungsdynamisch, wandern umher, überfallen phasenweise andere Völker
*Ackervölker*
Massendynamisch, vermehren sich sehr stark und verdrängen andere Völker durch ihre Kopfzahl
*Expansionsvölker*
Willensdynamisch, erobern, vertreiben oder überschichten andere Völker

**Dynamischem Druck ausgesetzte Völker**
*Bergvölker*
Leisten aktiven Widerstand
*Waldvölker*
Bleiben passiv vor Ort, werden unterworfen oder in Frieden gelassen, da der Wald als Siedlungsraum sekundär.
*Fluchtvölker*
Migrieren in Rückzugsgebiete

Im Gegensatz zu der heute verbreiteten Mehrheitsmeinung in der Paläontologie, daß der Mensch aus Afrika stamme, wo sich auch die ältesten Hartstein-Abschlagkulturen finden lassen, und wo sich wahrscheinlich auch der homo sapiens zuerst entfaltet hat, hielt Eickstedt Ostasien für die eigentliche Wiege der Menschheit. Er ging dabei so weit, schon den Jahrhunderttausende alten Pekingmenschen als Beleg für die angebliche Überlegenheit nördlicher „Rassen“ anzuführen, was er klimatisch begründete.[370] Entgegen der modernen Auffassung, daß der homo sapiens insgesamt einen gemeinsamen Vorfahren habe, und bemerkenswerter Weise in formaler Übereinstimmung mit Georg Schwidetzkys Affen-Theorie vertrat Eickstedt die Auffassung, daß eine Abkunft der mongoliden „Rasse“ vom Pekingmenschen wahrscheinlich sei.[371] Eine 25.000 Jahre alte, im großen Ganzen neandertalerähnliche Population wurde von ihm als direkter Vorläufer des ostasiatischen Menschen, des „homo

---

[370] Eickstedt, a.a.O., S.17
[371] ibid.,S.18

sapiens asiaticus", betrachtet.[372] Die Herleitung derart immens langer Abstammungsketten erscheint im Sinne des dieser Arbeit zugrundeliegenden Axioms der Bio-Macht funktional zur Legitimation rassistischen Denkens oder auch rasssistischer Politik: Wenn „Menschenrassen" sich seit Jahrzehntausenden getrennt entwickelt haben, oder gar von verschiedenen vorzeitlichen homo-Arten abstammen, so erscheint es plausibel, biologisch bedingte unterschiedliche Mentalitäten anzunehmen. Geht man hingegen, wie Dobzhansky und der heutige Mainstream der HumangenetikerInnen (vgl hierzu die Erläuterungen am Eingang dieses Kapitels) von einer sich ständig vermischenden Menschheit aus, die als Art durch einen Genfluß zusammengehalten wird, der schon vorhanden war, ehe die Menschwerdung eingesetzt hatte, so erscheinen diese eher abwegig.

Wie Eickstedt feststellte, entspricht die ethnische Differenzierung, soweit sie anhand von Skelettfunden und ähnlichen Relikten nachvollziehbar ist, seit dem 3. vorchristlichen Jahrtausend in Nordchina heutigen Verhältnissen. „Der Chinese ist also autochthon, Urbewohner, die sinide Rasse nicht ein Produkt vager Weiten und hypothetischer Urheimat, sondern der eigenen Scholle."[373], wie Eickstedt mit anerkennendem Unterton, wenn auch ohne offene Blut-und-Boden-Rhetorik, feststellte. In historischer Zeit habe sich allgemein die Überlegenheit der euroasiatischen Nordzonen bzw ihrer Bewohner durchgesetzt, während der Tropengürtel immer nur der Rückzugsraum unterlegener „Rassen" gewesen sie; womit wir mehrere, europide und mongolide „Nordrassen" haben, die alle als „progressiv" angesehen wurden.[374] Zwar verschweigt uns Eickstedt an dieser Stelle, wie sich damit Hochkulturen wie die des Industales, des Irrawadi-Deltas oder das bronzezeitliche ostafrikanische Punt erklären lassen, aber auf die Erklärung schwarzafrikanischer Kulturen als durch eine hamitische Herrenschicht begründet werden wir noch zu sprechen kommen. Jedenfalls ging Eickstedt davon aus, daß durch die Eiszeit die verschiedenen „Nordrassen" nach Süden verschoben wurden und dabei überall die unterlegenen „Südrassen" verdrängt hätten.[375] „So wurden durch Kampf und Auslese die Nordformen die Stärkeren, Härteren und Klügeren, wurden zu kennzeichnend menschlich entwickelten, zu `progressiven´Formen."[376] Ganz im Gegensatz zur - siehe Dobzhansky - modernen Auffassung eines weltweit offenen Genflusses sprach Eickstedt von einer „völligen Abgeschlossenheit" des eiszeitlichen Europas vom Osten, der zur Entwicklung zweier sehr unterschiedlicher Rassen geführt habe. Ebenso führten seiner Ansicht nach die unterschiedliche Wirtschaftsform des rauhen, steppen- und wüstenhaften Nordens (Viehzucht, *Nomadentum, ) und des fruchtbaren Südens (intensiver Ackerbau,*

---

[372] ibid.,S.20
[373] ibid., S.22
[374] ibid, S.23
[375] ibid.,S.24 ff
[376] ebenda

Reisanbau) im nachborealen Ostasien zu zwei vollständig getrennten „rasssischen Zuchträumen“.[377] Die Bewohner des Nordens wurden demnach die „reinrassigsten Mongolen“, die des Südens die kopfreichste „Rasse“ der Erde, also Spezialisierung als Anpassungsform des Nordens und extreme Vermehrung als die des Südens. Das endgültige Abschmelzen von Inlandgletschern führte in neolithischer Zeit, so Eickstedt, zum Vordringen der Mongolen nach Westen und europider Indogermanen nach Turkestan sowie, was die „Osteuropiden“ angeht, unter „mongolischem Populatiosndruck“ ins Innere Europas. So sinnvoll es einerseits erscheint, Faktoren wie unterschiedliche demographische Entwicklung oder die Herausbildung phänotypischer Extreme mit Wirtschaftsweise und Umwelt in Zusammenhang zubringen, so ideologisch erscheint andererseits die Vorstellung der „Populationsdynamik“. So verwehrte sich Eickstedt gegen die Vorstellung, die Indogermanen wären früher nicht in Sibirien verbreitet gewesen, weil dies gegen die Vorstellung einer überlegenen Lebensfähigkeit der „nordischen Rasse“ spräche.[378] . Die Verbreitung der Indogermanen „belegte“ er durch Langschädelfunde; daß die Schädelform sich binnen weniger Generationen verändert und lange Schädel eher ein Zeichen für eine wenig „domestizierte“, verhältnismäßig urtümliche Lebensweise sind, wurde ja bereits wiederholt dargestellt. Auch hier bewegte sich Eickstedt im Rahmen der deutsch-faschistischen Rassenlehre mit ihrem Idealtypus vom „nordischen Langschädel“. Die mediterranen Japhetiten ( wie schon im ersten Kapitel kurz erwähnt hypothetische Alteuropäer, zu denen etwa die Etrusker, aber auch die Basken und u.U. die Minoer gerechnet wurden und die Eickstedt phänotypisch zwischen „Dinariern“ und den kleinwüchsigen „Altmediterraniden“ ansiedelte) hätten niemals nach Osten ausgegriffen, wohl aber die „dynamischen“ blonden Indogermanen, was Indiz für deren „Progressivität“ sei. So komme es in Eurasien zu einer Indogermanisch-mongolischen Bipolarität: „Jahrtausendealt ist...das Streben der turanischen Europiden, gegen die eigentlichen Mongolen vorzubrechen, jahrtausendealt das Streben der tungiden[379] Mongolen, die europiden und alsbald nur noch halbeuropiden Stämme und Völker... wieder hinauszudrängen.“[380] . Daher sei Sibirien „ ... ureuropider Boden, zwar Schritt um Schritt mongolisiert, aber doch ureuropid, den krampfhaft zu verleugnen biologisch

---

[377] ibid.,S.28

[378] ibid.,S.31

[379] Der Begriff „tungid“ ist von den Tungusen abgeleitet, einem sibirischen Volk, bei dem die mongolischen Gesichtsmerkmale im Durchschnitt in besonders starker Ausprägung vertreten sind. Eickstedt gebrauchte stets die Namen von ihm als besonders typisch angesehener, isolierter Populationen zur Kennzeichnung sog.“Rassentypen“, vgl. „weddid“ für Tamilen und andere südliche Drawida nach den Wedda und „äthiopid“ für hochgewachsene ostafrikanische Nomadenvölker in Analogie zur hamitischen Bevölkerung Äthiopiens, „äthiopider Habitus“ als Bezeichnung für verhältnismäßig geringere Ausprägung sogenannter „negrider“ Merkmale bei afrikanischen Völkern.

[380] Eickstedt, a.a.O., S.33

und historisch gleich kurzsichtig wäre." Während sich das turanische „Unruhezentrum" gegen Südeuropa und Vorderasien richtete, wandte sich das mongolisch-dsungarische gegen China. Die indogermanischen Steppenvölker, wie Skythen, Sarmaten und Kimmerier einerseits und die Hsiung-Nu (Hunnen) andererseits waren, wie Eickstedt zutreffend feststellte, von der Lebensweise her so unterschiedlich nicht. Die endlose Einheitlichkeit des Steppengürtels von Osteuropa bis fast zum gelben Meer bedingte, daß die gleichen Völker in Europa wie in Ostasien einfielen. Eickstedt setzte den Beginn der Weltgeschichte mit dem Beginn der indogermanischen und mongolischen Völkerwanderungen gegen Ende des 3. vorchristlichen Jahrtausends gleich.[381]

Neben den wechselseitigen Eroberungen betonte Eickstedt auch die Bedeutung friedlichen Austausches über die Seidenstraße. Er hob die Tatsache hervor, daß indogermanische bzw. europide Völker noch lange nach der Indogermanisierung Europas, Irans und Indiens in Zentralasien vertreten gewesen seien, so etwa die Saken, als deren Nachkömmlinge er die Kirgisen ansah.[382] Das Auftreten europid aussehender Menschen in China leitete Eickstedt auf das Mitziehen von Indogermanen im hunnischen Heer sowie auf Nachkömmlinge der viel früheren Skythenzüge zurück, nicht hingegen auf genetische Zufälligkeiten, die sich etwa aus außergewöhnlichen Merkmalskombinationen oder genetic drift erklären ließen; immerhin sind die von Eickstedt bezeichneten Wanderungsbewegungen historisch verbürgt.[383]

Auffällig ist nicht destotrotz, daß Eickstedt an Stellen, bei denen Saller von „Rassenmischung" und Dobzhansky von Auswirkungen eines gemeinsamen Genpoools gesprochen hätte, oftmals stereotyp von „Überschichtung" und „Überfremdung" ausging. Andererseits bezeugte er allerdings eine Vermischung von Chinesen und Hunnen[384], ging aber allgemein davon aus, daß Kämpfe zwischen Chinesen und Hunnen eine biologische Behauptung oder Durchsetzung des „tungiden Rassentypus" bedeutet hätten.[385] Er beschrieb den mongolischen oder tungiden Typus sehr genau, wobei hervorzuheben ist, daß er die Verwendung antiker und mittelalterlicher Attribute wie „häßlich" und „grauenvoll" bei zeitgenössischen Beschreibungen von Hunnen und Mongolen zu recht als Kriegspropaganda abtat. Solchen Denunzierungen setzte er die gewaltige Organisationsleistung der Steppennomanden und die Wohnlichkeit der Jurten entgegen, desgleichen die militärische Überlegenheit der hunnischen und mongolischen Heere: „Deren Zucht und Taktik lag erheblich über der der unbeholfenen chinesischen und noch weit unbeholfeneren europäischen Heere. Sie sorgten auch für Nachschub an `Munition´, Rekruten, Ausrüstung und Proviant, und das war bei Entfernungen über

---

[381] ibid., S.35
[382] ibid.,S.49
[383] ibid.,S.52
[384] ibid.,S.56
[385] ibid.,S.60

viele Tausende von Kilometern keineswegs eine einfache Angelegenheit. Das sollen lose Horden gewesen sein? Glaubt man auch, daß die chinesischen Kaiser ihre zarten Prinzessinnen richtigen Barbaren und nicht nur sogenannten Barbaren in die Hände gegeben hätten, daß die edlen Burgunder ihre Kriemhild einem Wilden anvertraut hätten? Die von der Kozlov-Expedition unternommenen Grabungen in fürstlichen Hunnengräbern nördlich Urga haben Kulturgut, Kunst und Luxus großartigsten Ausmaßes zutage gefördert, in dessen unerhörtem Pomp sich der erlesenste Geschmack von zwei Erdteilen begegnet.“[386]
Sein Bild der Hunnen umriß Eickstedt folgendermaßen: „...ein Volk, das kulturell zweifellos tiefer als die Europäer oder Chinesen steht, denn ihm fehlen fast ganz die Städte, ohne die eine höhere Kultur nun einmal nicht zu leisten ist. Aber im übrigen verdient seine völkische Eigenart und seine artgemäße und raumentsprechende Kultur durchaus auch Achtung.“[387]
Dies klingt zunächst sehr versöhnlich; bei näherer Betrachtung fällt allerdings die eurozentrische, an der urbanen Lebensform festgemachte Hierarchisierung von Kulturen auf, die jedoch lange Zeit zu den Allgemeinplätzen der Ethnologie und Kulturgeschichte gehörte - der gesamte Begriff der Hochkultur basiert auf dieser Wahrnehmungsweise. Die Verwendung des Adjektivs „artgemäß“ ist hingegen ein eindeutiger Biologismus, entsprechend dem, was schon in den „rasssischen Grundlagen des deutschen Volkes“ begegnete. .

Bezogen auf China, wies Eickstedt daruf hin, daß dieses seit prähistorischen Zeiten die volkreichste Gegend der Welt sei und nannte die chinesische Bevölkerung eine „biologisch unbesiegbare Widerstandsfront gegen den Steppengürtel“[388] . Die Mongolei sei ein „Unruhezentrum, das beweglich und kriegerisch unablässig nach außen drängt,“ China hingegen ein „Druckzentrum, das langsam und zäh...sich auswächst und Raum, nicht Raub sucht.“[389]. Aufgrund der Gegebenheiten - Meer im Osten, Gebirge im Westen und Mongolengefahr im Norden - habe China immer nach Süden expandiert, was Eickstedt als allgemeingültiges anthropologisches Gesetz bezeichnete. Anhand von Wort- und Lautähnlichkeiten früherer süd- und yünnanchinesischer Dialekte mit dem Thailändischen begründete Eickstedt die These, daß Südchina, ja, die ganze Yangtse-Region, ursprünglich thailändisch besiedelt gewesen sei und erst relativ spät vollständig sinisiert worden sei. Auch der Reisbau wurde von ihm ursprünglich als Erfindung der Thai angesehen[390]. Bezüglich der chinesischen Agrikultur wies Eickstedt auf jahrhundertlange Abholzungen mit schweren ökologischen Schäden hin und darauf, daß die Kulturen an Hoang

---

[386] ibid.,S.65 ff
[387] ibid.,S.67
[388] ibid.,S.68
[389] ibid.,S.69
[390] ibid.,S75

Ho und Yangtsekiang die ältesten noch rezenten Flußbauernkulturen der Welt sind. Letzeres wurde in Kontrast zu Ägypten und Sumer gestellt, die älter, aber ohne bis heute fortwährende Kontinuität seien.[391] Das Entstehen einer zusammenhängenden chinesischen „Rasse" wurde für Eickstedt durch eine gemeinsame „Rassenseele" befördert[392].
Innerhalb Chinas sei der Norden immer klein und stark, der Süden hingegen groß und schwach gewesen, und die Kultur hätte „aus seiner Rassenseele geformt" den „machtvollsten Faktor auch seiner Rassendynamik" gebildet.[393]+
Für den Aufschwung der nordchinesischen Kultur machte Eickstedt ihre angebliche Beeinflussung durch die frühindogermanische Schnurkeramikkultur und die japhetitische Bandkeramikultur via Sibirien verantwortlich. „Muttergöttin, Erdkult, Anklänge an Polyandrie und Poliygamie sowie Menschenopfer wiesen auf das Mutterrecht hin, das ja auch im ganzen japhetitisch-bandkeramischen Gürtel vertreten ist und wohl von hier und mit einer spätneolithischen Vierkantbeilkultur bis ins südlichste Hinterindien gelangte."[394]
Daß es die betreffenden Wanderungsbewegungen zumindest teilweise tatsächlich gegeben hat, ist eine Sache. Was Eickstedt jedoch daran knüpfte, ist ein Modell, in dem zwar viel von kultureller Beeinflussung die Rede ist, das jedoch im Kern dennoch extrem biologistisch ist. Für Eickstedt waren aufeinander folgende Kulturstufen, wie mittelneolithisches Mutterrecht und spätneolithisches Vaterrecht, niemals *Entwicklungsstufen* wie in dem historisch-evolutionären kulturanthropologischen Modell Morgans, die dann auch auf andere Gesellschaften übertragbar wären. Vielmehr handelte es sich für Eickstedt um „rassisch" bedingte Kulturen als Ausfluß einer „Rassenseele". Wenn das frühgeschichtliche China bestimmte kulturelle Merkmale mit der alteuropäischen Donaukultur oder der Schnurkeramikkultur gemein hatte, bedeutete dies für Eickstedt nicht eine aufgrund vergleichbarer gesellschaftlicher und ökonomischer Strukturen bei auch noch ähnlichen Klimaverhältnissen vergleichbare Kulturstufe, sondern war ihm ein Beleg für die Weite europider Wanderungen in der Frühzeit, auf welchen die früheuropiden Völker Fragmente ihrer „wesenseigenen" Kultur zurückließen bzw diese fremden Völkern brachten. So vermutete Eickstedt auch einen nordeuropiden Einfluß auf chinesische Keramik[395] . War es nicht Gobineau gewesen, der die Ansicht vertreten hatte, die chinesische Kultur sei auf eine „arische Gründung" zurückzuführen gewesen? Solche Plattheiten finden sich bei Eickstedt zwar nicht, wohl aber die sozialdarwinistische Auffassung von Völkerwanderungen und kultureller Entwicklung als biologischem Wettstreit wesensverschiedener Völker und „Volkskörper". Daher seien auch

---

391 ibid,S 70, 75 ff, 78
392 ibid.,S.81
393 ibid.,S82
394 ibid,S.86
395 ibid.,S.96

die „paläoasiatischen Halbeuropiden" durch den bevölkerungsdynamischen Druck von Mongolen und Chinesen in die Arktis und nach Ostsibirien verdrängt worden, womit der „alte nordsibirische Gürtel der Europiden zersprengt" wurde.[396] Die Einwanderung von Chinesen in Thai-Gebiete und ihr Einheiraten in Thai-Familien, die beide langfristig eine Sinisierung ursprünglich thailändischer Kulturen bedeuteten, stellte für Eickstedt nichts Anderes dar, als ein „rassisches" Sich-Durchsetzen der Chinesen als biologische Abstammungsgemeinschaft.[397] Die Tatsache, daß es in China zeitweise Thai-Dynastien gab,, stellte demzufolge ein biologisches Beharren der Thai-Völker dar.
Die Mon-Khmer- begriff Eickstedt als Beispiel für eine bäuerliche „Passivbevölkerung" im Sinne seines rassendynamischen Modells.
Schließlich setzten die Nordchinesen sich durch, ein Prozeß, der mit Chin Chi Huang Ti als erstem Kaiser des Chin-Reiches seinen Abschluß fand. „Aber Tatsache bleibt_ China war für Jahrhunderte Tai-Land. Die biologische Druckkammer des Yangtsegebiets hat dem Norden also hart zu schaffen gemacht. Aber noch mehr setzte der Norden dem Süden zu."[398]
Die südchinesische Urbevölkerung (Yao) wurde im Eickstedt´schen Modell von einer ersten thailändischen Einwanderungswelle „überschichtet" und abgedrängt und ist heute noch inselartig in Rückzugsgebieten ansässig, ähnlich wie weiter südlich Mon-Khmer und Miao (i.e.die als ältere „rassische Schicht" begriffenen Gebirgstämme Südostasiens, wie die „Montagnards" im Grenzgebiet von Laos und Kampuchea). Die Mon Khmer und die Miao gehören sprachlich zu den Austroasiaten, die mit Malayen, Indonesiern, den vorspanischen Filippinos und Naturvölkern wie Dajaks eine gemeinsame Sprachfamilie bilden, von der sich Elemente sowohl in der pazifischen Inselwelt als auch bei den Yao finden lassen. Während die Mon-Khmer eigene phänotypische Besonderheiten aufweisen, die sie von den Chinesen und Thai unterscheiden, lassen sich keine signifikanten Unterschiede im äußeren Erscheinungsbild von Yao und modernen Südchinesen nachweisen. Dies läßt sich nun auch als alter gemeinsamer sprachlich-kultureller Zusammenhang ethnisch verschiedener Gruppen interpretieren, diese Möglichkeit wurde von Eickstedt jedoch noch nicht einmal in Erwägung gezogen. Vielmehr schrieb er: „Innerhalb der Südsiniden erscheinen somit die heutigen Yao als die älteste ethnische Schicht, die Kantonesen dagegen als erst taiisierte, dann sinisierte und dabei dann auch rassisch zersetzte Ur-Yao."[399]
Fehlende phänotypische Gemeinsamkeiten sprachlich zusammenhängender Völker sind demzufolge Ergebnis einer „rassischen Zersetzung" einer Teilgruppe durch als biologisch siegreich angesehene Völker eines fremden Sprach- und „Rassenkreises". Das verwendete Vokabular mutet brachial an: Es ist die Rede von einer „Zertrümmerung der Waldstämme"

---

[396] ibid.,S.105
[397] ibid.,S.107 ff
[398] ibid.,S.128
[399] ibid.,S.153

(S.338-364), und bezüglich der akkulturativen Einschmelzung von Volksgruppen oder dem Aufgehen einer Kultur in einer anderen sprach Eickstedt von deren „Vernichtung“, ja, das Volk der Tchampa bezeichnete er als „Rasse der Vernichteten“[400]. Sehr deutlich sind die hierbei vorgenommenen Wertungen: „Hier steht daher ein weitgehend europider, anthropologsch selbstständiger Adelstypus unvermittelt gegen eine vorwiegend mittelsinide charakterlose Leibeigenenschicht.“[401]

Damit sind wir beim Thema „Rassenpsychologie“. Eickstedt wies den von ihm behandelten ethnischen Gruppen konsistent zusammenhängende Mentalitäten zu, die er wie folgt charakterisierte: „In psychologischer Hinsicht wird ihnen (den Tungiden, d.Verf.) ein harter, ja grausamer, doch ehrlicher und zuverlässiger Charakter zugeschrieben, auch Gutmütigkit, aber nicht Güte, Vergnügtheit, aber nicht Freudigkeit...Stolz und Ritterlichkeit, viel Geduld und großer Mut, aber nur eine geringe geistige Beweglichkeit.“ Nordchinesen hingegen seien „bieder, langsam, kriegerisch und konservativ“, Mittelchinesen „lebendiger und intellektueller ... vielseitig in Begabung und Verhalten und liberaler in den Auffassungen“, Südchinesen schließlich „lebhaft, fröhlich und unternehmungslustig...gute Organisatoren und Kolonisatoren, aber auch ... wankelmütig und eitel.“[402]

Da Eickstedt von einer „Rassenseele“ ausging, werden diese Verhaltensstereotypen ebenso zu biologischen Eigenschaften wie morphologische Merkmale. Mentalitäten, die vom Buddhismus und Taoismus bis zu verbreitetem Opiumkonsum durch eine Vielzahl externer Faktoren geprägt sein können, die sich vom soziokulturellen Umfeld Mitteleuropas schlichtweg völlig unterscheiden, waren für Eickstedt schlichtweg Äußerungsformen der „Rassenseele“: „...eine kindliche, humor- und spottbereite, mitunter ins Kindische gesteigerte Heiterkeit und eine unentwegt nutzbedachte Ichhaftigkeit mit ausgeprägtem Handelssinn. Dazu treten als rasseeigene Eigenschaften emsiger Fleiß und große Genügsamkeit, Mangel an Genauigkeitssinn, große rechtsbewußte Empfindlichkeit und jene berühmte „Nervenlosigkeit“, die den ungeheuerlichsten Lärm, den beispiellosesten Schmutz und viel körperliche und seelische Not bei sich und anderen gleichmütig und mühelos erträgt....Unbestreitbar ist auch, daß der kardinalste Einsatz der Gesamtpsyche, nämlich im Suchen nach Lebensglück, in der siniden Seele auf grundanderem Wege als im aktiven, derben und gefühlsüberschwenglichen Europa vorgeht und ihre letzten Ziele schon auf einem goldenen Mittelwege und in einer heiterfriedfertigen und nüchtern-bescheidenen Diesseitigkeit findet. Das alles nimmt im Norden wieder strengere und mehr schizothyme Formen an, im Süden losere und mehr zyklothyme, ja kindisch-bildsamere Formen, wie

---

400 vgl. ibid.,S.156 und Tafel 45
401 ibid.,S.177
402 ibid.,S.182 ff

das den rassisch-körperbaulichen Varianten im siniden Kreis entspricht."[403]
Hingegen dominierten nach Eickstedts Auffassung bei weddiden Völkern[404] „die Formen des Kleinkind- oder Schulkindtypus der höher spezialisierten europiden Rassen...Das alles natürlich besonders gut bei den Frauen ausgeprägt, die bei allen Rassen besser die kindhaft-primitiven Rassenmerkmale bewahren. Im Seelischen sind die Palämongoliden wie die Weddiden durch ihre gewinnende Freundlichkeit und helle Lebensfreude, durch Offenheit und Sorglosigkeit, ja Unbedachtsamkeit und durch Ehrlichkeit, Güte, Unzuverlässigkeit und Faulheit gekennzeichnet..Aber dieses...Wesen kann auch explosiv umschlagen...und zu Ausbrüchen maßloser Hasses und sinnloser Grausamkeit führen."[405] „So liegen kindliche Lebensfreude und kindliche Unbeherrschtheit nahe beieinander." Des Weiteren sprach Eickstedt von einer „angeborenen Achtlosigkeit" der von ihm als weddid und palämongolid eingestuften Völker[406], konzidierte allerdings, daß es „Bemerkenswert" sei, „daß die intellektuelle und künstlerische Leistungsfähigkeit der Weddiden bei aller Kindhaftigkeit des Charakters durchaus in der Lage ist, bemerkenswerte Höhen zu errreichen."[407]. Deutlich wandte sich Eickstedt gegen die etwa von Saller und Merkenschlager vertretene Auffassung, daß „Rassen" von der Umwelt gestaltet würden, teilte mit diesen allerdings die Auffassung einer Entstehung von Rassentypen aus der Isolation heraus: „Denn selbstverständlich hat nicht das Klima diese Typen geschaffen, sondern nur die typischen Lebensräume, die ihrerseits die Menschen zu bestimmten Wirtschaftformen zwangen, haben die Rassen festgehalten. Wirtschaftsraum ist immer gleichzeitig Isolationsraum. Er fesselt die eigenen Lebewesen, er stößt die fremden ab. In...relativen Inzuchtkreisen entstanden damit selbstständige Typenkonglomerate und aus Anschlußgebieten Rassenzentren. Allerdings wechseln ...die Unterschiede in der Menge der Bewohner und damit ihre Druckkraft, und so entstehen jene Bewegungen, die die typenschaffenden Zentren zerstören und zersetzen, die Rassengürtel verschieben, die schwächeren Wirtschaftsgebiete duchlöchern.". Dementsprechend begriff Eickstedt das Sich-Ausbreiten der indischen Drawidas als Verdrängen der weddiden Urbevölkerung, auf welches dann die arische Invasion erfolgte[408], und ebenso begründete er den Untergang des alten Reiches von Tchampa im heutigen Vietnam rassendynamisch.

---

[403] ibid.,S.184 ff
[404] weddid: Von Wedda abgeleitet, den als Jäger und Sammler lebenden Ureinwohnern Sri Lankas; bei Eickstedt Bezeichnung für südindische Drawidavölker, die er für „vermischte" Formen einer eigenständigen, durch die Wedda idealtypisch verkörperten „Rasse" hielt, deren Elemente als „Einsprengsel" auch bei Malayen und Indonesiern zu finden seien.
[405] ibid.,S.186
[406] ibid.,S.187
[407] ebenda
[408] vgl.ibid.,S.395-412

„..tiefliegende Augen, gerade und herausspringende Nase, schwarze lockige Haare. So werden Europide beschrieben...An der Kultur, auch der hohen Intelligenz dieser Leute, ist nicht zu zweifeln. Aber in politischer Hinsicht waren die Tchamfürsten offenbar unglaublich leichtfertig und ungeschickt...Außerdem waren die Tcham schlechthin unverbesserliche Piraten. Immer wieder schlugen das malayische Abenteuerblut wie die weddide Unbekümmertheit durch und führten zu Konflikten. Eben deshalb wurden schon 446 und 605 u.Z. die Tempel und Bibliotheken iher Hauptstadt Simkapura von den empörten Tonkinesen verbrannt."[409]Mit anderen Worten, Eickstedt sah den Untergang dieses Reiches als Untergang einer „ungünstigen Rassenmischung", deren als biologisch begriffene Mentalitäten nicht miteinander harmonierten.
Auf der gleichen Grundlage bewertete Eickstedt die Besiedlung praktisch des gesamten vietnamesischen Territoriums durch die Annamiten als biodynamischen Siegeszug eines leistungsfähigen „Volkskörpers". Wörtlich heißt es bei ihm: „Überall sickern und dringen die Annamiten jetzt in die Berge hinauf. Die Ebenen sind vollständig von ihnen besetzt, und der biodynamische Druck quetscht sie nun auch in die Gebirge und in unzähligen Kanälen aufwärts und zu den stillen Moi und Lao... Das ist die Auswirkung biodynamischer Gesetze."[410] Am Beispiel Angkors glaubte Eickstedt nicht nur die Auswirkungen seiner Rassendynamik als principium movens für Werden und Vergehen einer Stadtkultur zu sehen, sondern zugleich auch die Bestätigung für die Notwendigkeit einer hierarchisch gegliederten, vielfach geschichteten Gesellschaft als Voraussetzung höherer Kultur („Siebung, Staffelung und Stufung als unausweichlicher biologischer Voraussetzung für Geltung und Glück einer gesunden Gemeinschaft")[411] . Die heutige ethnische Vorherrschaft von Thai und Annamiten in Südostasien war für Eickstedt ein schlagender Beweis für die „großen biodynamischen Gesetze...die die asiatische Menschheit regieren."[412] .
Nach der Abhandlung Chinas und Südostasiens setzt sich das Buch relativ knapp mit der bereits erwähnten Besiedlungsgeschichte Indiens auseinander, um dann zu Japan und Korea zu kommen. Die Betrachtung der Japaner ist in unserem Zusammenhang besonders interessant, betrachtete Eickstedt sie doch noch in seiner „Rassenkunde und Rassengeschichte der Menschheit" als quasi natürlichen Erzfeind der Europäer. Wir werden sehen, wie sich dies im Jahre 1944 verhält, wo Japan der letzte verbliebene Verbündete des Deutschen Reiches ist.

Zunächst begriff Eickstedt die Japaner als „Rassengemisch", das sich aus Tungiden, Ainu, Palämongoliden und Chinesen sowie Mandschuren zusammensetzt. Damit sah er eine „enorme Spannweite der psychologi-

---

409 ibid.,S.282
410 ibid.,S.287
411 ibid.,S.321
412 ibid.,S.311

schen Möglichkeiten"[413] , bewertete diese von der ursprünglichen Herkunft her multiethnische Zusammensetzung also durchaus positiv. „Man glaubt in den Handlungen der Japaner bald hier den unbändigen Mut der ausgelesenen Malayeneroberer zu erkennen, bald die emsige Beharrlichkeit und thematisierende Tiefgründigkeit der Siniden."[414]
Die angebliche Tatsache, daß während des 18.Jahrhunderts, als Japan aufgrund der Fortsetzung der unter dem Tokugawa-Shogunat eingeführten Abschottungspolitik eines der verschlossensten Länder der Erde war, weder ein Bevölkerungsrückgang noch ein Wachstum stattfand, war für Eickstedt eine Art Idealzustand. Die Annahme, daß es einerseits keine großen Hungersnöte gegeben habe -wobei Eickstedt die Not der Bauern unter den Shogunen schlicht überging - und andererseits keine Nahrungsmittel exportiert wurden, gleichzeitig Ein- und Auswanderung gesetzlich verboten waren, wurde von Eickstedt als harmonische Balance betrachtet[415], was nicht nur charakteristisch für einen sehr an „Blut und Boden" gebundenen Volksbegriff, sondern auch Zeichen für eine stark abstrahierende und schematisierende, zugleich technokratische Geschichtsauffassung ist. Die Tatsache, daß die Abschottung zumindest europäischen und amerikanischen Händlern gegenüber bis zur erzwungenen Öffnung durch US-Commodore Perry (1854) funktionierte, sagt wenig oder nichts über den japanischen, chinesischen oder koreanischen Schmuggel aus, und von zuverlässigen und über den gesamten Zeitraum der Abschottung durchgeführten demographischen und agrarökonomischen Untersuchungen über das frühneuzeitliche Japan ist dem Verfasser nichts bekannt. Es wird eher der Eindruck vermittelt, daß hier ein Idealbild gezeichnet wird, welches primär ästhetisch geprägte Harmonievorstellungen, die auf die europäische Klassik zurückgehen, ebenso bedient, wie bevölkerungspolitische Zielvorgaben aus dem geistigen Umfeld der deutsch-faschistischen Rassenhygiene.
Der jähe Bevölkerungsanstieg nach Perrys Intervention war für Eickstedt eine aus dem Nationalempfinden erwachsene Aufbäumung des völkischen „Lebenswillens" nach der Konfrontation mit den Fremden, also eine Selbstbehauptung der „Rassenseele".[416]
Ökonomische Faktoren wie Angebot und Nachfrage oder Arbeitslosigkeit waren in diesem Zusammenhang für Eickstedt nur nachgeordnete Komponenten, die sich den „biologischen Gesetzmäßigkeiten", worunter er in diesem Fall das Nationalbewußtsein verstand, unterordneten. Daraus erwüchsen biologische Grundlagen für den zu dieser Zeit aktuellen imperialen Expansionismus Japans, nämlich als eines „Volkes ohne Raum", was Eickstedt in Gegensatz zum ebenfalls dicht bevölkerten, aber nicht nationalistischen China stellte. Schließlich folgerte er: „Das zeigt mit aller Klarheit: Volk ohne Raum ist ein Willenszustand, kein Sachzustand.

---

[413] ibid.,S.498
[414] ebenda
[415] ibid.,S.514
[416] ibid.,S.514 ff

Rassenseele und Kulturkraft entscheiden, nicht Angebot und Nachfrage."[417]
Abgesehen davon, daß hier offensichtlich allen ökonomisch ausgerichteten Gesellschaftsmodellen von Smith bis Marx eine biologistische Absage erteilt werden sollte, ist die vorgenomene Überhöhung der als biologisches Gesetz begriffenen „Rassendynamik" durch einen mythisierten „kollektiven Willen" ebenso platt wie funktional für den NS-Staat - Qua definitionem, als Form eines geäußerten „Willens", der von der praktischen Politik nicht unterscheidbar ist, wird Japan das Recht auf militärische Expansion zugestanden.
Quasi den Japaner als Solchen definierte Eickstedt durch die Attribute „äußerst fleißig, äußerst höflich und äußerst kultiviert", die japanische Kultur stünde derzeit sogar etwas höher als die chinesische, hervorzuheben sei jedoch besonders der angebliche Mentalitätsunterschied hinsichtlich der „Rassendynamik". Demzufolge wäre planmäßige Kolonisation und individuelles „Sein-Glück-machen" spezifisch europäisch, Auswanderung in riesigen, quasi als amorphe Flut begriffenen Bevölkerungswellen spezifisch chinesisch und das Erringen der politischen, militärischen und wirtschaftlichen Oberherschaft über ansonsten fremdethnische Gebiete spezifisch japanisch. „Das geschlossene Weitermachen der Chinesen löst sich bei den Japanern in ein loses Sprühen auf, und die einen tragen den biologischen, die anderen den politischen Erfolg davon. Sie sind die Äußerungen von rassenseelischer Möglichkeit und der Form, die dieser durch entsprechende Weckung und Verbindung in der kulturellen Wirklichkeit des Volkes gegeben wird."[418] In einem solchen Kontext sah Eickstedt kulturelle Leistungen als Leistungen einer kleinen Führungselite, die in „Siebungsprozessen erst aus den rassischen Wirkungskomponenten der ganzen Volksgemeinschaft herausgewachsen"[419] sei. Nicht nur das Entstehen, sondern vor allem der Erhalt der Führungsschicht sei lebensnotwendig für ein Volk. In diesem Zusammenhang stellte Eickstedt klar, daß für ihn kulturelle Unterschiede zwischen ethnisch weit voneinander entfernten Völkern unüberbrückbar seien, weil er sie für ein Ergebnis der ihnen jeweils eigenen „Rassenseele" hielt, er diese Unterschiede aber andererseits nicht hierarchisierte, sondern als gleichwertig erachtete. Er sprach in diesem Zusammenhang von „Artunterschieden", die keine „Wertunterschiede" seien.[420] Dazu führte er aus: „Aus der **rassischen** Andersartigkeit entspringt aber erst die kulturelle Andersartigkeit, wenigstens in erster Linie und in denjenigen Verschiedenheiten, die dauernd sind. Es wäre auch ungemein kurzsichtig, nun **hier** an Wertunterschiede denken zu wollen. Eigenart ist nicht Unart, Ost und West stehen auf gleich, soweit die Kulturkapazität in Frage kommt...Der Chinese begeistert sich noch heute hemmungslos an kra-

---

[417] ibid.,S.518
[418] ibid.,S.522
[419] ebenda
[420] ibid.,S.523

chendem Feuerwerk, der Europäer schießt lieber Mauern ein; der Japaner beweist notfalls durch Harakiri, der Europäer durch Ideen...das Entscheidende dabei ist, daß jeder seine aus eigenem Wesen natürlich gewachsene Kultur hochhält, nicht weil sie besser, sondern weil sie geeigneter, nicht weil sie wertvoller, sondern weil sie arteigen ist."[421]
Abgesehen von der Abstrusität der herangezogenen Beispiele und der Eigentümlichkeit, wie hier plötzlich die Begriffe „Rasse" und „Art" bei einem Autor, der sonst so sehr auf nomenklatorische Feinsinnigkeiten achtete, munter durcheinanderpurzeln, fällt hier die Stoßrichtung dieses „Suum Quoique" auf: Im Gegensatz zum reinen Euro- ja Germanozentrismus der klassisch nordisch-arischen Rassenlehren von Gobineau bis Günther steht hier nicht eine „Herrenrasse" an der Spitze, sondern es gibt eben mehrere, gleichwertige, aber wesensverschiedene „progressive Rassen", von denen jede ihren „Lebensraum" beanspruchen kann, solange ein Kontinent oder wenigstens Meer dazwischen liegt. Daß andere Ethnien, die dabei als „primitivere Rassen" angesehen werden, untergehen oder zumindest unterjocht werden müssen, versteht sich von selbst, wird aber als eher bedauerliche Zwangsläufigkeit angesehen.

*Damit befindet sich Eickstedt nicht mehr auf dem Boden der ariomanischen Rassenlehren in der Tradition des 19.Jahrhunderts, sondern ist einer der ersten Vertreter des Gedankenguts, das bei der intellektuellen Neuen Rechten und den sog. Nationalrevolutionären unter den heutigen Rechtsextremisten* **Ethnopluralismus** *heißt.*
*Dieser Ethnopluralismus, ursprünglich ein durchaus emanzipativ gemeinter Begriff im Sinne von gleichberechtigtem Nebeneinander verschiedener Kulturen, von der intellektuellen Neuen Rechten aber auf spezielle Weise umgedeutet[422], ist gewissermaßen die Apartheid-Variante der Multikultur. Nicht Überlegenheit oder Inferiorität, sondern Wesensverschiedenheit unterschiedlicher Ethnien stehen für ihre Vertreter, denen selbst Gerhard Frey im Unterschied zu den „Stiefelnazis" der FAP sich mittlerweile genähert hat[423], im Vordergrund der Betrachtung. So stellt es für diese Kräfte heute kein Problem dar, sich für nationale Befreiungskämpfe fremder Völker einzusetzen und gleichzeitig gegen Einwanderung zu sein. Alain de Benoist, der Vordenker der französischen Nouvelle Droite, befand sich in großer geistiger Nähe zu Eickstedt, wenn er 1985 schrieb: „Eine menschliche Rasse ist nicht nur eine zoologische Einheit, sie ist im allgemeinen auch der Träger*

---

[421] ibid.,S.524
[422] vgl. hierzu Balibar, Etienne und Wallerstein, Immanuel, Rasse-Klasse-Nation, ambivalente Identitäten, Berlin 1990 sowie Brumlik, Micha, Die Entwicklung der Begriffe „Rasse", „Kultur" und „Ethnizität" im sozialwissenschaftlichen Diskurs, in: Dittrich, Eckhard (Hg.), Der Beitrag der Wissenschaften bei der Konstruktion ethnischer Minderheiten, Opladen 1990 sowie Pinn, Irmgard, und Nebelung, Michael, Vom „klassischen" zum aktuellen Rassismus in Deutschland. Das Menschenbild der Bevölkerungstheorie und Bevölkerungspolitik, Duisburg 1992
[423] vgl. Reinfeld, Sebastian, Schwarz, Richard, Biopolitische Konzepte der Neuen Rechten, in:Reinfeld, Schwarz, Foucault: Bio-Macht, Duisburg 1992, S.21

*einer Geschichte, einer Kultur, eines Schicksals....Eine Ethnie ist also nicht eine bloße Summe von Individuen. Sie hat als Gesamtheit eine bestimmte Anzahl von Eigentümlichkeiten. Sie definiert eine Volksseele...Die spezifisch menschliche Dimension... ist vor allem durch das* ***Geschichtsbewußtsein*** *gekennzeichnet und durch die* ***Kultur****, die dessen Produkt ist. Die Natur legt den* ***Rahmen*** *fest, in dem sich die Kultur ausdrücken kann, aber sie legt nicht deren* ***Form*** *fest.*[424]*" Abgesehen davon, daß der biologische Determinismus bei Benoist etwas geringer ist als bei Eickstedt, erscheinen die beiden Modelle weitgehend deckungsgleich, womit uns die Frage nach einer Funktionalität der Eickstedtschen Theorie für die Neue Rechte schon fast beantwortet erscheint: Sie eignet sich hervorragend zur Agitation gegen Asylgewährung und Einwanderung und ermöglicht es dennoch, zu behaupten, man sei kein Rassist, nach dem Motto: „Ich liebe alle Türken. Aber sie sollen in der Türkei bleiben!" Darüberhinaus können auf der gleichen ideologischen Grundlage auch noch diverse nationalistische Befreiungsbewegungen unterstützt werden.*

Die Thematik „Sozialbiologistische Theorien und Neue Rechte" wird am Ende dieser Arbeit noch erörtert werden; daher spare ich mir an dieser Stelle weitere Ausführungen.

Was das Fazit der „Rassendynamik von Ostasien" angeht, stellte der Autor seinen antijapanischen Ausführungen aus der „Rassenkunde und Rassengeschichte der Menschheit" nun gänzlich andere Schlußfolgerungen gegenüber, nämlich die Notwendigkeit der Schaffung eines japanisch beherrschten großasiatischen Wirtschaftsraums. [425] „So ist auch der politische Erfolg auf japanischer Seite, der biologische auf chinesischer Seite. Die beiden größten Nationen in Ostasien ergänzen sich in ihren Zielen, die auf verschiedenen Ebenen liegen, und in ihrer Wesenart, die in verschiedenen Rassenanlagen ruht. Diese allein bieten den Schlüssel zum Verständnis der bevölkerungsbiologischen Abläufe im Osten."[426] ist das Fazit der „Rassendynamik von Ostasien".

1944 wurde Eickstedt kurzfristig als Wachmann in einem als „kriegswichtig" eingestuften Betrieb eingezogen, nämlich den Famo-Werken, welche u.a. Motoren für Wehrmachts-LKWs herstellten. Als er über diese Tätigkeit hinaus zu weiterer Arbeit im Betrieb zwangsverpflichtet werden sollte, wandte er sich in einem Schreiben vom 18.10. ´44 an den Kurator der Breslauer Universität und erklärte, seine eigene wissenschaftliche Arbeit sei kriegswichtig, insbesondere die Gutachtertätigkeiten seines Instituts in „Abstammungs- und Vaterschaftsfragen", „die Arbeiten für die Raumplanung mit ihrem Sofortprogramm für Städteaufbau und Men-

---

[424] Benoist, Alain de, Kulturrevolution von rechts: Gramsci und die Nouvelle Droite, Krefeld 1985, S.54-58

[425] Eickstedt, a.a.O., S. 540

[426] ibid.,S.540 ff

schenverteilung mit Kriegsschluß" und die Arbeiten zum Thema Ostasien.[427].

Des Weiteren führte er aus: „..besonders die Einsatzfähigkeit und Arbeitsbedeutung der Universität im Krieg, ein wenig auch die Erhaltung meiner Kräfte eben hierfür, legen gleicherweise nahe, dass meine Famo-Laufbahn nicht in einem beliebigen kriegswichtigen Büro, sondern in die kriegswichtige Universität ausmündet....ich selbst mache natürlich alles und jedes mit, aber Ansehen und Aufgabe der Universität und der Arbeitseinsatz meiner Institute lassen mir nur einen Weg gangbar erscheinen.
Heil Hitler!
v.Eickstedt
Direktor und Professor an der naturwissenschaftlich, mediz. und philoso.Fakultät der Universität Breslau
Wachmann der Famo-Werke"[428]
Es ist nicht bekannt, welche Reaktion auf dieses Schreiben erfolgte. Da Eickstedt und Schwidetzky aber noch im selben Herbst 1944 das Inventar ihres Instituts von Breslau nach Leipzig überführten, erscheint es sehr wahrscheinlich, daß eine weitere Dienstverpflichtung Eickstedts nicht mehr erfolgte.

[427] vgl. Uniwersytet Wroclawski, Personalakte Egon v.Eickstedt
[428] ebenda

# 5. Kapitel: Die Nachkriegsaktivitäten Ilse Schwidetzkys und ihre Hauptwerke

Seit 1949 hatte Ilse Schwidetzky, zeitweise verheiratete Rösing - ihr Mann war während des Zweiten Weltkriegs gefallen - in Mainz eine eigene Professur, 1960 folgte sie Eickstedt auf dessen Lehrstuhl. Als Emeritus arbeitete Eickstedt nicht mehr sehr viel an der Universität; seine letzte Expedition, bei der er mit einem selbstausgerüsteten Wohnmobil bis in den Iran gefahren war (vgl. hierzu das dritte Kapitel dieser Arbeit), hatte er aus gesundheitlichen Gründen abbrechen müssen.

Wie schon erwähnt, starb Egon von Eickstedt am 20.12.1965. Rektor und Senat der Johannes-Gutenberg-Universität Mainz erklärten in einer Todesanzeige: „daß der emeritierte ordentliche Professor für Anthropologie ***Egon Freiherr von Eickstedt*** Ehrenmitglied der Deutschen Gesellschaft für Anthropologie, der Geographischen Gesellschaft München, der Anthropologischen Gesellschaften in Frankfurt, Madrid, Paris, Tucuman und Wien, Beratendes Ehrenmitglied der UNESCO am 20. Dezember 1965 im Alter von 73 Jahren verstorben ist....Er war einer der letzten großen deutschen Forschungsreisenden und ein Gelehrter von Weltruf.
Mainz, den 28. Dezember 1965.
**Der Rektor**
*Gerhard Funke*"[429]

Ilse Schwidetzky sorgte als Nachfolgerin Eickstedts für eine inhaltliche Kontinuität der Breslauer Schule, wiewohl beide sich in Persönlichkeit und Arbeitsweise sehr stark unterschieden. Unter Schwidetzkys Leitung veränderte sich das Mainzer Institut erheblich. Eickstedt war ein zurückhaltender, introspektiver Mensch gewesen, der im wesentlichen Material auf Forschungsreisen sammelte, als Institutsleiter alltäglich anfallende Arbeit nach unten delegierte und ansonsten als Buchautor wirkte. Ilse Schwidetzky hingegen war eine äußerst kommunikative Frau und ein ausgesprochenes Organisationstalent. Sie pflegte auf das Intensivste die internationalen Kontakte ihres Instituts, veranstaltete fast permanent Kongresse und Tagungen und publizierte im Unterschied zu Eickstedt auch mit diversen anderen Kollegen zusammen, die nicht in Mainz tätig waren. Kennzeichnend für die extreme Energie und Dynamik dieser Frau war die Tatsache, daß sie noch gegen Ende der Breslauer Zeit, als sie soeben ihren Sohn Friedrich Wilhelm Rösing entbunden hatte, hingebungsvoll arbeitete und nebenher den neugeborenen Sohn im Institut stillte. Ehemalige Schüler und Kollegen schildern sie als echten Workaholic. Die Bandbreite ihrer Publikationen war ausgesprochen groß, und es fällt auf, daß sie in der Theorie weiterhin rassistische Positionen vertrat, in der Praxis aber keine Schwierigkeiten hatte, etwa mit Kollegen aus Nigeria zusammenzuarbeiten und diese nachhaltig zu fördern. So

[429] Archiv der Johannes-Gutenberg-Universität Mainz, Dokument E 893, Blatt I

promovierte Ojikutsu bei ihr, den sie wohlwollend unterstützte. Es stellt sich daher die Frage, wie durchgehend sich rassistische Grundauffassungen in ihren Schriften nach dem Zweiten Weltkrieg finden lassen und inwieweit sich diese im Lauf der Zeit veränderten.
Interessant erscheint auch die personelle Umgebung, in der sich Eickstedt und Schwidetzky an der neu gegründeten Mainzer Universität bewegten. Es gab neben dem erst von Eickstedt und dann von Schwidetzky besetzten Lehrstuhl für Anthropologie einen zweiten, den Frederick Falkenburger innehatte. Dieser war ein vor den Nazis ins Ausland geflüchteter deutscher Jude, der als Kulturoffizier mit der französischen Armee zurückgekehrt war und in den vierziger Jahren ein Werk der französischen Anthropologen Lester und Millot in einer überarbeiteten deutschen Fassung veröffentlicht hatte.[430] Zwischen ihm und Eickstedt bzw. Schwidetzkys herrschte ein eisiges Klima, es wurden aber gegenseitig die Formen gewahrt. Eine Art Schwidetzkysches Institutsfaktotum war der US-Amerikaner N.H.Arrowsmith, ein überzeugter Rechtsradikaler und im Übrigen eine reichlich bizarre Erscheinung. Dick, kahlköpfig und schwerfällig, zeigte er sich nach außen als begeisterter Anhänger der „nordiden Rasse", deren Idealbild er nicht gerade entsprach; immens reich - er pflegte mit dem Rolls Royce, mitunter auch auf einer Harley Davidson am Institut vorzufahren - arbeitete er ehrenamtlich und ohne akademischen Titel am Institut. Arrowsmith wertete für Schwidetzky Material aus, führte als eine Art „Reisekader" Besuche bei anderen Instituten durch, wo er für die Mainzer Kontakte pflegte und lancierte einen Artikel von Schwidetzky, den er ins Englische übersetzt hatte, in die rassistische Zeitschrift „The Mankind Quarterly", angeblich ohne Schwidetzkys Wissen. Einen kleinen Eklat gab es, als Arrowsmith sich lautstark darüber beschwerte, daß in dem Mainzer Campus-Restaurant „Taberna" (später „Bierschwemme" bzw. „Kulturcafé", heute wieder „Taberna") „Neger" verkehren würden. Hubert Walter berichtete, seine erste Begegnung mit Arrowsmith hätte 1954 daraus bestanden, von diesem darauf angesprochen zu werden, daß das Ehepaar Walter ja aus hervorragenden Vetretern der „nordiden Rasse" bestehe. Nach einem Augenzeugenbericht bekam Arowsmith auch kistenweise rechtsradikales Propagandamaterial aus den USA. Arrowsmith starb 1989 an den Folgen eines Herzinfarktes.
Ein alter Verbündeter Eickstedts und Schwidetzkys aus Breslau fand den Weg nach Mainz, nämlich Fritz Arlt. Er gehörte in Mainz der „Leipziger Universitätssängerschaft Paulaner" an und machte in der Bundesrepublik Deutschland eine steile zweite Karriere als Sachverständiger für Bildungs- Ausbildungs- und Jugendarbeitsfragen, Mitarbeiter am Deutschen Industrieinstitut in Köln und zeitweise Gutachter für das Friedrich-Eckert-Institut für internationale Schulbuchforschung in Braunschweig. Die Titel seiner Publikationen zeigen anschaulich, wie selbstverständlich ein ehemaliger NSDAP-Rassenamtsleiter seine Laufbahn fort-

---

[430] Vgl. hierzu: Falkenburger, Frederick, Grundriß der Anthropologie, Lahr 1947

setzen konnte: „Volksbiologische Untersuchungen über die Juden in Leipzig", Leipzig 1938, „Übersicht über die Bevölkerungsverhältnisse im Generalgouvernement", Krakau 1940, „Siedlung und Landwirtschaft in den eingegliederten Gebieten Oberschlesiens", Berlin 1942, „Der Zweite Bildungsweg: Sozialer Aufstieg begabter berufstätiger Jugendlicher durch Ausbildung", München 1958, „Junge Arbeiter antworten: Junge Arbeiter und Angestellte äußern sich zu Beruf und Arbeit. Ein Beitrag zur Jugendsozialarbeit innerhalb und außerhalb des Betriebes", Braunschweig 1962, gemeinsam mit Dorothee Wilms „Vom Lehrling zur Führungskraft", Köln 1967, ferner „Führungskräfte der Wirtschaft äußern sich zu Lehr- und Lernzielen der Hauptschule", Hannover 1970, „Lernort Betrieb. Im Stahlgewitter der Reformen", *Der Arbeitgeber*, Sonderdruck 1974, „Führungskräfte äußern sich zu Leistung und Wettbewerb", Köln 1974, „Geschichte der Erwachsenenbildung", Stuttgart 1975, „Bildungsmacht Gewerkschaft: Macht ohne Gegenmacht", Köln 1975 und schließlich ein Buch, das als billige Selbstrechtfertigung verstanden werden kann: „Polen-Ukrainer- Juden-Politik im Generalgouvernement für die besetzten polnischen Gebiete 1939/40 und in Oberschlesien 1941/43 und im Freiheitskampf der unterdrückten Ostvölker: Dokumente, Äußerungen von Polen, Ukrainern und Juden; Richtigstellungen von Fälschungen. Erinnerungen eines Insiders", Lindhorst 1995. Hinter diesem umfangreichen Titel verbirgt sich eine Art Gegenpublikation zu „Vordenker der Vernichtung" von Götz Aly und Susanne Heim, in der der Autor sich selber als eine Art „Schindler" darstellt, der anhand seiner organisatorischen Arbeit, die von Himmler konterkariert wurde, vielen jüdischen, polnischen und ukrainischen Menschen geholfen und daher seiner Tätigkeit als schlesischer Rassenamtsleiter etwas Gutes abgewonnen habe. Obwohl es sich um eine hunderprozentige Apologie in eigener Sache handelt, ist das Buch in der dritten Person geschrieben, der Verfasser spricht von sich als „Arlt", und die Darstellungsweise erweckt fast den Eindruck, Autor und behandelte Person seien nicht miteinander identisch.

- Hatte Schwidetzky in der Breslauer Zeit die Untersuchungen Eickstedts statistisch ausgewertet, so delegierte sie als Lehrstuhlinhaberin diese Arbeit an ihre Assistenten weiter, erst Norman Creel, später Rainer Knußmann, zu dem fast ein Mutter-Sohn Verhältnis bestand. Generell war das Arbeitsklima am Mainzer Institut gut; Schwidetzky verstand es immer, Forschungsgelder zu organisieren, und ihre Mitarbeiter und Mitarbeiterinnen wurden von ihr unterstützt, wo sie konnte. Spendengelder kamen freilich auch von einem „alten Kameraden", nämlich H.F.K. Günther, der auch unter dem Pseudonym „Ludwig Winter" in *Homo* veröffentlichte.

**Die Völkerbiologie - eine sehr völkische Biologie**

Schwidetzkys erstes Nachkriegswerk war das 1950 erschienene Buch „Grundzüge der Völkerbiologie". Auf rund dreihundert Seiten legte Frau

Schwidetzky eine Lehre dar, bei der es sich nach eigenem Bekunden um eine selbstständige neue Disziplin innerhalb der Humanwissenschaften handelte, eben die Völkerbiologie, ein Terminus, den schon H.F.K. Günther gebraucht hatte. In ihrem Vorwort wies Schwidetzky darauf hin, daß dieses Buch bereits zweimal geschrieben wurde, aber wegen der Flucht aus Breslau und den Nachkriegswirren nicht erscheinen konnte. Das Buch ging auf eine Anregung Eickstedts zurück und wurde vor der Drucklegung von Schwidetzkys Kollegen Wilhelm Emil Mühlmann[431] inhaltlich gegengelesen. Das Buch gliedert sich in Einleitung und drei Hauptkapitel zu den Themen „Wanderbiologie"; „Sozialbiologie" und „Fortpflanzungsbiologie". Unter „Wanderbiologie" ist nichts anderes zu verstehen als die geographische „Rassendynamik" im Sinne Eickstedts und Aubins, für die nach dem Ende des Dritten Reiches offensichtlich ein neuer Terminus gefunden werden mußte.
In ihrer Einleitung bezeichnete die Autorin die Völkerbiologie als jüngsten Zweig der vergleichenden Biologie des Menschen, führte in diesem Zusammenhang Hellpachs „Einführung in die Völkerpsychologie"von 1944 an und behauptete, die Völkerbiologie sei „die Grundlage zum Verständnis der menschlichen Biodynamik überhaupt-."[432] Ihre Argumentation bewegte sich auf der Basis von Eickstedts Ganzheitlichkeitsbegriff; als Klassiker der Sozialanthropologie führte sie Ammon und Lombroso an: „Der Verbrecher, der Städtertypus, die anthropologischen Klassenmerkmale können nur als Ergebnis solcher überindividueller Lebensvorgänge verstanden werden. Die Sozialanthropologie stellt denn auch...die eigentliche Grundlage der Völkerbiologie dar."[433]
In diesem Sinne sei die Völkerbiologie eine Synthese aus Sozialanthropologie, Eugenik und Bevölkerungswissenschaft sowei Soziologie und Ethnologie. Als große Wegbereiter derVölkerbiologie nannte sie Thurnwald, Mühlmann und Eickstedt sowie einen Rassentheoretiker des faschistischen Italien, Corrado Gini. Zum Thema „Eugenik" bemerkte Schwidetzky en passant: „Das Synonym Rassenhygiene, das in Deutschland dafür aufkam, kennzeichnet sehr gut ihren Charakter als angewandte Wissenschaft."[434].

---

[431] Wilhelm Emil Mühlmann, ein Schüler von Richard Thurnwald, war in den Dreißiger Jahren Dozent für Ethnologie und Völkerpsychologie an der Humboldt-Universität, überzeugter Verfechter der Überlegenheit der „nordischen Rasse", der seinerzeit die bemerkenswerte Position vertrat, die indogermanische Fluchtburg als gesellschaftliches Organisationsmodell vorzuschlagen, und Befürworter der Rassentrennung. Als glühender Antikommunist gehörte er zu den sozialnativistischen Vertretern der Siebungshypothese im Sinne der Berufsgruppentypologie. Er gehörte seit 1950 als außerordentlicher Professor in Mainz zu Schwidetzkys unmittelbaren Kollegen und sollte ab 1956 mit ihr zusammen die Zeitschrift „Homo" herausgeben. Zur weiteren Rolle Mühlmanns siehe das Schlußkapitel dieser Arbeit.
[432] Schwidetzky, Ilse, Grundzüge der Völkerbiologie, Stuttgart 1950, S.1
[433] ibid.,S.2
[434] ebenda

Die Völkerbiologie dient nach Schwidetzky dem Zweck, sozialbiologische Regeln und Gesetze zu erforschen, ohne diese im Sinne einer Zweckmäßigkeit zu klassifizieren, was den Hauptunterschied zur anwendungsbezogenen Eugenik darstellt.
Auf dieser Grundlage beschäftigte sie sich dann mit der menschlichen Bevölkerungsdynamik, als deren Basis sie drei Faktoren, nämlich Wanderungen, Auslese und Siebung ausmachte. Was die Siebung angeht, teilte sie diese noch einmal in zwei unterschiedliche Typen ein, nämlich örtliche und soziale Siebung. Unter örtlicher Siebung verstand Schwidetzky, hierin Scheidt folgend, eine Sortierung von Individuen nach ihren biologischen Merkmalen auf eine bestimmte räumliche Umgebung oder ein ethnisches Umfeld, unter sozialer Siebung, ganz im Sinne Thurnwalds und Eickstedts, eine genetisch induzierte Verteilung auf Berufsgruppen und soziale Schichten. Darüberhinaus postulierte sie auch Siebung bei der ehelichen Partnerwahl: „..erfolgreiche Männer bekommen eher schöne Frauen als soziale Versager, und intelligente Frauen heiraten häufiger intelligente als dumme Männer. Neuerdings hat Mühlmann auch die Umvolkung, einen für die menschliche Gruppenbiologie besonders wichtigen Vorgang, als ethnische Siebung diesem Typus zugeordnet."[435]
Gegenüber der Auslese grenzte Ilse Schwidetzky die Siebung deutlich ab. Siebung bestimme demzufolge, welche Anlagen sich durchsetzen, ohne daß sich der Anlagenbestand ändere, während Auslese auf das Erlöschen von Anlagen oder ganzen Fortpflanzungskreisen hinauslaufen könne.
Ähnlich, wie seinerzeit Eickstedt hinsichtlich der Rassenpsychologie, wies seine Schülerin darauf hin, daß die Völkerbiologie keine exakte Naturwissenschaft sei und in geringerem Maße exakt als etwa Botanik oder Genetik. In einer bemerkenswerten Analogie zur Atom- und Quantenphysik - bemerkenswert aufgrund der Tatsache, daß Eickstedt sich ja auch mit einer obskuren „Quantenpsychologie" beschäftigte - stellte Schwidetzky heraus, daß alle gewonnenen Ergebnisse nur statistische Wahrscheinlichkeiten darstellten. Demzufolge fänden sich keine Gesetze, sondern nur Regeln der Völkerbiologie, keine Funktionen, sondern nur Korrelationen.
So vorsichtig-abwägend sich diese theoretischen Vorbemerkungen lesen, veflüchtigt sich der Eindruck der Zurückhaltung, sobald Ilse Schwidetzky thematisch zur Sache kommt.
Die Wanderungsbewegungen der Völker würden durch die „Verteilung der Lebensräume"[436] bestimmt. Dabei seien Wanderungen nur gezielte Prozesse, die planmäßig verliefen; die nomadisierende Lebensweise von Jägern und Sammlern oder Brandrodungsbauern wäre in diesem Zusammenhang bloße „Ausbreitung", die auf der gleichen Stufe stehe wie die Ausbreitung der Zirbelkiefer oder des Eichhörnchens.
Derlei Hochmut deckt sich recht gut mit der elitären Weltsicht, die uns bei Egon von Eickstedt begegnet. In Anlehnung an dessen Rassengürtel-

[435] ibid.,S.6
[436] ibid.,S.12

Theorie verglich Ilse Schwidetzky die Verbreitung des Mittelmeerklimas mit jener der „mediterranen Rasse“, analog dazu auch die Verbreitung von Dunkelhaarigkeit in Großbritannien und Irland in Korrelation mit der Niederschlagsmenge. Bei letzterem Vergleich kam sie zu dem Resultat, daß in regenreicheren Gegenden die Menschen häufiger schwarze Haare hätten. Dunkelhaarige Briten und Iren hielt sie für hamitischen Ursprungs.[437] Hierzu läßt sich anmerken, daß Statistiken wie die zu Dunkelhaarigkeit und Niederschlagsmenge alles und nichts beweisen können. [438] Es ist bemerkenswert, daß die extreme Statistikgläubigkeit bestimmter anthropologischer Schulen schon auf Galton zurückgeht.[439]
Daß die Zone mediterranen Klimas und die Verbreitungszone der „mediterranen Rasse“ weitgehend deckungsgleich sind, überrascht andererseits nicht. In Anlehnung an das Eickstedt´sche Modell der Rassenschichtung nach „progressiven“ und „primitiven Rassen“ teilte Schwidetzky die gesamte schwarzafrikanische Bevölkerung in einen „progressiveren“ Teil - Neonegride - und einen „primitiveren“ - Palänegride - ein. Beide Begriffe gehen auf Eickstedt zurück. Unter Neonegriden wurden vor allem die hochgewachsenen, kriegerischen Wanderhirtenvölker Ost- und Südafrikas sowie die schwarzafrikanischen Völkerschaften von eher hamitischem Einschlag, wie die Völker des Sudan, zusammengefaßt.[440] Dieses Rassenkonstrukt folgt einer alten Tradition des deutschen Kolonialrassismus, die bei den betroffenen Völkern mitschuldig an ungeheurem Leid war und an dieser Stelle einen kurzen Exkurs wert ist. Ausgehend von der Vorstellung, daß schwarzafrikanische Ethnien geistig nicht fähig seien, differenziertere Gesellschaftsstrukturen aufzubauen, schrieben deutsche Rassentheoretiker des neunzehnten Jahrhunderts da, wo sie diese dennoch vorfanden, die zugrundeliegende kulturelle Leistung „äthiopiden“ oder „sudaniden“ Völkern zu, die als „Kulturbringer Schwarzafrikas“ vermöge ihres eigenen Hamito-semitischen „Erbanteils“ die „Neger“ „zivilisiert“ hätten, auch wenn sich aufgrund fortschreitender „Vernegerung“ der „kulturtragenden Völker“ die ethnischen Unterschiede nicht mehr deutlich finden ließen. Lassen wir an dieser Stelle eine Betroffene selbst zu Wort kommen: „Jocelyne: `Es heißt, Tutsi hätten schmale, lange Nasen und schmale Münder und sie seien größer und dünner als Hutu. Naja. Meine Brüder sind auch Hutu. Die sind aber beide hier in Deutschland aufgewachsen und haben immer gut gegessen, und jetzt sind sie mit 16 Jahren schon 1,85 Meter groß. Außerdem waren

---

437 ibid.,S.14

438 So wiesen britische Wissenschaftler in den neunziger Jahren nach, daß die Leukämierate in der Nähe von Kirchen erhöht sei. Andere Statistiken lassen erkennen, daß eben die gleiche Krankheit in der Nähe von Starkstromleitungen ansteigt, die Häufigkeit von Hirntumoren hingegen sinkt. Daraus ergibt sich nichts Signifikantes, sondern nur irrelevante Häufungen aufgrund der statistischen Verrechnung von Faktoren ohne ursächlichen Zusammenhang; vgl. DER SPIEGEL, Nr.39.1995, S.57.

439 vgl. hierzu Gould, a.a.O., S.75

440 Schwidetzky, a.a.O., S.14

die Grenzen zwischen Hutu und Tutsi durchlässig; ein Hutu konnte Tutsi werden, wenn er eine Tutsi heiratete, oder wenn er sich sonst irgendwie hervortat....Die Tutsi waren so etwas wie der Adel, die politisch und militärisch herrschende Klasse, während die Hutu eher die Bauern, die Leibeigenen waren...auf die Deutschen geht..diese rassische Unterscheidung zurück. Die Afrikaner sagen, die Deutschen hätten sich durch eine Rassentheorie erklären wollen, warum es mitten in Afrika so hochorganisierte Staaten wie die Königreiche Ruanda und Burundi gab. Warum auch immer, jedenfalls haben die Deutschen gesagt, die großen, schlanken, langnasigen Tutsi wären gar keine Bantu, sondern müßten wohl von den Äthiopiern abstammen, die wiederum mit den Indern verwandt sind, und die wiederum seien ja irgendwo auch Arier...die Tutsi sind demnach dunkelhäutige Arier. Schwarze Weiße´."[441]
Wobei anzumerken wäre, daß es weniger „Arier" als Hamito-Semiten waren, zu denen von den Rassenforschern Verbindungen geknüpft wurden und daß sich bei den ostafrikanischen Wanderhirtenvölkern tatsächlich somatische Auffälligkeiten finden, wie etwa ungewöhnliche Körpergröße und sehr schlanke Gestalt, was sich bei schnell wandernden Nomaden, die zu Fuß unterwegs sind und sich hauptsächlich von Rindfleisch, bei den Massai von Blut und Milch ernähren, aber ohne Weiteres durch Selektion, Umwelteinflüsse und -Anpassung erklären läßt statt einer besonderen räumlich-ethnischen Abstammung im Sinne eines geschlossenen Fortpflanzungskreises. Fest steht, daß die Bezeichnung Watussi, Tutsi oder Abatutsi in Ruanda, Burundi und angrenzenden Landstrichen des Kongo zu einem politisch-soziologischen Begriff wurde, den erst die deutsche und dann die belgische Kolonialverwaltung mit rassistischem Inhalt füllte, womit sie somit eine Ethnisierung des Sozialen von oben betrieb. Von einem bestimmten Zeitpunkt an definierten sich die Betroffenen selber nach diesen rassistischen Stereotypen, die Klassenstruktur der Gesellschaft wurde durch „Rassenunterschiede" legitimiert, das Ergebnis waren zwei blutige Bürgerkriege.[442] Ähnliches spielte sich in Südafrika ab, wo die Buren ihren Rassismus sehr wohl differenzierten und die als „stolz" und „kriegerisch" wahrgenommenen Zulu weniger stark verachteten als die Swazi, Xhosa oder gar die herablassend „Hottentotten" genannten Khoi-Khoin. Darauf basiert bis heute ein spezifischer Zulu-Rassismus, dessen Träger die reaktionäre Inkatha-Partei ist, welche sich gegen die Aufhebung der Apartheid wandte. Die von Schwidetzky vertretene Vorstellung von „neonegriden" und „palänegriden" Völkern folgt also nicht nur der Eickstedt´schen Tradition, ist nicht nur wissenschaftlich überholt (und war dies, gemessen an der biologisch-populationsgenetischen Rassentheorie Sallers, Montagus, Haldanes und Dobzhanskys auch schon 1950), sondern steht, was ihre eigene Genese

---

[441] Konkret 11/ 1997, S.3

[442] vgl. hierzu Schürings, Hildegard in: Preuschoft, Holger; Kattmann, Christoph (Hg.), Anthropologie im Spannungsfeld zwischen Wissenschaft und Politik, Oldenburg 1992

angeht, im Zusammenhang mit einem immer noch aktuellen Rassismus, der bis heute seine Opfer fordert.

Hinsichtlich der angeblichen Regeln, nach denen sich „örtliche Siebung“ bzw „Rassenschichtung“ benachbarter Ethnien vollzögen, orientierte Schwidetzky sich an der „Rassendynamik von Ostasien“: „Die Ausbreitung vollzieht sich hier“ (In Hinterindien, d.Verf.)“in mehreren `Stockwerken´, die der Übereinanderlagerung natürlicher Lebensräume entsprechen. Die tropischen Reisbauebenen füllten sich direkt mit Pflugbauvölkern, auf den regenwaldbedeckten Hängen der Gebirge wanderten primitive Sammler und Jäger weddider oder palämongolider Rasse, während auf den noch unbewohnten Höhen der Waldgebirge von Norden her mongolide Halbnomaden immer weiter in den Süden hineinsickern.“[443]. Mit direktem Bezug auf Eickstedt bezeichnete sie Oasenbevölkerungen, wie „Äthiopide“ in der Sahara, als „Relikte“ früherer Besiedlungswellen und orientierte sich damit am rassendynamischen Erklärungsmodell der „Rassenkunde und Rassengeschichte der Menschheit“.[444].

Biologische Prozesse und kriegerische Auseinandersetzungen wurden in sozialdarwinistischer Tradition gleichgesetzt: „Daß örtliche Siebung neben raumbeharrender Anpassung bei der Eroberung und Füllung neuer Lebensräume durch den Menschen mitgewirkt hat, dürfte gewiß sein...Wann Zug und Sog einer bestimmten räumlichen Umwelt, wann dagegen der Druck einer anderen Gruppe zur heutigen Verteilung der Menschenformen geführt hat, wird sich nicht immer entscheiden lassen...Bei der örtlichen Siebung sind Raum und Mensch, bei der Verdrängung Mensch und Mensch die Gegenspieler.“[445] In den folgenden Ausführungen verbinden sich die Vorstellung vom „Volk ohne Raum“ mit der Tradition des Kolonialrassismus, verbunden mit malthusianischen Elementen: „In dieser Form wird der Vorgang der Verdrängung von größter bevölkerungspolitischer Bedeutung, wenn kein wirtschaftlich geeigneter unbesiedelter Raum mehr für die Ausbreitung zur verfügung steht und der Konkurrenzkampf der Gruppen beginnt...Ist die neue Umwelt besser ausgestattet, bietet sie die reicheren Möglichkeiten der wirtschaftlichen Nutzung, so werden es die intelligenteren, anpassungs-und umstellungsfähigeren Individuen oder Sippen einer Bevölkerung sein, die in sie hineinsickern und sie in Besitz nehmen. Das wäre örtliche Siebung. Ist jedoch der bisher leere Raum in seiner natürlichen Ausstattung von geringerem Wert als der bereits besiedelte, so werden sich dieselben fähigeren und aktiveren Elemente in der alten Umwelt behaupten...die weniger Aktiven und Fähigen in den leeren Nachbarraum hineindrängen...**Die eine Regel, die die Verteilung von progressiven und primitiven Rassen über die Erde bestimmt, ist die, daß die Progressiven die wirtschaftlichen Vorzugsgebiete innehaben, die intensive Nutzung und**

[443] Schwidetzky, a.a.O., S.14
[444] ibid.,S.16 ff
[445] ibid.,S.19

**dichtere Bevölkerung gestatten, während die Primitiven in weniger ergiebigen, d.h. auch weniger begehrenswerten Räumen leben.**[446] In diesem Zusammenhang bezog sich Schwidetzky auf die „Rassenkunde und Rassengeschichte der Menschheit“ sowie Mühlmanns „Rassen- und Völkerkunde“ von 1936. Wälder, vor allem den Tropenwald, betrachtete Schwidetzky als Rückzugsgebiete „primitiver Altformen“ des Menschen (Wedda u.a.) und behauptete, in schöner Ostforschungstradition, Ähnliches in abgeschwächtem Maße auch für Europa: „So sind im östlichen Mitteleuropa die (etwas) primitiveren Osteuropiden stärker in den Waldgebieten gehäuft als ihre Hauptgegenspieler, die (etwas) progressiveren Nordischen.“[447]. Hierbei wies sie auf ihre eigene Polen-und Schlesienforschungen hin und erklärte die Unterschiede durch örtliche Siebung.
Zwei Fotos veranschaulichen die Hypothese vom fruchtbaren Gebiet als „Lebensraum“ „progressiver Rassen“ und den uninteressanten Gebieten als „Lebensraum“ „primitiver Rassen“. Sie zeigen nackte Aborigines in der wüstenartigen Landschaft des Outback und eine fruchtbare australische Agrarlandschaft als „Lebensraum der europiden Progressivform in Australien.“[448].
Darüberhinaus fehlt auch der Hinweis auf Bergvölker nicht; diesen wird mehrheitlich „geistig Primitives im Sinne von Passivität und Anspruchlosigkeit“ bescheinigt, und zwar mit Hinweis auf US-amerikanische Biologen und Soziologen, die Solches von der Bevölkerung der Appalachen und Alleghenys annahmen (Karl Saller sah die gleichen Unterschiede als durch Wirtschaftsweise und spezifische Stadt-Landunterschiede bedingt und bewertete sie anders, höhere Reaktionsgeschwindigkeit, aber auch geringere Genauigkeit bei Städtern und Langsamkeit und bedächtige Genauigkeit bei den Bewohnern abgelegener Regionen.[449]) . „Der Mountainer in seiner geistigen Rückständigkeit und Trägheit wäre danach ein Siebungsrückstand bei örtlicher Siebung, wobei die Anziehungskraft der Vorzugsräume den Siebungsimpuls darstellt.“[450] . Dies bedeutet bei Schwidetzky nun allerdings keine generelle Abwertung von Bergbevölkerungen: Die „dinarische Rasse“ in Europa, die Armeniden und die Andiden (Inka) sind nach Schwidetzky hochprogressive Typen, wobei sich der Verfasser die Frage stellt, worin denn in punkto geistige Beweglichkeit oder sonstige signifikante Mentalitäten- und Lebensweisen die Unterschiede zwischen Bergbauern der US-amerikanischen Appalachen und solchen der europäischen Alpen bestehen sollen.

Nach Ilse Schwidetzky nehmen die „primitivsten“ Formen der Menschheit die Wohngebiete ein, die am weitesten außen liegen, wobei die bevölkerungsreichsten Teile der eurasischen Landmasse als innen definiert wer-

---

[446] ibid.,S.20 ff
[447] ebenda
[448] ibid., S.22 ff
[449] vgl. hierzu Saller, Karl, Leitfaden der Anthropologie, Berlin 1930, S.219
[450] Schwidetzky, a,a..O.,S.24 ff

den. Als Solche führte sie auf: Weddide (ein Begriff, der außer den Wedda selber noch jede Menge andere indische Waldvölker meint und von Eickstedt aufgestellt wurde), Bambuti (vulgo Pygmäen), Khoisanide, Aborigines, Ainu und Samen. Auffällig ist an dieser Aufzählung, daß sie in ihrer eigenen immanenten Logik unvollständig ist, denn es fehlen Negritos und Inuit.

In direkter Ableitung aus der „Rassenkunde und Rassengeschichte der Menschheit schloß Schwidetzky, daß die Verdrängung der „Primtiven" weiter anhalte. „Die Vorgänge laufen aber weiter. Erhalten sie doch ihre Impulse immer wieder aus dem phylogenetischen Gefälle, das zugleich ein ethnisches Gefälle ist, und aus dem natürlichen Bevölkerungswachstum, das nie oder jedenfalls nie für lange Zeit eine stabile Beziehung zwischen Nahrungsraum und Kopfzahl zustandekommen läßt. Immer also, seit die Menschheit die ganze Erde in Besitz genommen hat, mußte es Auseinandersetzungen um den Raum geben. In ihnen siegte die höhere Wirtschaftsform, die auch dichtere Besiedlung und größere Kopfzahl bedeutet, die wirksamere Bewaffnung und die höhere Organisation, die größere Menschenverbände zusammenfassen und sie geballt gegen den Gegenspieler einzusetzen vermag. Dies ist das `ethnische Gefälle´, in dessen Richtung die Verdrängungsvorgänge ebenso verlaufen, wie die der Überschichtung und Assimilation, die gleichfalls mit einer Ausschaltung der Primitiven endigen. Es ist in den großen Zügen gleichzeitig ein phylogenetisches Gefälle, da Schöpfer und Träger der höheren Kulturen zumeist auch die morphologisch höher Spezialisierten sind."[451] Damit bekommt dann also die Verdrängung oder Vernichtung von Naturvölkern den Charakter eines darwinistischen „survival of the fittest".

Im Unterschied dazu betrachtete Schwidetzky Raumkämpfe zwischen „Hochkulturvölkern" als „biologisch sinnlos". An die Stelle von Verdrängung und Assimilation träten Überschichtung und kulturelle bzw wirtschaftliche Dominanz, nicht mehr bedingt durch biologische Überlegenheit, sondern durch bessere Waffen oder diplomatische Erfolge. Das ganze Entwicklungsmodell begründete sie explizit unter Berufung auf Eickstedts „Rassendynamik von Ostasien". Als Höhepunkt der bevölkerungsdynamischen Umwandlungsprozesse betrachtete Schwidetzky die Ausbreitung der Europäer, in deren Verlauf ganze Erdteile die Bevölkerung wechselten. Dabei wurden, so wörtlich „die Urbewohner geradezu beiseite gefegt und durch neue Menschen von höherem zivilisatorischen Status ersetzt."[452].

Schwidetzky weiter: „Die europäische Zivilisation ergriff damit alle Gebiete der Erde, in denen Europäer dauernd leben können - mit Ausnahme derjenigen, wo schon die chinesisch-japanische Hochkultur große geballte Bevölkerungszentren hatte entstehen lassen. Die Eingeborenen waren in der gemäßigten Zone nicht wie in den Tropen notwendige Hilfskräfte zur wirtschaftlichen Nutzung, sondern Arbeitskonkurrenz und als

---

[451] ibid.,S.26

[452] ibid.,S.27

die ursprünglichen Eigentümer von Grund und Boden sogar unversöhnliche Feinde."[453]

„Die Weißen haben in diesem Raumkampf die ganzen Machtmittel ihrer höheren Zivilisation eingesetzt. Die Feuerwaffen, die freilich bald durch europäische Händler auch bei ihren Gegnern Eingang fanden; ihre größere Erfahrung in Abschluß und im Bruch von Verträgen; die größere Zahl der Handelsgüter, mit denen sie Bündnisse und Zugeständnisse erkaufen konnten, worunter der Branntwein eine nicht unwesentliche Rolle spielte; ihre höheren Fähigkeiten in der Organisation größerer Menschenverbände....Zu den wirksamsten Kampfmitteln der weißen Siedler in allen Erdteilen gehörte schließlich die Verachtung ihrer Gegner, sei es als Heiden, sei es als `Wilde´. Ohne sie hätte sich der Vorgang der europäischen Ausbreitung über die Erde nicht in diesem Tempo vollziehen können...Die Verachtung des unterlegenen Gegners wirkt auch in der späteren Geschichtsschreibung über die betreffenden Vorgänge vielfach fort. So schweigen chinesische Quellen und Kommentatoren `über Seiten, Bände und Bibliotheken hin´ von den Alt-Tai, die doch gar nicht so leicht überwunden werden konnten, und in der USA-Geschichtsschreibung treten hinter der Verherrlichung der großen Landnahme die Gegner und ihre Methoden oft allzusehr zurück. Freilich gibt es auch Stimmen, die das Jahrhundert der großen Wanderung als Jahrhundert der Schande bezeichnen, und auch sonst sind die Begleitumstände der europäischen Ausbreitung oft mit Grausen und mit moralischer Entrüstung geschildert worden. Die Völkerauseinandersetzung wird damit als Summe von Einzelvorgängen gesehen, die mit dem gleichen ethischen Maßstab zu messen sind wie jedes andere Verhalten von Mensch zu Mensch. Bahnt sich hier etwa ein neuer Typus bevölkerungsbiologischer Auseinandersetzungen an, einer , der nicht nur von menschlicher Aktivität und Intelligenz, sondern auch von menschlicher Ethik gesteuert wird? Oder ist die nachträgliche Entrüstung völkerbiologisch auch für die Zukunft belanglos, ein Aspekt der Geistmenschen, die Geschichte schreiben, aber nicht machen? Oder gar einer der Erfolgreichen, die damit nachdrängenden Konkurrenten einen Riegel vorschieben wollen?"[454]

- Die Angehörigen unterworfener und kolonisierter Völker nach den ethischen Normen zwischenmenschlichen Verhaltens zu behandeln, sah Schwidetzky also als etwas völlig Neues und Ungewöhnliches an, und konzidierte dabei zugleich, daß ethische Fragen in der Völkerbiologie und Bevölkerungswissenschaft bisher keine Rolle gespielt hatten, was sie zumindest nicht im Tonfall des Bedauerns formulierte. Im Gegenteil: „Der

---

[453] ibid.,S.29; hier wäre anzumerken, daß die Inbesitznahme weiter Landstriche Nordamerikas und Sibiriens ganz im Gegenteil überhaupt nur deswegen möglich war, weil die Einheimischen gar keinen Eigentumsbegriff hatten, zumindest nicht auf Land bezogen und Widerstand daher vielfach erst dann leisteten, wenn es an ihre physische Existenz ging. Nur die weißen Kolonisten sahen sie als Feinde, sie selbst nahmen sich als völlig grundlos angegriffene Opfer war.

[454] ibid.,S.30

Raumgewinn der Höherspezialisierten stellt also gewiß eine Wertsteigerung in wirtschaftlicher und zivilisatorischer Hinsicht dar; eine gewisse Wertsteigerung auch in bevölkerungsbiologischer Hinsicht, da nicht nur eine größere Menschenzahl ernährt werden kann, sondern in dieser wohl auch die phylogenetisch Progressiveren, die schöpferischen und geistigen Individuen, einen höheren Anteil haben." Der gnadenlose Positivismus, der ein bestimmtes Zivilisationsmodell als gegeben voraussetzt, verbunden mit der kapitalistischen Logik Hoher Output = gut, verbindet sich hier mit einem Kulturchauvinismus, der seinesgleichen sucht. Warum sollen denn Europäer „geistiger" sein als etwa Aborigines, für die ihre „Traumzeit", ein Abtauchen in eine rein kontemplative Weltwahrnehmung, einen zentralen Lebensinhalt darstellt? Was ist an europäischer Kulturproduktion schöpferischer als etwa die Masken der westafrikanischen Dogon oder der Völker von Benin und Kamerun? Ohne diese hätten bestimmte Entwicklungen in der Kunst der klassischen Moderne Europas nicht stattgefunden, so, wie umgekehrt Völker des Südens europäische Alltagskultur in Form sog. „Cargo-Kulte" kolportierten. Die Antwort, die Schwidetzky darauf gibt, ist eindeutig: „Nur romantische Gemüter a` la Rousseau werden diese Wertsteigerung leugnen können...Wer den blutigen und gemeinen Kampf gegen unterlegene Völker ablehnt, möchte der auch die Neuverteilung des Raumes ungeschehen machen, etwa die USA wieder von einer oder einigen Millionen Rothäuten, Australien von ein paar Hunderttausend primitiver Eingeborener besiedelt sehen?"

- Abgesehen vom verächtlichen Tonfall bezüglich indigener Völker vergaß Schwidetzky hier die Tatsache, daß die Besiedlung dieser Kontinente durch weiße Siedler ein Ergebnis der trostlosen politischen und ökonomischen Situation im damaligen Europa war; hätten hier revolutionäre Veränderungen frühzeitig die soziale Lage der Bevölkerung gebessert, wäre die Massenmigration wahrscheinlich niemals notwendig gewesen. Wären zum Anderen die Verträge weißer Siedler mit den Einheimischen jemals eingehalten worden, hätte sich ja vielleicht auch etwas wie ein Miteinander auf Gegenseitigkeit entwickeln können, was allerdings nicht unter den Vorzeichen des gewalttätigen, dynamischen und sich selbst nicht in Frage stellenden jungen Hochkapitalismus des neunzehnten Jahrhunderts denkbar gewesen wäre. Auf jeden Fall besteht aber zwischen den Extrempositionen „gnadenlose Niederwalzung der indigenen Bevölkerung", wie real geschehen, und „überhaupt keine Siedlung in Übersee", wie von Schwidetzky als scheinbar einzig denkbare Alternative angeführt, doch noch ein ziemlich weites Spektrum an anderen, historisch verpaßten bzw überholten Möglichkeiten, wie etwa die frühe Kolonisierung Kanadas durch die Franzosen zeigt, welche wechselseitige Bündnisse mit einheimischen Stämmen schlossen und außerhalb ihrer (Handels-)Siedlungen und der Verbindungswege auf die Durchdringung des Landes verzichteten. Schließlich ist anzuführen, daß gerade der Hinweis auf Australien die von Lombroso begründete, von Eickstedt vertretene und von Schwidetzky, wie weiter unten dargestellt, ebenfalls geteilte Idee vom „ge-

borenen Verbrecher" ad absurdum führt:Den „geborenen Verbrechern" werden gewisse Übereinstimmungen mit „Primitivformen" des Menschen nachgesagt, die weißen Australier werden als überlegene Progressivform des Menschen in Australien betrachet; zu einem nicht unwesentlichen Teil sind sie aber die Nachkommen von deportierten Sträflingen, darunter nicht wenige Schwerverbrecher!
Hinsichtlich der Ausführungen zu Rousseau stellt sich außerdem die Frage, ob Schwidetzky wirklich zu jedem Thema die selbe Meinung vertreten mußte wie Eickstedt.

- Ganz im Kontrast zu den oben wiedergegebenen Erörterungen stellte Schwidetzky dann allerdings fest: **„Sobald sich der Mensch als geistiges und moralisches Wesen über sein zwiespältiges Handeln klar wird, wird er für das Zusammenleben der Gruppen keine anderen Satzungen anerkennen können als für das Zusammenleben der Individuen:"[455]**, was ihre Relativierung der kolonialen Greuel schon wieder zurücknimmt, und damit auch als eine Art Läuterung zu interpretieren wäre, nach dem Motto: „In der Zukunft verhalten wir uns anders." Es wird zu prüfen sein, ob sich entsprechende Konsequenzen im weiteren Werk der Autorin finden lassen, zumal in diesem Kontext ihre ganzen vorangehenden Ausführungen dann völlig unlogisch erscheinen.
An diese Betrachtungen anknüpfend, kehrte Schwidetzky zur Bevölkerungsdynamik im klassischen, „hydraulischen" Vokabular zurück: „Gilt doch in gewissem Sinne das `Gesetz der verbundenen Gefäße´ auch für die Menschheit, in der, da sie aus freibeweglichen Einzelteilen besteht, eine Tendenz zum Ausgleich von Niveauunterschieden vorhanden ist."[456], was zur Erklärung für die Eroberung dünn besiedelter Gebiete ganz nach dem Muster „Volk ohne Raum" herangezogen wurde.
Migrationsbewegungen wie soziale Schichtung folgen damit also offensichtlich dem Zweiten Gesetz der Thermodynamik. Die Versuche einiger NaturwissenschaftlerInnen, mit ihren Methoden und Axiomen Gesellschaft erklären zu wollen, stellen oftmals kaum zulässige Übertragungen dar[457]. Bemerkenswerter Weise sind dem Verfasser kaum Beispiele bekannt, wo umgekehrt aus Geistes- oder Gesellschaftswissenschaften in unzulässiger Weise auf die Natur rückgeschlossen wird. Schwidetzys problematische Übertragung macht m.E. nur dann „Sinn", wenn es darum geht, sich selber aus der Beweisnot zu helfen bzw. ein weniger wissenschaftlich als vielmehr ideologisch geprägtes Modell trotz offenkundiger Ungereimtheiten nicht fallen lassen zu wollen. In diesem Sinne ist die

[455] ibid.,S.30 ff
[456] ibid.,S.33
[457] Dies gilt nicht allein für sozialdarwinistisch geprägte Anthropologie; das britische Klimatologenpaar Gribbin erklärt zum Beispiel die sogenannte „Krise des Spätmittelalters" monokausal aus der Verschlechterung des Weltklimas und wirft dabei historische Daten und Fakten durcheinander; vergl. Gribbin, John und Mary, Kinder der Eiszeit, Basel 1992, S.187 ff.

Sozialanthropologie, soweit sie von erblichen Voraussetzungen menschlichen Verhaltens und von Rassenunterschieden ausgeht, extrem angreifbar.

In einem umfangreichen Kapitel zur „Wanderbiologie“, d.h. migrationsdemographischen Entwicklung, befaßte sich Ilse Schwidetzky mit der Siebung nach Geschlecht und Alter. Sachlich richtig stellte sie fest, daß in der Vergangenheit Migrationsbewegungen vor allem von Männern getragen wurden, insbesondere, wenn diese mit militärischen Eroberungen einhergingen bzw. mit diesen identisch waren. Während die historisch jungen Auswanderungsbewegungen in die USA, Kanada und Australien-Ozeanien von - überwiegend jungen - Angehörigen beider Geschlechter bestimmt waren, läßt sich vergleichbares über die vorausgegangene eigentliche Eroberungsphase oder die von Schwidetzky aufgeführten Hunnen-Mongolen- und Wikingerzüge nicht sagen. Bemerkenswert erscheinen in diesem Zusammenhang allerdings die 1950 durchaus dem wissenschaftlichen Zeithorizont entsprechende Auffassung von Geschlechterrollen, sowie die Betonung der Rolle von „Führern“. So heißt es: „Die biologische Aufgabe der Frau - Geburt und Aufzucht der Kinder - auf die ihre ganze psycho-physische Konstitution ausgerichtet ist“(an dieser Stelle erscheint ein Literaturhinweis auf Moers, „Das weibliche Seelenleben“, Berlin 1941) „ verlangt ganz selbstverständlich eine stärkere Seßhaftigkeit und häusliche Bindung, sodaß schon bei den meisten Primitivvölkern eine entsprechende Arbeitsteilung vorgenommen wird...**So ist die Frau, zumal die Hausfrau und Mutter, ein beharrendes, bewegungshemmendes Element in der hochgesteigerten Mobilität der Menschen. Die Durchwanderung der Erde ist vorzugweise eine männliche Leistung....Alle großen Expansionen der Weltgeschichte sind denn auch bevorzugt von den jungen Mannschaften der Völker getragen**. Ja, in der Existenz solcher junger, beweglicher, überschäumender Kräfte steckt schon an sich ein starker Antrieb zu Expansionen, sodaß der Aufruf eines Führers nur die Rolle des zündenden Funkens zu spielen braucht. Wieviel unausgeschöpfte Jugendkräfte stecken im Makedonentum, das Philipp und Alexander zu ihren Siegeszügen nach Griechenland und Kleinasien führen; wie rasch findet Dschingis-Khan sein Gefolge, wie strömen im Nordland des 9.und 10.Jahrhunderts immer wieder Jünglinge auf die schnellen Schiffe, wenn nur einer die Führung übernimmt!“[458]. Daran anknüpfend, konstatierte Schwidetzky eine „Front der Beweglichen“, die vor allem aus jungen Männern, teilweise auch Jungfrauen, überwiegend „progressiver Rasse“ bestehen soll. Die Eickstedtsche Theorie der Rassenschichtung vertrat sie bruchlos: „der Mensch ist dank der von ihm geschaffenen Kultur weitgehend unabhängig von der natürlichen Umwelt und daher ungleich beweglicher als irgendein Tier. Er ist es umso mehr, je menschlicher, d.h. je intelligenter und zivilisierter er ist.“[459]. Die-

---

[458] ibid, S 56 ff..
[459] ibid.,S.55

ser Logik nach sind also Angehörige von ursprünglichen Naturvölkern in geringerem Maße menschlich als etwa Europäer oder Japaner, eine Auffassung, die schon bei Eickstedts Äußerungen zur phylo- und ontogenetischen „Primitivität", insbesondere dem Begriff des „Theromorphismus", durchschimmert, sich aber bei ihm nicht in der gleichen Deutlichkeit findet. Eine „Siebung" wandernder Gruppen nach Intelligenz oder Charaktereigenschaften hielt Schwidetzky zwar für ausgeschlossen, sah es andererseits aber als unbestreitbar an, daß typische Kolonisatoren, wie Konquistadoren, Trapper oder Buren, „Grenzbeuter sozialer Siebungsgruppen" seien[460].Zu restriktiven, an „rassischen" oder eugenischen Prinzipien festgemachten Einwanderungsregelungen vertrat sie die Ansicht, diese entsprächen der Erkenntnis, daß „die Assimilationskraft eines Volkes begrenzt ist, daß Einvolkung um so schwieriger wird, je größer der Abstand."[461] Ghettoisierung und Deportationen sah Schwidetzky als prägend für die Geschichte des Bevölkerungsbildes der Menschheit an.

Der „Wanderbiologie" stellte Schwidetzky die „Sozialbiologie" gegenüber, die weltweit geprägt sei durch biologische Schichtung der Menschenrassen. Demzufolge würde Masseneinwanderung oder militärische Eroberung immer entweder zur Verdrängung der ursprünglichen Bevölkerung eines Landes oder zur Überschichtung durch die Einwanderer, seltener auch Unterschichtung führen. Das Verschmelzen unterschiedlicher Ethnien oder ein gleichberechtigtes und friedliches Nebeneinander schien für sie, obwohl sie an anderer Stelle die Rolle Brasiliens als ethnischer Schmelztiegel hervorhob, ausgeschlossen zu sein. Vielmehr postulierte die Autorin eine weltweite „soziale Vorzugsstellung der Progressiven". So, wie in der indischen Kastengesellschaft oder der Verbindung von Ethnie und sozialem Rang in der südafrikanischen Apartheid oder den USA sei die gesamte Menschheit geschichtet. Es sei kein Zufall, daß „Neger" immer nur von Weißen oder Arabern versklavt wurden, nie aber umgekehrt, sondern Ergebnis biologischer „Progressivität" und „Primitivität". Auch ethnisch ungemischte schwarzafrikanische Bevölkerungen hätten im Allgemeinen einen „äthiopiden Hirtenadel"[462] , was mit einem Foto aus dem Siedlungsgebiet von Tutsi und Hutu demonstriert wurde..Dort, wo schwarzafrikanische Völker selber als Sklavenhalter auftraten, wie im Falle der Ashanti, sei auffällig, daß diese zumindest von „progressiverer Rasse" seien als die Versklavten. Zu Indien zur Zeit der arischen Invasion vertrat sie folgenden Standpunkt: „Der indo-arische Einbruch aus Norden fand eine zum Teil hochzivilisierte Gesellschaft vor, die wahrscheinlich bereits geschichtet war: Indide über primitiven Weddiden. Man nimmt nun an, daß die indoarische Überlagerung ihren Niederschlag im indischen Kastenwesen fand...In den großen Zügen bildet nun auch diese

---

460 ibid.,S.64
461 ibid., S.67
462 ibid.,S.89

soziale Stufenleiter eine Abstufung von Progressiv zu Primitiv"[463], was sie mit Tabellen, in denen Kastenhöhe, Körperhöhe und Nasenlänge zueinander in Relation gesetzt wurden, veranschaulichte.
Wenn Schwidetzky schrieb, daß die Geschichte uns lehre, daß die dunkelhäutigen Völker „immer die Verdrängten und Überschichteten, immer die Besiegten, niemals die Sieger im Kampf um Raum und Rang" [464]seien, so stand sie im Prinzip auf dem gleichen Standpunkt wie schon Meiners, der schon 1785 seine Menscheitsgeschichte damit begründet hatte, zu erklären „warum ein einziger Erdteil und gewisse Völker fast immer die herrschenden, und alle übrigen hingegen die dienenden waren"[465]
Die wechselvolle Geschichte der Beherrschung von Römern durch Germanen und Germanen durch Römer oder Spanier durch Mauren und umgekehrt sowie die unterschiedlichen ethnisierten Sozialstrukturen im osteuropäisch-sibirischen Raum mit einem slawisch-mongolischen Dualismus wertete Ilse Schwidetzky zwar als Beweis dafür, daß die „Schichtung nach Progressivität und Primitivität" auch kein allumfassendes Erklärungsmodell sein kann, selbst diese Tatsache interpretierte sie jedoch höchst „völkisch": „Denn auch Kopfzahl und Organisation, Bevölkerungsdruck und Mobilität, der Besitz bestimmter Waffen und anderer Güter, große Ideen oder große Führer, kurz all jene Besonderheiten, die die Völkerindividualitäten gestalten, wirken bei den Schichtungsvorgängen mit und können den Ausschlag in der einen oder anderen Richtung geben. Die Naturwissenschaft mündet hier wieder in die Geschichte."[466] Auch die Tatsache, daß erobernde Völker wie Indogermanen oder Mongolen in der Vergangenheit zumeist Hirtennomaden waren, erklärt sich für Schwidetzky rassenpsychologisch: „Hirten, vor allem Großviehhirten, wie es Hamiten, Semiten und Indogermanen, ursprünglich vielleicht auch zum Teil die Polynesier waren, besitzen einen weiteren räumlichen Blick, eine größere organisatorische Begabung, und sie haben, wie Mühlmann sich ausdrückt, gelernt, `die Grundsätze der Viehhaltung auch auf das Halten von Menschen anzuwenden´, `große Mengen volksfremder Menschen herdenartig zu betreuen´ ...Die Intelligenz der Hirten wird im Allgemeinen höher eingeschätzt.[467] Die naheliegende Vorstellung, daß das Nomadisieren der Großviehhirten zwangsläufig ein Überfallen und Ausplündern seßhafter Bauern mit sich bringt und daher ein „Abweiden" seßhafter Oasen- und Flußauenbewohner, das in bestimmten historischen Phasen die Züge flächendeckender Eroberungen ganzer Länder annahm, und daß es sich beim Nomadentum um eine bestimmte Entwicklungsphase in der Geschichte ethnisch total unterschiedlicher Völker handelt, kam Schwidetzky nicht. Dazu dürfte ihr in ihrer Fixiert-

[463] ibid.,S.91
[464] ibid.,S.87
[465] Meiners, Christoph, Grundriß der Geschichte der Menschheit, Lemgo 1785, S.21
[466] Schwidetzky, a.a.O.,S.92
[467] ibid.,S.93

heit auf das Modell der „Rassenhschichtung" der freie Blick gefehlt haben.
Die unterschiedliche Geschlossenheit ethnisch geschichteter Gesellschaftssysteme - Kastengesellschaft und Apartheid auf der einen und multikulturelle brasilianische Einwanderergesellschaft auf der anderen Seite - wurde mit „rassenpsychologischen" Eigenschaften der überschichtenden Ethnie erklärt: „Distanzierung ist nun aber eine Grundhaltung eines bestimmten Menschentypus, des schizothymen Menschen nach der Konstitutionstypologie von Kretschmer, dem der desintegrierte Typus von Jaensch und der introvertierte von Jung im wesentlichen entsprechen. Es sit daher zu vermuten, daß Völker mehr schizothymen Charakters bei Überlagerungsvorgängen länger die sozialen Schranken aufrecht erhalten als andere. Die mehr nordisch-schizothymen Angelsachsen haben z.B. in ihren überseischen Herrchaftsgebieten eine viel strengere Bevölkerungsschichtung aufrechterhalten als die mehr extrovertiert-mediterranen Franzosen, Italiener und Portugiesen...Aus der geschichteten polynesischen Gesellschaft schildert Mühlmann einmal die schizothyme Haltung eines der Herren - es wäre gewiß eine lohnende Aufgabe, ähnlich an anderen Stellen die soziale Funktion des Schizothymen herauszuarbeiten und gleichzeitig seine Beziehung zum Progressivtypus, der eine so große Rolle in der Völkerdynamik spielt. Beide, Konstitutions- und Entwicklungstypen, sind jedenfalls als erdweit verbreitete Typenkategorien für eine allgmeine Völkerbiologie wichtiger als die regionalen Ähnlichkeitskreise der Rassen, deren besonderes Merkmals- und Anlagengefüge nur jeweils in einem begrenzen Raum in der Völkerdynamik eine Rolle spielen."[468]
Andererseits ging Schwidetzky schon davon aus, daß kulturelle Assimilation auf lange Sicht die ethnische Schichtung ablösen würde, und führte als Beispiel hierfür die USA an. Demzufolge gleichen sich kulturelle Unterschiede naturnotwendig im dauernden Zusammenleben unterschiedlicher Ethnien aus, was sich eigentlich mit dem ganzen Konzept der Rassenschichtung nicht vereinbaren läßt. Dieser logische Widerspruch wird von Schwidetzky nicht aufgelöst. Wenn ethnische Unterschiede biologisch bedingt sein sollen und sich darüberhinaus noch hierarchisch in einer Stufenleiter unterschiedlicher Entwicklungsgrade fassen lassen, wie das Eickstdedt´sche Modell besagt, erscheint die Nivellierung dieser Unterschiede bei in unterschiedlichem Maße als „progressiv" oder „primitiv" begriffenen „Rassen", wie in Schwidetzkys Beispiel Weißen und Schwarzen in den USA, schlechterdings kaum möglich.
Erklärt wird die Assimilation dadurch, daß die afroamerikanische Bevölkerung in den USA ihre eigenen sprachlichen und kulturellen Wurzeln fast vollständig verloren hat und damit zur Annahme einer gänzlich neuen Identität gezwungen wird. Da Sprache als mit derPhysis verbunden, wenn auch nicht als „Erbsprache" im engen Sinne angesehen wird, so beschleunigt nach Schwidetzky das Erlernen einer fremden und vom ei-

---

468 ibid.,S.97

genen ursprünglichen Kulturkreis weit entfernten Sprache die Entwicklung bislang nicht entfalteter physiologischer Anlagen im Sinne einer streckenweise in Form von Siebung, teikls auch als echte Neuentwicklung stattfindenen Angleichung an ein neues „Volkstum" bis hin zur kompletten „Umvolkung". Diese Art von Assimilation ist also nicht als Synthese zu begreifen, auch nicht als multikulturelle Geselschaft, sondern vielmehr als die komplette Übernahme der als „überlegen" aufgefaßten „weißen" Kultur durch die amerikanischen Schwarzen; vom Identitätskonzept her etwa vergleichbar der von den Nazis vorgenommenen „Eindeutschung" bestimmter osteuropäischer Volksgruppen, wenn auch nicht durch Gewaltanwendung, sondern aus durch ökonomische und soziokulturelle Inferiorität bedingter eigener Entscheidung.
„Umvolkung" begriff Schwidetzky darüberhinaus als einen Vorgang, der einerseits individualpsychisch bedingt, zum Andereen aber auch an Konstitutionstypen gebunden sei; so wurden die „schizothymen" Angelsachsen als weitgehend autochthon und nicht assimilationsbereit, die mediterrane Völker mit ihrer „zykloiden" Mentalität hingegen als in hohem Maße assimilationsfähig und -willig aufgefaßt, wofür wiederum Brasilien als Beispiel angeführt wurde.[469] Während für demographisch und räumlich eng eingegrenzte Naturvölker ein tatsächliches Aussterben konstatiert wurde, stellte Schwidetzky für „Kulturvölker" fest, daß hier zumeist „Umvolkung" vorläge und bezog sich hierbei auf die „Ostforschung" in der NS-Zeit bezüglich der Assimilation deutscher Volksgruppen in Südosteuropa.[470]
Die klassisch-sozialdarwinistische Vorstellung einer erblichen Bedingtheit von Begabungen und einer damit verbundenen besonderen eugenischen „Wertigkeit" der Mittel-und Oberschichten wurde von Schwidetzky im Grundsatz geteilt, wenn auch hohe vertikale Mobilität der Gesellschaft begrüßt wurde, da sie „Siebungssperren" beseitige. Die Notwendigkeit

---

[469] Daß Eigenschaften wie Introversion, mangelnde Kontaktbereitschaft und Zwanghaftigkeit usw. mit einem schizoiden und Kontaktfreudigkeit, Extravertiertheit und ausgeprägter Hedonismus, aber auch Nachlässigkeit mit dem zykloiden Charakter korrelieren, wird sich ebensowenig bestreiten lassen wie eine Übereinstimmung dieser Charaktereigenschaften mit wesentlichen Elementen der Umgangsformen und der Alltagskultur in Großbritannien, der US-Ostküste, Norddeutschland und Skandinavien einerseits und dem Mittelmeeraum andererseits. Dies allerdings mit „Konstitutionstypen" erklären zu wollen, die etwas Ähnliches darstellen wie Lombrosos „geborene Verbrecher" und aus bestimmten, statistischen Typenhäufungen „Volksseelen" abzuleiten, bedeutet eine Reihe von Übertragungen und Gleichsetzungen, die nicht zulässig sind. Faktoren wie „Religion" - hier werden protestantische mit katholischen und teilweise islamischen Gesellschaften verglichen - und „Klima" - wer sich im Mittelmeerraum eine nordeuropäische Arbeitsmentalität leistet, betreibt u.U. gefährlichen Raubbau an den eigenen körperlichen Reserven - werden in dieser Betrachtungsweise unterschlagen, bzw. in biologistischer Manier zu Auswirkungen biologischer Vorbedingtheiten.

[470] Schwidetzky, a.a.O., S.100 ff

einer klaren gesellschaftlichen Hierarchie mit einem dauerhaften Fortbestand sozialer Schichtung hielt Schwidetzky hingegen für unstrittig notwendig, wenn auch durch Möglichkeiten des sozialen Auftiegs gepuffert; wobei dieser Aufstieg nicht überhandnehmen sollte: „Dazu kommt das Moment der Zahl. Die Leistungshöhreren haben zwar größere Aussichten auf solche Kinder, die wiederum höheren Leistungsansprüchen genügen, als die Leistungsniederen; aber diese sind dafür immer absolut erheblich zahlreicher. Die relativ geringere Produktion an Begabung in den unteren Schichten kann also durch deren absolut größere Zahl ausgeglichen werden. In welchem Ausmaß dies geschieht und geschehen kann, hängt von der Gesamtkonstitution des Volkskörpers ab. Überwiegt langanhaltend der soziale Aufstieg über den Abstieg, so muß eine gewisse Auslaugung der Basisschichten eintreten."[471] Die Herstellung einer egalitären Gesellschaft muß in diesem Zusammenhang, wie bei Schwidetzkys geistigem Hintergrund vielleicht anzunehmen wäre, nicht grundsätzlich als negativ angesehen werden, begrüßte sie doch die Tatsache, daß die russische Revolution durch die Überwindung von „Siebungssperren" dazu geführt habe, daß „breite, unausgesiebte Massen als Begabungsproduzenten zur Verfügung stehen:"[472]. Hinsichtlich von Berufs- und Sozialtypen referierte Ilse Schwidetzky Eickstedts Schlesienstudien, die sie so bilanzierte: „Von den Ergebnissen seien die überdurchschnittlich osteuropide Durchsetzung der Handarbeiter, die alpine der sitzenden Berufe - Verwaltungsangestellte, auch Schuhmacher und Schneider - genannt, und der stärkere Gehalt der progressiven Rassentypen im Bauerntum gegenüber der ländlichen Arbeiterschaft. Das regelhafte Auftreten solcher Häufungen läßt auf bestimmte Berufsneigungen und Eignungen der Rassentypen schließen, die damit von dem Prozeß der Siebung ergriffen werden und umgekehrt viele Vorgänge solcher Art mit ihren leicht faßbaren Merkmalen überhaupt erst sichtbar machen. Sie sind wie der Schuß roter Tinte, der Flüssigkeitsströmungen oder die Eisenfeilspäne, die magnetische Felder sichtbar machen."[473]

Berufswahl und soziale Gliederung der Gesellschaft sind somit, zumindest teilweise, ein Ergebnis ihrer „Rassenstruktur" und der damit verknüften Häufigkeit von Konstitutionstypen, wobei wir also wieder bei Ammon sind, auch wenn Schwidetzkys Ausführungen sehr viel differenzierter und zurückhaltender sind. Auch ein Bezug auf Eugen Fischer darf an dieser Stelle nicht fehlen: „Bei den Rehobother Bastards sind aus dem burisch-hottentottischen Gemisch die stärker europid aufgekreuzten Familien die reicheren und sozial gehobeneren geworden; und in USA sind offenbar die Negerführer stärker mulattisiert als die Menge der farbigen

---

[471] ibid.,S.142

[472] ebenda

[473] ibid.,S.145

und schwarzen Bevölkerung[474]. Dubois etwa..ist...3/8 Europäer, Booker Washington, der Gründer der Negerhochschule Tuskagee, Sohn einer Mulattin und eines Weißen, sogar mehr als zur Hälfte. Die soziale Siebung ist also nicht nur ein Faktor der Assimilation, sondern kann auch umgekehrt die....Sozialtypen vor der völligen typologischen Einschmelzung bewahren."
In diesem Zusammenhang rekurrierte die Autorin nochmals auf ihre oben dargestellten Ausführungen, demzufolge Hirtenvölker ein typisches Beispiel ethnischer Überschichtung analog zu Körperbautypen seien, und nannte als Paradebeispiel „Afrika, wo bei geschichteten Stämmen des Zwischenseengebiets wie den Watussi oder Wahima der extrem schlankwüchsige Hirtenadel neben oder vielmehr über den gedrungenen (und mehr negriden) Feldbauern steht."[475].
Das Gleiche gilt Schwidetzy zufolge auch für Sozialtypen in Europa, wobei der leptosome auch hier der sozial obenstehende, „geistige" Typus war: „Zu der Heraussiebung progressiver rassischer Varianten tritt also die konstitutionell bedingte Feinknochigkeit, sei es, daß eine Beziehung zwischen Breitenwachstum und Geistesgaben besteht, wie es eine solche zwischen Geistesgaben und Höhenwachstum gibt, sei es, daß das Schönheitsideal der Völker sich auf dem Wege des sozialen Aufstiegs durch Paarungssiebung in den sozial bevorzugten Schichten häufiger realisieren läßt...So bedingt körperliche Arbeit, zumal im Freien und schon im Wachstumsalter, den relativ breitwüchsigen bäuerlichen Typus. Beim schmalwüchsigen Intellektuellen dagegen, den keine dauernde körperliche Arbeit belastet und der viel mehr in Innenräumen lebt, wird eine Streckungsform fixiert, die beim bäuerlichen Typus nur vorübergehend auftritt...Es ist aber wahrscheinlich, daß Übung und Betätigung nur bereits vorhandene Dispositionen zum stärkeren Ausdruck bringen, daß also etwa in der bäuerlichen Bevölkerung auch anlagemäßig muskuläre Typen gehäuft auftreten, während schmalwüchsige Cerebraltypen oder körperlich Schwächliche eher in andere Berufe abwandern. Und der Läufer, um noch einmal den japanischen Rikschakuli zu zitieren, hätte nicht nur deshalb lange Beine, weil er viel läuft, sondern er läuft viel, weil er eben lange Beine hat."[476].
- Es läßt sich sicher kaum bezweifeln, daß es bei bestimmten Berufen durchaus eine, freilich nicht immer enge, Korrelation zu bestimmten statistischen Durchschnittskonstitutionen gibt; daß hier von Schwidetzky umrissene erbbiologische Modell hingegen läßt sich nicht nur nicht belegen, außer durch die methodisch zweifelhaften Untersuchungen von Personen wie Ammon, Lombroso oder Eickstedt, sondern läuft darüber hin-

---

[474] Hierzu sei die spitze Bemerkung erlaubt, daß die Black-Power-Führer Malcom X, Eldridge Cleaver und Stokeley Carmichael aber von ziemlich dunkelschwarzem Erscheinungsbild waren.
[475] Schwidetzky, a.a.O., S.147; die genannten Völkerschaften werden im heutigen deutschen Sprachgebrauch als Tutsi und Hima bezeichnet.
[476] ibid.,S.148

aus auf eine sozialnativistische Gesellschaftserklärung hinaus, die besagt, daß die Gliederung der Gesellschaft naturnotwendig bedingt sei und die Herstellung vollständiger sozialer Gleichheit demzufolge widernatürlich. Suum quique, jedem das Seine, ist nicht umsonst eine konservative Parole, die gesellschaftliche Ungleichheit für gerecht hält, da die Menschen ungleich seien.

Zum Thema „Kriminalphysiologie" führte Schwidetzky aus: „Seitdem Lombroso die These vom geborenen Verbrecher aufstellte, hat sich ein erstaunlich umfangreiches Schrifttum kritischer Art dazu angehäuft, das aber an stichhaltigem Tatsachenmaterial im Grunde wenig enthält. Wir sind zwar heute nicht mehr der Meinung, und auch Lombroso selbst rückte später von dieser Fassung seiner Theorie ab, daß Verbrecher physisch durch atavistische Merkmale gekennzeichnet seien, die sie also Vor- und Frühformen des Menschen nähern - als ob diese alle Verbrecher gewesen wären! Aber der weitere Kern der These, daß der Verbrecher durch eine Häufung degenerativer und primitiver Merkmale charakterisiert ist, hat sich gerade durch moderne Untersuchungen bestätigt. Von den morphologischen Stigmen im einzelnen, die Lombroso anführte...sind zwar nur wenige wirklich gesichert....Ganz allgemein gilt aber jedenfalls,daß Anomalien und Defekte in erster Linie psychischer, eng damit verbunden aber auch körperlicher Art den Gewohnheitsverbrecher als Gruppe kennzeichnen. Daß es `geborene Verbrecher´gibt, die auch in der günstigsten sozialen Umwelt ihrer Anlage nach zur Überschreitung gesetzter Ordnungen neigen, ist heute nicht mehr zu bezweifeln, Untersuchungen an kriminellen Zwillingen, die bei gleicher Erbanlage auch bei ganz getrennten Lebenswegen erstaunlich gleichartig und gleichzeitig anfällig wurden, sprechen eine eindeutige Sprache...Innerhalb der Gruppe findet auch eine weitere Differenzierung..statt..Amerikanische Mörder z.B. waren größer, breiter und schwerer als die Gesamtheit der Kriminellen...Allerdings: unter 414 Räubern besaß nur einer alle die neun Merkmale, durch die sich die Räuber als Gruppe von den übrigen Verbrechern auszeichneten. Würde man Räuber also nach morphologischen Indizien suchen, so würde man - vielleicht!- von 414 einen finden und 413 entwischen lassen: Physiognomisch freilich lernt der erfahrene Gefängnisbeamte die verschiedenen Verbrecherarten bald auseinanderhalten.."[477]

Muteten schon Eickstedts Ausführungen zu Sozial-Berufs- und Verbrechertypen in „Die Forschung am Menschen" wie ein rationalisiertes und in Wissenschaftssprache übertragenes Sammelsurium sozialer Vorurteile aus der Warte der upper class an, so ist hier also festzustellen, daß sich zumindest noch 1950 bei seiner Lieblingsschülerin in dieser Hinsicht nichts geändert hatte.

Immerhin wurde einer der Lieblingsstereotypen sozialdarwinistisch orientierter Sozialanthropologen, das sog. „Ammonsche Gesetz", von ihr verworfen. Otto Ammon hatte behauptet, daß „nordische" Typen bevorzugt in Städten anzutreffen seien und aufgrund der Tatsache, daß die

---

[477] ibid.,S.157 ff

Stadtbevölkerung generell kinderärmer ist als die Bevölkerung auf dem Lande die Landflucht langfristig auf eine „Entnordung" des Volkstums hinausliefe. Diese unsinnige Vorstellung gehörte zu den Panikszenarien, auf welche die deutsch-faschistische Rassenhygiene ihre bevölkerungsbiologischen Zuchtphantasien stützte. Schwidetzky ist zuzustimmen, wenn es bei ihr heißt: „Und je höher die Bewertung des nordischen Typus...in desto dunkleren Farben wurden die Städte und die biologische Zukunft der Völker gemalt. Hier liegt eine nicht unwesentliche Wurzel der politischen Rassenlehre mit ihren Überwertungen und ihrer Panikstimmung. Es ist daher geradezu tragikomisch zu sehen, auf wie schwachen Füßen tatsächlich dieses „Ammonsche Gesetz" steht."[478]

*Ebenso verwarf Schwidetzky die Schädelmesserei als wichtigste Disziplin der physischen Anthropologie und stellte in Übereinstimmung mit Martin und Saller fest, daß gerade der Schädelindex in besonderem Maße umweltlabil ist. Trotz einer generellen Verhaftung in der rassenhygienisch geprägten Eickstedt´schen Tradition brach sie damit mit einem der zentralsten Axiome der deutsch-faschistischen Rassenlehre.*

Hinsichtlich biologischer Grundlagen der Partnerwahl thematisierte Schwidetzky die Sprichwörter „Gegensätze ziehen sich an" und „Gleich und gleich gesellt sich gern", stellte fest, daß für beide teilweise stichhaltige Argumente zu finden wären und behauptete vor allem eine „Paarungssiebung nach Intelligenz.". Demzufolge gäbe es regelrechte „Leistungsfamilien", in denen hohe Anlagen zu geistiger Leistungsfähigkeit miteinander verbunden seien. Nicht schichtspezifische Sozialisationsfaktoren würden also in erster Linie dazu führen, daß die Bildungsschichten untereinander heiraten, sondern biologische Gesetzmäßigkeiten, die von Schwidetzky in Korrelation zu Kretschmers Konstitutionslehre gesetzt wurden. Demzufolge faßte sie die Körperform als „Ausdruck der Gesamtperson" auf und behauptete, ganz in der Tradition Eickstedt´scher Typenlehre :„ Der Ähnlichkeit im Niveau, in der geistigen und gefühlsmäßigen Ansprechbarkeit entspricht die morphologische Übereinstimmung, alle zusammen sind Symptome eines `lebendigen biologischen Geschehens´, einer `inneren Wahlverwandschaft´,...**Gegensätzlichkeit in den Geschlechtscharakteren, Ähnlichkeit in allen anderen Zügen ist die Grundlage einer gesunden Ehe...**Eines der fesselnsten, aber auch eines der dunkelsten Probleme der Völkerbiologie, die erstaunliche Häufung von Höchstbegabungen, ja eine förmliche `Genieausschüttung´...wie im klassischen Griechenland, im klassizistischen Deutschland oder im Italien der Renaissancezeit, hat jedenfalls gerade von dieser Seite, von der Partnerwahl her, irgendwie Aufklärung zu erwarten. Ob dabei die Rassenmischung, also die Kontrastehe, mit ihren genetischen Folgen der Erweiterung der geistigen Möglichkeiten die Hauptrolle spielt oder aber umgekehrt eine relative Engzucht...das ist eine der ganz großen Fragen der Völkerbiologie."[479]

---

[478] ibid.,S.179

[479] ibid, S.192 ff

Kulturelle Blütephasen stellen demzufolge das Produkt günstiger Eheschließungen und dadurch bedingter eugenischer Zuchtwahl dar, wobei die Geschlechtsrollenpolaritäten ebenfalls als fixe biologische Größen aufgefaßt wurden.

Zur aktiven, insbesondere auch negativen Eugenik, bemerkte die Autorin Folgendes: „Der Kreis der Individuen, der so aus dem Blutkreislauf des Volkes ausgeschieden wird, ist in den einzelnen Staaten aber sehr verschieden. Am weitesten ging das nationalsozialistische Deutschland mit seinem 'Gesetz zur Verhütung erbkranken Nachwuchses', das angeborenen Schwachsinn, Schizophrenie, zirkuläres Irresein, erbliche Fallsucht, erblichen Veitstanz, erbliche Blindheit und Taubheit, schwere erbliche körperliche Mißbildungen und schweren Alkoholismus zur Sterilisierung vorsah. Es sollte ergänzt werden durch ein Gesetz, das auch die erblich Asozialen in gleicher Weise wie die Erbkranken behandelte....Das nationalsozialistische Deutschland ist aber auch nicht vor Eingriffen in die Lebensauslese zurückgeschreckt, in dem es Leben, das nach seiner Meinung 'lebensunwert'war, vernichtete. Es kehrte damit zu den barbarischen Auslesemethoden zurück, ja wandte sie noch barbarischer als die meisten Wilden an...Alle sittlichen und kulturellen Fortschritte der Menschen und insbesondere des Abendlandes mit seiner Achtung vor der menschlichen Persönlichkeit wurden damit als aufgehoben empfunden..“[480] Eine Beschönigung oder ein Verschweigen der mörderischen „Euthanasie“ kann Schwidetzky also nicht angelastet werden. In recht differenzierter Art und Weise referierte sie unterschiedliche Haltungen zum Thema Eugenik und führte dazu aus: „Wo ist der Wertmaßstab, was leben soll und was nicht? Diese Frage ist praktisch bedeutungsvoll geworden z.B.bei der Sterilisierung Schizophrener und Manisch-Depressiver, bei denen die geistigen Defekte oft mit spezifischen Begabungen, ja mit geistigen Hochleistungen verbunden sind. Wieviel von Gesundem oder jedenfalls Leistungsfähigem, das ja bei allen Erbrkranken unter der Nachkommenschaft möglich ist, darf man mitverhindern um des Kranken und sozial Belasteten willen, oder umgekehrt: welche Menge unschöpferischer Psychopathien können für einen Gewinn an Begabung mit in Kauf genommen werden?“[481]. Die Auffassung, der Wert eines Individuums liege in ihm selber, wurde von Schwidetzky also offensichtlich nicht vertreten, sondern vielmehr nutzwertorientiert unterschiedliche Eigenschaften gegeneinander abgewogen. Trotz ihrer Verurteilung der NS-Verbrechen, wenn sie denn ernst gemeint war, blieb Schwidetzky damit grundsätzlich einer naturwissenschaftlichen Denkkultur verhaftet, welche den Menschen herrschaftlich erfaßte und auf seine Funktionen reduzierte. Immerhin forderte sie aber eine Abkehr vom Sozialdarwinismus und kehrte mit ihrer Proklamation einer neuen Ethik im Zusammenleben der Völker zu ihrer Forderung zurück, künftig die Beziehungen zwischen Völkern wie die Beziehungen zwischen Individuen zu behandeln. In ande-

---

[480] ibid.,S.250

[481] ibid.,S.231

rer Hinsicht blieb sie jedoch der rassenhygienischen Tradition verbunden; so ging sie nach wie vor von der „Gefahr eines schleichenden Verfalls durch die sinkende Reproduktionskraft der `Besten´ “ [482]aus und machte das Aussterben von Eliten für den Niedergang der griechischen und römischen Kultur verantwortlich. Zum Aussterben der Naturvölker konstatierte Schwidetzky, daß es nur einen wirklich nachgewiesenen Fall gäbe, wo ein Volk wirklich in toto ausgerottet wurde, nämlich der Genozid an den Tasmaniern. Ansonsten haben in der Vergangenheit zwar gewaltige Dezimierungen stattgefunden, weit mehr noch als durch Gewalt durch von den Europäern eingschleppte Seuchen, das Ganze stellte für Schwidetzky jedoch nur den letzten Schritt einer als naturgesetzlich angesehenen Rassendynamik Eickstedt´scher Lesart dar. Wie Eickstedt, so arbeitete auch Schwidetzky den subjektiven Faktor, d.h. den Verlust des Lebenswillens nach dem Untergang der eigenen Kultur bei vielen indigenen Ethnien heraus. Das unterschiedliche Ausmaß, in dem Naturvölker durch den Kontakt mit der europäischen Zivilisation kulturell vernichtet oder assimiliert wurden, hielt sie für erbbiologisch bedingt: „...die kleinen Stämme mögen durch Inzucht auf ganz besondere Lagen und Leistungen durchgezüchtet, daher weniger anpassungsfähig sein, während größere Gruppen mit größerer Mannigfaltigkeit der individuellen Ausstattung positiver auf die Berührung mit der europäischen Zivilisation reagieren können. Und Mühlmann macht darauf aufmerksam, daß das, was uns heute als Primitivgruppen entgegentritt, vielleicht einen Siebungsrückstand darstellt, also das, was übrig bleibt, wenn immer wieder die anpassungsfähigen Individuen, die Intelligentesten, Beweglichsten und Geschicktesten, durch örtliche Siebung heraussortiert und in eine günstigere natürliche und kulturelle Umwelt versetzt wurden.“[483]
Zum Anderen führte Schwidetzky die Tatsache an, daß die europäische Zivilisation durch ihre fortschrittliche Medizin und die moderne Landwirtschaft letzendlich zu einer langfristigen Erhöhung der demographischen Stärke bei vielen außereuropäischen Völkern geführt hat. „Dies ist nämlich die andere Seite der Europäisierung der Erde: Es werden nicht nur blutige Rassenfehden entfesselt, sondern auch große Friedensgebiete geschaffen; nicht nur Seuchen verbreitet...sondern auch Eisenbahnen gebaut, die Hungernsöte verhindern helfen; es kommen nicht nur habgierige Siedler und Händler, sondern auch Ärzte und vernünftige Beamte, deren Tätigkeit auch den Eingeborenen zugute kommt. Alles in allem: Die Europäisierung vernichtet nicht nur zivilisatorisch unterlegene Vorbevölkerungen, sondern kann auch Bedingungen schaffen, unter denen diese rascher als bisher wachsen...**Die Europäisierung der Erde hat viel kulturelle Eigenart zerstört, und ihre Wege sind mit Blut und Tränen gezeichnet. Rein qunatitativ betrachtet dürfte sie aber bereits mehr Menschen das Leben erhalten als vernichtet haben**....Wenn heute die Adoption höherer Wirtschaftmethoden oder die Verbreitung hygienischer

[482] ibid.,S.261
[483] ibid.,S.280

Kenntnisse und Methoden das Wachstum wenig entwickelter Völker begünstigt, so ist das grundsätzlich dasselbe, was sich bei der Ausbreitung anderer überlegener Kulturen über die primtiverer Nachbarn vollzieht: nehmen diese die höhrere Kultur an, so ist damit gleichzeitig für sie die Voraussetzung für kräftigeres Bevölkerungswachstum und größere Siedlungsdichte gegeben. ...Umvolkung und Assimiliation schaffen also neue Auslesebedingungen, indem mit der überlegenen Kultur auch der dieser Kultur eigene Typus der Bevölkerungsdynamik übertragen wird."[484]

In diesem Zusammenhang bezeichntete Frau Schwidetzky die indigenen Völker als „Europas Patenkinder". Für die Zukunft konstatierte sie, daß sich die Bevölkerungen junger Nationalstaaten und europäischer Kolonien sehr viel schneller vermehren würden als die Europäer, daß aus dem ostasiatischen „Druckzentrum" Bevölkerungsüberschüsse nach Australien drängen würden, dem Gesetz eines Ausgleichs differentiellen Druckes folgend, das bereits für den Zweiten Weltkrieg im Pazifik mitverantwortlich gewesen sei und daß die ungleichmäßige demographische Entwicklung der verschiedenen Völker die größte Bedrohung für den Weltfrieden sei. Ihr Buch schließt mit der Forderung, künftig „vernünftiger und sittlicher" bevölkerungspolitische Maßnahmen zu betreiben.

In einigen seiner zentralen Positionen erinnert es an Kirchhoffs Magedeburger Vortrag von 1884, der im Eingangskapitel behandelt wurde, und erscheint dann wie eine Art Rücknahme des Sozialdarwinismus auf seine gemäßigten, liberal-paneuropäischen Positionen vor der Wende zum Völkischen. Da das Werk bereits in der NS- Zeit entstanden war und erst nach dem Zweiten Weltkrieg fertiggestellt wurde, dürfte es sich um eine umgeschriebene Fassung der ursprünglichen Version handeln.

**Das Problem des Völkertodes**

Ähnlich wie „Die Forschung am Menschen", die „Rassenkunde und Rassengeschichte der Menschheit" und die „Rassendynamik von Ostasien" miteinander verknüpft sind und aufeinander aufbauen, so schließt sich auch an die „Grundlagen der Völkerbiologie" ein weiteres Werk an, „Das Problem des Völkertodes".

Dieses 165 seitige Werk mit dem Untertitel „Eine Studie zur historischen Bevölkerungsbiologie erschien 1954.

Das Buch beginnt mit der Frage: Können Völker sterben? und endet mit: Müssen Völker sterben?

Zunächst sticht der Titel ins Auge, war der Terminus „Völkertod" doch schon von Egon von Eickstedt in *Die rasssischen Grundlagen des deutschen Volkes* und in der *Rassenkunde und Rassengeschichte* der

[484] ibid.,S.282

Menschheit verwendet worden, womit er selber an eugenische Klassiker, wieLeonard Darwin und Erwin Baur aunknüpfte[485].
Eingangs thematisierte Schwidetzky die Frage, ob das Erlöschen von Ethnien, wie in der Vergangenheit Goten, Ligurer, Etrusker oder Inka, mit dem Tod des Individuums verglichen werden könne, und führte hierzu die bisherigen theoretischen Erklärungsmodelle in der Wissenschaft an, zunächst den Organizismusgedanken Herbert Spencers (**Herbert Spencer, ein Zeitgenosse Charles Darwins, sah die Gesellschaft als Organismus im biologischen Sinne an und übertrug die Evolutions- und Selektionstheorie auf Staat und Nationalökonomie, ohne jedoch ein geschlossen sozialdarwinistisches Weltbild zu entwickeln. Auf ihn geht der Terminus „Survival of the Fittest" zurück. Auch die Vorstellung des „Volkskörpers" ist aus dem Spencer' schen Gedankengut abgeleitet**.). Ebenso erwähnte die Autorin Paul von Lilienfeld, der die Gesellschaft mit einem Organismus gleichsetzte, da auch sie Vermehrung, Zeugung, Wachstum, Krankheit und Tod kenne; ebenso nahm sie Bezug u.a. auf Hertwig mit seiner Vorstellung des Staates als Organismus aus dem Jahre 1922 sowie Oswald Spengler.[486]Obwohl sie den Standpunkt vertrat, daß die Gleichsetzung von Völkern mit Organismen auch etwas für sich hätte, da sonst wohl nicht „so viele und darunter recht gescheite Köpfe auf diese Gleichsetzung gekommen"[487] wären, wurde diese von ihr nach einiger Erörterung als unhaltbar zurückgewiesen, da der singuläre und genau feststellbare Tod eines singulären Individuums nicht mit dem allmählichen und oftmals nur bruchstückhaft nachzuzeichnenden Verschwinden eines Volkes aus der Geschichte verglichen werden könne. Schwidetzky führte in diesem Zusammenhang die Tatsache an, daß etwa der radioaktive Zerfall und der Tod von Bakterien durch Lichtzufuhr isomorph, nämlich beide einer Exponentialkurve folgend verlaufen würden, daß aus solch einfachen Übereinstimmungen aber weder Ursachen erklärt noch generelle Gleichsetzungen vorgenommen werden könnten. Daraus leite sich die Frage ab, „ob es ein solches Lebensgesetz der Völker überhaupt gibt."[488]

Nach Schwidetzky wurde diese Frage von verschiedenen sozialanthropologischen Theorien unter bevölkerungsbiologischen Prämissen behandelt, wobei Völker nicht, wie in den organizistischen Theorien, en bloc mit zusammenhängenden Lebensabläufen und Verhaltensweisen betrachtet wurden, sondern in all ihrer Vielfalt, jedoch unter dem Gesichtspunkt ihrer Veränderung. Hierbei spielte nicht unbedingt das wirkliche Aussterben von Völkern eine Rolle, sondern auch kultureller Niedergang oder

---

[485] vgl. hierzu Kühl, Stefan, Die Internationale der Rassisten. Aufstieg und Niedergang der internationalen Bewegung für eugenik und Rassenhygiene im 20.Jahrhundert, Frankfurt/New York 1997, S.66
[486] vgl. Schwidetzky, Ilse, Das Problem des Völkertodes, Stuttgart 1954, S.1ff
[487] ibid.,S.2
[488] ibid., S.4

dramatische demographische oder ethnische Veränderungen, wie etwa bei den Griechen oder dem Untergang des Imperium Romanum.
Demzufolge würde sich die Frage stellen, ob für einen kulturellen Niedergang Veränderungen in der Bevölkerungsstruktur ursächlich sein könnten.
Hierzu erklärte Schwidetzky, daß die „Bevölkerungssubstanz eines Volkes“ auf unterschiedliche Weise verändert werden könne, nämlich rein zahlenmäßig, aber auch „qualitativ“, nämlich durch Vermischung mit neu zuwandernden Gruppen, durch Verlust bestimmter Erblinien aufgrund von Auswanderung, schließlich durch genetische Umschichtungen im Gesamtgenpool der Bevölkerung aufgrund von Selektion. Erstere Möglichkeit wurde von den Theorien, die „Rassenmischung als die Ursache des Aufstiegs oder Untergangs von Völkern betrachten“ herangezogen, die zweite von jenen, „ die im Aussterben von Eliten die entscheidenden Ursachen nationalen Verfalls sehen.“[489] Diese Theorien seien aber vielfältig miteinander und mit den Ansätzen verknüpft, die sich primär mit quantitativen Veränderungen auseinandersetzen würden.
Daran knüpft ein kurzer Abriß der Geschichte der Bevölkerungsbiologie und ihrer theoretischen Grundlagen an, in dem Schwidetzky - ohne Anführungszeichen - ausführte: „Nachdem schon Meiners in der Kreuzung edler Rassen mit unedleren Stämmen ein Element des Verfalls gesehen hatte, hat diese historisierende Rassentheorie in Frankreich ihre stärkste Entfaltung gefunden.“[490]um in diesem Zusammenhang über die Vorstellung einer fränkisch-germanischen Oberschichtsbevölkerung und einer gallisch-keltischen Unterschicht zu Gobineau zu kommen, den sie historisch richtig in dieser Traditionslinie verortete. Er gehörte zu den Ersten, die aus einer solchen Rassenlehre ein kulturpessimistisches Weltbild ableitete, da „Entnordung“ zum Niedergang führe.

Als Gegenposition führte sie Comte und Ratzel an, die möglichst umfassende ethnische Vermischung als Weg zum soziokulturellen Aufstieg ansahen, hierin in der Tradition des humanitär-demokratischen Positivismus französischer Prägung stehend.
Die Traditionslinie Gobineau, Lapouge, Ammon, Woltmann, Schemann bis zur „faschistischen Rassenlehre und angelsächsischen Rassenpolitik“[491] wurde von Schwidetzky dem aus der entgegengesetzten Tradition kommenden Konzept einer „fruchtbaren Völkerehe“ (Klemm) entgegengestellt. Diesem lag die Vorstellung zugrunde, daß bestimmte Ethnien in ihren Eigemschaften primär „männlich“, andere hingegen „weiblich“[492] seien, wobei die Autorin Nietzsches Vorstellung der andere Völkerschaf-

---

489 ebenda

490 ibid.,S.5

491 ibid., S.6

492 Diese eigentümliche Benutzung der Begriffe„männlich“ und „weiblich“und die Bedeutung von Klemm in diesem Zusammenhang ist bereits bei Eickstedt begegnet, vergl.Eickstedt, Die Forschung am Menschen, S.37 ff

ten vergewaltigenden „blonden Bestie“ als Beleg für eine Befürwortung von „Rassenmischung“ anführte.

Als außerhalb dieser auf „Mischung“ zentrierten Betrachtungsweisen stehend führte Schwidetzky die auf Darwin und Galton zurückgehenden Kerngedanken der Erbhygiene zurück, die von einer Entartung des Erbguts aufgrund von kulturell bedingten Degenerationserscheinungen bzw einer ungleichmäßigen Vermehrung
von angeblich „Hoch“- oder „Minderbegabten“ ausgingen, wobei sie die Heredität von Begabungen für unstrittig hielt. Wörtlich schrieb sie: „Rassenmerkmale und Begabungstests sind bis jetzt die methodischen Hauptansatzpunkte für die Erkenntnis aller sozialbiologischen Siebungs- und Ausleseprozesse und damit auch für die Frage von Elitenbildung und Elitenuntergang geblieben.“
Die Sozialnativistische Begabungslehre, wie der Verfasser sie schon anhand von Eickstedts Berufsgruppentypologie inklusive seiner bizarren Herleitung des Begriffs „Großkopfeten“ erläutert hat, wurde von Schwidetzky also 1954 noch ungebrochen vertreten, wenn auch nicht auf so offenkundig willkürliche Weise wie von Eickstedt und unter Berufung auf die wissenschaftliche Tradition, zu der sie ausdrücklich auch Ammon rechnete, den sie neben Lapouge als einen der ersten würdigte, die soziale Siebung anhand exakter Messungen untersucht hätten. Dazu bemerkte sie, dies sei „eine Methode, die sich in der Sozialanthropologie bis in jüngste Zeit hinein aufs beste bewährt hat.“[493].
Schließlich erwähnte Ilse Schwidetzky die unterschiedlichen malthusianischen und antimalthusianischen Bevölkerungstheorien mit ihren Bedrohungszenarien von „Überbevölkerung“ oder „Aussterben“, um schließlich zu dem italienischen Bevölkerungswissenschaftler Gini zu kommen. Dieser verband die unterschiedlichen Ansätze integrativ miteinander, indem der Faktor „Einwanderung“ bzw „Bedrohung durch verfeindete Völker“, beides von ihm unterschiedlos als „Bevölkerungsdruck von außen“ wahrgenommen sowie die Vorstellung einer biologisch bedingten quantitativen Veränderung von Eliten und Veränderungen des Bevölkerungswachstums miteinander in Relation gebracht wurden, um so den Untergang des antiken Griechenland und des Imperium Romanum zu erklären.

Schwidetzky grenzte sich zunächst von den verschiedenen dargelegten theoretischen Denkmustern ab und erklärte, daß eine bevölkerungsbiologische Studie des Aussterbens von Ethnien bzw ihres kulturellen Abschwungs nur unter vorurteilsloser Prüfung aller vorhandenen Daten ohne Bevorzugung einer bestimmten Hypothese durchgeführt werden dürfte.
Dazu führte sie Folgendes aus: „Es handelt sich also nicht um ein neues geistreiches Buch zur Untergangsideologie (oder Untergangspsychose), sondern um die nüchterne Untersuchung eines Teilaspekts, die sich

---

[493] Schwidetzky, a.a.O..,S7

möglichst eng an das naturwissenschaftlich Erfaßbare hält, wenn auch das Material von der Geschichte geliefert wird. Gegenstand sind dabei wirklich die Völker als die sozialen Verbände von Menschen, für die die sozialanthropologische Fragestellung überhaupt einen Sinn hat..“[494]. Völker begriff Schwidetzky in diesem Zusammenhang als Heirats- und Fortpflanzungsgemeinschaften, die aber als untrennbar von Völkern im kulturellen oder nationalstaatlichen Sinne betrachtet wurden. Der damit zusammenhängende Volkstumsbegriff mutet sehr biologistisch an; einerseits scheinen hier Parallelen zu Eickstedts Ganzheitlichkeitskonzept auf, andererseits sollte berücksichtigt werden, daß auch das Staatsbürgerschaftsrecht der Bundesrepublik Deutschland bis heute dem *jus sanguinis* folgt, Schwidetzky mithin nicht gerade alleine mit einem solchen populationsbezogenen Volksbegriff steht.

Um nun die Frage nach dem kulturellen und/oder physischen Verfall von Völkern nach den soeben umrissenen Rahmenkriterien untersuchen zu können, schrieb Ilse Schwidetzky zwölf sogenannte „Völkerbiographien“, in denen sie die Geschichte der Altägypter, Babylonier, Assyrer, Hellenen, Römer, Phönizier, Perser, Maya, Azteken, Westgoten, Wandalen und Tasmanier miteinander verglich. Es sticht ins Auge, daß in diesem Vergleich die antiken Völker und alten sog. „Hochkulturen“ insgesamt weit überwogen und nur ein indigenes Naturvolk, das tasmanische[495], einbezogen wurde.
Es entsteht der Eindruck, Schwidetzky verfolgte mit diesem Werk die Absicht, Eickstedts Vorstellung des „Völkertodes“ aus seinem immerhin als nationalsozialistische Hetzschrift eingestuften Werk „Die rasssischen Grundagen des deutschen Volkes“ einer nachträglichen Überprüfung zu unterziehen. Die Ähnlichkeit zwischen den „Völkerbiographien“ und Eickstedts Ausführungen ist frappierend. Letzterer schrieb wörtlich: „Reich ist der Born an Begabungen und leistungsfähigen Zusammensetzungen bei einem gesunden Volk....Dann aber, wenn ein gewisser Höhepunkt überschritten ist, treibt die Kraft....nur noch eine kurze Zeit im Leerlauf weiter...Und dann erlahmt das Volk, die Kulturfähigkeiten zerbröckeln, die Abwehrkräfte verfallen, Kultur und Staat lösen sich unter inneren und äußeren Wirren auf. Das ist der `Völkertod´. Ihm fielen Sumer und Babylon, Ägypten, Rom und Griechenland zum Opfer - nur ein Reich nicht: China. Hier gibt es als Folge uralten Ahnenkults keine Kinderarmut der Gesunden oder gar der überdurchschnittlich begabten Familien.“[496]
In Anbetracht der Tatsache, daß Schwidetzky selber problematisiert hat, wie fragwürdig der Begriff des „Todes“ im Hinblick auf kollektive Entitä-

[494] ibid.,S9
[495] Azteken und Maya sind in diesem Kontext gleichfalls als Hochkulturen anzusehen
[496] Eickstedt, Egon von: Die rassischen Grundlagen des deutschen Volkes, Köln 1934, S.61

ten wie „Völker" erscheint, mutet die Verwendung des Terminus „Biographien" inkonsequent an. So richtig und begrüßenswert es erscheint, die verschiedenen Richtungen bevölkerungswissenschaftlicher Ansätze auf ihre wissenschaftsgeschichtliche Genese hin abzuklopfen, wirkt es 1954 kaum legitim, noch Gobineau und Ammon anzuführen bzw. auf diesen aufbauende Ansätze überhaupt in eine wissenschaftlich seriöse Analyse einzubeziehen. Ähnliches läßt sich für Nietzsche und Spengler sagen. Der von Schwidetzky angeführte italienische Bevölkerungswissenschaftler Corrado Gini war ein überzeugter Vertreter der Bevölkerungspolitik des faschistischen Italien und nach dem Zweiten Weltkrieg einer der entschiedensten Befürworter der Integration von Heimatvertriebenen und *displaced persons* unter der Maßgabe einer ökonomischen Vernutzung ihrer Arbeitskraft zum Wiederaufbau.[497] Sein Name steht für den geradezu nahtlosen Übergang der Bevölkerungswissenschaft von ihrer Verbundenheit mit der Herrschaftspraxis im Faschismus zu ihrer ebenso regierungsnahen neuen Rolle im demokratischen Staat.

Was nun die konkreten „Völkerbiographien" angeht, erscheint zunächst auffällig, daß Schwidetzky durchgängig von „Überschichtung" sprach, wenn historische Ethnien Elemente anderer Kulturen übernahmen, deren Träger von ihnen selbst unterworfene oder jedenfalls besiegte Völker waren. Besonders deutlich wird dies im Hinblick auf die Assyrer, welche die Sprache semitischer Völker Mesopotamiens, aber auch Elemente der Gesellschaftsstruktur des indogermanisch beeinflußten Mitanni-Reiches übernahmen[498].Sozialnativistische Begabungsvorstellungen, die kulturelle Leistungen als zwangsläufig mit einem bestimmten Volkstum verbunden betrachten, sind überall sichtbar, etwa, wenn das Entstehen der hellenischen Kultur auf die Verschmelzung zweier „begabter Bevölkerungen"[499], der minoisch-helladischen und der indogermanischen zurückgeführt wird. Schwidetzky scheute sich nicht, in diesem Zusammenhang von „nordischen Blonden" zu sprechen[500], im Zusammenhang mit den Persern sogar wörtlich von der „nordischen Rasse"[501], die sie, ebenso wie andere Völkerschaften, an phänotypischen Merkmalen, wie Schädelform etc, festmachte[502].. Die Darstellung der historischen Abläufe selber ist nach dem Kenntnisstand des Verfassers in großen Zügen weitgehend korrekt, zumindest auf den damaligen historischen Kenntnisstand bezogen, es wurde aber die Frage nach der Zulässigkeit einer Erklärung kulturell-zivilisatorischer Entwicklungen aus biologischen bzw einfach als

[497] vgl. Heim, Susanne, Schaz, Ulrike:Berechnung und Beschwörung. Überbevölkerung - Kritik einer Debatte, Berlin 1996, S.25, S.96 ff und S.100
[498] vgl. Schwidetzky, a.a.O., S.30
[499] ibid., S.33
[500] ebenda
[501] ibid., S.59

[502] ebenda, unten

gegeben angenommenen Eigenschaften eines Volkes „an sich" in keiner Weise problematisiert.

Für den Niedergang des Imperium Romanum machte Schwidetzky das generische Ausdünnen der patrizischen Elite und die sich verringernde Assimilierbarkeit der Germanen verantwortlich; in diesem Zusammenhang sprach sie von einer germanischen „Unterwanderung" und einer mit den Langobarden einsetzenden dauerhaften germanischen „Überschichtung".[503]
Während sich einerseits historisch falsche Darstellungen der geschichtlichen Ereignisse selber kaum finden lassen, so sticht doch, neben dem durchgängigen Biologismus, der in einem „völkerbiologischen" Werk auf der Hand liegt, auch das Vokabular ins Auge. Allenthalben werden Merkmale wie Kurz- und Langköpfigkeit als Charakteristika von Völkern erwähnt (vgl. etwa S.65), es ist von „Rassenmischung"[504] und „Volkskörper"[505] die Rede, von „Volksgemeinschaft"[506], die in diesem Fall allerdings das Verschmelzen zweier Ethnien meint, und „nordischer Rasse"[507].. Auffällig mutet auch die Tatsache an, daß Schwidetzky in ihren Literaturhinweisen hauptsächlich auf Material aus der NS-Zeit rekurrierte. Dies muß 1954 zwar vor dem Hintergrund des damaligen Aktualitätsstandes von Forschungsergebnissen gesehen werden, dokumentiert andererseits aber auch ein zumindest sehr unkritischesVerhältnis zur damals jüngsten deutschen Vergangenheit, wenn nicht eine sehr deutliche Verhaftung in der deutsch-faschistischen Rassenlehre, zu deren VertreterInnen sie ja selber gehört hatte. Insbesondere wies Schwidetzky auch auf ihre eigenen Schlesien-Untersuchungen hin, genauer gesagt, auf den Versuch, anhand von Skelett- und Schädelvermessungen Reste der alten Wandalen in der schlesischen Bevölkerung nachzuweisen.[508]

Nach der Abhandlung ihrer „Völkerbiographien" umriß Ilse Schwidetzky unter der Kapitelüberschrift „Mechanismen des Völkerzerfalls" vier Faktoren, die anhand der eingangs referierten unterschiedlichen Ansätze als entscheidend für den Niedergang von Völkern angesehen wurden. Bemerkenswert und im Sinne der Fortsetzung Eickstedts´scher Volks- bzw Rassenvorstellungen interessant ist die Tatsache, daß hinsichtlich des Niedergangs von Hochkulturen wie der römischen, assyrischen, griechischen etc nie vom Schicksal von Kulturen als gesellschaftlich-ökonomischen bzw kulturell-sprachlichen Bezugssystemen oder von

[503] ibid, S.51
[504] ibid.,vgl. z.B.S.68
[505] ibid., vgl. S.70, S.74 ff
[506] ebenda
[507] ebenda
[508] ibid., S.78

Staaten als politischen Gebilden die Rede ist, sondern immmer von Völkern im Sinne eines biologisch begriffenen Volkskörpers[509].

Die vier nach Schwidetzky relevanten Faktoren sind:
1) Veränderung der Bevölkerungszahl
2) Die gewollte Geburtenbeschränkung
3) Das Aussterben von Eliten
4) „Rassenmischung“, die nach einer Theorie Ursache des Niedergangs von Kulturvölkern, nach einer anderen hingegen Ursache für deren Aufstieg sein sollte.

Diese Faktoren, insbesondere der letzte, wurden jedoch sogleich von der Autorin einer grundsätzlichen Kritik unterzogen. Wörtlich heißt es hierzu: „Aber so ganz kommt man heute mit diesen sozialdarwinistischen und malthusianischen bzw antimalthusianischen Kategorien in der Völkerbiologie und damit auch in einer biologischen-Völkergeschichte nicht mehr aus.“[510].Als neu hinzutretenden Faktor führte sie hingegen einen „Volkstumswechsel, vom gewinnenden Volk auch Assimilation genannt.“ an, womit also auch die Übernahme kultureller Merkmale einer ethnischen Gruppe durch Angehörige einer anderen in das bisher umrissene biologistische Grundmuster eingeordnet wurde. Neben der Zuordnung kultureller Merkmale zu einem als biologische Entität bzw Fortpflanzungsgemeinschaft verstandenen Volk fällt die fortwährende Verwendung von Termini wie „gewinnen“ und „verlieren“ auf, die Tatsache, daß selbst interkultureller Austausch als Bestandteil eines immerwährenden Macht- und Konkurrenzkampfes zwischen den biologisch definierten Völkern betrachtet wird. Als Beleg für den von ihr postulierten „Volkstumswechsel“ als sozusagen fünften Faktor führte Frau Schwidetzky W.E. Mühlmanns Buch „Assimilation, Umvolkung, Volkwerdung“ aus dem Jahre 1944 an[511]. Als weitere Faktoren nannte sie Zerstreuung von Völkerschaften, „Wanderungssiebung“ sowie Veränderung der Sterblichkeit im Verlauf der Menschheitsgeschichte[512]. Zutreffend führte sie aus, daß Bevölkerungsziffern stets im Zusammenhang mit der Wirtschaftsweise zu sehen sind und hohe Volkszahlen gleichermaßen Voraussetzung wie Ergebnis eines hohen Kulturstandes. Natürliches Bevölkerungswachstum in der Geschichte ließe sich zumeist an Neusiedlungen, steigender Bevölkerungsdichte und einem Überwiegen der Auswanderung über die Einwanderung erkennen, deutlicher Bevölkerungsrückgang umgekehrt

[509] Derlei Vorstellungen sind auch außerhalb der politischen Neuen Rechten heute durchaus aktuell; die Gesellschaft für Bedrohte Völker verwendet beispielsweise einen ähnlich sanguinistisch definierten Volksbegriff

[510] Schwidetzky, a.a.O., S.80

[511] Zu Mühlmann vgl. Anmerkung.

[512] Schwidetzky a.a.O..,S.80 ff

durch überwiegende Einwanderungszahlen und damit zusammenhängende „fremdethnische friedliche Unterwanderung".[513]
Schwidetzky argumentierte noch stärker als in „Grundzüge der Völkerbiologie" inhaltlich und terminologisch im Rahmen der von Eickstedt und Aubin bekannten Rassendynamik, wenn es beispielsweise heißt:"Es ist das Herausdrängen aus den bisherigen Lebensräumen, der Druck auf die Grenzen, das unaufhaltsame friedliche oder gewaltsame Einströmen als Siedler."[514] Der metaphorische Gebrauch von Begrifflichkeiten der Hydraulik im Zusammenhang mit Begegnungen zwischen unterschiedlichen Ethnien, der von den AnthropologInnen und BevölkerungswissenschaftlerInnen in der Tradition der Breslauer Schule entwickelt wurde, wirkt bis heute nach; erinnert sei nur an die flüchtlingsfeindliche Phrase von der „Asylantenflut" und die linke Gegenposition vom „freien Fluten", die in der Auseinandersetzung um das bundesdeutsche Asylrecht in der ersten Hälfte der neunziger Jahre eine zentrale Rolle spielten.
Für Schwidetzky war, ganz in der Tradition von Eickstedts Rassendynamik, die Wertung von Migration und ethnischer Neuzusammensetzung als Kampf unterschiedlicher Ethnien gegeneinander mit Siegern und Besiegten eine eindeutige Tatsache: „Überwanderung und Überschichtung durch ein fremdes Ethnos kann überhaupt nicht als Symptom des Bevölkerungsrückgangs gewertet werden. Dieser Vorgang ist mehr aus der Kultur und Bevölkerungsdynamik der Einwanderer als aus der des Ziellandes zu verstehen; es ist der Druck expansiver, in der Organisation von Menschen überlegener Völker mehr als der Sog eines Bevölkerungsüberdrucks im Zielland, der solche Wanderungen in Bewegung setzt."[515]
In diesem Zusammenhang legte Schwidetzky besonderes Augenmerk auf die starke fremdethnische Einwanderung in der Geschichte vieler alter Hochkulturen. Natürliches Bevölkerungswachstum wertete sie als charakteristisch für die Frühzeit „aufsteigender Völker"[516], entsprechend Bevölkerungsrückgang als symptomatisch für deren Spätzeit. Werden und Vergehen einer Kultur erscheinen so als Wachstum und Verfall eines „Volkskörpers" interpretierbar. Allerdings argumentierte Schwidetzky in dieser Hinsicht nicht eindimensional; vielmehr wies sie darauf hin, daß ein unter Umständen massiver Bevölkerungsrückgang auch als intermediäre Erscheinung ohne jeden Zusammenhang zu Blüte oder Niedergang einer Kultur insgesamt stattfinden könne. Hierbei wies sie auf die sogenannte Krise des Spätmittelalters hin und die diesbezüglichen demographischen Untersuchungen Wilhelm Abels.

Im Anschluß daran thematisierte Schwidetzky die Frage, ob nicht auch ein Anstieg der Sterblichkeitsziffern in Zusammenhang mit dem Niedergang von Völkern gesehen werden müsse, was angesichts der Tatsache,

---

513 ibid.,S.86
514 ibid., S.85
515 ebenda
516 ibid.,S.88

daß seit der Altsteinzeit die Lebenserwartung im Weltmaßstab tendenziell steigt und schon im alten Griechenland Hundertjährige bekannt waren aber zurückgeweisen wurde, zumindest nicht als allgemeine Regel aufgestellt werden konnte. Als Sonderfall wertete Schwidetzky in diesem Zusammenhang die Ausrottung von Naturvölkern durch Europäer bzw. den vergleichbaren „Zusammenprall anderer zivilisatorisch überlegener Völker mit `Primitiven`“[517] und die Massenvernichtung von Menschen im Krieg. „....die militärische Niederlage und gewaltsame Dezimierung spielt als einmaliges, von außen herantretendes Ereignis die Rolle des `Zufalls` in der Populationsgenetik.“, wie sie wörtlich schrieb. Generell hielt sie Kriege mit ihren verheerenden sozialen Folgen für einen schwerwiegenderen Faktor beim Niedergang von Ethnien als Seuchen und vertrat hinsichtlich des Aussterbens von Naturvölkern die gleiche Auffassung wie Eickstedt, der den Verlust der kulturellen Identität als Ursache des „Völkertodes“ angesehen hatte.[518] Den Faktor der „Zerstreuung“ von Völkern, etwa als Folge von Massendeportationen nach einem verlorenen Krieg, wie sie besonders im assyrischen „Weltreich“ zur Herrschaftspraxis gehörte, oder das Ausschwärmen der Juden in die Diaspora behandelte Schwidetzky in einem eigenen Kapitel, kam aber zu dem Schluß, daß sich solche Entwicklungen biologisch nicht erklären ließen: „hier versagt zur Erklärung die Bevölkerungsbiologie, mindestens mit einer rein quantitativen Betrachtungsweise.“[519]

Für den Niedergang der griechischen und römischen Kulturen machte Schwidetzky deren gewollte Geburtenbeschränkung, noch verstärkt durch die vielfach verbreitete Homosexualität, mitverantwortlich und zog in dieser Hinsicht Parallelen zum modernen Europa, wobei sie allerdings vor einer bloßen Gleichsetzung oder historisch nicht zulässigen Übertragungen warnte. In diesem Zusammenhang zitierte sie Gini, der die Auffassung vertrat, die mangelnde Bereitschaft zur „Vergewaltigung der Natur“[520] sei ein typisches Merkmal für die Dekadenz alter Oberschichten.

Bemerkenswert sind Schwidetzkys Ausführungen im Kapitel „Das Aussterben von Eliten“. Die zugrundeliegende sozialnativistische Idee ist die Vorstellung einer Erblichkeit von Intelligenz und Begabungen. Der kulturelle Niedergang eines Volkes wird damit erklärt, daß die in diesem Sinne besser ausgestattete Oberschicht sich langsamer vermehrt als die „dummen Massen“ und dadurch eine als erblich angesehene kulturelle Leistungsfähigkeit verloren geht. Diese sozialchauvinistische These ist der ursprüngliche Kerngedanke des Sozialdarwinismus und wurde auch von Darwin selbst vertreten[521].Hiermit bewegt sich Schwidetzky auf der selben Ebene wie Eickstedt in „Die rassischen Grundlagen des deutschen Volkes“, allerdings nicht mit den gleichen Rückschlüssen.. Sie zog näm-

---

517 ibid.,S.93
518 ibid.,S.95
519 ibid.,S.99
520 ibid.,S.104
521 vgl. Lüddecke, a.a.O., S.25

lich die Behauptung einer ständigen zahlenmäßigen Abnahme Hochbegabter aufgrund einer retardierenden Vermehrung der Eliten grundsätzlich in Zweifel, weil diese nicht statistisch belegbar seien. Hierzu führte sie eine Untersuchung zur „Begabtenproblematik" bei niedersächsischen Schulkindern an, die von Karl Valentin Müller 1933-1937 durchgeführt worden war, ohne im Geringsten den Zeitpunkt und Charakter dieser Untersuchung zu problematisieren. Die sozialnativistische Elitentheorie wurde von Ilse Schwidetzky da in Zweifel gezogen, wo sie besonders schwer belegbar war oder Untersuchungsergebnisse dagegen sprachen, nie aber grundsätzlich. So schrieb sie: „Was historisch greifbar ist, sind nie biologische Eliten, also Siebungsgruppen spezifischer Erbqualität, sondern immer nur soziale Führungsschichten. Daß diese auch in erblich verankerten Fähigkeiten irgendwelcher Art über dem Durchschnitt stehen, darauf sind nur von Fall zu Fall vorsichtig abwägende Wahrscheinlichkeitsschlüsse möglich....Aber die Chancen, eine gegebene Begabung in Leistungen zu entfalten, ist nur in einer völlig mobilen Gesellschaft ohne Siebungssperren und ständische Schranken für alle Individuen gleich. Sie sind umso unterschiedlicher, je schärfer bestimmte soziale Funktionen....ständisch verankert oder die Möglichkeiten des sozialen Aufstiegs... etwa an den Geldbeutel des Vaters gebunden sind.....Dabei ist besonders bei der römischen politischen Führungsschicht wahrscheinlich, daß sie tatsächlich eine Elite, eine auf bestimmte hervorragende Fähigkeiten gesiebte Gruppe darstellte....In Griechenland ist bei Männern wie Aristoteles und vor allem Isokrates das Gefühl sehr deutlich, daß die bisherigen Führungsschichten wirklich 'Hervorragende'und begabte Familien umfaßten.".[522]

Unterm Strich wird also einerseits die Unbeweisbarkeit des sozialnativistischen Elitenmodells festgestellt, dieses zumindest für bestimmte Zeiträume aber wiederum als gültig angenommen, frei nach dem Motto „irgendwie doch".Als einzige historisch nachweisbare Form des Aussterbens von Eliten bezeichnete Schwidetzky die bereits erwähnte Geburtenbeschränkung in Griechenland, Rom und dem modernen Europa und Nordamerika. Diese allerdings weitete sie zu einer kulturpessimistischen Horrorvision aus: „Der Anteil der sehr gut begabten mit Intelligenzquotienten über 120 betrug nach einer amerikanischen Untersuchung in den freien Berufen (professional class) rund 43%, unter den ungelernten Arbeitern knapp 5%...Die Reproduktionsraten der Freien Berufe und Ungelernten betrugen 0,76 und 1,17; bei den freien Berufen reichte also die Kinderzahl nicht aus, um die Elterngeneration zu ersetzen....Legt man diese Zahlen zugrunde und setzt voraus, daß den Intelligenzunterschieden zwischen den Schichten Erbunterschiede entsprechen, so vermindert sich der Anteil der Bestbegabten in der Gesamtbevölkerung im Laufe nur einer Generation um 1,3%...Derselbe Vorgang, über zwei bis drei Jahrhunderte fortwirkend, würde die Bestbegabten fast völlig aussterben lassen. Das sind Zahlen, die es durchaus möglich erscheinen lassen, daß

[522] Schwidetzky, a.a.O.S.111 ff

auch bei heute verschwundenen Kulturvölkern ähnlche Vorgänge die besten schöpferischen Leistungen allmählich erlöschen ließen."[523]

*- Abgesehen von der gesellschaftspolitischen Rolle der Intelligenzforschung, von der noch die Rede sein wird, kommt an dieser Stelle die politische Dimension des Buches deutlich zum Vorschein. Aus den sachlich-neutral formulierten angeblichen Forschungsergebnissen Schwidetzkys, für die sie außer fragwürdigem empirischen Untersuchungsmaterial referierte Positionen aus der Literatur, darunter den Baur-Fischer-Lenz sowie Mühlmann und Thurnwald anführte, leitet sich eine politische Messsage ab, die sich etwa so in Worte fassen läßt:*
*Die Ober- und Mittelschichten sollen sich möglichst stärker vermehren, andernfalls droht durch Verlust der „kulturtragenden Schichten" der Untergang des Abendlandes. Gesellschaftliche Hierarchien sind zumindest innerhalb eines wie auch immer zu definierenden Rahmens biologisch vorgegeben, einer forcierten Vermehrung der „Leistungsträger" und „Hochbegabten" innerhalb dieses Modells kommt daher die Rolle einer eugenischen Aufwertung des „Volkskörpers" zu, eine Idee, die wir schon bei Schallmayer finden. Dabei mutet die Vorstellung sozialer Schichten als weitgehend voneinander abgeschlossener Kasten, die getrennte Fortpflanzungskreise bilden, absurd an und wiederspricht allem, was wir über Genfluß wissen.*

Den Faktor „Rassenmischung" thematisierte Schwidetzky ebenfalls unter dem Aspekt einer Heredität von psychischen Eigenschaften bzw. Leistungsfähigkeit und der Bedeutung einer Hochzüchtung bzw. Pauperierung solcher Eigenschaften. Die These von der „Entnordung" etwa des griechischen „Volkstums" als Ursache für kulturellen Niedergang wurde zwar nicht offen vertreten, zumindest aber auf die angebliche zahlenmäßige Abnahme des Anteils an Blonden von der klasssischen in die nachalexandrinische Zeit hingewiesen[524]. Andererseits hielt Schwidetzky mit ausdrücklichem Bezug auf Kretschmer auch die Möglichkeit für denkbar, ja gar nicht unwahrscheinlich, daß kulturelle Blüte oder persönliches Genie auf „Rassenmischungen" zurückzuführen seien. Der thematische Ausgangspunkt einer genetischen Festlegung von Begabungen, der Sozialnativismus, wurde von Schwidetzky hingegen an keiner Stelle verlassen oder einer grundsätzlichen Kritik unterzogen. Schließlich konstatierte sie, daß es so etwas wie ein allgemeingültiges Todesgesetz für „Völker", vergleichbar dem für den einzelnen Organismus, nicht gäbe. „Es gibt kein schlechthin biologisches Erlöschen eines Volkes. Einen Völkertod gibt es überhaupt nur in dem Sinne, daß ein Zeitpunkt kommen kann, in dem sich kein Individuum mehr zu einem einst gemeinschaftsbildenden Volkstum bekennt. Wollte man dagegen unter Völkertod verstehen, daß alle Erblinien, die einst eine ethnische Lebens- und Fortpflanzungsgemeinschaft bildeten, aus dem bevölkerungsbiologischen

---

[523] ibid.,S.120
[524] ibid.,S.123

Kreislauf der Menschheit ausgeschieden sind, so dürfte überhaupt kein Fall von Völkertod zu finden sein.... Mindestens läuft das Zerbrechen von Heirats-und Fortpflanzungsschranken und laufen damit neue Stadien der Bevölkerungsmischung dem sozialen Erlöschen durch ethnische Dissimulation parallel, ja sind ein unablösbarer Teil dieses Vorgangs und stehen damit in einem **funktionellen Zusammenhang** mit dem Völkeruntergang."[525] Wobei es allerdings zunächst einmal zu beweisen wäre, ob es denn so geschlossen und als genetische Fortpflanzungskreise gedachte Völker jemals seit der Altsteinzeit gegeben hat - das Gegenteil dürfte vielmehr der Fall sein - und ob das Pferd von Schwidetzky nicht von Vornherein falsch aufgezäumt wurde, alldieweil besser vom Untergang von Kulturen oder vom Niedergang von Reichen die Rede hätte sein müssen - von den Tasmaniern und vielleicht noch Wandalen und Assyrern einmal abgesehen.

Solche grundsätzlichen Zweifel kamen Ilse Schwidetzky jedoch nicht; obwohl sie eingangs wie ausgangs des Buches feststellte, daß eigentlich ja von gar keinem „Völkertod" gesprochen werden könne, vertrat sie weiterhin die unbeweisbare sozialnativistische Auffassung, „...daß die vermutlich \`begabteren´, \`tüchtigeren´Bevölkerungsanteile ihre Anteile an der Gesamtbevölkerung vermindern.....Die Regel, daß bei langphasigen Veränderungen der historischen Mächtigkeit eines Volkes auch jeweils bevölkerungsbiologische Veränderungen beteiligt sind, ist natürlich sehr allgemein. Aber sie verpflichtet immerhin den Historiker, bei seinen Analysen und Interpretationen geschichlicher Prozesse auch immer die Bevölkerungskomponente ins Auge zu fassen."[526] - Hinsichtlich der sogenannten Krise des Spätmittelalters und der daran anknüpfenden Abel-Postan-Debatte oder der demographischen Funktion der Hexenvernichtungen mag dies durchaus richtig sein; aber der Kontext, in dem Schwidetzky hier argumentierte, bewegte sich eher in der Tradition der Eickstedt´schen oder Aubin´schen „Rassendynamik", wenn auch sehr viel vorsichtiger formulierend und keine verabsolutierenden Urteile fällend.

Als Fazit stellte sie schließlich fest: „Es sei hier nicht erörtert, wieweit etwa von der bevölkerungsbiologischen Gegenwartssituation aus eine Prognose gestellt werden kann; daß sie mancherlei besorgniserregende Züge enthält, die uns immer wieder auch von dieser Seite aus auf die Frage des Völkertodes hinweisen, ist unbestritten. Aber es muß zu denken geben, daß sich das Schicksal anderer Hochkulturvölker zwischen völligem Erlöschen wie bei den Babyloniern und einer jahrtausendealten Geschichte ohne bevölkerungsbiologische Verfallserscheinungen wie bei den Chinesen bewegt, und auch die anderen jeweils ihr ganz individuelles Schicksal haben....So sind auch die lebenden Völker keine statischen Einheiten, sondern in dauernder Bewegung begriffen...veränderlich auch in ihrer geistigen Gestalt, damit in ihrer assimilatorischen Werbekraft für Splitter- und Randgruppen oder ihrer Anfälligkeit gegen dissimilative Vor-

---

[525] ibid., S.154 ff

[526] ebenda

gänge aller Art....Die historische Bevökerungsbiologie lehrt vielmehr nur, wie die Dinge laufen **können**, nicht wie sie notwendig laufen müssen. Insofern ist sie mehr Geschichte als Biologie, als sie auch im bevölkerungsbiologischen Schicksal das Einmalige der großen Völkerindividualitäten erkennt."[527]

Abgesehen davon, daß weder Geschichtwissenschaft noch Biologie von derlei Gedankengut wirklich nachhaltig beeinflußt wurden, erweckt Ilse Schwidetzky mit ihrem Schlußwort beim Verfasser den Eindruck, sie habe nur Eickstedts auf althergebrachten sozialdarwinistischen Glaubenssätzen fußende Vorstellung des „Völkertods" überprüfen wollen und sei als Resultat zu einem „Vielleicht" gelangt. Damit stellt sich dann allerdings die grundsätzliche Frage nach der wissenschaftlichen Legitimität eines solchen Buches. Die Verbindung von Kulturgeschichte, historischer Kulturraumforschung und Ethnogeographie sowie physischer Anthropologie stellt grundsätzlich zwar eine lohnende interdisziplinäre Forschungsperspektive dar, diese wird bei dem vorliegenden Werk Schwidetzkys aber durch biologistisch-ideologische Vorannahmen und die Verschränktheit mit der alten rassenhygienischen Tradition schon im Ansatz wieder zunichte gemacht.

**Das Anthropologie-Lexikon**

1959 erschien das gemeinsam von Gerhard Heberer, Gottfried Kurth und Ilse Schwidetzky herausgegebene Fischer-Lexikon der Anthropologie. Heberer, der Ausbildung nach eigentlich auf die Vererbungslehre von Insekten spezialisiert, hatte sich im NS-Staat aus rein opportunistischen Gründen der Rassenkunde beim Menschen zugewandt, dieser Opportunismus war bei ihm so weit gegangen, daß er den Dienstgrad eines SS-Hauptsturmführers angenommen hatte, ohne jedoch in der SS reale Funktionen zu erfüllen. Wie auch Lenz und Aubin machte er seinen Wiedereinstieg in die wissenschaftliche Tätigkeit nach dem Zweiten Weltkrieg in Göttingen, wo er vom Wintersemester 1949/50 bis zu seiner Eremitierung 1970 als Lehrbeauftragter und zeitweise Lehrstuhlvertreter tätig war. Heberer gelang es sehr schnell, sich in der Scientific Community als vom Nationalsozialismus scheinbar „unbelastet" darzustellen, indem er sich mit dem gleichen Opportunismus nun den neuen Verhältnissen anpasste und als deutscher Dobzhansky-Übersetzer von sich reden machte. Hoßfeld gibt in seiner Biographie eine lückenlose Darstellung über Heberers Leben und Werk, auf die an dieser Stelle verwiesen wird[528].

Gottfried Kurth, der ebenfalls in Göttingen untergekommen war, hatte 1938 in Jena zu einem rassenkundlichen Thema promoviert[529] und war im Dritten Reich ein Vertreter der NS-Rassenlehre in der Schule H.F.K. Günthers gewesen.

---

[527] ebenda

[528] Hoßfeld, Uwe, Gerhard Heberer (1901-1973). Sein Beitrag zur Biologie im 20.Jahrhundert, Berlin 1997

[529] vgl. Kurth, Gottfried, Rasse und Stand in vier Thüringer Dörfern, Jena 1938

Im Vorwort zum Lexikon schrieb Heberer, daß die physische Anthropologie im Sinne Eugen Fischers als „Anthropobiologie" aufzufassen sei, und bezog sich in dieser Hinsicht auch auf Eickstedts Definition der Anthropologie als „Dritter Biologie" neben Botanik und Zoologie, wie sie aus „Die Forschung am Menschen I" bekannt ist. Bei einer derartigen Traditionspflege erstaunt es dann allerdings, wenn Heberer ausführte: „Wir geben diesen Band in der Hoffnung heraus, daß sein Inhalt dazu beiträgt, richtige Vorstellungen über ein Wissensgebiet zu verbreiten, über das vielfach keine adäquaten Vorstellungen bestehen, da es gerade in Deutschland seit Kriegsende schwer unter den Folgen der nationalsozialistischen Politik zu leiden hatte, die unsere Disziplin durch politische Maßnahmen diskreditierte und einem unwissenschaftlichen Rassismus preisgab."[530]

Derlei Beschönigungen, um nicht zu sagen Heucheleien, waren, wie die Lenz- und Eickstedt-Zitate im ersten Kapitel dieser Arbeit zeigen, in den Fünfziger Jahren in der Zunft ausgesprochen verbreitet. Rezensiert werden hier jedoch nicht die weiteren Auslassungen Heberers, sondern ausschließlich die Beiträge Schwidetzkys in dem Lexikon; es sei lediglich darauf hingewiesen, daß Kurth in seinem Kapitel über „Rassengenese"zwar betonte, daß im Prinzip alle menschlichen Populationen mehr oder weniger stark „vermischt" seien und daher von starren „Rassengrenzen" nicht die Rede sein könne, aber dennoch von der immerwährenden Verdrängung alter durch neue Populationen aus ihren Siedlungsräumen und ethnischer „Überschichtung" im Sinne der Eickstedt'schen „Rassendynamik" ausging. Ebenso behauptete Kurth ganz im Sinne von Eickstedt und Clauß rassenspezifische und angeborene Mentalitätsunterschiede, die aber nicht gewertet werden dürften. Schwidetzky befaßte sich in dem Lexikon mit Demographie, Humangenetik, Konstitution, Kulturanthropologie, Rassenphysiologie, Rassenpsychologie, Sozialanthropologie, Vaterschaftsnachweis und Wachstum. Zum Stichwort „Demographie" führte Schwidetzky aus, daß Über- bzw Unterbevölkerung sehr relative Begriffe seien, weil vom jeweiligen technisch-kulturellen Entwicklungsgrad abhängig. Die Begriffe müßten daher auf die „Tragfähigkeit eines Raumes bei gegebener Wirtschaftsform und Naturausstattung und den Lebensstandard der Bevölkerung"[531] bezogen werden. Was diese sogenannte „Tragfähigkeit" angeht, weise ich darauf hin, daß die hochgradig ideologisch aufgeladene Bevölkerungdebatte im letzten Kapitel dieser Arbeit behandelt wird.

Schwidetzky nahm einen Abriß der Bevölkerungsgeschichte der gesamten Menschheit seit der Altsteinzeit vor, wies darauf hin, daß im Paläolithikum nur jeweils einige Tausend Menschen gleichzeitig gelebt haben dürften und selbst die frühen Hochkulturen von erstaunlich kleinen Populationen getragen wurden, während seit der römischen Antike in Euro-

---

[530] Heberer, Gerhard, Kurth, Gottfried, Schwidetzky, Ilse, Das Fischer Lexikon: Anthropologie, Frankfurt/Main 1959, S.7

[531] Schwidetzky, ibid., S.44

pa ein beständiger Anstieg der Gesamtbevölkerung festzustellen sei. Lediglich die sogenannte Krise des Spätmittelalters stelle hierbei eine Diskontinuität dar, wobei Schwidetzky auf Wilhelm Abel verwies. Sie teilte die demographische Entwicklung in drei Phasen ein. Phase I ist typisch für vormoderne Gesellschaften und durch hohe Geburt-und Sterberaten sowie niedrige Lebenserwartung gekennzeichnet. Hungersnöte begriff die Autorin in malthusianischer Tradition als „Mittel der Abstimmung der Bevölkerungszahl auf den Nahrungsraum"[532]. Diese Phase sei außerdem durch verbreitete In- und Engzucht und geschlossene Heiratskreise ausgezeichnet (eine Vorstellung, die, bedenken wir die hohe Mobilität der unteren Bevölkerungsschichten etwa in der frühen Neuzeit oder der Handwerkerschaft vom Mittelalter bis ins Zwanzigste Jahrhundert, zweifelhaft erscheint und wohl nur auf schollenpflichtige Bauern und den Adel bezogen als richtig angesehen werden kann.). Phase II wurde von Schwidetzky als spezifisch für das Zeitalter der Industrialisierung angesehen und ist durch Absinken der Sterberate bei gleichzeitigem Geburtenanstieg und einer Ausweitung der Heiratskreise mit starker Vermischung der bis dahin stammesähnlichen, teilweise inzestuösen Lokalbevölkerungen gekennzeichnet. Demzufolge gingen somit Bevölkerungsanstieg und Bevölkerungsvermischung Hand in Hand, Regulative zur Deckung der Reproduktion waren Intensivierung der Landwirtschaft, Industrialisierung und Migration, gleichzeitig setzte eine starke Verstädterung ein. Die häufigere Kinderzahl von Unterschichtsfamilien gegenüber den eigentlich materiell für das Aufziehen vieler Kinder besser ausgestatteten Oberschichtsfamilien erklärte Schwidetzky mit dem Heiratsalter: „...je ungelernter eine Sozialgruppe, desto niedriger liegt ihr durchschnittliches Heiratsalter. Durch raschere Generationenfolge werden damit die ungünstigeren Sterblichkeitsverhältnisse ausgeglichen."[533] Die Produktion kopfstarken Nachwuchses zur Versorgung der Alten in einer Gesellschaft ohne soziale Sicherungssysteme sprach Schwidetzky hingegen nicht an, was in einer Traditionslinie, welche die soziale Frage aus ideologischen Gründen permanent negiert bzw biologisiert auch inkonsequent wäre.
Während sich in diesem Modell durch die gegenläufige Entwicklung von Geburten- und Sterberaten eine „Bevölkerungsschere" öffnet, schließt sich diese in Phase III wieder: Die Geburtenziffern sinken, vor allem als Folge von Empfängnisverhütung und Familienplanung, die Bevölkerung stagniert oder entwickelt sich gar rückläufig, aber die Lebenserwartung steigt. Phase III beschreibt somit die demographische Situation in einer entwickelten Industriegesellschaft des Zwanzigsten Jahrhunderts. Als in Ansätzen zu erkennende Phase IV in Westeuropa erwähnte Ilse Schwidetzky schließlich noch die durch die Vermehrung alter und sehr alter Menschen einsetzende phasenweise Erhöhung der Sterberate und den Baby-Boom des Wirtschaftwunders.

---

532 ibid., S.50
533 ibid.,S.52

Bezogen auf die unterschiedliche demographische Entwicklung im Weltrahmen prognostizierte Schwidetzky eine allmähliche Nivellierung der Unterschiede zwischen Entwicklungs- und Industrieländern bei einem Anstieg des Lebensstandards in der Dritten Welt als Folge der wirtschaftlichen Entwicklung. Allerdings forderte sie in diesem Zusammenhang bevölkerungspolitische Maßnahmen, wie sie in Indien und China schon praktiziert wurden: „Jede Wirtschaftshilfe, die den Lebensstandard hebt und damit die Sterblichkeit senkt, bleibt illusorisch, solnge nicht auch die Geburtenraten absinken und die Bevölkerung zu einem den wirtschaftlichen Möglichkeiten angepaßten Gleichgewichtsszustand kommt (*Baladier, Thompson*). Rasch wachsende Bevölkerungen, für die nicht im gleichen Tempo zusätzliche Subsistenzmittel geschaffen werden können, sind katastrophengefährdet und stellen Unruheherde dar."[534]
Damit redete Schwidetzky der zur damaligen Zeit von der UNO praktizierten und weitgehend auf den Einfluß von Eugenikern in deren Gremien zurückgehenden negativen Bevölkerungspolitik das Wort, die anstelle sozialer Reformen und Umverteilung der Eigentumsverhältnisse, welche die Notwendigkeit hoher Kinderzahlen für ärmere Familien überflüssig machen würden, für bevölkerungsreiche Entwicklungsländer eine Verringerung der Geburtenrate der Armen forderte und damit uralte sozialdarwinistisch-eugenische Vorstellungen reaktivierte. Wie gesagt wird auf diesen Themenkomplex im letzten Kapitel noch näher eingegangen, ihn hier zu behandeln erscheint also obsolet.
Ganz in der Tradition Kretschmers und Eickstedts behauptete Schwiedezky die Übereinstimmung zwischen psychischen und physischen Konstitutionstypen[535], ebenso sprach sie der Frau eine im Vergleich zum Mann kindhafte phylogenetische ntwicklung zu[536]. Dazu paßt die Behauptung, geschlechtsspezifische Arbeitsteilung sei als Ergebnis biologischer Siebung und Überschichtung anzusehen: „Allgemein hat jedoch der Mann einen höheren Anteil an genialen Spitzenleistungen, schöpferischer Produktivität und Führungspositionen jeder Art. Dies ist nicht durch soziale Hemmnisse auf seiten der Frau allein zu erklären, wie unter anderem das sowjetische Gesellschaftsgefüge zeigt, das auf vollständiger Gleichberechtigung der Geschlechter beruht....männliche Aktivität und weibliche Passivität; männliche Sach- und weibliche Personeninteressen; männliche Fernwelt und weibliche Nahwelt....Frauen zeigen dementsprechend einen geringeren sozialen Auftrieb und eine weniger scharfe Sozial- und Berufssiebung als Männer."[537]
Es mutet schon merkwürdig an, was für unverblümte Sexismen hier eine ausgesprochen aktive und „sachorientierte" Frau von sich gab. Hinsichtlich von Berufsgruppen und allgemeiner sozialer Siebung verband Schwidetzky die Konstitutionslehre mit den Eickstedtschen Berufstypen und

---

[534] ibid.,S.61
[535] ibid.,S.89
[536] ibid.,S.85 ff
[537] ibid, S.299 ff

behauptete u.a., Heimkinder würden der gleichen sozialen Schicht angehören wie ihre natürlichen Väter, was ein Indiz für die Vererbbarkeit von Intelligenz und Charaktereigenschaften sei.[538] Die statistische Korrelation verschiedener angeblich nachweisbarer Eigenschaften wurde hierbei von Schwidetzky, wie wir das schon an anderer Stelle gesehen haben, auf teilweise bizarre Spitzen getrieben. „Einzelne Berufsgruppen ordnen sich ferner nicht ihrem sozialen Rang entsprechend ein: Schuhmacher und Schneider stehen in der Körperhöhenskala hinter den ungelernten Arbeitern (Sachsen, Schlesien, Dänemark, Schweiz); Schuhmacher zeigen signifikant häufiger dunkle Haar- und Augenfarbe und zwar auch diejenigen Schuhmacher, deren Väter anderen Sozialgruppen angehören."[539] - was in der Konsequnez ja wohl zu heißen scheint, daß sie genetisch zum Schuster bestimmt wurden, obwohl ihr Vater keiner war. Leider verrät uns Schwidetzky nicht, ob dies auf Kreuzung oder Mutation zurückzuführen sei.

Hinsichtlich ethnischer „Überschichtung" „farbiger" durch „hellhäutige" Völker vertrat sie das sattsam bekannte Rassenschichtungsmodell, wobei allerdings bemerkenswert ist, daß sie Eickstedts These vom „arischen Rassenirrtum" nicht teilte, sondern von einer Überschichtung der ursprünglichen indischen Bevölkerung durch die Indoarier ausging.[540] Die Vorstellung vom geborenen Verbrecher wurde auch zu diesem Zeitpunkt von Schwidetzy beibehalten. „So zeigen sowohl italienische (Lombroso) wie amerikanische Verbrecher (Hooton) überdurchschnittlich häufig niedere, fliehende Stirnformen, dünnen Bartwuchs bei dichtem Haupthaar, Schädel- und Gesichtsassymmetrien."[541] Anhand einer sozialen Verteilung durchschnittlicher Intelligenzquotienten versuchte die Autorin ihre Vorstellung einer biologischen Zuchtwahl kulturtragender Begabungen, wie in „Das Problem des Völkertodes" dargelegt, zu untermauern.[542]

Zum Thema „Rassenpsychologie" verwies Schwidetzky auf Rekrutenuntersuchungen in den USA, die ausführlicher in „Das Menschenbild der Biologie" abgehandelt sind, weswegen sie dort beprochen werden. Außerdem schrieb sie: „Skandinavische Kinder übertreffen solche jüdischer Abstammung in der Raumorientierung sowie in der Koordination von Sinneswahrnehmungen und Bewegungen, bleiben jedoch im Wortverständnis zurück[543]. Chinesen zeigen ein besseres akustisches Gedächtnis als Japaner, sind diesen aber in Geschicklichkeitstests unterlegen. Eingeborene Kinder in Mozambique können besser Zeichen und Bilder, aber schlechter Sätze im Gedächtnis behalten als gleichaltrige portugiesische

---

[538] ibid., S.300

[539] ibid.,S.302

[540] ibid.,S:304

[541] ibid.,S.305

[542] ibid.,S.309 ff

[543] Diese Behauptung fand sich auch später 1980 bei Knußman, wie noch gezeigt wird

Kinder."[544] Bedauern äußerte Schwidetzky über die Nichtbeachtung der Rassenpsychologie im aktuellen Wissenschaftsbetrieb.[545]

Im gleichen Jahr wie das Anthropologielexikon erschien das von Ilse Schwidetzky alleine verfaßte Buch „Das Menschenbild der Biologie", das im Unterschied zum Lexikon nicht beim Frankfurter Fischer-Verlag, sondern beim Gustav-Fischer-Verlag in Stuttgart verlegt wurde. Ähnlich wie in der NS-Zeit für Eickstedt der Stuttgarter Enke-Verlag, war Gustav Fischer für Schwidetzky die bevorzugte Publikationsadresse. Dieser Verlag hatte Tradition: Vor dem Zweiten Weltkrieg in Jena beheimatet, hatte der Fischer-Verlag seinerzeit H.F.K. Günther bei der Einrichtung seines Lehrstuhls für Rassenkunde mit einer Buchschenkung unterstützt.[546]

**Ein biologistisches Menschenbild**

Das Buch drückt weniger das Menschenbild der Biologie als vielmehr das Menschenbild der Breslauer bzw. Mainzer Schule aus. Auf Anregung bzw. mit reger Unterstützung u.a. von Mühlmann und Heberer ging es ihr, wie sie im Vorwort schrieb, darum, den Menschen und auch seinen Geist von seinen körperlichen Grundlagen her zu beschreiben, da „auch die sublimsten Äußerungen der Geistseele" an „die Schicht des Organischen" ...„gebunden bleiben"[547], was als ein verklausuliertes Bekenntnis zu einem biologistischen Weltbild gewertet werden muß. In neun Kapiteln setzte sich Schwidetzky mit verschiedenenen Aspekten der Menschwerdung, der bioolgischen Umwelt des Menschen und der Genetik auseinander, wobei in unserem Kontext vor allem die Kapitel „Das Werden der Menschheit", „Rassen und Rassensysteme", „Soziale Bevölkerungsdynamik" und „Die Kultur als Ausdruck der Menschennatur" interessant sind.

Bemerkenswert erscheinen ebenso die Äußerungen zu Geschlechtsunterschieden, wenn es heißt: „Es ist oft versucht worden, auch in den seelischen Geschlechtsunterschieden einge kennzeichnende Grundzüge herauszuarbeiten. Dazu gehört die stärkere Einstellung auf Sachen beim Mann, auf Personen bei der Frau (Klages), ein Geschlechtsunterschied, der schon in der Psychologie niederer Wirbeltiere gewisse Entsprechungen hat (Peters). Der Mann ist daher auch der Homo faber, der geschäftige, aktive, die materielle Umwelt gestaltende Mensch, die Frau der Homo curativus, der sorgende, pflegende, behütende Mensch (Buytendijk)...Hierbei handelt es sich freilich immer um durchschnittliche Unterschiede, um ein Mehr oder Weniger auf der einen Seite, ja um Idealtypen von Mann und Frau. *In der breiten Skala der körperlichen und*

---

[544] ibid.,S.289

[545] ibid.,S.291

[546] vgl. Hoßfeld, Uwe, Die Jenaer Jahre des „Rasse-Günther" von 1930 bis 1935, Medizinisch-Historisches Journal Nr.34, 1999, S. 47 - 102, S.81

[547] vgl. Schwidetzky, Ilse, Das Menschenbild der Biologie. Ergebnisse und Probleme der naturwissenschaftlichen Anthropologie, Stuttgart 1959

*seelischen Merkmale zwischen dem männlichen und dem weiblichen Pol stehen nicht nur die einzelnen Individuen an verschiedener Stelle, sondern auch die verschiedenen Körperregionen und Wesensseiten desselben Individuums können dem männlichen oder weiblichen Pol näher oder ferner stehen.* Eine Beziehung zwischen den einzelnen Geschlechtscharakteren scheint jedoch in dem Sinne zu bestehen, daß einem mehr männlichen Erscheinungsbild auch eine deutlichere Ausprägung männlicher Wesenszüge entspricht: Die ganze leibseelische Erscheinung wird von der hormonalen Geschlechtskomponente bestimmt."[548]

Hier bleibt Schwidetzky den Beweis schuldig; wenn eine Beziehung zwischen kulturell definierten Geschlechtscharakteren zu bestehen scheint, sagt dies erst einmal gar nichts aus, und abgesehen vom modernen humanbiologischen Vokabular unterscheidet diese Vortsellung nur wenig von den Geschlechtsstereotypen Gustav Klemms.
Im Kapitel „Das Werden der Menschheit" setzte sich Schwidetzky mit den Funden von Karmel sowie weiteren frühen Sapiens-Ausgrabungen auseinander, welche das Evolutionsbild der Paläoanthropologie nachhaltig erschütterten. Ausgehend von den verschiedenen Übergangs- und Zwischenformen von Neandertaler und modernem Sapiens in Europa, insbesondere Frankreich (Combe Chappelle), umriß sie das Problem folgendermaßen: „..Präsapiens-Funde vor dem Neandertaler oder gleichzeitig mit ihm. Räumlich am nächsten schließen sich die Funde von Palästina an. Es handelt sich um Reste von insgesamt nicht weniger als 18 Individuen, die alle offenbar dem Ende der letzten Zwischeneiszeit angehören...Die Skelett- und insbesondere Schädelmerkmale zeigen nun eine große Variabilität, die von typischen Neandertalerspezialisationen zu mehr Sapiens-ähnlichen Formen...reicht."[549] Mit ausdrücklichem Verweis auf Dobzhansky betonte Schwidetzky, daß im Unterschied zu älteren Auffassungen heute von einer Mischform aus Sapiens Sapiens und Nenadertaler auszugehen sein, die dann also evolutiv auch zu einer Art gehörten. Ominös wies sie darauf hin, daß hierfür „vor allem genetische Gesichtspunkte maßgebend sind"[550], ohne allerdings darauf hinzuweisen, daß diese in den sich ergebenden Schlußfolgerungen auf eine Auflösung des Rassenbegriffs, zumindest der klassischen Rassendefinitionen hinauslaufen.Während sie diese Klippe geschickt umschiffte, hatte sie mit Leakeys Entdeckungen, die eine Genese des modernen Menschen in Schwarzafrika wahrscheinlich erschienen ließen und damit dem Eurozentrismus vieler Paläontologen eine Absage erteilten, weniger Schwierigkeiten: „Nun liegen aber von zwei ostafrikanischen Fundstellen, nämlich von *Kanam* und *Kanjera* am Viktoria-See, Schädelfragmente...vor, die der Finder **Leakey** mit Entschiedenheit ins mittlere Pleistozän stellt, die aber unzweifelhaft den Homo-sapiens-Typ repräsentieren...Die Datierung wur-

548 ibid.,S.65
549 ibid.,S,110
550 ebenda

de wegen des scheinbaren Widerspruchs mit der Morphologie der Stücke immer wieder angezweifelt, erscheint aber im Lichte der übrigen Präsapiens-Funde nicht mehr so abwegig wie in den dreißiger Jahren. Wenn sie zutrifft, so hätte auch in Afrika ein dem Homo sapiens nahestehender Typ *vor* neandertalerähnlichen Formen gelebt. *Auf jeden Fall ist es heute in der menschlichen Paläontologie ebensowenig wie in der Systematik möglich, die bekannten Formen in eine gerade Entwicklungslinie einzuordnen. Am deutlichsten zeigen dabei die diluvialen Funde ein Nebeneinander sehr verschiedener Gestaltungen, eine 'Formenradiation'(C.G.Simpson), nicht eine einfache Stufenfolge voneinander ableitbarer Typen.* Diese Befunde sind von wesentlicher Bedeutung auch für die Vorstellung, die man sich von den die Entwicklung bewirkenden Kräften zu machen hat."[551] Hier referierte Schwidetzky den damals aktuellen Stand der Forschung schon sehr gut, nur eben „bereinigt" um die Gesichtspunkte, die den Rassenbegriff als Solchen, zumindest aber den morphologischen, grundsätzlich in Frage stellten.
In diesem Zusammenhang muß auch erwähnt werden, daß Schwidetzky wichtige Beiträge zur Abstammungsgeschichte des Menschen lieferte, die für sich genommen in keinem Widerspruch zu den Auffassungen der internationalen Paläoanthropologie stehen und nicht zur Legitmation rassistischer Auffassungen benutzt wurden.

Ambivalente Standpunkte finden sich beim Kapitel „Rassendefinitionen". Hier heißt es: *Beim Menschen...fallen Ähnlichkeitskreise und Fortpflanzungskreise zum Teil weit auseinander.* Rassenmischung und Wanderbeweglichkeit sind daran ebenso beteiligt wie die Mannigfaltigkeit und Wandelbarkeit ethnisch-sozialer Bindungen, die immer wieder quer durch die Rassenareale hindurch neue und wechselnde Heirats- und Fortpflanzungsgemeinschaften setzen. So kann man die Ähnlichkeit oder die Fortpflanzungsgemeinschaft als Bestimmungsstück nehmen, nicht aber beide zusammen. Allerdings ist auch das gelegentlich in der Anthropologie geschehen, aber mit dem Erfolg, daß die betreffende Rassendefinition praktisch nicht verwendbar war und im Grunde zu dem Ergebnis kommen mußte, daß es beim Menschen Rassen überhaupt nicht gibt."[552] Das darf nun allerdings nicht sein; wenn die Heterogenität von Eigenschaften es nicht gestattet, morphologische und populationsbezogene Rassenvorstellungen zu einem Modell zusammenzufassen, so liegt das für Schwidetzky eben nicht an der willkürlichen Konstruktion des Rassenbegriffes, sondern nur daran, daß die unterschiedlichen Konstrukte eben nicht kombiniert werden dürfen, nach dem Motto „Noli me tangere". Die Durchsichtigkeit, mit der hier an voreingenommenen und tradierten Positionen wieder besseres Wissen festgehalten wird, ist wahrlich schwer zu überbieten.

---

[551] ebenda
[552] ibid.,S.117

Ähnliches gilt für die konkret verwendeten Rassenmodelle: „Die älteren und viele heutige Rassendefinitionen gehen von der Ähnlichkeit aus: `Rassen sind natürliche zoologische Formengruppen innerhalb der Hominiden, deren Angehörige eine mehr oder minder kennzeichnende Vereinigung von normalen und erblichen Merkmalen der Gestalt und Verhaltensweise zeigen.´, formuliert v. Eickstedt, und ähnlich - bald mit, bald ohne Verhaltensweisen - viele andere Anthropologen." Während die außerordentlich bedeutungsschwere Frage nach der rassistischen Zuschreibung von Verhaltensweisen so salopp en passant behandelt wird, findet auch eine bemerkenswerte Relativierung der grundsätzlichen Unterschiede zwischen morphologischem und biologisch-genetischem Rassenbegriff statt, die sich wie folgt liest: „Eine Abwandlung dieses Typus der Rassendefinitionen stellen jene dar, die in der Zeit der aufsteigenden Humangenetik nicht mehr von den Merkmalen ausgehen, sondern von den Genen: `Rassen sind Gruppen (von Individuen) mit gemeinsamem Besitz bestimmter Gene, die anderen Gruppen fehlen.´(E.Fischer). Hier wird nur schärfer herausgearbeitet, was auch sonst Voraussetzung aller systematisierenden Arbeit ist und auch in den `morphologischen´ Definitionen verlangt wird: daß nur das, was erblich ist, für die geographische Rasse wie für alle anderen systematischen Kategorien unterscheidend sein kann, nicht irgendwelche mehr oder minder flüchtigen Modifikationen."[553] Unterschiedliche Rassenkonzeptionen eigentlich nur eine Frage der sorgfältigen Arbeitsweise und der Fokussierung des systematisierenden Blicks - wäre dies wahr, hätten die Auseinandersetzungen Eickstedts mit „Volk und Rasse" und Eugen Fischer hinsichtlich der Vernachlässigung der Erbgangsforschung durch Eickstedt gar nicht stattfinden können.

- Bei aller Verhaftung in klasssischen Modellen konnte auch Schwidetzky es nicht vermeiden, auf den populationsgenetischen Ansatz, wie er von Dobzhansky und Saller vertreten wurde, einzugehen: „Neuere Definitionen gehen aber nicht von dem gemeinsamen Bestand an Merkmalen oder Genen aus, sondern definieren Rassen als Populationen oder Isolate. Die Elemente der Klassifikationen sind jetzt nicht mehr die Individuen, sondern sind die Lebens- und Fortpflanzungsgemeinschaften. Es ist klar, daß dann die Ähnlichkeit nicht mehr für die Definition herangezogen werden kann, daß es nur noch Häufigkeitsunterschiede von Merkmalen oder Genen sind, mit denen zu rechnen ist....Da die Gruppen- und Isolatbildung beim Menschen hauptsächlich auf ethnisch-sprachlicher Grundlage erfolgt, möchten manche Autoren in Fortführung dieser Blickweise den Terminus Rasse für den Menschen völlig verwerfen - zumal er in populärer und politischer Literatur allzu vielfältig und unscharf benutzt wurde - und ihn durch `ethnische Gruppe´ersetzen (Montagu 1945). Dem schloß sich auch die erste Fassung des sogenannten Rassenmanifests der Unesco an; es erhoben sich dagegen jedoch von fachkundlicher Seite so viele Einsprüche, daß die zweite Fassung von 1952

[553] ibid.,S.118

diese Gleichsetzung wieder fallen ließ. Tatsächlich hätte eine solche Gleichsetzung spezifisch anthropologische Fragestellungen verschleiert oder gewaltsam aus der Welt geschafft. Beide Blickweisen, die nach Ähnlichkeiten und die nach Fortpflanzungszusammenhängen ordnende, sind berechtigt, jede führt zu eigenen Ergebnissen und Problemen. Die morphologische Richtung sondert z.B. eine nordische Rasse aus, zu deren Kennzeichen u.a. helle Haar- und Augenfarbe oder die ihnen zugrundeliegenden Gene gehören....“[554] .

Diese Ausführungen sind nun gleich in mehrfacher Hinsicht bemerkenswert. Zunächst einmal erschreckt die kalte, inventarisierende Art, mit der hier Menschen betrachtet werden; im Mittelpunkt stehen die Arbeitsmöglichkeiten für eine biologisch- systematisierende Menschenkunde, nicht aber die Rechte ihrer Objekte. Die politische Verwendung des Rassenbegriffs wird lediglich als „unscharf“ bezeichnet, die politischen Implikationen des UNESCO-Statement on Race und deren Ursache, nämlich die Verbrechen des NS-Rassenwahns, werden nicht einmal erwähnt. In Anbetracht der Tatsache, daß Schwidetzky propagandistisch wie gutachterisch den konkreten Tätern des NS-Mordprogramms in die Hände gearbeitet hat, ist die Darstellungsweise nicht nur zynisch, sondern durch das geflissentliche Ausklammern für Schwidetzky potentiell peinlicher Fragestellungen auch apologetisch. Mit der Kritik am Statement on Race fiel Schwidetzky sogar hinter die Positionen Eickstedts zurück, und mit ihrer „Gleichberechtigung“ von morphologischer und populationsgenetischer Rassentheorie übte sie schließlich Wissenschaftsklitterung: Am Anfang des populationsgenetischen Ansatzes stand unter anderem Sallers Nachweis, daß es die „nordische Rasse“ gar nicht gibt.

Selbst hinsichtlich des Themas „Schädelindex/Schädelverrundung“ sprach Schwidetzky noch vage von der Möglichkeit, daß die Schädelform eventuell mit Charaktereigenschaften korrelliere[555].

Vor diesem Hintergrund verwundert es nicht sonderlich, daß Schwidetzky im Folgenden bildliche Darstellungen von „Rassentypen“ verwendete, die teilweise noch auf Material Eickstedts aus der NS-Zeit zurückgingen.[556]

Zum Thema „Rassenpsychologie“ betonte Schwidetzky zunächst deren weitgehende Unbeweisbarkeit und ging auf die Problematik vergleichender Intelligenzforschung ein. „Solche Tests mögen für die Beurteilung von unterschiedlichen Berufseignungen in einer Bevölkerung gleicher zivilisatorischer Ausstattung und geistiger Prägung wertvolle Hinweise geben. Ihre Übertragung auf Menschen anderer Rasse und Kultur setzt aber voraus, daß diese ihre Umwelt in gleicher Weise erleben als eine klar vom Subjekt abgelöste Welt von Objekten, die man beliebig handhaben kann und die Aufgaben stellen, die in Leistungen bewältigt werden müssen. Diese Einstellung ist kennzeichnend für den modernen, erwachse-

---

[554] ibid,S.119
[555] vgl. ibid.,S.84
[556] ibid.,S.123 ff

nen europäisch-amerikanischen Zivilisationsmenschen, aber es spricht vieles dafür, daß sie nicht für Menschen gilt, die durch ganz andere kulturelle Systeme geprägt wurden als der moderne homo öconomicus, für den allein die Lösung einer Aufgabe in bestimmter Frist einen Sinn hat.....Selbst innerhalb der gleichen sozialen Schicht sind die Voraussetzungen für Neger und Weiße nicht die gleichen: Die Negerschulen pflegen schlechter zu sein, die häuslichen Verhältnisse beengter, der Kontakt mit Menschen höheren Leistungsniveaus geringer. Mit Recht hat man daher die Ergebnisse der Intelligenztests mit Skepsis betrachtet.. Zwar haben die großen Reihenuntersuchungen an Rekruten...ergeben, daß die Leistungen der Neger gegenüber denen der Weißen erheblich nach den niedrigen Werten zu verschoben waren. Aber es schnitten nicht nur die im Norden lebenden Neger wesentlich besser ab als die im Süden und standen etwa auf gleichem Niveau wie die neu eingewanderten Weißen, die ihrerseits hinter den im Lande Geborenen zurückblieben; es waren sogar die Neger einer Reihe von Nordstaaten den Weißen der Südstaaten überlegen. Man könnte dies zwar auch dahin deuten, daß es die intelligenteren unter den Negern waren, die nach Norden wanderten, daß also Wandersiebung, nicht unterschiedliches Bildungsniveau die Nord-Süd-Differenzierung bedingte...gegen die Siebungsdeutung spricht schließlich, daß Negerkinder um so besser bei Intelligenztests abschnitten, je länger sie schon in den Nordstaaten wohnten."[557]

Damit müßte die Bedeutung des sozialen Milieus bzw des Integrationsgrads in eine Kultur als bestimmender Faktor für geistige Leistungen hinreichend nachgewiesen sein; wie dies im Übrigen Karl Saller bereits Ende der Zwanziger Jahre gefolgert hatte.[558] Schwidetzkys Schlußfolgerungen waren indes gänzlich andere, denn: „Aber es sind damit nur die methodischen Schwierigkeiten einer wissenschaftlichen Rassenpsychologie aufgedeckt. Es wäre völlig falsch, daraus den Schluß zu ziehen, daß es psychische Rassenunterschiede nicht gibt. Allerdings ist es zur Zeit sehr beliebt, diesen Schluß zu ziehen; aber wenn etwas noch nicht bewiesen ist, so bedeutet das nicht, daß es unbeweisbar ist oder überhaupt nicht existiert. ...Rassenmerkmale sind Erbmerkmale mit regionalen Häufigkeitsunterschieden; und da auch Seelisches, da Charakter, Temperament, Begabungen erblich verankert sind - daran kann heute kein Zweifel mehr sein - können auch Merkmale dieser Art Rassenmerkmale sein."[559]

Als „Beweis" für die Erblichkeit von Intelligenz führte sie Zwillingsuntersuchungen aus der NS-Zeit, u.a. von Verschuer[560], an und verwies im Übrigen auf die schon im Anthropologielexikon dargelegten Unterschiede zwischen Kindern verschiedener „Rassen".[561] Hinsichtlich „psychischer Rassenunterschiede" hatte Schwidetzky keine Hemmungen, sich auf

---

557 ibid.,S.144

558 Vgl. Saller, Karl, Leitfaden der Anthropologie, Berlin 1930, S.219

559 ibid.,S.145

560 ibid., S.37

561 ibid., S.145

Clauß und Günther zu beziehen[562]; zwar bekräftigte sie die Unbeweisbarkeit und die einstweilen unüberwindlichen empirischen Probleme der Rassenpsychologie, aber solcherlei Feststellungen finden sich unverändert von Eickstedt bis Knußmann, ohne daß aus den über Jahrzehnte immer wieder festgestellten Problemen irgendwelche Konsequenzen gezogen werden. Den Sinn und Zweck der Rassenpsychologie legte Schwidetzky hingegen dankenswerter Weise in sehr klaren Worten dar: „Es ist die Frage, wieweit jene lockere Beziehung zwischen Rassen und Kulturen, die auch heute noch besteht (vgl. S.186), nur historisch zu verstehen ist oder wieweit sie etwa auf einer biologischen, biopsychologischen Affinität zwischen beiden beruht. *Und so wie die bisherige Erbforschung der Pädagogik manche neuen Gesichtspunkte gab, indem sie nach Möglichkeiten und Grenzen der Erziehbarkeit fragte, so mündet die Rassenpsychologie in die Frage nach den Möglichkeiten und Grenzen der kulturellen Anpassungsfähigkeit ganzer Gruppen.*“[563]

Die politische Funktionalität dieser Vorstellungen liegt damit auf der Hand: Werden erbliche Komponenten als Voraussetzungen für Lernfähigkeit, Intelligenz und soziale Integrierbarkeit von Jugendlichen angenommen, dann erscheinen einerseits Gesamtschulen als unsinnig, weil es aus biologischen Gründen keine Chancengleichheit geben kann, andererseits wird das Wegschließen Verhaltensauffälliger, sogenannter „Asozialer“ legitimiert, weil diesen aus dem gleichen Grunde ab einem bestimmten Punkt nicht mehr zu helfen ist. Nach dem gleichen Muster wird die „Tragfähigkeit“ der Gesellschaft zur AusländerInnenintegration von der kulturellen Assimilierbarkeit bestimmter Ethnien abhängig gemacht, also statt einer Wertehierarchie von Rassen ein kultureller Rassismus etabliert, der aber weiterhin angenommene und in keiner Weise belegbare „biologische“ Unterschiede zur Voraussetzung hat. Hier zeigt sich die Modernität von Schwidetzkys Denken: Vorstellungen der Rassenpsychologie aus der Zeit des „Dritten Reiches“ werden für ihre Anwendbarkeit als kulturelle und soziale Praxis in der Bundesrepublik Deutschland transskribiert.

Während die bisherigen Nachkriegsschriften Schwidetzkys, wie wir gesehen haben, mit der Tradition nicht brechen und weitgehend aus einem Guß sind, hat dennoch auch sie die Veränderungen des Rassenbegriffs in der Anthropologie berücksichtigen müssen. Die fünfziger Jahre waren eine Zeit, in der in Deutschland der Fachdiskurs noch weitgehend von Personen wie Verschuer, Eickstedt, Heberer und sogar noch dem alten Lenz bestimmt wurde. Es stellt sich also die Frage, ob sich Schwidetzkys Haltung in den sechziger Jahren änderte.

---

[562] ibid., S.146
[563] ibid.,S.147

1962 erschien das gemeinsam von Ilse Schwidetzky, Adolf Remane, Rainer Knußmann und Hubert Walter herausgegebene Buch „Die Neue Rassenkunde".
Es war Egon von Eickstedt zum 70. Geburtstag gewidmet und verstand sich laut Schwidetzkys Vorwort als Vorarbeit für eine künftig zu schreibende Neuauflage der „Rassenkunde und Rassengeschichte der Menschheit".
Bemerkenswert sind die Worte, mit denen die „Allgemeine Zeitung" (AZ) das Erscheinen dieses Buches feierte. Unter der Überschrift „Die dritte Biologie. Eine neue 'Rassenkunde'als Festgabe" hieß es dort unter anderem: „Diese Festschrift für Professor von Eickstedt ist ein Symbol der Überwindung der Fehlergebnisse und des Ungeistes einer forcierten und pseudowissenschaftlichen Lehre während der Epoche des Nationalsozialismus, sie ist eine Wiedergutmachungsleistung."[564].
Davon kann wohl kaum die Rede sein. Auch wenn die neuen Erkenntnisse der Genetik und der populationsgenetische Ansatz alte Modelle relativieren und die neuen Erkenntnisse im Mittelpunkt des Buches stehen würden, so wäre laut Schwidetzky andererseits „Die Zeit, in der einige Anthropologen glaubten, die 'alte Rassenkunde 'über Bord werfen und völlig neu beginnen zu müssen..längst vorbei." Vielmehr gehe es nunmehr um eine „Synthese der klassischen, metrisch-morphologisch-typologischen Rassenkunde mit den neuen Tatsachen und Einsichten."[565]
Es ging also zumindest für Schwidetzky darum, zwar die neueren Methoden und Erkenntnisse zu referieren, sie aber mit der überkommenen Rassenlehre, frei nach dem Motto: „Bewahrt das Bewährte!", in Übereinstimmung zu bringen. Dementsprechend gliedert sich die Arbeitsteilung unter den verschiedenen AutorInnen. Adolf Remane schrieb nur eine einleitende, vierzehn Seiten umfassende „Übersicht über die biologische Rassenbildung", Ilse Schwidetzky hingegen eines der Hauptkapitel, in dem es um das Verhältnis von Rassentypen zu Populationen, Rassenklassifikationen anhand des neueren Forschungsstandes sowie Faktoren wie Isolation und Genfluß ging. Hubert Walter setzte sich mit serologischen Fragen auseinander, also gerade jenen genetisch-biologischen Faktoren, die das alte morphologische Rassenmodell entscheidend unterminiert hatten, Rainer Knußmann schließlich mit statistischen Verfahren in der Rassenkunde.
In Remanes Beitrag ist zunächst davon die Rede, daß eine streng biologische Einteilung der Menschen ausschließlich nach meßbaren genetischen Eigenschaften ohne standartisierte Festlegung auf bestimmte Merkmale überhaupt keine Rasseneinteilung zulasse, da jeder Mensch

---

564 AZ, Mainz, vom 31.08.1962

565 Schwidetzky, Ilse, in: Remane, Adolf, Schwidetzky, Ilse, Walter, Hubert, Knußmann, Rainer, Die neue Rassenkunde, Stuttgart 1962, Vorwort (ohne Seitenzahl)

ein einzigartiger Biotypus sei[566]. Nicht destotrotz hielt Remane eine Einteilung des Menschen nach Rassen in Analogie zum Tier- und Pflanzenreich, unter Ausklammerung von Rassenbildung durch Domestikation, für sinnvoll, wobei er eine Verbindung aus morphologischem und populationsgenetischem Rassenbegriff anstrebte, aber erklärte, daß dies in der Praxis sehr schwierig sei und im Einzelfall immer wieder genau überprüft werden müsse, in diesem Bereich auch noch weitere Forschungen notwendig seien. Dabei hielt er die Rassengeschichte nach Eickstedt weiterhin für hilfreich im Sinne einer geographischen Zuordnung der Wander- und Isolationsräume der verschiedenen Ethnien bzw Populationen[567] . Nachdem Remane auf diese Weise die programmatische Grundlage des Buches umrissen hatte, folgte Schwidetzky mit einer Einführung in die zu diesem Zeitpunkt neuen Auffassungen in der „Rassenkunde".

Hierbei führte sie mehrere populationsgenetische Rassendefinitionen an, unter anderem von Karl Saller und Stefanie Oppenheim-Martin sowie dem prononciertesten Vertreter der rein genetischen Auffassung und gleichzeitig erklärtem Antirassisten, Ashley Montagu, die den alten morphologischen Modellen gegenübergestellt wurden, unter anderem der Rassendefinition Eickstedts. Dabei brachte sie Zitate von Saller und Montagu ein, wo diese selber Phänotypen beschrieben, um ihre Auffassung zu stützen, die unterschiedlichen Rassendefinitionen schlössen sich gegenseitig nicht aus und wären zumindest teilweise unterschiedliche Auffassungen in der Arbeits- und Herangehensweise.[568]
„Obwohl heute gern etwas abschätzig abgetan, hat die typologische Betrachtungsweise und Methode zweifellos ihre Verdienste, die aus der Gesamtgliederung der Rassenkunde nicht wegzudenken sind. Sie hat die Grundzüge der Gliederung der Menschheit herausgearbeitet, das umfangreiche merkmalstatistische Material, das im letzten Jahrhundert gesammelt wurde, sortiert und zu einem System höherer Ordnung verarbeitet. Das gilt keineswegs nur für die Unterscheidung der allgemein anerkannten Großrassen, d.h. die drei Hauptrassenkreise und die typologische Beschreibung auffälliger Sondergruppen, wie Lappen, Ainus oder afrikanische Zwerge. Es sei nur an die Aufgliederung Indiens in Primitiv- und Progressivformen der Europiden durch v. Eickstedt, die Aussonderung von drei typologischen Komponenten bei den Australiden durch Birdsell...erinnert. Auf solchen typologisch erarbeiteten Gliederungen bauen neue Fragestellungen, z.B. die rassenserologischen Untersuchungen, auf Schritt und Tritt auf. Diese grenzen die untersuchten und verglichenen Gruppen häufig nicht als Fortpflanzungskreise, sondern auf Grund des Rassentypus ab; die Auswahl der Serien ist also in hohem Maße von den bisherigen Kenntnissen der Gliederung der Menschheit

566 Polemisch sei hier gefragt, ob sich damit nicht eigentlich das ganze restliche Buch erledigt.
567 vgl. Remane, a.a.O.,S.2 ff, S.7,S.12
568 Schwidetzky, ibid.,S.17

bestimmt (Rowe 1950; Stewart 1951; Strandskov und Washburn 1951)! Noch bedeutsamer ist die typologisch entworfene Rassengliederung der Menschheit neuerdings dadurch geworden, daß sie den festen Hintergrund abgibt für kurzphasige Gendrift- und Selektionsvorgänge bei monomeren serologischen Merkmalen..“[569] (Gendrift = zufallsbedingte, nicht zwangsläufig durch Selektion erklärbare Ausbreitung von Erbmerkmalen bei einer isolierten oder abwandernden Population)
Letzendlich wird bei einer solchen Eingliederung der damals neuen serologischen und populationsgenetischen Ansätze in die typologische Rassenlehre die Landkarte mit dem Territorium verwechselt: Die Infragestellung des alten Rassenkonzeptes durch neuere Forschungsansätze findet gar nicht erst statt, sondern letzeren wird von Vornherein die überkommene Theorie übergestülpt, um sie zu bloßen Forschungsmethoden innerhalb einer sich selbst nicht in Frage stellenden Rassenkunde zu benutzen. Es nimmt vor diesem Hntergrund nicht Wunder, daß Schwidetzky auch ihre und Eickstedts Schlesienuntersuchungen als wissenschaftlich noch relevant anführte[570]. Ganz in der Tradition der Vergleiche von Angehörigen indigener Völker mit Menschenaffen in Eickstedts „Die Forschung am Menschen“ verglich Schwidetzky das Kraushaar von „Negern“ und Karakulschafen[571].

Unterschiedlichste biologische Eigenschaften und Besonderheiten, wie PTC-Schmeckfähigkeit und die Beschaffenheit des Ohrenschmalzes einbeziehend, kam Schwidetzky schließlich zur populationsgenetischen Theorie Boyds, der 1950 zunächst 6, 1956 dann dreizehn serologisch-geographische Gruppen als Untergliederung der Menscheit aufstellte, die er nach Merkmalen wie Blutgruppen, Rhesusfaktor und eben der PTC-Schmeckfähigkeit systematisierte. Da im Boydschen Modell keine so weitgehende und typologisch scharf trennende Rassenunterteilung stattfand wie in der morphologischen Lehre Eickstedts, äußerte Schwidetzky sich eher skeptisch über die Trennschärfe dieses Ansatzes[572]. Sie erkannte allerdings die Tatsache an, daß eine idealtypische Abgrenzung und Unterteilung nicht möglich ist und räumte auch ein, daß manches, was ihr Lehrer Eickstedt angenommen hatte, widerlegbar sei: „Die Kritik an der v.Eickstedtschen Zusammenfassung von afrikanischen Negriden (Westnegriden) und Melanesiden (Ostnegriden) wird dagegen von den serologischen Merkmalen gestützt. Die drei „afrikanischen Gene“, nämlich R0 (cDe), Fy und V sind in Melanesien gering oder gar nicht vertreten. Von der statistischen Seite her gesehen ist die serologische Rassenklassifikation ebenso sehr oder ebenso wenig ´subjektiv` und unscharf wie die morphologische: Es handelt sich um eine einfache ´Zusammenschau`geographisch variierender Merkmale, eine Abschät-

569 ibid.; S.21 ff
570 ibid., S.24 ff
571 ibid.,S.97
572 ibid, S.72 ff

zung geographischer Korrelationen von Genfrequenzen...Die Merkmale, die für die Klassifikationen benutzt werden, haben sich also geändert, die Methode nicht - was natürlich ebensowenig wie in der Morphologie ein unabwendbares Fatum darstellt. Auch die Unschärfe der Grenzziehungen haben beide Arten von Klassifikationssystemen gemeinsam; sie allerdings liegt in der Natur der Sache: die Mobilität des Menschen, die starke Fluktuation sozialer Fortpflanzungsschranken und die unvollständige Isolierung besonders in zivilisierten Großpopulationen mit hoher Bevölkerungsdichte wirken einer Ausbildung scharf umrissener Typenareale entgegen."[573] Die Wichtigkeit von Faktoren wie Genfluß, Gendrift und Mutationen für die Evolution des Menschen wurde von Schwidetzky unterstrichen. Dabei ließ sie aber keinen Zweifel an der Berechtigung einer an morphologischen Merkmalen festgemachten Rassengeschichte in letztlich Eickstedtscher Tradition und dem Modell der Rassenschichtung; heißt es doch: „Alle von den Populationsgenetikern bevorzugten Merkmale haben einen gewichtigen Nachteil: sie können nur an lebenden Individuen festgestellt werden. Eine gewisse Ausnahme machen nur die ABO-Blutgruppen und die Rh-Faktoren: sie können wenigstens an Mumien bestimmt werden....Die faszinierende Vorstellung, daß eines Tages alle von der klassischen Anthropologie zusammengetragenen Knochenserien serologisch durchgearbeitet werden können, ist aber noch ein Zukunftstraum, und weder die PTC-Schmeckfähigkeit noch die Beta-amino-Isobuttersäureausscheidung, weder das Ohrenschmalz noch die Fingergliedbehaarung, weder Papillarleisten noch Variationen der Thoraxvenen werden jemals an früheren Bevölkerungen, die uns nur in Skelettresten erhalten sind, festgestellt werden können....Die morphologische Rassenkunde ist in dieser Beziehung erheblich besser daran. Sie hat mit den Skelettresten früherer Bevölkerungen eine echte historische Quelle in der Hand, die unter glücklichen Umständen auch noch durch bildliche Darstellungen oder literarische Beschreibungen ergänzt werden kann". Die aus dem traditionellen morphologischen Rassenbegriff zu ziehenden Konsequenzen muten nicht minder traditionell an: „...wurden die morphologisch primitiveren Träger kulturell primitiverer Bevölkerungen verdrängt und ausgemerzt, vollzog sich also eine interkollektive Selektion? Dieser Vorgang läuft mit der 'Verdrängung der Primitiven'und dem 'Aussterben der Naturvölker'tatsächlich noch vor unseren Augen ab, und dürfte mit dem 'Aussterben der Neandertaler'auch in den Zeitdimensionen der Rassengeschichte greifbar sein.Wenn er von allgemeiner Bedeutung ist, wie ist dann die Korrelation zwischen morphologischer und kultureller Primitivität zu stellen? Um auch diese Frage mehr der populationsgenetsichen Terminologie anzupassen: Welche genetischen Faktoren bedingen die Eignung für höhere Stufen der technischen und geistigen Naturbeherrschung? Da auch heute noch in der Erdbevölkerung morphologisch und kulturell primitivere Gruppen neben morphologisch progressiveren und höher zivilisierten leben, gibt es durchaus einen methodischen Zu-

---

[573] ebenda

gang zur Untersuchung solcher Selektionsmechanismen. Freilich wird damit auch der verwickelte Fragenkreis der Rassenpsychologie angerührt - und der ist zur Zeit in der Anthropologie weitgehend tabu (vgl. Schwidetzky 1959 a)."[574]

*- Hätte es noch eines weiteren Beweises bedurft, wird hiermit endgültig klar, daß Ilse Schwidetzky zwar die neuen populationsgenetischen Lehren und Arbeitsmethoden zur Kenntnis nahm, alle grundsätzlichen Unvereinbarkeiten mit der alten Rassenlehre aber so hinweg harmonisierte wie einstmals Eickstedt die Unterschiede zwischen den verschiedenen anthropologischen Schulen und politisch aus der Vergangenheit jedenfalls nichts gelernt hatte.*

Deutlich von Schwidetzkys Darstellung hebt sich Hubert Walters Kapitel über die Bedeutung serologischer Mermale ab. Er handelte hier ein Thema ab, das später zu seinem bevorzugten Arbeitsbereich werden sollte: Das Blutserum beim Menschen und die Feingliederung der Blutgruppen unterhalb der groben A-B-0 Unterscheidung, zum Beispiel die Rolle der Haptoglobine. Walter wies darauf hin, daß eine langfristige geographische und kulturelle Isolation verschiedener kanadischer Indianerstämme nicht nur deren Sprachentwicklung, sondern auch ihre genetische Substanz beeinflußt habe. Sprachliche und genetische Grenzen seien in diesem Fall also übereinstimmend, was für die Brauchbarkeit der serologischen Methode in der Rassenkunde sprechen würde. Während phänotypische Eigenschaften für ihr Zustandekommen eine komplexe Fülle teils erblicher, teils in ihrer Genese unbekannter Faktoren benötigten, seien serologische Merkmale in vielen Fällen genau isolierbar und ihr Erbgang exakt darstellbar; allerdings distanzierte sich auch Walter mit expliziter Bezugnahme auf Schwidetzky, Fischer und Scheidt von einer neuen, vom morphologischen Rassenbegriff grundsätzlich verschiedenen Rasseneinteilung nach serologischen Eigenschaften, wie dies etwa Boyd anstrebte.[575]

Eine positive Bezugnahme auf das morphologische Rassensystem Eickstedts findet sich bei ihm jedoch nicht; vielmehr wies er auf die vielen Unwägbarkeiten und unbekannten Konstanten des serologischen Modells hin.

Im Folgenden beschrieb Walter die einzelnen Blutgruppensysteme. Da solche biologischen Fragestellungen für den Kontext dieser Arbeit irrelevant sind und der Verfasser sich in diesem Zusammenhang auch kein Urteil erlauben kann, wird hierauf nicht weiter eingegangen. Interessant ist hingegen die Schlußfolgerung.

---

[574] ibid., S. 125 ff

[575] vgl. Walter, Hubert, a.a.O., S.135 ff

Einerseits stellte Walter fest, daß nicht alle serologischen Merkmale selektionsresistent seien. Das bedeutet, daß aufgrund von Umweltanpassung bei nicht verwandten Ethnien gleichartige Merkmale vorhanden sein können. Zum Anderen kann auch Genfluß von einer Population zur nächsten die Populationsgrenzen durchsichtig erscheinen lassen. Die verbleibenden, streng erblichen Merkmale hingegen würden es ermöglichen „mithin auf exakterer Grundlage das Problem der Rassenbildung anzugehen“[576]. Dieser Satz weist, wenn damals auch unbeabsichtigt, weit über den damaligen Kontext hinaus, war es doch zu einem nicht unwesentlichen Teil die Forschung am Serum, die in der Folgezeit zur Aufgabe des Rassenbegriffs durch den Mainstream der Humanbiologie führte, und Hubert Walter leistete seinen Beitrag dazu.

- Stellte Walter unter den AutorInnen des Buches den damals progressivsten Forschungsansatz dar, so präsentierte Knußmann den traditionalistischsten. Ihm ging es um statistische Verfahren in der Rassenkunde, d.h., um die statistische Erfassung und Berechnung morphologisch-typologischer Eigenschaften. Die an beobachteten Äußerlichkeiten festgemachte Rassentypisierung sollte dadurch „wissenschaftlicher“ gemacht werden, indem Durchschnittswerte bei vermessenen Gruppen in unterschiedlichen Meßverfahren berechnet und korreliert wurden. Diese „biostatistischen“ Verfahren tauchen schon in Eickstedts „Forschung am Menschen“ auf und bildeten eine Grundlage der Schlesien-Studien. Bei Knußmann waren sie zwar modernisiert und u.a. durch die Faktorenanalyse ergänzt, aber es handelte sich jedenfalls um ein Bestimmungssystem, das vollständig auf der alten typologischen Rassenkunde basierte. Die Problematik eines Denkens in statistischen Abstraktionen einerseits und einer Verhaftung in bildhaften Rassentypen drückte Knußmann mit folgenden Worten aus: „Im Falle der statistischen Verfahren liegt es am Anthropologen, den Kompromiß möglichst günstig zu gestalten, indem er ein Merkmalsgefüge wählt, das eine gute *Widerspiegelung des tatsächlichen Individuums* darstellt.“[577]. Damit sind dann allerdings individuellen Vorlieben oder Irrtümern des betreffenden Anthropologen Tür und Tor geöffnet.

Ein weiterer enger Schüler Schwidetzkys ist Wolfram Bernhard, der 1965 eine an etwa 500 Bundeswehrangehörigen durchgeführte Studie veröffentlichte, in der er angebliche Zusammenhänge zwischen Haar- und Augenfarbe mit der Intelligenz untersuchte. Er kam zu dem Ergebnis, daß blauäugige und dunkelhaarige Menschen am intelligentesten seien und ansonsten blaue Augen mit eher hoher, dunkle Augen mit niedriger Intelligenz und braune Haare mit höherer und blonde Haare mit niedrigerer

---

[576] ibid., S.232

[577] Knußmann, a.a.O., S.285

Intelligenz korrelierten,außerdem blauäugige Menschen weniger neurotisch seien als andere[578]
1967 widmete Ilse Schwidetzky dem gerade verstorbenen Eugen Fischer einen Nachruf, in dem die Studie über die „Rehobother Bastards" von 1913, in der Fischer deren Zwangssterilisierung durch die deutsche Kolonialregierung begrüßt hatte, sowie das Standardwerk der deutsch-faschistischen Rassenhygiene, den „Baur-Fischer-Lenz", als große wissenschaftliche Leistungen würdigte. Zur Rolle Fischers im NS verlor sie nicht eine einzige Silbe, betonte hingegen: „Seine imponierende Gestalt, die Kunst der Menschenbehandlung, die Überzeugungskraft und Wärme, die er ausstrahlte, nicht zuletzt auch Schlagfertigkeit und süddeutscher Witz trugen dazu bei, ihn zu einer zentralen Figur der deutschen Anthropologie zu machen."[579].
Ebenfalls 1967 erschien im Rahmen des Raumwerkes Westfalen der Band „Untersuchungen zur anthropologischen Gliederung Westfalens" von Ilse Schwidetzky und Hubert Walter, welche die betreffenden Untersuchungen in den Jahren 1955-58 durchgeführt hatten.
In ihrem gemeinsamen Vorwort zu diesem Band schrieben die Herausgeber, Hermann Aubin, Franz Petri, Herbert Schlenger (dieser war, wie schon an anderer Stelle erwähnt, ein alter Breslauer Mitarbeiter Aubins) und Peter Schöller, daß es die Aufgabe des Buches sei, den „in der früheren landeskundlichen Forschung postulierten Stammesbegriff zu überprüfen und neu zu durchleuchten.", da es eine wesentliche Frage sei, „ob nicht wesentliche Züge der Kontinuität von der Grundlage der Bevölkerung her verstanden werden müssen."[580]. Der Begriff „Volkskörper" taucht hier zwar nicht auf, der zugrundeliegende Volkstumsbegriff ist aber klar erkennbar. Die Herausgeber meinten, schon physiognomische Beobachtungen könnten Aussagen über „deutsche Volksstämme" treffen, diese seien aber unzureichend für ein exaktes kulturraumkundliches Werk. In diesem Zusammenhang wurde einerseits gegenüber den Vorstellungen, die im NS-Staat über deutsche Stämme geherrscht hatten, auf Distanz gegangen, andererseits die Schlesien-Untersuchungen Eickstedts und Schwidetzkys als epochaler Meilenstein der Landesforschung besonders hervorgehoben. Parallel zu Eickstedts Vorstellung einer „ganzheitlichen Anthropologie" wurde die Verbindung von historischer Kulturraumforschung und Anthropologie als „ganzheitliche Landeskunde" betrachtet[581]. Wie die Herausgeber schrieben, „kamen aus mancherlei Gründen nur Untersuchungen an Schulkindern in Frage". Was unter „mancherlei Gründen" zu verstehen war, wurde von Schwidetzky selber

[578] vgl. Bernhard, Wolfram, Psychische Korrelate der Augen- und Haarfarbe und ihe Bedeutung für die Sozialanthroplogie, in: Homo 16, Mainz 1965
[579] Schwidetzky, Ilse, in: Homo Nr.18, Göttingen/Berlin/Frankfurt 1967, S.110
[580] vgl.Aubin, Hermann, Petri, Franz, Schlenger, Herbert, Schöller, Peter, in: Schwidetzky, Ilse, Walter, Hubert, Untersuchungen zur anthropologischen Gliederung Westfalens, Münster 1967 = Der Raum Westfalen Bd. V,1, S. XIII
[581] ibid., S. XIV

ganz unumwunden gesagt: „Der in Schlesien eingeschlagene Weg, die erwachsene Dorfbevölkerung in einem Netz von Untersuchungsstationen zu erfassen, war zweifellos im Jahre 1955 in Deutschland nicht mehr gangbar...Das ist...nur unter einer autoritären Regierung möglich....So empfahl es sich von vornherein, dort anzusetzen, wo repräsentative Teile der Bevölkerung versammelt waren: beim Heer oder bei der Schule."[582] Gefördert wurde das gesamte Projekt insbesondere durch Otmar von Verschuer, der von seinem Münsteraner Lehrstuhl aus den Untersuchungen sowohl praktisch zuarbeitete als auch diese finanziell unterstützte.[583] Die Herausgeber des Raumwerkes wiesen besonders daraufhin, daß die konkrete Durchführung deshalb auf Schwierigkeiten stieß, weil „Vorurteile gegen die Anthropologie aus der Zeit des Dritten Reiches"[584] zu überwinden gewesen seien.

Insgesamt wurden von Schwidetzky und Hubert Walter, der nach eigener Aussage über die zugrundeliegenden politischen Intentionen des Raumwerks seinerzeit nichts erfuhr und sich im guten Glauben befand, an einer neutralen wissenschaftlichen Studie aus reinem Erkenntnisinteresse teilzunehmen, 22 656 Kinder untersucht. Eine so große Zahl war gewählt worden, um die Repräsentanz der Studie sicherzustellen.
Zu den Ergebnissen gehörten zwei neue angebliche „Rassentypen" neben dem „fälischen Typus", nämlich ein „rheinischer" und ein „Wesertypus", die Ilse Schwidetzky bei der untersuchten Bevölkerung festzustellen vermeinte[585]. Soziale Siebung und Konstitutionstypen im Sinne Kretschmers sah Schwidetzy als prägend für die Besiedlung geographischer Räume durch bestimmte Volksgruppen an; somit stellte für sie die Westfalen-Untersuchung eine Mikrostudie nach Prämissen der Eickstdt` schen Rassendynamik dar. Während sie die Prämissen der Arbeit vorgab, war Hubert Walter mit dem größten Teil der praktischen Erhebungs- und Laborarbeit beschäftigt, mit der er über drei Jahre - Frühjahr 1955 bis Herbst 1958 - zubrachte.
Im Hinblick auf die Frage nach einem „fälischen" bzw sonstigen am Aussehen festmachbaren Regionaltypen war die Herkunft der untersuchten Schulkinder von zentraler Bedeutung. Da der Anteil an Ostvertriebenen bzw. Nachkommen früherer Einwanderergruppen aus Osteuropa oder den ehemaligen deutschen Ostgebieten hoch war, mußten diese von der autochthonen westfälischen Bevölkerung abgegrenzt werden. Die ProbandInnen wurden daher in zehn verschiedene Gruppen unterteilt:
1) Kinder, deren beide Eltern und sämtliche Großeltern im jeweils untersuchten Kreis oder Nachbarkreis geboren waren,

---

[582] Schwidetzky, a.a.O., S.3
[583] vgl. Aubin et al, a.a.O., S.XIV sowie Michelsen, Jakob, in: Deine Knochen-Deine Wiklichkeit. Texte gegen rassistische und sexistische Kontinuität in der Humanbiologie, Hamburg/Münster 1998, S.107
[584] Aubin et al, ebenda
[585] ibid., S.XV

2) Kinder, deren Eltern und Großeltern nicht aus dem unmittelbar untersuchten Kreis, aber aus Westfalen stammten,
3) solche, bei denen ein Elternteil und zwei Großeltern aus Westfalen stammten,
4) Nachkommen von Eltern und Großeltern aus dem nordwestdeutschen Raum oder dem Rheinland,
5) Kinder von zwei westfälischen Eltern mit ein bis zwei ostdeutschen Großeltern,
6) solche von zwei westfälischen Eltern und 3-4 ostdeutschen Großeltern,
7) Kinder von ostdeutschen Eltern, die keine Vertriebenen waren,
8) Nachkommen süddeutscher,
9) Nachkommen mitteldeutscher Eltern sowie
10) sonstige bzw. solche ohne Angaben.

Diese Herkunftsgruppen verteilten sich unregelmäßig auf Stadt und Land sowie die Größe der jeweiligen Gemeinden, wobei das Verteilungsverhältnis auf drei geographische Räume, nämlich Sauerland, Münsterland und das ostwestfälische Bergland bezogen untersucht wurde. Wie kaum anders zu erwarten, wurde eine sehr geringe Zuwanderung in klassisch bäuerlichen Gebieten mit ausgesprochener Streusiedlung, die höchste hingegen in aufstrebenden Industriestädten festgestellt.
Hinsichtlich des Faktors „Zuwanderung“ verglich Walter die Daten mit denen einer Geburtsstatistik von 1905. Dabei wurde zunächst festgehalten, daß der Anteil der Nachkommen alteingesessener Westfalen in Bocholt scheinbar seit 1905 zugenommen, in Siegen stagniert und in Herford abgenommen hatte[586]. Erklärt wurde dies im Fall Bocholt mit der Bedeutung dieser Stadt als Standort der Textilindustrie vor dem Ersten Weltkrieg und der Umstrukturierung nach Weltwirtschaftskrise, deutscher Teilung und der Wirtschaftentwicklung nach dem Zweiten Weltkrieg, bei Herford mit dem Strukturwandel vom Textilgewerbe zur modernen Industrie , wie er sich in unterschiedlichem Umfang auch in Bielefeld, Gütersloh, Paderborn und Minden vollzogen hat, im Falle Siegen schließlich mit der Sonderstellung dieser Stadt als Subzentrum im Dreiregioneneck Westfalen-Rheinland-Hessen.
Parallel zur Unterteilung der Bevölkerung nach der geographischen Herkunft wurde auch eine Gliederung nach sozialer Schichtung vorgenommen, und zwar:
1) Oberschicht
2) gehobene Mittelschicht
3) selbstständige nichtbäuerliche Mittelschicht
4) unselbstständige nichtbäuerliche Mittelschicht
5) Bauern
6) selbstständige „Grundschicht“[587] mit Haus-und Grundbesitz

---

[586] vgl.Walter,a.a.O., S.26 ff
[587] ein Terminus, der als Bezeichnung für die Arbeiterschaft bei Schwidetzky und ihren Schülern regelmäßig begegnet

7) gelernte Arbeiter ohne Haus-und Grundbesitz
8) ungelernte Arbeiter ohne Haus-und Grundbesitz
9) Landarbeiter
10) sonstige und unbestimmt.

Es wurde eine große Variabilität der geographischen Herkunft zwischen den verschiedenen Sozialgruppen festgestellt. So verwundert es wenig, daß die alteingesessene bäuerliche Bevölkerung in ihrer Zusammensetzung sehr homogen blieb, die oberen Gesellschaftsschichten generell relativ flexibel in der Wahl ihres Wohnortes waren und sich die Zuwanderung in Richtung auf das Ruhrgebiet aus dem Osten bei den Arbeiter- Beamten- und Angestelltenfamilien inklusive ihres sukzessiven sozialen Aufstiegs demographisch nachweisen ließ[588].
Hinsichtlich der hohen Konzentration von Ostzuwanderern in den Industriegebieten kam Walter zu anderen Schlüssen als seinerzeit Eickstedt mit seiner sozialnativistischen Festschreibung von Beruf und sozialem Rang auf Herkunfts- und Konstitutionstypen:
„Kann man aus der auffallenden Konzentrierung der Oststämmigen in den Arbeiterschichten ohne Besitz schließen, daß das Streben nach Haus- und Grundbesitz bei den Arbeitern ostdeutscher Herkunft geringer war als in der nordwestdeutschen Arbeiterschaft? Diese Frage wird man kaum bejahen dürfen. Man wird vielmehr daran denken müssen, daß die Zuwanderer aus dem Osten als Besitzlose in eine Bevölkerung kamen, die in sich fest gefügt war und Fremden meist abweisend gegenüberstand. Strenge Heiratsschranken waren zunächst zwischen ihnen und den Einheimischen aufgerichtet, und es kam zu zahlreichen sozialen Spannungen....Verknüpft man die Frage mit der sozialen Aufstiegsdynamik der Ostdeutschen überhaupt, so ist darauf hinzuweisen, daß üblicherweise bei regionalen Land-Stadt-Wanderungen der soziale Aufstieg in die mittleren und gehobenen städtischen Schichten erst in einer Drei-Generationen-Folge erreicht wird. Dabei darf nicht vergessen werden, daß die Zuwanderer aus dem Osten keineswegs die volle Breite ihrer Stammbevökerung repräsentierten, sondern nur die unteren ländlichen Schichten, von denen ein schneller Aufstieg um so weniger erwartet werden konnte, als sie im Westen in eine völlig fremde, von der Industrie bestimmte `Gegenwelt´ gerieten. Daß sich dieser Aufstieg in der nachfolgenden Generation doch...vollzogen hat, zeigt die kräftige Erhöhung des Anteils der Oststämmigen in den Angestellten- und Beamtenberufen des Reviers.“[589]
Konterkarierte Walter so die sonst in der Tradition der Breslauer Schule üblichen sozialbiologistischen Erklärungsmodelle, blieb er in der Beschreibung des somatischen Typus von Menschen ostdeutscher Herkunft der Tradition treu. „Deutlich ergibt sich...daß die Häufigkeit des Blutgruppen-Gens B, der schrägen Lidspalte und der betonten Jochbögen,

---

[588] vgl. Walter, a.a.O., S.32 ff
[589] ibid.,S.36 ff

die solche für die ostdeutsche Bevölkerung typische Merkmale darstellen, um so höher liegt, je stärker der Oststämmigenanteil ist. Auch für die Merkmalskombinationen, die den sogenannten Rassentypen zugrunde liegen, ergibt sich ein solcher Zusammenhang: Mit zunehmendem Osttsämmigkeitsgrad nimmt die Häufigkeit osteuropider bzw. alpiner Typen zu (vgl. Abb. 15). Brepohl hatte für das *Ruhrgebiet* die These aufgestellt, wonach die Ostzuwanderer zwar kulturell \`verwestdeutscht´ seien, ihrerseits das somatische Merkmalsbild aber \`verwestdeutscht´hätten. Auf Grund unserer Untersuchungen muß jedoch einschränkend gesagt werden, daß von einer *\`biologischen Verostdeutschung´nur für die soziale Grundschicht gesprochen werden kann...*"[590]

Ilse Schwidetzky ging dagegen in ihrem Beitrag von einer rein metrisch-morphologischen Betrachtungsweise aus, wobei sie die festgestellten Typenmerkmale statistisch korrelierte. Sie erwähnte zwar die Populationslehre als neuen Ansatz in der Rassenkunde, hielt sich selbst aber an die Rassentypisierung Eickstedts aus „Die Forschung am Menschen"[591] . Nach dem Längen-Breiten-Index des Schädels, Gesichtsindex sowie Haar- und Augenfarbe teilte sie die untersuchten Kinder und Jugendlichen in „nordisch", „fälisch", „alpin", „dinarid", „mediterran" und „osteuropid" ein. Die Frage, ob es überhaupt einen „fälischen Typus" gäbe, wurde von Schwidetzky eindeutig bejaht[592]. Sie machte ihn fest an „breiteckiges Gesicht, tiefliegende Lidspalte, Knochenderbheit auch in Mittelgesicht und Kinnregion....schmale Lidspalte, schmale Lippen; horizontalstehende Lidspalte, gerade Brauen, gerade Mundspalte. Es ist eine Physiognomie mit Betonung der geraden und der horizontalen Linien. Diese Korrelationen dürfen als übergeordnete Wachstumstendenzen zu interpretieren sein; ein breit-derbgesichtiger und ein hoch-zartgesichtiger Typus ließen sich auch faktorenanalytisch in einem Schädelmaterial aussondern, das stark cromagnid geprägt ist."[593]
Das System, nachdem dieser „fälische Typus" aufgestellt wurde, divergierte dabei durchaus: einmal wurden die ProbandInnen nach 12, einmal nach 7 verschiedenen Merkmalen diesem Typus zugeordnet, wobei sich aber praktisch keine Unterschiede zeigten. Anhand relativ geringfügiger Eigenschaften des Gesichtes, wie graduellen Unterschieden der durchschnittlichen Kinn- und Nasenlänge, wurde die angebliche Verbreitung des „fälischen" Typus im geographischen Raum rekonstruiert. Als Varianten des „nichtfälischen Gegenpols" vermeinte Schwidetzky einen „rheinischen Typus" und einen „Wesertypus" feststellen zu können. Als Fazit erklärte sie : „Eingangs wurde die Frage gestellt, ob Westfalen einen eigenen Menschentypus besitzt, der es gegen andere deutsche Stammesgebiete abhebt. Diese Frage ist zunächst in dem Sinne zu bejahen, daß je-

---

[590] ebenda
[591] Schwidetzky, ibid.,S.39 ff, S.81 ff
[592] ibid., S,84
[593] ibid., S.85

ner Typus, der nach Westfalen benannt wurde, dort tatsächlich als die Bevölkerung wesentlich prägend nachgewiesen werden konnte. E.Kern hat zuerst von einer fälischen Rasse gesprochen und darauf hingewiesen, daß die Nachkommen der jungpaläolithischen Cromagnon-Typen nicht nur in Schweden, sondern auch in Westfalen sich in kompakten Massen erhalten haben. Westfalen dürfte auch den größten Anteil am Hauptverbreitungsgebiet des Fälischen in Deutschland haben. Aber dieses Hauptverbreitungsgebiet deckt sich nicht mit den Grenzen Westfalens...Es sei auch noch einmal darauf hingewiesen, daß der fälische Typus, wie er hier ausgesondert wurde, nicht alle Merkmale in sich vereinigt, die ihm in der Literatur zugeordnet werden. Insbesondere zeigen seine Leitmerkmale keinen Korrelationen mit hellen Augen und hellen Haaren...Eine grundsätzliche Schwierigkeit bietet diese Abwandlung der bisherigen Typologie für unsere heutigen rassengenetischen Auffassungen nicht: Die verschiedenen Erbmerkmale einer Bevölkerung können durchaus von verschiedenen Genzentren aus und und auch zu verschiedenen Zeiten sich ausgebreitet haben...“[594]. Die Bedeutung von Gendrift eingedenk, dürfte sie damit wohl recht haben. Erstaunlich mutet allerdings die Tatsache an, daß bestimmte physiognomische Merkmale im Hinblick auf räumliche Konstanz ihres Auftretens bis zum Cro- Magnon-Menschen zurückgeführt werden, denn dies liefe darauf hinaus, von einer autochthonen Bevölkerung Westfalens auszugehen, die dort seit zwanzig- bis vierzigtausend Jahren seßhaft wäre, hinsichtlich allem, was über die menschliche Siedlungs-und Wanderungsgeschichte bekannt ist, eine eher abwegige Vorstellung. Zum Anderen erstaunt auch die Auswahl der Merkmale, die zum „fälischen Typus“ gerechnet wurden: Wenn sich einige von ihnen nachweisen ließen, andere hingegen überhaupt nicht, könnte dies ja damit gedeutet werden, daß die ganze Typenaufstellung nichts taugt. Solche Überlegungen lagen Schwidetzky hingegen fern; sie nahm die unpassenden Typenmerkmale einfach aus ihrer Betrachtung heraus, und reduzierte die untersuchten Eigenschaften so lange, bis das Bild wieder paßte.

Hinsichtlich der Heimatvertriebenen stellte Schwidetzky eine im Durchschnitt geringere Körperhöhe und einen niedrigeren Entwicklungsstand (es handelte sich bei den Untersuchten ja um Kinder und Jugendliche) als beim Durchschnitt fest, was sie teils mit ihrer schlechteren sozialen Lage, teils mit Zufallsschwankungen erklärte. Ansonsten stellte sie bei den Heimatvertriebenen u.a. ausgeprägte „Kurzköpfigkeit“ fest.[595]
Was nun die sozialanthropologischen Ergebnisse angeht, behaupteten Schwidetzky und Walter nicht nur die im Durchschnitt größere Körperhöhe von Angehörigen der Oberschicht, sondern gingen auch davon aus, daß Intelligenz mit genetischer Siebung zusammenhänge[596]. Die Intelli-

594 ibid., S.93
595 ibid., S.107
596 ibid., S.158

genz von Heimkindern sei angeblich analog der ihrer dauerhaft getrennt von ihnen lebenden Väter.
Über die empirischen Ergebnisse der Westfalen-Untersuchung hinaus wurde nur Quellenmaterial aus den dreißiger Jahren angegeben, darunter auch die Schlesien-Studien.
Neben höherem Körperwuchs und früherer Reife zeichneten sich laut Schwidetzky Oberschüler wie auch Angehörige der oberen Gesellschaftsschichten auch durch höhere Begabungen und tendenziell dunklere Augenfarbe aus. Die Körperhöhe von StadtbewohnerInnen sei im Durchschnitt höher als bei solchen vom Land, was Schwidetzky in Bezug zu einem generell breiteren bäuerlichen Konstitutionstyp setzte. Daran anknüpfend, wurde der Frage nachgegangen, inwieweit genetische Siebung für das Zustandekommen etwa der dickeren Lippen von Stadtkindern gegenüber Landkindern verantwortlich sei[597]. Schließlich befaßte sich Walter in einem eigenen Kapitel mit der regionalen und sozialen Verteilung der Blutgruppen.
Zwar waren schon in den vorangegangenen Kapiteln verschiedentlich auch Blutgruppenhäufigkeiten in die Betrachtung einbezogen worden, aber nur als weitere Merkmale, die neben die phänotypisch-metrischen Elemente gesetzt wurden. An dieser Stelle betonte Walter jedoch, daß der Erbgang der Blutgruppen sich weitaus exakter nachweisen ließe als die morphologischen Merkmale; „Dazu kommt, daß die metrischen und in gewissem Maß auch die morphologischen Merkmale mehr oder weniger umwelt- und entwicklungslabil sind und damit von Faktoren beeinflußt werden, deren prägende Wirksamkeit im einzelnen noch gar nicht abgesteckt werden kann.“[598].
Tatsächlich war eine signifikante Unterschiedlichkeit in der Verteilung der Blutgruppengene A,B und 0 zwischen eingesessenen Westfalen und Heimatvertriebenen festgestellt worden, desgleichen Unterschiede in bestimmten Genfrequenzen. In diesem Zusammenhang wies Walter darauf hin, daß die besondere Häufigkeit des B-Gens im Osten, die sich als fortschreitende Zunahme von Osteuropa bis Zentralasien fortsetzt, damit erklärt werden kann, daß die Zugehörigkeit zur Blutgruppe B mit einer relativen Immunität gegen Pest und Pocken korreliert und also als ein Selektionsvorteil, ähnlich der Kombination Sichelzellenanämie/Malariaresistenz in Schwarzafrika, anzusehen ist[599]. Die Häufigkeit von B-Blutgruppen in Europa könnte Walter zufolge auch mit den Mongolen- und Hunneneinfällen zusammenhängen; auf jeden Fall sei sie aber im Osten Deutschlands signifikant stärker ausgeprägt als im Westen. Andererseits fände eine fortschreitende Nivellierung statt, so daß für die Zukunft auch bei den Nachkommen von Vertriebenen bei fortschreitender Vermischung mit bodenständiger Bevölkerung mit einer Abnahme von B gerechnet werden müsse.

---

597 ibid., S.169
598 Walter, Hubert, a.a.O., S.171
599 ibid., S. 184

Im Unterschied zu den Auffälligkeiten des AB0-Systems wurden bei Blutgruppen des MN-Systems und verschiedener Gen-Frequenzen keine signifikanten Abweichungen entdeckt. Ähnliches gilt für die Rhesusfaktoren.
Schließlich ließ sich Walter über die soziale Verteilung der Blutmerkmale aus, wobei an Saller und Gundel anknüpfte.Diese hatten um 1930 aus unregelmäßigen Verteilungen von Blutgruppeneigenschaften entlang sozialer Schichtung anhand Untersuchungen auf Fehmarn und im übrigen Ostholstein abgeleitet, man könne von „sozialen Rassen" im Sinne biologischer Fortpflanzungsgemeinschaften sprechen. In Anlehnung an eine Untersuchung Karl Valentin Müllers teilte Walter die gewonnenen Ergebnisse der Blutgruppenanalysen in fünf soziale Zuordnungsgruppen ein, nämlich:
1) Oberschicht
2) selbstständige Mittelschicht
3) unselbstständige Mitelschicht
4) Bauern
5) Arbeiter,
wobei die Schichtung nur vom Beruf des Vaters her betrachtet wurde.
Tatsächlich stieß Walter auf eine ungleichmäßige Verteilung von Blutgruppengenen auf verschiedene soziale Gruppen, wobei auffiel, daß das 0-Gen sich am stärksten bei den Gruppen II und IV fand, während die Blutgruppe B sich verstärkt bei Arbeiter- und am wenigsten bei Bauernkindern nachweisen ließ. Die Vorstellung, solche genetischen Unterschiede hätten etwas mit sozialer Siebung zu tun (was dann eben auf Eickstedts Berufsgruppenlehre hinausliefe), wies Walter jedoch als irrig zurück. Vielmehr hingen sie damit zusammen, daß besonders viele Arbeiterfamilien aus dem Osten zugewandert seien und die bäuerliche Bevölkerung am ehesten autochthon westfälisch sei. Damit stimmte er den Untersuchungsergebnissen Gundels und Sallers aus Schleswig-Holstein zu und erteilte der Siebungshypothese in diesem Punkt nicht nur eine klare Absage, sondern prognostizierte auch ein Verschwinden dieser Unterschiede im Zuge künftiger Vermischung der Herkunftsgruppen[600].

*Nicht die Gene bestimmten hiermit die soziale Gruppenzugehörigkeit, sondern die historisch bedingte unterschiedliche geographische Herkunft sozialer Gruppen ließ sich an den Genen nachweisen, und soziale Schranken hielten diese Unterschiede bis zum Zeitpunkt der Untersuchung noch aufrecht - das genaue Gegenteil der überkommenen Lehre: „Da die Ostzuwanderer vornehmlich ungelernte Arbeiter waren, wurde durch diesen Gen-Zufluß zunächst vor allem der Gen-Bestand der unteren Sozialgruppen geprägt. Mangelnder Aufstieg und Heiratsschranken verhinderten bislang eine gleichmäßige soziale Häufigkeitsverteilung dieser Gene, so daß sie auch heute noch in den unteren Sozialgruppen besonders verbreitet sind. In*

---

[600] ibid., S.201 ff

*bezug auf die soziale Häufigkeitsverteilung der Gene des AB0-Systems, des Rh-Systems sowie des Hp-Sytems erweist sich die westfälische Bevölkerung somit als nicht gleichmäßig durchmischt.*"[601]

Anhand solcher Ergebnisse läßt sich nachvollziehen, wie sich über die Forschung an Blutgruppen und Blutplasma die allmähliche Ablösung Walters von der Traditionslinie Eickstedt-Schwidetzky vollzog, deren soziale und rassenbiologische Schlußfolgerungen er später als wissenschaftlich längst überholt und unhaltbar sowie politisch bedenklich verwarf. Dies ist insbesondere deswegen bemerkenswert, weil sein Kollege Knußmann, der Walters Generation angehört und eng mit ihm und Schwidetzky zusammenarbeitete, diesen Schritt nicht vollzog, wie noch gezeigt wird.
Schwidetzy ihrerseits zog keine Konsequenzen aus diesen nicht ins gewohnte Bild passenden Forschungsegebnissen, sondern arbeitete an einer Fortsetzungsstudie zu Rheinland-Pfalz, in der sie weiterhin von einem an physiognomischen Merkmalen festgemachten „fälischen" und „rheinischen" Typus ausging, und ihr Schüler Wolfram Bernhard sprach hinsichtlich Haar- und Augenfarben von einer Kontinuität von Merkmalen aus dem keltischen und germanischen Siedlungsraum seit den Tagen Cäsars[602].
Ilse Schwidetzky war zu diesem Zeitpunkt - und noch bis in die Siebziger Jahre hinein - die Grande Dame der deutschen Anthropologie. Als DFG-Gutachterin saß sie in einer Schlüsselposition. Dem für seine kritischen Positionen bekannten Anthropologen Holger Preuschoft zufolge konnte in der bundesdeutschen Anthropologie kaum jemand ein größeres wissenschaftliches Projekt durchführen, ohne dafür das Plazet von Schwidetzky zu haben oder durfte zumindest nicht in ihrer Ungunst stehen.
1965 gab Schwidetzky eine Festschrift zum 80. Geburtstag von Hermann Aubin heraus, deren Titel geradezu idealtypisch die Traditionslinie ausdrückte, in der ihre Westfalen-Forschung stand: „Schlesier in Westfalen".

1969 erschien in *Homo* ein Beitrag der schon im Eingangskapitel dieser Arbeit erwähnten Schülerin des „Zigeunerforschers" und NS-Völkermordgehilfen Robert Ritter, Sophie Erhardt, in dem diese ihre Untersuchungen an „Zigeunerschädeln" präsentierte, ohne daß es dazu irgend eine kritische Reaktion gab[603].
Nach dem Tod Karl Sallers 1969 übernahm Ilse Schwidetzky die weitere Herausgabe von dessen „Rassengeschichte der Menschheit". Bislang war nicht in Erfahrung zu bringen, unter welchen Umständen sich dies abspielte, war Saller doch bemüht, große Distanz zu den VertreterInnen der Breslauer Schule zu halten. Sowohl Sallers Schwiegersohn und Lehrstuhlnachfolger Gerfried Ziegelmayer als auch Hubert Walter äußerten

601 ibid., S.210
602 vgl. AG gegen Rassenkunde, a.a.O., S.108
603 vgl. Homo, Göttingen/Zürich/Frankfurt 1969, S.95-109

dem Verfasser gegenüber, Saller würde im Grabe rotieren, wenn er von Schwidetzkys Herausgeberschaft der von ihm begründeten Schriftenreihe erführe.

1972 übernahm Rainer Knußmann den ehemaligen Scheidt'schen Lehrstuhl in Hamburg, 1976 wurde Schwidetzky emeritiert. Lehrstuhlnachfolger wurde ihr Schüler Wolfram Bernhard. Es handelte sich um eine Hausberufung, bei welcher sich ansonsten noch der ja bereits auf einem Lehrstuhl befindliche Rainer Knußmann und Holger Preuschoft, letzterer ein ausgesprochener wissenschaftlicher Gegner der Breslauer Schule, in der Auswahl befunden hatten. Der Ruf an Bernhard wurde am 27.04.1976 erteilt[604]. Gleichfalls 1976 ging Schwidetzkys Assistent Virendra Chopra nach Hamburg und gleichzeitig ihr Sohn, der bis dahin als wissenschaftlicher Mitarbeiter in Hamburg angestellte Friedrich Wilhelm Rösing nach Mainz.
Noch 1975 äußerte Schwidetzky in einer Rezension des Bandes „The Face of Africa" von Hans F. Jürgens (der mit dem Kieler Anthropologen und Bevölkerungswissenschaftler Hans Wilhelm Jürgens identisch ist; wieso auf dem Buchtiel und in sämtlichen Inventaren, wo dieses Buch angeführt wird, von Hans F. Jürgens die Rede ist, emtzieht sich meiner Kenntnis) begeistert: „Endlich wieder einmal Gesichter statt multivariater Abstände!" [605], wobei sie unerwähnt ließ, daß Jürgens „Palänegride" im Eickstedt'schen Sinne nirgendwo vorgefunden hatte, obwohl er den Terminus auf einer Rassenkarte noch verwendete, dies aber nur mit dem Hinweis, daß ausschließlich Eickstedt von einer solchen Gruppe sprechen würde.[606]
Die 1997 verstorbene Ilse Schwidetzky publizierte neben Beiträgen in „*Homo*" auch in den siebziger und achtziger Jahren noch weitere Bücher, darunter „Rassen und Rassenbildung beim Menschen" und, gemeinsam mit ihrer Tochter, Ina Spiegel-Rösing[607], „Maus und Schlange".
In dem mit 112 kleinformatigen Seiten eher schmalen Bändchen „Rassen und Rassenbildung beim Menschen" arbeitete Schwidetzky eingangs die Vorteile der populationsgenetischen Methode und Lehre gegenüber der morphologischen eindeutig heraus und wies auf die Überlegenheit des populationsgenetischen Ansatzes hin: „Demgegenüber stellte die Aussonderung und Beschreibung von Rassentypen eine höhere Ebene der Abstraktion dar, verfügte aber andererseits über ein weniger entwikkeltes Methodensystem. Mit anderen Worten: Die systematische Arbeit ist einfacher geworden, seitdem man versucht, Bevölkerungsgrenzen zu

[604] vgl. hierzu Universitätsarchiv Mainz, Schriftstücke E 394 Blatt 1 und 2
[605] AG gegen Rassenkunde, a.a. O., S. 106
[606] vgl. Jürgens, Hans F. (bzw. eigentlich Hans W.), The Face of Africa, Baton Rouge 1988, S. VIII ff.
[607] Es ist bemerkenswert, daß gleich zwei Kinder Schwidetzkys, Ina Spiegel-Rösing und Friedrich Wilhelm Rösing wissenschaftlich in die Fußstapfen ihrer Mutter traten.

gruppieren, nicht über Bevölkerungsgrenzen hinweggreifende Merkmalskombinate zu erfassen."[608]
Andererseits vertrat sie den morphologischen Rassenbegriff weiterhin und machte dies am Beispiel der „mediterranen Rasse" deutlich. Zwar seien innerhalb der Bevölkerung des Mittelmeerraumes starke ethnische und somatische Unterschiede festzustellen, und etwa die Bevölkerung Sardiniens weiche in vielerlei Hinsicht vom Idealtyp der „mediterranen Rasse"ab, ja divergiere in punkto Körperbau und Körperhöhe auch innerhalb Sardiniens sehr stark. Dies stellte für Schwidetzky die Existenz der typologisch klar definierten „mediterranen Rasse" keineswegs in Abrede. Sie erklärte diese „Abweichungen" nach dem bewährten Muster der Rassendynamik. Demzufolge seien die Sarden Nachkommen einer palämediterraniden rassischen „Altschicht", die im Laufe der Zeit durch die progressiveren Einwanderer vom italienischen Festland in die Berge verdrängt wurden: „Bevölkerungsgenetische Prozesse, die auch sonst in der Evolution eine Rolle spielen, liefern plausible Erklärungen: Die Zuwanderer vom italienischen Festland mit ihrer größeren Körperhöhe und anderen Merkmalen hatten bevorzugt die Küstengebiete zum Ziel, umgekehrt hat bei der Abwanderung aus armen Bergdörfern in die fruchtbareren, wirtschaftlich höher entwickelten Küstengebiete ein Siebungsprozeß stattgefunden, nämlich eine bevorzugte Abwanderung von stärker leptosomen Individuen...Die mediterrane Rasse ist also durchaus eine Realität und durch das entsprechende Merkmalskombinat objektiv belegt, aber innerhalb ihres Verbreitungsgebietes gibt es eine Fülle von Differenzierungen, für die die großräumige klassifikatorische Einheit keine Bedeutung hat."[609]. Dabei stellt sich dann allerdings die Frage (bzw für Schwidetzky stellte sie sich natürlich nicht), was unter einer „Objektivität" zu verstehen ist, die sich solche erstaunlichen Krücken wie eine Abwanderung der Leptosomen suchen muß, um das ihren typologischen Konstrukten zuwiderlaufende somatische Bild einzelner Bevölkerungen erklären zu können.

Im Folgenden handelte Schwidetzky die Bedeutung des Faktors „Selektion" für die Evolution des Menschen ab, wobei sie die Relevanz von Blutgruppenmerkmalen in den Vordergrund stellte und etwa anhand der Bedeutung von Sichelzellenanämie ausführte, daß die regional unterschiedliche Verteilung bestimmter Blutgruppengene mit der Anfälligkeit für bestimmte Krankheiten, wie Malaria, bzw. der Resistenz dagegen, zusammenhängt und daher für die Überlebenschancen bestimmter Populationen in ihrer jeweiligen Ungebung Sinn macht[610]. In dieser Hinsicht argumentierte sie also sehr wohl vom Standpunkt der Populationsgenetik aus, nivellierte aber weiterhin die Unterschiede zur morphologischen Rassenlehre. „Bastardisierung von Rassen" und „Genfluß" waren für sie

608 vgl. Schwidetzky, Ilse, Rassen und Rassenbildung beim Menschen, Stuttgart 1979, S.7
609 ibid., S.9
610 ibid., S.10 ff

zwei unterschiedliche Etikettierungen des gleichen Sachverhalts, die eine von Rassensystematikern, die andere von Populationsgenetikern gebraucht [611]. Entsprechend vertraut mutet die Schlußfolgerung an: „Ein Ausgleich vorhandener Unterschiede zwischen Bevölkerungen geht naturgemäß umso langsamer vor sich, je größer die geographische Distanz ist. Es ist daher unsinnig, eine Überwindung aller Rassenkonflikte in der Welt davon zu erwarten, daß man so schnell wie möglich eine totale Rassenmischung für die ganze Ökumene und damit eine Aufhebung aller Rassenunterschiede empfiehlt."[612]
Hier werden „Rassen" also nicht mehr im Sinne von „progressiv" und „primitiv" hierachisiert, sondern eine ethnische Verschmelzung als biologisch unvorteilhaft betrachtet - althergebrachte rassistische Stereotypen in einem neuen, sich populationsgenetisch gebenden Gewand.
Neben dem populationsgenetischen Ansatz führte Schwidetzky noch weitere Klassifizierungsmethoden der „neuen Rassenkunde" an, so die Untersuchung der Fingerbeeren, das Hautleistensystem und die diversen biostatistischen Berechnungsmodelle, wobei auffällt, daß sie sehr häufig als Beleg sich selbst zitierte bzw. Rainer Knußmann und dessen Hamburger Kollegen Virendra Chopra. Hinsichtlich der Bestimmung von Einzelmerkmalen führte sie noch die Merkmalssystematik Biasuttis von 1912 und die Hautfarbentafel von Eickstedts Lehrer Felix von Luschan an. Hinsichtlich der seit der Frühzeit Europas beobachteten tendenziellen Verrundung der Schädelformen nannte Schwidetzky neben der Anpassung an neue Ernährungsgewohnheiten weiterhin „ die Selektion bestimmter, für die neue Lebensform geeigneter Persönlichkeiten"[613] im Sinne der Kretschmer'schen Konstitutionslehre als eine mögliche Erklärung. Auch Schädelindizes von Eickstedt aus dem Jahre 1934 wurden angeführt[614].
Zwar finden sich in dem Buch keine klaren Gliederungen in „progressive" und „primitive" Rassen mehr - besser gesagt, sie werden nirgendwo offen ausgesprochen, aber in ihrem Resümee kam Schwidetzky zu dem Schluß, die „älteren Typensysteme, die im wesentlichen auf Anschauung beruhten," seien „in wichtigen Zügen bestätigt."[615]. Damit befand sie sich im Grunde auf dem Boden ihrer Auffassung von 1943, als sie die „gesicherte", daß heißt statistisch untermauerte Form der Typenschau zur genauesten Form der „Rassenbeschreibung" erklärte[616].

1982 veröffentlichte die 1976 emeritierte, aber noch immer äußerst aktive Schwidetzky gemeinsam mit ihrer Tochter das Buch „Maus und Schlange" in dem Bemühen, die Auseinandersetzungen zwischen Humangenetik

[611] ebenda
[612] ibid., S.13
[613] ibid., S.80
[614] ibid., S.86
[615] ibid., S.112
[616] vgl. Schwidetzky in: Zeitschrift für Rassenkunde Nr.14, 1943, S.1

und klassischer Anthropologie allgemeinverständlich darzustellen und die „Selbst-und Fremdwahrnehmung der Anthropologie von Ende der fünfziger bis zu Beginn der siebziger Jahre"[617] zu untersuchen. Dieses Buch, indem nicht nur auf den eben beschriebenen Zeitraum, sondern auch auf die NS-Zeit eingegangen wird, verblüfft durch eine zumindest dem Historiker und Politikwissenschaftler sonderbar anmutende Darstellungsweise. Es werden nicht etwa Roß und Reiter benannt, sondern Aussagen und Einschätzungen zu einem „diffusen `Grundgefühl ´"[618] innerhalb und außerhalb der deutschen Anthropologie dargestellt, und zwar weitgehend ohne Angabe von Quellen, da die befragten VertreterInnen der Anthropologie und Humangenetik überwiegend anonym interviewt wurden.Im Wesentlichen ging es darum, die Auseinanderentwicklung von Humangenetik und klassischer Anthropologie bzw die zunehmende Anbindung der Humangenetik an die Medizin im deutschen Wissenschaftsbetrieb vor dem Hintergrund der Wahrnehmung beider Fächer in Wissenschaft und Öffentlichkeit zu reflektieren. Ausgangspunkt waren hierbei die „Kieler Resolution" der Deutschen Gesellschaft für Anthropologie von 1958, in der diese die schlechte personelle und materielle Ausstattung ihres Faches bedauerte sowie eine in diesem Zusammenhang Anfang der Sechziger Jahre geführte Auseinandersetzung zwischen Nachtsheim und Saller. Daran anknüpfend wurden die wenig erfolgreichen Bemühungen deutscher AnthropologInnen nachgezeichnet, die DFG zu einer nachhaltigen Förderung ihres Faches zu motivieren. In ihrer Darstellung der Fachgeschichte zeichnete Schwidetzky in groben Zügen die Entwicklung vom Ursprung der deutschen Anthropologie bis zur Nachkriegszeit nach. Als Überblicksdarstellung ist dieser Abriß durchaus informativ, insbesondere hinsichtlich der Genealogie der Lehrstühle, welche ein übersichtliches Organigramm der Schulenbildung beinhaltet[619].
Gelinde gesagt seltsam mutet dem Verfasser indes die Darstellung der NS-Zeit an. Es ist nur wenig von den Verstrickungen des Faches in Ideologiebildung und Herrschaftspraxis des „Dritten Reiches" die Rede; zwar wird die Begrüßung der NS-Machtübernahme durch führende Fachvertreter erwähnt, aber anstelle einer eingehenden Auseinandersetzung mit den Inhalten anthropologischer Forschung und Lehre ein anonymes Diagramm gezeigt, das die Zahl von Anthropologen und Nichtanthropologen, die 1923-1940 Vorlesungen zum Thema „Rasse" gehalten haben, in Korrelation setzt. Ergebnis ist hierbei ein extremer Anstieg nichtanthropologischer Vorlesungen in der Zeit von 1932-1940 und überhaupt ein starkes quantitatives Übergewicht der Nichtanthropologen in dieser Zeit[620].

---

617 Spiegel-Rösing, Ina, in:Schwidetzky, Ilse, Spiegel-Rösing, Ina, Maus und Schlange. Untersuchungen zur Lage der deutschen Anthropologie, München/Wien 1982, S.6

618 ebenda

619 vgl. Schwidetzky, a.a.O. , S.88

620 dies., ibid., S.95

Ansonsten wird die NS-Zeit unter dem Aspekt abgehandelt, inwieweit sie der Anthropologie als Hochschulfach personell und institutionell „Gewinne" und „Verluste" gebracht hat, also wieviele Lehraufträge erteilt wurden, was davon von Dauer war etc. Schwidetzy sprach zwar davon, die Vorlesungsverzeichnisse aus der NS-Zeit zu rassenkundlichen und rassenhygienischen Themen ausgewertet zu haben, aber außer rein statistischen Angaben teilte sie uns die Ergebnisse nicht mit[621]. Lediglich die Berufungen von Anthropologen und Nicht-Anthropologen auf Lehrstühle sowie das Berufsverbot für Saller beschrieb Schwidetzky unter Nennung von Namen. Egon von Eickstedt schließlich behandelte sie als einen der NS-Ideologie fernstehenden, streng wissenschaftlichen Fachvertreter: „Unter den älteren Anthropologen, die aus der Zeit vor dem 2.Weltkrieg ragen, war *E. von Eickstedt* eine der großen Figuren. ....seine Indienexpeditionen und die zahlreichen darüber veröffentlichten Berichte in der `Rassenkunde und Rassengeschichte der Menschheit´, die ihm Weltruhm einbrachte, insbesondere einige Abschnitte darin (z.B. `Der arische Rassenirrtum´, S.328)... ließen ihn vielfach, auch im Ausland, als Hauptvertreter ...gegen die Rassenideologie erscheinen, während anderen seine starke rassenkundliche Ausrichtung schon als NS-verdächtig erschien."[622].... „Protest" (gegen die Umbenennung der Gesellschaft für physische Anthropologie in Gesellschaft für Rassenkunde, d.Verf.) „kam ausgerechnet von der Seite, wo am meisten Rassenforschung betrieben wurde...in der `Forschung am Menschen´mokierte sich von Eickstedt in elegant-verschachtelten Worten über die Umbenennung.."[623]
Letzlich erscheinen Schwidetzkys Ausführungen zur Rolle der Anthropologie im NS, wenn nicht das ganze Buch, das ohne greifbare Ergebnisse bleibt, als Apologie in eigener Sache. Hubert Walter, mit dem ich über dieses Buch gesprochen habe, bezeichnete „Maus und Schlange" als „das überflüssigste Buch, das zu dieser Thematik geschrieben wurde."
1988 schließlich schrieb Schwidetzky in „Anthropologie. Handbuch der vergleichenden Biologie des Menschen", der nun von Knußmann herausgegebenen dritten Auflage des Martin-Buches (die Tatsache, daß sowohl Sallers „Rassengeschichte der Menschheit" post mortem von Schwidetzky als auch dieses, in der zweiten Auflage von Saller publizierte Werk, von Knußmann herausgegeben wurde, entbehrt nicht einer gewissen bitteren Ironie und spricht im Übrigen für glänzende Verbindungen Schwidetzkys und Knußmanns sowohl in der Fach- als auch der Verlagswelt) , einen Beitrag zur Geschichte der Anthropologie, in dem sie unter anderem Otto Reches Methode zur Abstammungsbestimmung, auf der die Gutachten für das Reichssippenamt und das NSDAP-Rassenamt basiert hatten, ganz unschuldig als bedeutende wissenschaftliche Leistung bezeichne-

---

621 vgl. ibid., S.92 ff
622 ebenda
623 ibid.,S.96

te[624]. Dieser Aufsatz, mit dem, wie Michelsen treffend ausdrückt, Knußmann „eine NS-Täterin ihre eigene Geschichte schreiben" ließ[625], stieß auf harsche Kritik der Kollegen Walter und Seidler[626].

Zur Jahreswende 1989/90 kam es auch an der Universität Mainz selber zu einem Eklat, nachdem es schon 1985 studentische Proteste gegen Schwidetzkys Lehrinhalte gegeben hatte. Als wiederum Studierende, vor allem der Biologie, Schwidetzy und ihren Schüler und mittlerweile Lehrstuhlnachfolger Wolfram Bernhard einerseits wegen rassistischer Standpunkte und mangelnder Bereitschaft, sich mit der NS-Vergangenheit auseinanderzusetzen kritisierten, andererseits mit ihnen diskutieren wollten, lehnten Schwidetzky und Bernhard diese Diskussion kategorisch ab. Schwidetzky drohte einem Studenten eine mit DM 10.000 bewährte Unterlassungsklage an, wenn dieser ihr eine NS-Vergangenheit unterstelle. Statt Schwidetzky und Bernhard erschien in Mainz der eigens aus Bremen angereiste Hubert Walter, der sich der Auseinandersetzung stellte. Aus einer Diskussion mit Schwidetzky und Bernhard, wie sie geplant war, wurde eine Diskussion über diese.

Schwidetzkys Sohn Friedrich Wilhelm Rösing bewegt sich weiterhin in den Traditionen altüberkommener Rassenlehre, während Ina Rösing, wie ihr Bruder an der Universität Ulm tätig, als Ethnologin mit bedeutenden Feldforschungen zu indigenen Völkern der Anden nicht im Zusammenhang mit der Breslauer bzw. Mainzer Schule gesehen werden kann; „Maus und Schlange" ist in dieser Hinsicht eine singuläre Publikation.

Festzuhalten bleibt schließlich noch, daß Schwidetzky im Herbst 1991, nach den Ereignissen von Hoyerswerda, einen großformatigen Aufruf in der *Mainzer Rheinzeitung*, der sich gegen Rassismus und Fremdenfeindlichkeit wandte, mitunterzeichnete. Ob dies als Indiz für das Auseinanderklaffen zwischen rassistischer Theorie und moderatem Alltagsverhalten gewertet werden kann, wie wir dies auch im Umgang mit afrikanischen Kollegen finden, als späte, altersweise Einsicht oder gar als billige, folgenlose Good-Will-Geste ähnlich wie Eickstedts Unterschrift unter das UNESCO-Rassenstatement, werden wir nicht mehr erfahren.

**Ilse Schwidetzky starb am 18. März 1997. Von einigen wenigen Relativierungen der Eickstedt'schen Rassenlehre abgesehen, die teilweise durch die Fachentwicklung einfach erzwungen wurden, und**

---

[624] vgl. Schwidetzky, Geschichte der Anthropologie, in: Knußmann, Rainer, Anthropologie. Handbuch der vergleichenden Biologie des Menschen, Stuttgart/New York 1988, S.47-126

[625] vgl. AG gegen Rassenkunde, a.a.O., S.115

[626] vgl. Walter, Hubert, Rezension zu Rainer Knußmann (Hg.): Anthropologie, Bd I, Teil 1, in: Anthropologischer Anzeiger 47 (1989), S.87-95, Seidler, Horst, Herrschaft der Rasse. Zur Perversion der Rassenlehre im Nationalsozialismus, in: VDBiol - Mitteilungen des Verbandes Deutscher Biologen, Beilage zu: Naturwissenschaftliche Rundschau, Heft 11/1988, S.1659 ff sowie Kattmann, Ulrich, Seidler, Horst, Rassenkunde und Rassenhygiene. Ein Weg in den Nationalsozialismus, Praxis Geschichte, Oldenburg/Bremen 1989, S.16

**vereinzelten Äußerungen, wie der Forderung, das Miteinander der Völker gleich dem der Individuen zu regeln sowie einer späten Unterschrift, sind bis zu ihren letzten Publikationen keine bedeutenden Veränderungen ihres Denkens feststellbar, vielmehr blieb sie offensichtlich bis an ihr Ende eine Vertreterin einer NS-Traditionen in neuem Gewand fortsetzenden Forschung und Lehre, jedoch ohne Bezug zur praktischen Politik. Als Rassistin im persönlichen Denken und Handeln läßt sie sich nicht bezeichnen. Auf der anderen Seite sind wesentliche Publikationen zur Paläoanthropologie und zum Neolithikum nicht als ideologisch gefärbt anzusehen und haben auch bis heute Bestand.**

# 6. Kapitel: Forschung und Lehre Rainer Knußmanns

Rainer Knußmann hatte noch bei Eickstedt studiert. 1960 promovierte er bei Ilse Schwidetzky zum Thema „Konstitution und Partnerwahl". In dieser Arbeit wurde die Ehepartnerwahl biologistisch als Verbindung aus Suche nach dem Träger/ der Trägerin optimaler Erbinformationen und durch Körperbaumerkmale vermittelter „Siebung" begriffen. 1962 wurde Knußmann Schwidetzkys Assistent.

Besonders bemerkenswert unter Knußmanns frühen selbstständigen Publikationen ist sein Forschungsbericht aus Namibia. 1968 hatte ihm die DFG eine Expedition zu den Dama, einem armen Volk von Kleintierhirten in Namibia, finanziert. Über diese Reise, die in sehr enger Zusammenarbeit mit den südafrikanischen Behörden organisiert wurde, berichtete er im folgenden Jahr in *Homo*. Sein Forschungsbericht befindet sich dabei übrigens in zweifelhafter Nachbarschaft: Im gleichen Band referierte die schon im Eingangskapitel erwähnte Sophie Ehrhardt über „Zigeunerschädel"[627].

**Eine Reise in den „südwestafrikanischen Busch"**

Die Notwendigkeit seiner Forschungsreise zu den Dama begründete Knußmann damit, daß über dieses Volk zwar ethnologisches und linguistisches Material existiere, aber kaum metrische und serologische Daten, erst recht keine Reihenuntersuchungen. Diese Lücke zu schließen, erschien ihm sehr wichtig. Als Bezeichnungen für die Dama führte er außer Eigen- bzw. Benennungen durch benachbarte südwestafrikanische Völker, nämlich Dama und Damara, auch diskriminierende Bezeichnungen der Buren, und zwar Klipp-Sand- und Honigkaffern auf, ohne dies zu problematisieren[628], ebenso, wie er die Khoi-Khoin und Nama mit ziemlicher Selbstverständlichkeit als „Hottentotten" bezeichnete. Die „Reise in den südwestafrikanischen Busch"[629], die Knußmann gemeinsam mit seiner Frau Renate Knußmann unternahm, dauerte vom 13.07. bis 03.11.1968. Hinsichtlich des ethnischen Erscheinungsbildes der weißen, überwiegend burischen oder deutschstämmigen Bevölkerung stellte er ein Überwiegen des „fälischen Typus" fest. Die Deutschen seien in Namibia überall gut angesehen, und man verbinde mit der deutschen Kolonialzeit ( in der immerhin Herero und Ovambo niedergemetzelt sowie sog. „Rehobother Bastards" zwangssterilisiert wurden) eine positive Erinnerung. Als eine „unter der weißen Bevölkerung weit verbreitete Eigenschaft" nannte er „eine große Gastfreundschaft und Hilfsbereitschaft"[630], ohne auf die rassistische Diskriminierung der UreinwohnerInnen oder das südafrikanische Besatzungsregime in Namibia einzugehen.

---

627 vgl. Homo, Band XX, Heft2, Göttingen/Zürich/Frankfurt 1969, S.95-109
628 vgl. Knußmann, a.a.O., S.34
629 Knußmann, ibid.,S.35
630 ibid., S.37

Auch die Lebensweise der Indigenen schilderte er in dürren Worten ohne eine Spur von sozialem Problembewußtsein. Es wurde lapidar darauf eingegangen, daß sie teils in Reservaten, teils in ghettoartigen städtischen Lokationen und teils in Hütten auf dem Gelände ihrer Dienstherren, d.h. weißer Farmer wohnen würden. Die Beschreibung des Erscheinungsbildes namibischer Völker folgte einem äußerst klassischen Muster: „Rassisch entsprechen die Ovambo dem, was man sich in Europa landläufig unter typischen Negern vorstellt....Nach der **v. Eickstedtschen** Rassenklassifikation (1934) gehören die Ovambo eindeutig zur Gruppe der Neonegriden.“[631]. Und in Anlehnung an Eickstedt gebrauchte Knußmann auch den Terminus „Kafride“, womit ein Schimpfwort -“Kaffer“- durch Latinisierung in eine wissenschaftliche Bezeichnung verwandelt wurde[632]. Was die Herero angeht, befand sich Knußmann mit Eickstedt im Dissenz: „Sie sind ein außerordentlich stolzes Volk, deren Sprache zwar wie das Ovambo zur Bantu-Sprachfamilie gehört, doch setzen sie sich durch hamitische Kulturelemente und vor allem auch im somatischen Habitus von den übrigen Bantu Südwestafrikas deutlich ab. So zeigen sie unverkennbare äthiopide Züge.**Von Eickstedt**(1934) ...stellte sie aber doch zu den Bantuiden, worin ich ihm nicht folgen kann. Ich habe keine Bedenken, die Herero als Äthiopide oder allenfalls äthiopid-bantuide Mischformen zu bezeichnen.“[633] Derlei Erläuterungen verband Knußmann mit Fotos von als typisch angesehenen VertreterInnen der entsprechenden Ethnien. Interessant ist eine streckenweise festzustellende Modernisierung des Vokabulars, die indes die zugrundeliegenden Denkmuster eher konserviert. So charakterisierte Knußmann die „Buschmänner“ nicht mehr, wie Eickstedt, als „infantil-primitiv“, sondern als „pädomorph“, und damit ist ausdrücklich nicht die Körpergröße gemeint, da Knußmann die Angehörigen dieser Ethnie als gleichermaßen kleinwüchsig und pädomorph bezeichnete[634].

Kommen wir nun zu den Dama. Einführend stellte Knußmann fest, daß diese in ausgesprochenen Rückzugsgebieten leben. Diese Tatsache läßt sich nicht bestreiten, ihre Erwähnung im Zusammenhang mit Nama und Herero als „Herrenvölker“[635] erweckt aber Assoziationen an Eickstedts Rassendynamik mit ihrer Vorstellung von unwirtlichen Gebieten als Rückzugsräume „primitiver“ Völker. In eigenwilliger Arithmetik stellte Knußmann die „Durchmischungsgrade“ nicht „reinrassiger“ Dama anhand von Fotos dar, was sich allerdings recht schwierig gestaltete, da „schon ein Viertel Herero-Blut auch für den Geübten...oft nicht mehr eindeutig erkennbar ist.“[636].

---

[631] ibid.,S.38

[632] Polemisch möchte der Verfasser hier anfragen, warum es eigentlich nicht den Fachterminus „bimbid“ gibt, abgeleitet aus „Bimbo“.

[633] Knußmann, ibid., S.39 ff

[634] ibid., S.41

[635] ibid., S.42

[636] ibid.,S.47

Daten wurden zunächst in einer städtischen Lokation, Katutura, gewonnen, da das Ehepaar Knußmann von der Überlegung ausging, „daß es zweckmäßig sein würde, zunächst innerhalb des zivilisierten Gebietes Erfahrungen im Umgang mit den Dama zu machen.“[637].
Davon ausgehend wurden dann auch Dama in zwei Reservaten und auf drei von Weißen bewirtschafteten Farmen untersucht. Knußmann schilderte die Erhebungen als insgesamt unter einem günstigen Stern stehend, da die Dama überwiegend gutmütig und leicht ansprechbar gewesen seien und sich bei aufkommender Ungeduld durch das Verteilen von Bonbons die Stimmung schnell verbessern ließ. Außerdem wurde der Bereitschaft, sich von Knußmanns vermessen zu lassen, durch ein Trinkgeld nachgeholfen, was allerdings dazu führte, daß sich , so Knußmann wörtlich, „besonders `geschäftstüchtige´ Dama“[638] wiederholt meldeten oder aber „Mischlinge“, während Knußmann betonte, an „reinrassigen“ Dama interessiert zu sein.Hierzu mußte er beiläufig allerdings feststellen, daß die Dama sich selber nicht ethnisch-biologisch, sondern in sozialen und territorialen Zusammenhängen definierten. Die Arroganz des die Dinge besserwissenden europäischen Wissenschaftlers kam in seinen Worten recht deutlich zum Ausdruck, etwa wenn er schrieb: „Es kam vor, daß z.B. ein Eingeborener auch nach ausführlicher Belehrung zwar ohne weiteres zugab, daß sein Vater Ovambo sei, aber darauf bestand, seine Mutter und er seien echte Dama.“[639].
Die Untersuchungen selber, die vom Ehepaar Knußmann durchgeführt wurden und pro Proband etwa zwanzig Minuten in Anspruch nahmen, setzten sich aus Personalien (Alter, Geschlecht, Name, Wohnort, Beruf), morphologischen Messungen (anhand der Meßpunkte von Martin und Saller sowie einer Hautfarbentafel nach Eickstedts Lehrer Luschan), ferner einer PTC-Schmeckprobe und einer Blutprobe zusammen.
Zur konkreten Lebensweise der Dama führte Knußmann aus, daß sie traditionell in Rundhütten aus Ästen, Sand, Wasser und getrocknetem Kuhmist, sog. Pontoks, leben würden, die mehr und mehr durch Wellblechhütten und in den städtischen Lokationen („Werften“) Steinhäuser abgelöst würden. Ihre Wirtschaftweise wurde als sehr einfache Kleinviehwirtschaft beschrieben, bei der vor allem Ziegen ungehütet und ohne Weidezaun auf dem kargen Gelände umherlaufen und äsen würden. Etwas despektierlich äußerte sich Knußmann über die Tatsache, daß die Dama, die er als sehr arm bezeichnete, „soweit sie nicht vom Kommissar zu einer Tätigkeit engagiert sind, mehr oder weniger untätig“[640] herumsitzen würden.
Als bemerkenswert hob Knußmann hervor, daß die Gesellschaft der Dama nur eine geringe soziale Differenzierung und flache Hierarchien aufweise.Auch die Tatsache, daß uneheliche Kinder bei sehr jungen Frauen

---

637 ibid.,S.44
638 ibid., S.47
639 ebenda
640 ibid.,S.52

nicht als ehrenrührig galten, erschien ihm auffällig. Unter dem Oberbegriff „Charakter und Begabung“ handelte er das, was er an Mentalität auszumachen vermeinte, folgendermaßen ab: *„Die Dama erwiesen sich als ein freundlicher, friedlicher und gutmütiger Menschenschlag.* Sie sind lustig und lachen gerne. Im Untersuchungslager herrschte zwar gewöhnlich eine gewisse Zurückhaltung...in der Regel löste sich die Stimmung auch schließlichund schlug zur heiteren Seite um...Auch eine Art Galgenhumor, durch den ganz offensichtlich die große Angst vor der Untersuchung versteckt werden sollte, war gelegentlich festzustellen...Die Dama bleiben(..) auch unter Alkoholeinfluß - im Gegensatz zu anderen Volksstämmen, bei denen in diesem Zustand das Messer locker sitzt und sich laufend tödliche Zwischenfälle ereignen - in der Regel friedlich....Diese Friedfertigkeit der Dama dürfte im Verband mit ihrer Gutmütigkeit beigetragen haben zu ihrer sozialen Stellung, in der sie von den Kolonisatoren angetroffen wurden“ (Gemeint ist ihr Leben in räumlichen Rückzugsgebieten und die materielle Benachteiligung gegenüber Herero und Nama, d.Verf.) „In das oben skizzierte Bild paßt gut, daß die Dama in ihrem Verhalten eine ausgeprägte *ontogenetische Primitivität* erkennen lassen. Sie sind naiv, augenblicksgebunden und sehr ablenkbar. Es fehlt ihnen das Durchhaltevermögen, wie wir es gelegentlich bei Helfern mit Herero-Blut in reichlichem Maße vorfanden. In diesem Zusammenhang wird auch die passive Einstellung der Dama zum *Tod* verständlich: Der relativ kindliche Zustand der Psyche bedeutet eine geringe Individuation und eine mäßige Strukturiertheit des noetischen Oberbaus, womit eine Ursprünglichkeit im Sinne einer Naturverwobenheit und damit einer unscharfen Abhebung des Ichs von der Umwelt verbunden ist....Die Dama sind offenbar sehr *sprach- und musikbegabt*...Demgegenüber geht den Dama die *Fähigkeit zum Rechnen*, wie wir sie bei Vertretern der Nama durchaus antrafen, weitgehend ab.“[641].

Ohne selber Erfahrungen mit ethnologischen Feldforschungen zu haben, halte ich es für durchaus angemessen, hier von einer geradezu haarsträubenden Übertragung vorgefaßter Meinungen auf die untersuchte Ethnie zu sprechen. Die Einordnung der Dama als „palänegride“ Gruppe nach Eickstedt wurde von Knußmann scheinbar vorausgesetzt, eine Frage nach der Zulässigkeit bzw. Aktualität der Eickstedt´schen Rassentheorien im Jahre 1969 gar nicht erst aufgeworfen. Die Selbstdefinition dieses Volkes, die sich weder an einer morphologisch beschreibbaren „Rasse“ noch an einem zusammenhängenden Fortpflanzungskreis festmachte, wurde von Knußmann zwar zur Kenntnis genommen, interessierte aber nicht weiter, ebenso, wie Ängste der Untersuchten vor den Knußmanns und ihren Helfern zwar festgestellt und im Rahmen des Untersuchungsvorhabens als lästig empfunden, nirgendwo aber im Sinne etwa der Apartheidproblematik thematisiert wurden. Was das Trinkverhalten der Dama angeht, erscheint es vielleicht bemerkenswert, daß sie im Gegensatz zu den oftmals real vorgefundenen, aber mindestens ebenso als Kli-

---

641 ibid.,S.56 ff

schee verbreiteten Vorstellung der vernichtenden Auswirkungen des Alkohols auf „Naturvölker" sich weitgehend unkontrolliertem Alkoholkonsum hingaben, ohne davon aggressiv zu werden. Daraus aber weitere Schlußfolgerungen abzuleiten, etwa, diese Friedfertigkeit in einen direkten Zusammenhang mit einer kollektiv kindlichen Mentalität zu bringen, die wiederum „rassisch", also erbbiologisch begründet sein soll, ist ,m.E. absurd. In Irland, Belgien, Großbritannien, Mexiko und Deutschland, um willkürlich ein paar Beispiele herauszugreifen, sind Schlägereien im Suff ein relativ häufiger Grund für polizeiliches Eingreifen, in Schweden, Finnland und weiten Teilen Osteuropas ist dagegen statistisch gesehen der friedliche Alkoholexzeß viel typischer. Was folgt daraus bitte an Konsequenzen für die ontogenetische Einstufung der entsprechenden Bevölkerungen? Kulturell bedingte Mentalität ohne Zusammenhang mit einem somatischen Typus schien für Knußmann, kaum verwunderlich im Hinblick auf die Eickstedt-Tradition, nicht zu existieren. Letzlich bewegt sich die Beschreibung von Verhaltensweisen und Einstellungen der Dama auf der Ebene der „Rassenpsychologie" - und das ist umso bemerkenswerter, als daß Knußmann *nicht* nur Anthropologie, sondern auch Psychologie studiert hatte.
Die Möglichkeit einer mangelnden Validität seiner Untersuchung hielt Knußmann zwar für gering, erwähnte aber als etwaigen Risikofaktor die Gefahr „einer unkontollierbaren Siebung durch die Untersuchungsbereitschaft bzw -ablehnung"[642]. Im Klartext: Da Charaktereigenschaften nach Eickstedt´scher Tradition als mit Konstitutionstypen und sonstigen Erbmerkmalen in Zusammenhang stehend betrachtet wurden, hätte das Verhalten der ProbandInnen sich „siebend" auf die biologischen Eigenschaften der untersuchten Gruppen auswirken können. Diese Konstruktion hat zwar eine stringente innere Logik, erscheint aber dem Verfasser ähnlich abstrus wie Schwidetzkys „Aussiebung der Leptosomen" am Beispiel Sardinien.
Am Ende seines Expeditionsberichts formulierte Knußmann folgendes Fazit:
„So kann gesagt werden, daß die Dama auf jeden Fall *negrid* sind und folglich mit den Hottentotten - trotz ihrer Sprachgemeinschaft mit diesen - rassisch nicht zusammengeworfen werden können. Aber auch unter den negriden Stämmen Südwestafrikas kommt den Dama somatologisch eine gewisse *Eigenständigkeit* zu...Im wesentlichen sind es zwei Komponenten, die bei den Dama immer wieder auffallen:
1. ein *palänegrider* Merkmalskomplex, der sich in mittlerer Körperhöhe, mesokephalem Hinterkopf, mäßig breiter, aber flacher Nase (Knopfnase), mäßig dicken Lippen und einer dunklen bis mäßig dunklen Hautfarbe (Auf der Volarseite des Unterarms...nach **v. Luschan**) zeigt.
2. *pädomorphe* Züge, wie sie in mäßiger Körperhöhe, relativ hohem Rumpf, kleinem Gesicht, steiler Stirn und dergleichen hervortreten.

[642] ibid., S.48

Obwohl sich anscheinend durchaus ein Eigentypus der Dama in Südwestafrika herausschält, liegt doch eine große Variabilität vor...was gerade in Anbetracht der durchmischten Verbreitung der verschiedenen Stämme und der Geschichte Südwestafrikas nicht überraschen dürfte."[643]. Hinsichtlich der Blutmerkmale ordnete Knußmann die Dama zwischen die „Mehrzahl der Negriden" einerseits und die Khoisaniden und Bambutiden (Bambuti= zentralafrikanische Zwergmenschen, vulgo Pygmäen) ein und fand auch damit ihre Zugehörigkeit zu den „Palänegriden" bestätigt. Insgesamt ordnete er die „Palänegriden" einer rassischen „Altschicht" zu. Dahinter steht die Auffassung, jede der „Hauptrassen" der Menschheit habe ihre urtümlichen Formen - das, was Eickstedt noch „primitive Rassen" nannte, die alle zusammengenommen die vielgestaltige „Altschicht" der Menschenrassen bildeten, welche dem Urmenschen näher stehe als der Rest der Weltbevölkerung. Damit erklärt sich also die sozial wenig differenzierte Gesellschaft der Dama ebenso wie ihre Armut und ihr Leben in einem „Rückzugsgebiet" aus seit Jahrzehntausenden mehr oder weniger unveränderten Erbanlagen, die diesen Menschen mit biologischer Notwendigkeit eine bestimmte Daseinsform aufzwingen würden. Interessant sind die eurozentrischen Wertungen bei der Wahrnehmung einer Knußmann nicht vertrauten Kultur: „Inwieweit die mangelnde Fähigkeit der Dama zum Rechnen bei gleichzeitiger guter Sprachbegabung als ein Ausdruck ontogenetischer Primitivität gewertet werden kann, sei dahingestellt."[644].und: „Die zuständigen Ärzte...kommen nur gelegentlich zu einer Sprechstunde in die Reservate. Leider sucht die Bevölkerung immer wieder noch Zauberer auf.". Letztere Feststellung besagt also nichts Anderes, als eine katastrophale medizinische Versorgung der Dama durch die „weißen" südafrikanischen Behörden, Knußmann aber trotzdem bedauerte, daß in dieser Notsituation viele Dama lieber auf ihre althergebrachte Erfahrungsmedizin vertrauten, der er offensichtlich jeden möglichen Heilerfolg in Gänze absprach. Eine borniertere Betrachtungsweise einer fremden Kultur, als sie in diesem Bericht zum Ausdruck kommt, ist wohl kaum vorstellbar.

1969 verließ Knußmann Mainz und wurde an der Universität Düsseldorf Abteilungsleiter für medizinische Statistik und Anthropologie unter Heinrich Schade, möglicherweise dem äußersten Rechtsaußen der deutschen Nachkriegsanthropologie. Schade war in der NS-Zeit Assistent Verschuers und Mitglied der Waffen-SS gewesen. Er war an der Begutachtung der sogenannten „Rheinlandbastarde" vor deren Zwangssterilisierung beteiligt gewesen, hatte nach dem Zweiten Weltkrieg zunächst als Vaterschaftsgutachter gearbeitet und wurde 1966 Professor für Anthropologie in Düsseldorf. Als Autor der rechtsradikalen Publikationen *Mankind Quarterly* und *Neue Anthropologie* blieb er bis in die Siebziger Jahre hinein der deutsch-faschistischen Rassenlehre treu.

---

643 ibid.,S.58
644 ebenda

Die Zusammenarbeit mit Schade blieb für Knußmann ein Intermezzo. 1972 wurde er nach Hamburg auf den seit 1963 vakanten Scheidt-Lehrstuhl berufen. Knußmann hatte nun die anstrengende Aufgabe, die gesamte Humanbiologie zu reorganisieren. Schon in der Zeit, als er die „Inbildlehre" vertrat, hatte Scheidt sein Institut heruntergewirtschaftet. Etliche Jahre der Nichtbesetzung des Lehrstuhls hatten ein Übriges getan. Letztendlich ist das heutige Hamburger Institut für Humanbiologie das Produkt Knußmanns und seiner engsten MitarbeiterInnen, wie etwa Virendra Chopra. Der aus Indien stammende Chopra war ebenfalls ein Mitarbeiter Schwidetzkys in Mainz gewesen und regelmäßiger Autor bei *Homo*. 1976 holte Knußmann ihn nach Hamburg. Im gleichen Jahr wurde Schwidetzky emeritiert. Lehrstuhlnachfolger wurde ein weiterer unmittelbarer Schüler, nämlich Wolfram Bernhard.

**Intelligenz und Psychobiologie**

1979 erschien beim Deutschen Institut für Fernstudien (DIFF), das auch für die Funkkollegs zuständig ist, in der Reihe *Studienbriefe für Biologielehrer.Grundlagen für den Biologieunterricht* der von Knußmann verfaßte Studienbrief „Vererbung und menschliche Intelligenz". Die Positionen, die Knußmann hier referierte, sind, wenn auch in relativierter Form, im Prinzip nichts Anderes als eine im neuen Zusammenhang aufgegriffene Rassenpsychologie; und dies wirkt umso schwerer, wenn sie in einer explizit als Grundlage für den Schulunterricht vorgesehenen Publikation erschienen. Wie bei Studienbriefen üblich, gliedert sich das Heft in relativ kurze, stark untergliederte Kapitel mit Übungsaufgaben, für die im Anhang Lösungen geliefert werden, was also ein positivistisches Lernmodell und keine offene Diskussion zu kontroversen Themen beinhaltet. Eingangs thematisierte der Autor zunächst den Begriff der menschlichen Intelligenz und unterschied zusammenfassend dabei zwei unterschiedliche Definitionen, nämlich solche, die einen einheitlichen Intelligenzfaktor, also eine konstante, auf unterschiedlichste Bereiche anwendbare Grundintelligenz annehmen, und solche, für die Intelligenz eine kumulative Größe ist, die sich aus verbalen, mathematischen, repetitiven und schlußfolgernden Fähigkeiten zusammensetzt. Als wichtig hob Knußmann hervor, daß auch die praktische Intelligenz, also das situationsangewandte Denken, hierbei berücksichtigt werden müsse. Intelligenz als Gegenstand genetischer Forschung begriff Knußmann als meßbare Intelligenz, damit ist dann Intelligenz qua definitionem das, was der Test mißt. Es ginge also nur darum, ein möglichst umfangreiches und vorurteilsfreies, vor allem von Vorwissen der Untersuchten unabhängiges Testsystem zu verwenden, und als Beispiel hierfür führte er einen auf unterschiedlichsten Formen konkreter Anwendungsintelligenz basierenden IQ-Test, den „Hamburg-Wechsler-Intelligenztest", an[645]. Anhand der IQ-Verteilung in der deutschen Bevölkerung teilte er diese ein in „Schwachsinnige" (idiotische, imbezile und debile), „Minderbegabte",

[645] vgl. Knußmann, Rainer, Vererbung und menschliche Intelligenz. Deutsches Institut für Fernstudien an der Universität Tübingen, Tübingen 1979, S.3

„Hochbegabte“ und „Höchstbegabte“. Ohne dies genau belegen zu können, erklärte der Autor, daß Intelligenz während der Evolution sich unterschiedlich auf verschiedene Gruppen vorzeitlicher Menschen verteilt haben müsse, da dies den Erblichkeitsgesetzen entspreche. So „folgt nach der heute allgemein anerkannnten Mutations-Selektions-Theorie, daß von den Urprüngen der Menschheit an eine genetisch bedingte Variabilität der Intelligenz innerhalb bestimmter Populationen bestanden haben muß. Nichts spricht dafür, daß beim rezenten Menschen die Mutabilität bezüglich der Intelligenz eingestelllt und alle individuellen genetischen Unterschiede ausgeglichen worden wären. So läßt sich aus der phylogenetischen Entstehung der menschlichen Intelligenz- unabhängig von den Problemen der Intelligenz-Tests - bereits ableiten, daß auch an der Variabilität der Intelligenz in heutigen Bevölkerungen das Erbgut beteiligt sein muß.“[646]. Dieser Standpunkt ist nun alles Andere als unumstritten, ist doch neben den diversen Erblichkeits- und Milieutheorien, die einander weitgehend ausschließen, ein konkretes Gen für „Intelligenz“ nicht gefunden worden, und folgen wir Knußmanns eigener Beschreibung der multifaktoriellen Zusammen setzung des Begriffs der Intelligenz, wird dieses natürlich auch nie zu finden sein. Nur begriffliche Krücken wie die sattsam bekannte Vorstellung der „Siebung“ bringen es zustande, so etwas wie eine Heredität von Intelligenz plausibel zu machen, die sich dann aus einer Kulmination unterschiedlichster Einzelanlagen zusammensetzen würde-wobei aber keine einzige dieser angeblichen Anlagen bislang konkret nachgewiesen wurde, sondern diese ebensogut samt und sonders milieugeprägt sein könnten. Zur Begründung einer angenommenen Erblichkeit von Intelligenz müßte Letztere daher durch Testuntersuchungen nachweisbar sein. Hierfür nannte Knußmann den Vergleich miteinander verwandter und nicht verwandter Personen, die Analyse des Einflusses von Umweltveränderungen und als angeblich beste Methode die vergleichende Zwillingsforschung.

Während bei Familienuntersuchungen „durch Tradition Vererbung vorgetäuscht werden kann“[647], ist dies bei eineiigen Zwillingen, die getrennt aufgewachsen sind, nicht der Fall. „Da sie völlig gleiches Erbgut haben, sind die Unterschiede zwischen EZ-Partnern auf Umwelteinflüsse zurückzuführen. Nach dem Zufallsprinzip zusammengestellte Paare nicht - verwandter Personen, die wie die oben genannten EZ getrennt voneinander aufgewachsen sind, besitzen durchschnittlich erheblich größere Körperhöhenunterschiede als die EZ-Partner. Dieser Betrag, um den die nicht-verwandten Personen einander unähnlicher sind als die EZ-Partner, muß auf dem unterschiedlichen Erbgut der nicht-verwandten Personen beruhen. Die Erblichkeit der eineiigen Zwillinge ist das entscheidende Moment in der Zwillingsforschung, da daraus folgt, daß alle Unterschiede innerhalb eineiiger Zwillingspaare auf Umwelteinwirkungen beruhen müssen. Mißt man die Variabilität der eineiigen Zwillinge,so hat

[646] ibid., S.6
[647] ibid., S.7

man damit eine von Umwelteinflüssen verursachte Variabilität gemessen. ....besitzt man die Werte der umweltbedingten Variabilität des IQ bei eineiigen Zwillingspaaren, so steht eine Vergleichszahl zur Verfügung, anhand derer - unter Einschluß der Gesamtvariabilität der Bevölkerung - der Anteil des Erbguts an der Gesamtvariabilität errechnet werden kann."[648]. Hier liegt allerdings der Hase im Pfeffer. Das beginnt schon mit der angesprochenen Gesamtvariabilität der Intelligenz in der Bevölkerung, denn flächendeckende Reihenuntersuchungen auf IQ in der Bevölkerung gibt es nicht, die verschiedenen Intelligenztests sind in der Fachwelt umstritten. Aber selbst wenn wir die Gültigkeit und Zuverlässigkeit eines Verfahrens, etwas des von Knußmann dargestellten- Hamburg-Wechsler-Tests, anerkennen und uns mit Stichproben in der Bevölkerung begnügen, um eine bestimmte Intelligenzverteilung anzunehmen, und sei es nur im Sinne einer allgemeinen Schätzung, so liegt ein besonderes Problem bei den Zwillingspaaren. Dies erkannte auch Knußmann: „Die eineiigen Zwillingspartner müssen einer Umweltverschiedenheit gleichen Grades ausgesetzt sein wie durchschnittlich nicht-verwandte Personen derselben Bevölkerung. Die eineiigen Zwillingspaare müssen eine repäsentative Stichprobe aus der betreffenden Bevölkerung darstellen."[649]. Dies ist in der Praxis außerordentlich schwierig, denn Zwillinge, die völlig, am besten sofort nach der Geburt getrennt und nicht nur getrennt, sondern auch in unterschiedlichen sozialen Milieus aufgewachsen sind, in einer für eine Repräsentativstudie ausreichenden Zahl zu finden ist fast ein Ding der Unmöglichkeit. Empirische Untersuchungen mit sehr vielen ProbandInnen beschäftigen sich daher im Allgemeinen mit Zwillingen an sich, nicht speziell mit getrennt aufgewachsenen, wie die von Knußmann aufgeführten Untersuchungen von Husen aus den fünfziger Jahren aus schwedischen Rekrutenmusterungen. Daß sich bei diesen ein höherer Übereinstimmungskoeffizient von eineiigen gegenüber zweeiigen Zwillingen finden läßt, kann hinsichtlich der Erbe-Umwelt-Fragestellung nichts aussagen.
Hinsichtlich getrennt aufgewachsener eineiiger Zwillingspaare führte Knußmann die Untersuchungsergebnisse des amerikanischenIQ-Forschers Arthur Jensen an, eines erklärten Anhängers der Neuen Rechten, Beiratsmitglied von Jürgen Riegers *Neuer Anthropologie* und Vertreter der These, Intelligenz sei exakt meßbar, in einem Stufenmodell darstellbar und zu 80% erblich. Jensen, der gemeinsam mit dem Harvard-Professor Herrnstein und seinem Lehrer Hans Eysenck zu den Gegnern einer völligen schulischen Gleichstellung von schwarzen und weißen Schulkindern gehört[650], ist wohl weit eher als Ideologe denn als

---

648 ibid., S.7 ff.

649 ebenda

650 Zu Jensen und dem Personengeflecht Jensen/Eysenck/Herrnstein vergl. Kühl, Stefan, Die Internationale der Rassisten. Aufstieg und Niedergang der Internationalen Bewegung für Eugenik und Rassenhygiene im 20. Jahrhundert., Frankfurt/New York 1997, S.223-232, außerdem die Ausführungen zu Rechts-

seriöser Fachwissenschaftler anzusehen. Seine behaupteten Intelligenzunterschiede zwischen schwarzen und weißen US-BürgerInnen formulierte er erstmals öffentlich 1969, als einerseits die US-Regierung in den letzten Südstaaten die Koedukation schwarzer und weißer Schulkinder durch den Einsatz der Nationalgarde erzwang und andererseits FBI und CIA mit dem Counter Insurgency Intelligence Program (COINTELPRO) begannen, einer Kampagne systematischer Desinformation und Gegenpropaganda gegen die schwarze Bürgerrechtsbewegung, verbunden mit geheimdienstlichen Operationen gegen die Black Panther Party. Jensens Aufsatz basierte zwar auf einem älteren Beitrag von 1967; angesichts seiner Verbindungen im rechten bis rechtsradikalen Establishment ist diese zeitliche Koinzidenz dennoch kaum als Zufall zu werten.

- Ob er nun vom Hintergrund Jensens Kenntnis hatte oder nicht (und es ist ziemlich wahrscheinlich, daß er sie hatte, vgl. das letzte Kapitel dieser Arbeit), Knußmann stützte seine Schlußfolgerung, „daß der wahre Anteil des Erbguts an der Ursächlichkeit der Bevölkerungsvariabilität zwischen 75 und 80 % liegt“[651] auf dessen Zahlen. Als „beste Untersuchungsserie getrennt aufgewachsener eineiiger Zwillinge“[652] bezeichnete er die Untersuchungen von Sir Cyril Burt, wenn er auch einräumen mußte, daß diese neuerdings angezweifelt würden. Seiner Auffassung nach wäre „eine Nachprüfung...nicht mehr möglich, da der Autor verstorben ist und das Untersuchungsgut nicht mehr existiert.“[653]. Das ist eine sehr freundliche Umschreibung eines der größten Betrugsmanöver der Wissenschaftsgeschichte: Drei Jahre vor der Publikation von „Vererbung und menschliche Intelligenz“ hatte der damalige Medizinredakteur der Londoner *Sunday Times*, Oliver Gillie, festgestellt, daß die beiden Assistentinnen, die Burts Daten angeblich gegengerechnet hatten, frei erfundene Personen waren und daß er sich zumindest den größeren Teil seiner ProbandInnen ebenfalls ausgedacht hatte. Laut Leon Kamin von der Princeton University hatte Burt die Zahl der untersuchten Zwillingspaare willkürlich von zwanzig auf dreiundfünfzig gesteigert. Wäre Knußmann wirklich rückhaltlos ehrlich und konsequent gewesen, statt sich von liebgewonnenen Vorurteilen leiten zu lassen, wie sie in der Breslauer/Mainzer Schule Tradition hatten, hätte er sagen müssen, daß die Burt´schen Zahlen nicht mehr verwendet werden können. Gleiches gilt im Übrigen für Jensen, der kaum eigene Messungen durchgeführt hat, sondern hauptsächlich die Untersuchungsergebnisse Anderer interpretierte - vor allem die von Burt. Seit Galton 1876 die These formuliert hat, die vergleichende

---

radikalen im letzten Kapitel dieser Arbeit; zu Jensen außerdem Gould, Stephen Jay, Der falsch vermessene Mensch, Frankfurt 1988, S. 260 ff, zu Herrnstein vergl. Frankfurter Rundschau vom 27.10.94 sowie dessen eigene, an Rassismus kaum zu überbietende Publikation Herrnstein, Richard/Murray, Charles, The Bell Curve, New York 1994

651 Knußmann, a.a.O., S.13

652 ibid., S.14

653 ebenda

Zwillingsforschung gestatte den Nachweis, welche Eigenschaften ererbt sind und welche nicht, hat es keine einzige Zwillingsstudie hinsichtlich der Heredität von Intelligenz gegeben, die in der internationalen scientific community allgemein anerkannt ist.
Auch ohne Burts Daten seien laut Knußmann die vorliegenden Forschungsergebnisse immer noch so zu interpretieren, daß der Erbanteil an der IQ-Varianz bei 70% liege, was sich aber wiederum auf die Zahlen von Jensen stützt.
Offensichtlich war Knußmann von den Zahlen Burts und Jensens besonders beeindruckt; hinsichtlich der Korrelationskoeffizienten von Erbmerkmalen zwischen Eltern und Kindern war er sehr viel vorsichtiger und betonte den Einfluß von Sozialisation und Nachahmung. Die Korrelation von Merkmalen zwischen Eltern- und Kindgeneration in Familien ist demzufolge „jedoch nur bezüglich Merkmalen gerechtfertigt, bei denen von vornherein nicht mit einem Einfluß der familiären Umwelt gerechnet werden kann (z.B. Hautleistenmerkmale, Windungen der Ohrmuschel, Augenfarbe). Zu diesen Merkmalen gehört die Intelligenz sicherlich nicht."[654].
Als Endergebnis-und Lösung einer entsprechenden Übungsaufgabe im Studienbrief - hielt Knußmann Folgendes fest: „...die Beeinflußbarkeit der Intelligenz durch unterschiedliche Umweltbedingungen ist in wesentlich geringerem Umfang möglich als die Beeinflussung durch unterschiedliches Erbgut." In einer als Weiterbildungsmatrial für Lehrkräfte herausgegebenen Schrift kommt einer solchen Position, die für sich Objektivität beansprucht, eine nicht zu unterschätzende Bedeutung zu. Damit nämlich sieht es um die postulierten Chancen sog. „minderbegabter" Kinder aus Unterschichtsfamilien hinsichtlich schulischer Integration oder des sozialen „Aufstiegs durch Bildung" (eine Leitlinie sozialliberaler Schul- und Wissenschaftspolitik in den Siebziger Jahren) schlecht aus; allerdings auch nicht gerade hoffnungslos, wie wir gleich sehen werden.

Auch hinsichtlich von IQ-Korrelationen bei unterschiedlichen Verwandtschaftsgraden hielt sich Knußmann weitgehend an Material von Jensen. Hinsichtlich der Intelligenzunterschiede zwischen Adoptivgeschwistern und Kindern leiblicher Eltern behauptete Knußmann nicht das Gleiche wie Schwidetzky im Fischer-Anthropologielexikon in Bezug auf Heimkinder, sondern stellte deutliche Übereinstimmungen fest. Dies stützte für ihn aber dennoch nicht die Milieu- gegenüber der Erblichkeitsthese, denn: „Andererseits muß in Rechnung gestellt werden, daß Adoptivgeschwister möglicherweise nicht über den gleichen Grad der Erbgutverschiedenheit verfügen wie zwei nach dem Zufallsprinzip ausgewählte Personen unserer Bevölkerung. Hier tritt nämlich wiederum der Umstand in Erscheinung, daß die Vermittlung über die Jugendämter nicht völlig zufällig geschehen dürfte, weshalb in ihrer Herkunft und damit möglicherweise im Erbgut einander ähnliche Kinder in die gleiche Familie gelangen

[654] ibid.,S.15

könnten. Es läßt sich deshalb nicht ausschließen, daß die Korrelationen zwischen Adoptivgeschwistern gar keinen, oder doch keinen ausschließlichen Umwelt-, sondern einen Siebungseffekt darstellt."[655] . Lax gesprochen, eignet sich die gute alte Siebungshypothese doch immer recht gut, um Daten zurechtzubiegen, die dem eigenen Menschenbild nicht entsprechen.

Zur direkten Schätzung des Verhältnisses von Umwelt und Erbgut bezog sich Knußmann auf Daten von Lee aus dem Jahre 1935, zitiert nach Jensen (1969) sowie auf solche von Burks von 1928, was nun nicht gerade dem Stand der Forschung im Jahre 1979 entsprach. Andererseits erwiesen sich diese Daten innerhalb von Knußmanns Argumentation als „stimmig", denn: „Dieser Befund paßt gut zum Resultat der Zwillingsforschung von 75-80% erbbedingter Varianz des IQ."[656].

- „Bestätigen" diese Befunde in Knußmanns Lesart eine angebliche Erblichkeit von Grunddispositionen zur Intelligenz, also geistigen Anlagen, so ist damit noch nichts über Lernfähigkeit gesagt, also die Möglichkeiten von Training und Erziehung, die ja für Lehrkräfte im Mittelpunkt stehen müssen (und denen Schwidetzky, wie gezeigt, eine Absage erteilt hatte.). Knußmann betonte, daß selbst bei als „leicht schwachsinnig" eingestuften Kindern durch Training eine beachtliche Anhebung des IQ erzielt werden konnte, was sich im Übrigen mit der Beobachtung deckt, daß bei Angehörigen akademischer oder journalistischer Berufe die Altersdemenz im Durchschnitt später einsetzt als etwa bei HilfsarbeiterInnen.Demzufolge müßte also, auch wenn wir die Frage nach den Erbanlagen für Intelligenz ganz ausklammern, diese in sehr hohem Maße durch Training und Praxis beeinflußbar sein. Dies wurde von Knußmann auch nicht in Abrede gestellt, aber mit der Vorstellung einer Heredität von Intelligenz in Übereinstimmung gebracht: „Derartige Trainingseffekte werden gelegentlich als vermeintliche Beweise dafür angeführt, daß Intelligenz nichts mit Erblichkeit zu tun habe. Die Verfechter einer solchen Interpretation der Trainingseffekte argumentieren, daß die Möglichkeit der Angleichung unterdurchschnittlicher IQ-Werte an den Durchschnitt mittels Umwelteinflüssen offensichtlich werden lasse, daß die Abweichung vom Durchschnitt nicht erblich fixiert sei. Der Trugschluß liegt darin, daß übersehen wird, daß die Intelligenz wie nahezu alle Leistungen des Organismus durch Training nicht nur bei den unterdurchschnittlichen, sondern mehr oder weniger bei allen Individuen verbessert werden kann....Wir können demnach nur die Variabilität von Merkmalen, nicht aber deren absoluten Wert in einen erbbedingten und einen umweltbedingten Anteil zerlegen. Ein hoher Erbanteil an der Variabilität der Intelligenz in unserer heutigen Bevölkerung spricht daher nicht für eine Unveränderlichkeit des Intelligenz-Niveaus dieser Bevölkerung."[657] .

---

[655] ibid., S.19

[656] ibid., S.20

[657] ibid., S.22 ff

Verglichen mit Schwidetzkys „Frage nach den Grenzen der Erziehbarkeit" stellen diese Ausführungen Knußmanns sozusagen einen versöhnlichen Kompromiß dar. Das pädogogische Sich-bemühen um Kinder mit schlechten Voraussetzungen oder Lernbehinderungen erscheint in jedem Fall sinnvoll, Intelligenz aber trotzdem erbbedingt - gewisermaßen die demokratische Variante der alten, elitären Erblichkeitsvorstellungen.
Als Gegenbeispiel führte Knußmann Kinder an, die seit einem sehr frühen Zeitpunkt in einem überfüllten Waisenhaus mit Personalmangel aufwuchsen und deren geistige Entwicklung dadurch dauerhaft geschädigt wurde.Er konzidierte, „daß für die Entwicklung der Intelligenz bei aller Erbbedingtheit der Bevölkerungsvariabilität die Umwelt dennoch von entscheidender Bedeutung sein kann. Dies trifft zu, wenn keine normalen Umweltverhältnisse vorliegen, sondern solche, die als Voraussetzung für eine normale Intelligenz-entwicklung nicht ausreichen. so wie eine Körperhöhenentwicklung innerhalb des vom Erbgut gesteckten Rahmens nur dann erfolgen kann, wenn ein Minimum an Bedingungen (Nährstoffe, Vitamine, hormonelle Konstellation) erfüllt ist, so kann auch die Erbinformation für die Intelligenz nur verwikrlicht werden, wenn ein Mindestmaß an die Intelligenzentwicklung fördernder Milieuqualität vorhanden ist."[658]. Im Gegensatz zur sozialnativistischen Festschreibung von Eigenschaften und daraus legitimierter gesellschaftlicher Selektion bei Eickstedt und Schwidetzky wird, wenn man dieses Modell konsequent zu Ende denkt, die behauptete Heredität von Intelligenz im gesellschaftlichen Alltag eigentlich nebensächlich und zu einer Glaubensfrage, da keine selektionistische Praxis daraus abgeleitet wird. Andererseits widerspricht die Knußmann´sche Auffassung aber auch optimistischen Zukunftsidealen einer anzustrebenden gesellschaftlichen Gleichheit, ist in ihrer ideologischen Funktionalität also keinesfalls profaschistisch oder ständisch-konservativ, wohl aber antisozialistisch interpretierbar. Es soll Knußmann nicht unterstellt werden, dies politisch beabsichtigtzu haben; dennoch paßt ein solches Modell sehr gut in die ausgehenden Siebziger Jahre mit ihrer Gleichzeitigkeit von sozialem Reformismus, denoch gerade beginnender Rotstiftpolitik im Bildungsbereich und Kaltem Krieg, so wie Eickstedts und Schwidetzkys Lehre sowohl mit dem NS-Staat als auch der Adenauer-Republik und den noch bestehenden Kolonialreichen der frühen Nachkriegszeit kompatibel war.
- Ein eigenes Kapitel widmete Knußmann dem Thema „Intelligenz und sozialer Stand". In einer Tabelle verglich er den durchschnittlichen IQ verschiedener Berufsgruppen, nämlich „Akademiker, Angestellte, Gelernte Arbeiter, Halbgelernte Arbeiter und Ungelernte Arbeiter"[659]. Abgesehen davon, daß Bauern, Selbstständige und Künstler nicht erfaßt sind, sollte diese Aufstellung einen Überblick über die Intelligenzverteilung in der Gesamtbevölkerung liefern. Sie war nicht von Knußmann selbst er-

[658] ebenda
[659] ibid., S.25

stellt worden, sondern stammte von Hans Eysenck. Eysenck zufolge schwankte die Intelligenzverteilung zwischen einem durchschnittlichen IQ von 84,9% bei ungelernten ArbeiterInnen und 131,4% bei AkademikerInnen, wobei der Mittelwert in der Bevölkerung bei 100 liege. Sozialer Auf- und Abstieg von Söhnen im Vergleich zu ihren Vätern wurde mit IQ-Unterschieden erklärt. Im Widerspruch zu den oben referierten Übereinstimmungen zwischen Adoptiv- und leiblichen Geschwistern liegt laut Knußmann die „Korrelation zwischen dem IQ von Adoptivkindern und dem Bildungsgrad ihrer Adoptiveltern nur wenig über null", während Kinder, die „seit ihrem Säuglingsalter von ihren leiblichen Eltern getrennt aufwachsen, praktisch die gleiche Korrelation zum sozialen Status ihrer Väter wie solche, die von ihren biologischen Eltern aufgezogen werden" aufweisen würden. „Auch erreicht die Korrelation des IQ von Kindern, die im Säuglingsalter adoptiert wurden, zum Bildungsgrad ihrer leiblichen Mütter fast dieselbe Höhe wie bei Kindern, die bei ihren leiblichen Müttern verblieben sind."[660] In diesem Zusammenhang führte Knußmann abermals die angeblichen Ergebnisse der Zwillingsforschung auf.
Konsequent den Angaben Eysencks folgend, dessen Verbindungen zur Neuen Rechten ebenso unbestreitbar ist wie der seines Schülers Jensen[661], erläuterte Knußmann einen angeblichen Erbgang von Intelligenz nach dem Modell der „additiven Polygenie". Dies beinhaltet nichts Anderes, als eine Erklärung von offensichtlichen IQ-Unterschieden zwischen Eltern- und Kindgeneration durch eine vereinfachte Auslegung der Mendelschen Regeln: „Die Häufigkeiten der einzelnen IQ-Klassen sind in Eltern- und Nachkommen-Generationen gleich, doch bewirken Trennung und Rekombination der Gene bei der Fortpflanzung, daß bei weitem nicht alle Kinder der gleichen IQ-Klasse angehören wie ihre Eltern. Vor allem findet eine Verschiebung zum Durchschnitt statt."[662]
Durch derlei Modelle lassen sich nun allerdings alle Abweichungen von der Grundannahme einer Heredität von Intelligenz so interpretieren, daß sie diese wieder stützen - ein Denksystem, das keine inneren Widersprüche mehr zuläßt. Damit ist ein absoluter Sozialnativismus, der auch hinter Knußmanns eigene Ausführungen zum Thema „Training" zurückfällt, naheliegend. So heißt es bei Knußmann: „Auf die Umweltwirkung entfallen nach varianzanalytischen Berechnungen ein wenig mehr als 15% der Varianz. Hauptanteil daran hat die Umweltvariabilität, die mit der genetischen Variabilität gleichgerichtet ist. Erbe und Umwelt korrelieren so, daß Menschen mit den `besseren´ Erbanlagen im Durchschnitt auch über die `besseren´ Umweltbedingungen verfügen. Dieser Teil der Umweltvarianz wird als *Kovarianz von Erbe und Umwelt* bezeichnet. Er ist mit etwa 10% in den 15% enthalten."[663]

---

660 ibid., S.27
661 vgl. hierzu die Betrachtung im Schlußkapitel dieser Arbeit
662 a.a.O.., S.30
663 ebenda

Damit sind wir dann also wieder bei Eickstedt, mit dessen Berufsgruppenlehre und Rassenschichtungsmodell solche Behauptungen sehr hoch korrelieren dürften. Auf jeden Fall werden soziale Unterschiede in der Bevölkerung damit eindeutig als genetisch bedingt angesehen, denn „die Kovarianz dürfte vor allem dadurch zustande kommen, daß Kinder mit überdurchschnittlichen Intelligenz-Anlagen meistens Eltern mit überdurchschnitlichen Intelligenz-Anlagen besitzen und diese aufgrund ihrer Fähigkeiten in der Lage sind, für ihre Kinder förderliche Umweltverhältnisse zu schaffen. Für Kinder mit unterdurchschnittlichen Intelligenz-Anlagen gilt das Gegenteil. Ein relativ kleiner Anteil an der Gesamtvarianz (wahrscheinlich nur etwa 1%) kommt durch Interaktion von Erbe und Umwelt (Wechselwirkung) zustande. Man versteht darunter das Phänomen, daß unterschiedliche Genotypen auf gleiche Umweltfaktoren verschieden reagieren. So ist zumindest vorstellbar, daß bei einer allgemeinen Umweltoptimierung auf der Basis unterschiedlicher Veranlagung eine Person die gebotene Chance mehr, die andere weniger ausnutzt...Zwar kommt der Anstoß...von einer Umweltänderung, doch ist die größere Varianz, wie sie sich nach der Umweltoptimierung ergibt, eine Folge unterschiedlichen Erbguts. Die Interaktionsvarianz muß deshalb dem genetisch bedingten Varianzanteil zugeschlagen werden und nicht - wie es häufig geschieht - der umweltbedingten Varianz."[664].

Als Schlußfolgerungen leitete Knußmann aus dem Gesagten ab, daß die Variabilität von Intelligenz in der Bevölkerung zu 75 bis 85 Prozent auf das Erbgut zurückzuführen sei, was über hundert verschiedene Untersucbungsserien von über fünfzig Autoren belegen würden. Dennoch ließe dies keine Aussagen über den individuellen IQ zu, da der Faktor „Lernfähigkeit" nicht berücksichtigt sei; die Ausbildung der Intelligenz als solche stehe daher auf einem anderen Blatt. Das Erbe-Umwelt-Verhältnis wird hierbei als labiler Gleichgewichtszustand und jederzeit nach oben oder unten veränderbar angesehen, die Gesamtverteilung von Intelligenz in Relation der verschiedenen Bevölkerungsschichten zueinander hingegen nur in evolutionären Zeitmaßstäben flexibel[665]. Daraus leitete Knußmann keine biologistische Legitimierung des status quo oder ein völliges laissez-faire ab, auch keine Selektion in rassenhygienischer Tradition. Die politisch-soziale Verantwortung der Gesellschaft sei vielmehr in zweierlei Form gefordert.
„Die hohe Erbbedingtheit der Intelligenz-Variabilität in der Bevölkerung enthebt uns nicht der Verantwortung und der Verpflichtung, einem jeden

---

664 ibid., S.31

665 hier scheint eine erstaunliche Parallele zu einem der frühesten deutschen Sozialdarwinisten auf, nämlich Heinrich Ernst Ziegler. Dieser hatte 1893 behauptet, linke politische Zukunftsutopien seien deshalb unsinnig, weil der menschliche Charakter aus genetischenen Gründen nur in evolutionären Zeitdimensionen wandelbar sei. vergl. hierzu Ziegler, Heinrich Ernst, Die Naturwissenschaft und die sozialdemokratische Theorie, Jena 1893

Individuum für seine Intelligenz-Entwicklung möglichst günstige Bedingungen zu gewährleisten und insbesondere schädigende Einflüsse fernzuhalten bzw. zu beseitigen. Diese Verpflichtung besitzen die zuständigen Organe unserer Gesellschaft nicht nur gegenüber dem einzelnen Individuum, sondern auch gegenüber der Gemeinschaft, die durch Fälle ausgesprochenen Schwachsinns belastet wird. Andererseits wäre es aber auch kurzsichtig, nur im Minusbereich der Intelligenz fördernde Maßnahmen für angebracht zu halten und nicht auch für Individuen mit guten Intelligenz-Anlagen optimale Entwicklungsmöglichkeiten anzustreben. Personen mit hohen intellektuellen Fähigkeiten nützen durch ihre entsprechenden Leistungen (z.B. ärztlicher, technischer und planerischer Art) der gesamten Gesellschaft."[666]

Dies bedeutet also eine gleichzeitige Befürwortung von Förderung sog. Lernbehinderter und sog.Hochbegabter. Jenseits der konkreten Aussage erschreckt das Vokabular. Denn eine Begründung der Notwendigkeit einer solchen Förderung durch den gesellschaftlichen Nutzwert bzw. die Kosten der Pflege geistig Behinderter offenbart doch einen sehr instrumentellen Bezug zum Eigenwert des Individuuums, wir müssen uns an dieser Stelle vergegenwärtigen, daß auch am Anfang jeder „Euthanasie"-Diskussion stets das Argument der Pflegekosten eine unheilvolle Rolle gespielt hat. Es soll Knußmann keinesfalls unterstellt werden, Derartiges intendiert zu haben - aber eine bestimmte Denktradition legt gewisse Querverbindungen zumindest implizit nahe.

Im Übrigen war schon Jensen 1969 zu den gleichen Schlußfolgerungen gekommen; da sein Aufsatz auch vom formalen Aufbau her Ähnlichkeiten mit Knußmanns „Vererbung und menschliche Intelligenz" aufweist, stellt sich sogar die Frage, ob Knußmann nicht Jensens Text lediglich umgeschrieben, zumindest aber gänzlich ungeprüft und unhinterfragt übernommen hat[667]

- Knußmann ließ es nicht bei der Frage nach der Heredität von Intelligenz anhand von Familien- und Zwillingsuntersuchungen bewenden, sondern befaßte sich ebenso mit der Frage der „gruppenspezifischen Intelligenz", d.h., er untersuchte angebliche Intelligenzunterschiede bei Frauen und Männern, Körperbautypen und „Rassen". Hierbei führte er eingangs ein im Durchschnitt größeres Hirnvolumen bei Männern im Vergleich zu Frauen an, bezeichnete aber die daraus abgeleitete Vorstellung einer geringeren Intelligenz von Frauen zu Recht als absurd.

Allerdings relativierte er dies wieder selber im Rekurs auf Untersuchungen Eysencks: „Die Frage nach einem Intelligenz-Unterschied zwischen den Geschlechtern kann heute eindeutig verneint werden. Diese Aussage bezieht sich auf Untersuchungen an Europiden. Bei Negriden scheidet das weibliche Geschlecht in Intelligenz-Tests deutlich besser ab als das

---

666 Knußmann, a.a.O., .S 34

667 vgl. Jensen, Arthur, How much can we boost IQ and scholastic achievement, in: Harvard Educational Review Nr 39, Vol. 1, S.1-123, Cambridge/Mass. 1969

männliche (nach Eysenck 1976)"[668]. Auf diese Problematik wird noch zurückzukommen sein. Auch die Konstitutionslehre in der Tradition von Eickstedts Kretschmer-Rezeption wurde, wenn auch nicht namentlich kenntlich gemacht, wieder aufgegriffen. Knußmann sprach davon, daß „pyknomorphe", d.h. rundliche und kurzwüchsige Menschen tendenziell zu einer zykolthymen, „leptomorphe", d.h. sehnig-langwüchsige Menschen hingegen zu einer schizothymen Persönlichkeitsstruktur neigen würden. Schließlich konstatierte er: „Es wird vermutet, daß der Zusammenhang zwischen Körpergröße und Intelligenz zum Teil über die Kausalkette Körpergröße - Kopfgröße - Hirngröße - Hirnleistung zustande kommt. Daneben dürfte er über den Umweg der Korrelation zwischen Körpergröße und sozialem Stand verursacht werden."[669]

Außerdem betonte Knußmann, daß die afroamerikanische US-Bevölkerung einen niedrigeren Durchschnitts-IQ besitzen würde als die europide. „Mit dieser Feststellung ist aber noch nichts darüber ausgesagt, ob der Unterschied rassischer, d.h. genetischer Natur ist oder auf den unbestreitbar schlechteren Umweltbedingungen der Negriden beruht. Zur Frage nach der Ursache des Intelligenz-Unterschieds zwischen Negriden und Europiden in den USA ist von Interesse, daß der Durchschnitts-IQ der Negriden in den <u>Südstaaten</u> deutlich niedriger liegt...als in den <u>Nordstaaten</u>. Auch bei Europiden besteht ein Nord-Süd-Gefälle des IQ, doch ist der Unterschied zwischen Europiden und Negriden in den Südstaaten erheblich größer als in den Nordstaaten. Diese Befunde gehen mit den regionalen und sozialen Umweltunterschieden weitgehend einher, denn die Milieuqualität ist für die Gesamtbevölkerung in den Nordstaaten besser als in den Südstaaten, doch existiert in den letzteren eine stärkere Rassendiskriminierung als im Norden der USA. Nach dem sog. Alpha-Army-Test, der im 1. Weltkrieg auf über 1,7 Millionen Rekruten angewandt wurde, aber z.T. erlerntes Wissen prüft, übertreffen sogar die Negriden mancher Nordstaaten die Europiden einiger Südstaaten."[670] Zu dem „erlernten Wissen", das hier nicht als „echte" Intelligenz" angesehen wird, stellt sich die Frage, inwieweit nicht auch andere kognitive, intuitive und psychomotorische Fähigkeiten erlernbar bzw. milieubedingt sind, eine Problematik sämtlicher Intelligenztests, auf die Knußmann hier nicht einging.

Als mögliche Ursachen der festgestellten Unterschiede nannte er genetische Anlage, sozioökonomische Komponenten und, wieder einmal, „Siebungseffekte".

Die Divergenzen zwischen Nord- und Südstaaten führte er als Argument für die Umweltbedingtheit von Intelligenzunterschieden an, erklärte aber, daran seien auch „Siebungseffekte" beteiligt, denn es seien vorzugsweise die von ihren Anlagen her Intelligenteren erfolgreich in den Norden abgewandert. Dennoch sei auffällig, daß der durchschnittliche IQ von Zuwan-

---

[668] Knußmann, a.a.O., S.36
[669] ibid., S.37
[670] ibid., S.38

derern in den Nordstaaten umso höher wäre, wie lange sie dort leben würden, was sich durch den Faktor Umweltintegration erklären läßt.
Hinsichtlich der Korrelation zwischen IQ und sozioökonomischer Stellung zeichnete Knußmann jedoch ein anderes Bild; er behauptete, es gäbe eine deutliche Differenzierung zwischen den „rassischen Bevölkerungsgruppen“ unabhängig von Bildung und sozialer Lage. Angeblich „liegt sogar der Durchschnitts-IQ negrider Kinder der Oberschicht immer noch ein wenig unter demjenigen europider Kinder der untersten sozio-ökonomischen Schichten. Gerade in der Oberschicht ist der IQ-Unterschied zwischen den rassischen Gruppen besonders groß (etwa 20 IQ-Einheiten), obwohl hier auch in den Negriden-Familien gute Entwicklungsmöglichkeiten für die Intelligenz bestehen dürften.“[671]. Laut Knußmann spräche dies „für eine Beteiligung genetischer Faktoren am Zustandekommen der IQ-Unterschiede zwischen den rassischen Hauptgruppen der USA.“[672].
Wenn wir diese Ausführungen mit Schwidetzkys Positionen in „Das Menschenbild der Biologie“ vergleichen, so sehen wir, woher Knußmann seine Informationen nimmt.
Als einschränkendes Argument gegen die Behauptung einer tendenziell geringeren Intelligenz von SchwarzafrikanerInnen gegenüber Weißen führte Knußmann an, daß durch den Sklavenhandel „keine Zufallsstichprobe“ nach Amerika gelangt sei, sondern „überlegene Negerstämme Angehörige unterlegener Stämme verkauften“, womit wir also, wenn auch unausgesprochen, wieder bei Eickstedts „progressiven“ und „primitiven Rassen“ sind. Die „Siebung“ geht bei Knußmann sogar noch weiter, denn: „Außerdem ist zu erwägen, daß auch der Umstand, welche Individuen aus solchen Stämmen in die Hände der Sklavenhändler gerieten und welchen es gelang, sich diesen zu entziehen, einen Siebungseffekt bedeutet haben könnte.“[673]. Eine „echte rassische Komponente des IQ-Unterschieds“ würden vor allem die Mulatten nahelegen, da ihre Intelligenz mit dem europäischen Erbanteil gleichmäßig ansteigen würde. Diese angebliche „Tatsache“ ließe auch die Unterschiede zwischen AfroamerikanerInnen im Norden und im Süden in einem anderen Licht erscheinen: „Während nämlich in den Südstaaten 14% der als Neger eingestuften Individuen Mulatten sind, beträgt dieser Prozentsatz in den Neuengland-Staaten 33. Wenn aber Mulatten einen durchschnittlich höheren IQ besitzen als Vollnegride, muß sich bereits hieraus ein höherer Durchschnitts-IQ für die Neger ( im sozialen Sinn, also einschließlich Mulatten) in den Nordstaaten ergeben.“[674]. Mit vielen Abwägungen, Differenzierungen und Relativierungen näherte Knußmann sich hier also der platten Aussage, Schwarze seien eben doch dümmer als Weiße.
Die indigene Bevölkerung der USA siedelte Knußmann vom IQ her zwischen Euro- und AfroamerikanerInnen an, erwähnte aber die Tatsache,

---

[671] ibid.,S.40
[672] ebenda
[673] ibid.,S.40 ff
[674] ibid.,S.41

daß das in den Tests verwendete Englisch im Allgemeinen nicht deren Muttersprache sei, ein Faktor, der auch bei portugiesischen und italienischen ProbandInnen zum Tragen käme. Die beobachteten Unterschiede zwischen „Indianiden" und „Negriden" ließen auch wieder auf eine erbbedingt geringere Intelligenz von Letzteren schließen, da die Lebensbedingungen in den Reservaten schlechter seien als die der AfroamerikanerInnen. Schließlich spräche gegen eine „ausschließliche Umweltbedingtheit des IQ-Unterschiedes zwischen Indianiden und Europiden" die Beobachtung, daß Mestizen im Durchschnitt klüger seien als „unvermischte" Indigene[675]. Demgegenüber erzielten trotz eindeutiger sprachlicher Benachteiligung Kinder ostasiatischer Herkunft auffallend gute Testergebnisse.
Als „Schlußfolgerungen aus dem interrassischen Vergleich" hielt Knußmann fest, „daß in den USA der Durchschnitts-IQ der Negriden erheblich, der Indianiden ein wenig hinter dem der Europiden zurückbleibt, während die Mongoliden die Europiden eher übertreffen."[676].

Immerhin unterzog Knußmann diese Testergebnisse einer Methodenkritik; er betonte, daß alle referierten Intelligenztests „von Europiden für Europide entworfen und auch an europiden Stichproben standartisiert wurden. Sämtliche Tests sind aber nicht restlos bildungs- und kulturunabhängig. So zielen die Tests auf Leistungen ab, wie sie in der von den Europäern bestimmten Zivilisation geschätzt (und wohl auch gebraucht) werden.". Zu Recht bezeichnete er die zugrundeliegenden „europiden Vorstellungen" als Dogma, kam aber dann doch zudem Resultat, daß damit die Meßergebnisse nicht hinfällig wären, sondern nur nicht als graduelle Meßlatte interpretiert werden dürften, sondern, wie schon Eickstedt in seiner „Rassendynamik von Ostasien" und in „Die rassischen Grundlagen des deutschen Volkes" in jeweils anderen Zusammenhängen sagte, „Andersartigkeiten" offenbaren würden. So würden Afro-AmerikanerInnen (diesen Terminus verwendet nicht Knußmann, sondern der Referent, der sich scheut, andauernd von „Negriden" zu sprechen) gute verbale, aber schlechte mathematische und logisch-abstrakte Leistungen zeigen, außerdem sei die „Einstellung der Probanden zum Test" entscheidend. Dies alles focht ihn aber nicht an, „rassische" Mentalitätsunterschiede zu behaupten: „Es könnte jedoch sein, daß Europide oder Mongolide ein wesentlich stärkeres Leistungsstreben besitzen als Negride.Auch die grundsätzliche Einstellung gegenüber einer Wettbewerbssituation könnte rassisch unterschiedlich sein - je nachdem, inwieweit man sich als Individuum oder Glied einer Gruppe fühlt. So mag es für Angehörige mancher rassischen Gruppen uneinsichtig sein, warum man sich bemühen soll, den Nachbarn an Leistung zu übertreffen."[677].

---

675 ibid., S.42
676 ibid.,S.43
677 ibid.,S.43 ff

Als weitere Kritik führte Knußmann an, daß alle Tests an Kindern durchgeführt wurden, die Frage einer unterschiedlich schnellen Reife bei den verschiedenen ethnischen Gruppen aber nicht berücksichtigt wurde.
Als Fazit des Intelligenzvergleichs zwischen „Rassen" formulierte er schließlich:
„Abschließend ist zu sagen, daß der Intelligenz-Vergleich von Rassen nach wie vor problematisch ist und vor allem in Hinblick auf die Gefahr voreiliger und verallgemeinernder Schlußfolgerungen durch Rassenideologen zurückhaltend bewertet werden muß. Es sei nochmals betont, daß die individuelle Variabilität des IQ stets größer ist als jegliche Gruppenvariabilität, weshalb es von vornherein ungerechtfertigt ist, von einer Rassenintelligenz in dem Sinne zu sprechen, daß gesellschaftspolitische Konsequenzen daran geknüpft werden könnten."[678].
So tröstlich diese Worte bei allen inneren Unstimmigkeiten klingen mögen, stellt sich erstens die Frage nach der Legitimität der gesamten Darstellung, und zweitens hätte Knußmann dann allerdings auch auf die ideologischen Hintergründe von Jensen eingehen müssen.

**Knußmann und die Geschlechterproblematik**

1980 erschien das wichtigste und wohl auch umstrittenste eigenständige Werk Knußmanns, sein Buch „Vergleichende Biologie des Menschen". Da dieses mittlerweile in einer überarbeiteten Zweitauflage vorliegt, die nicht zuletzt auf die teilweise heftige öffentliche Kritik an der Erstfassung zurückgeht, in Aufbau und dem allergrößten Teil des Inhalts aber mit der ursprünglichen Version identisch ist, wird die chronologische Reihenfolge der Rezension Knußmann´scher Schriften hier nicht fortgesetzt, sondern weiter unten die Neuauflage rezensiert, wobei die wesentlichen Änderungen gegenüber der urspünglichen Fassung in wichtigen Textabschnitten wiedergegeben sind.
An dieser Stelle soll es um ein spezielles Thema gehen. Ein Schwerpunkt in Knußmanns Forschungs- und Lehrtätigkeit während der Achtziger Jahre waren die Geschlechtsunterschiede und -Rollenverhältnisse. Im Gegensatz zu den patriarchalen und männlich-chauvinistischen Auffassungen Eickstedts nahm Knußman hier einen Standpunkt ein, der sich fast als „feministisch" bezeichnen ließe, aber genauso sozialnativistisch-deterministisch bleibt wie die Positionen der Breslauer Schule. Politisch-weltanschaulich hatte sich Knußmann hier also von den Auffassungen Eickstedts gelöst, die zugrundeliegenden biologistischen Grundannahmen wurden hingegen beibehalten, da zu keinem Zeitpunkt hinterfragt. Schon Schwidetzy hatte Mitte der Fünfziger Jahre die Position vertreten, Frauen seien „biologisch überlegen" und z.B. am 08.06.1955 einen Vortrag zu dem Thema „Die natürliche Überlegenheit der Frau" gehalten[679].
Die meisten Arbeiten, in denen sich Knußmann mit der Geschlechterproblematik auseinandersetzte, führte er in Zusammenarbeit mit anderen

[678] ibid., S.46
[679] Ankündigung in Allgemeine Zeitung (AZ), Mainz, vom 26.05.1955

KollegInnen durch, darunter vor allem Kerrin Christiansen. Nach „Deine Knochen - Deine Wirklichkeit“ [680]sind hier folgende Aufsätze zu nennen: „Zusammenhänge zwischen Sexualhormonen des Mannes und Ernährung, Streß und Sexualverhalten“[681], „Mittelwerte, Streuungen, Interkorrelationen und Altersabhängigkeit der Sexualhormonspiegel gesunder junger Männer“[682], „Androgene, Aggressivität und Alltagsstreß beim Mann“[683], „Sex Hormones and Cognitive Functioning in Men“[684], „Körperbau und Geschlechtsrollenidentifikation beim Mann“[685], „Männlichkeitsattribute und Androgenspiegel“[686], „Male sex role identification and body build“[687], „Zusammenhänge zwischen Sexualhormonspiegel und geschlechterdifferenten morphologischen und physiologischen Merkmalen“[688], und „Relations between Sex Hormone Level and Characters of Hair and Skin in Healthy Young Men“[689]. Thematische Klammer dieser Publikationen ist die Erklärung als spezifisch männlich angesehener Verhaltensweisen, insbesondere Aggressionsverhalten und Rollen-Selbstverständnis, als durch den Hormonspiegel bedingt. Da diese Aufsätze bereits in „Deine Knochen - Deine Wirklichkeit“ behandelt werden und der Verfasser den AutorInnen der genannten Publikation inhaltlich weitgehend zustimmt, wenn auch nicht in den m.E. teilweise überzogenen Positionen zur Geschlechtlichkeit als gesellschaftlichem Konstrukt, werden sie hier nicht en detail abgehandelt, wenn auch später noch auf einen Teil davon zurückzukommen ist. Ein etwas früher im gleichen Zusammenhang enstandenes Werk verdient hingegen besondere Aufmerksamkeit.

Schon 1982 hatte Knußmann die Kerngedanken seiner Aufassungen zur Geschlechterfrage in einem populärwissenschaftlichen Sachbuch zusammengefaßt, das im *Stern*-Verlag erschien: „Der Mann - ein Fehlgriff der Natur“.

---

680 AG gegen Rassenkunde (Hg.), Deine Knochen - deine Wirklichkeit. Texte gegen rassistische und sexistische Kontinuität in der Humanbiologie, Hamburg/Münster 1998

681 Christiansen, Kerrin, Knußmann, Rainer, Couwenbergs, Katharina, in: Homo 35 (Göttingen/Berlin/Frankfurt 1984), S.251-272

682 Knußmann, Couwenbergs, Christiansen, in: Homo 36 (Göttingen, Berlin, Frankfurt 1985), S.193-207

683 Christiansen, Knußmann, in: Homo 37 (1986), S.1-15

684 Christiansen, Knußmann, in Neuropsychobiology 18 (Basel/Freiburg1987)

685 Christiansen, Kerrin, Knußmann, Rainer, Sperwien, Andreas, in: Homo 39 (1988), S.34 ff

686 Knußmann, Christiansen, a.a.O., S.45 ff

687 Schultze, Sabine, Knußmann, Rainer, Christiansen, Kerrin, in: Homo 42 (1991), S.203-215

688 Knußmann, Rainer, in:Wessel, Karl Friedrich, Bosinski, Hartmut (Hg.), Interdisziplinäre Aspekte der Geschlechterverhältnisse in einer sich wandelnden Zeit, Bielefeld 1992, S.62-82

689 Knußmann, Rainer, Christiansen, Kerrin, Kannmacher, Joachim, in: American Journal of Physical Anthropology 88 (New York 1992), S.59-67

In sechs Kapiteln mit den plakativen Titeln „Hier irrte die Bibel“, „Das Kuckucksei“, „Der Bluff mit Größe und Kraft“, „Der Testosteron-Sklave“, „Liebe und Besitz“ und „Der Mensch der Zukunft“ setzte sich Knußmann mit dem gängigen Männerbild in der patriarchalen Gesellschaft auseinander und stellte diesem evolutionsbiologische Befunde und aus diesen abgeleitete „naturphilosophische“ Schlußfolgerungen entgegen, die der Verfasser allerdings vielmehr „biologistisch-kulturphilosophisch“ titulieren würde. In seinem Vorwort schrieb er: „Mitunter reagieren Frauen in Fragen des Geschlechterverhältnisses überempfindlich, und meist fühlen Männer sich über Frauen erhaben - selbst noch in unserer aufgeklärten Zeit. Der entscheidende Unterschied ist der, daß die Frauen Grund haben, empfindlich zu sein, die Männer aber keinen Grund, sich als etwas Besseres zu fühlen.“[690]. Daher schade es nicht „wenn `der Mann´ einmal einen Dämpfer bekommt.“. So sehr mir diese Ausgangsposition als berechtigt erscheint, die abgeleiteten Folgerungen muten doch umso fragwürdiger an. Biologische Forschungsergebnisse nicht nur aus der Anthropologie, sondern auch aus dem Tierreich, bis hin zu Insekten, wurden von Knußmann ganz unmittelbar auf gesellschaftliche Probleme bezogen, da er sie als „in ihrer naturphilosophischen Konsequenz in krassem Widerspruch zu herkömmlichen Klischees“[691] stehend ansah. Im Unterschied zur stark abstrahierenden Wissenschaftssprache seiner übrigen Publikationen ist das Buch in einer lockeren, mitunter umgangsspraclichen, teilweise polemischen und durchaus humorvollen Sprache gehalten, etwa wenn es heißt: „Sollte ich in meinen Aussagen über *den* Mann zu sehr mich selbst beschrieben haben, so möge man es mir verzeihen.“[692].
In seinem einführenden Kapitel „Hier irrte die Bibel“ setzte sich Knußmann zunächst mit dem Mythos der Erschaffung Evas aus einer Rippe Adams auseinander und stellte diesem die Erkenntnisse der Evolutionsbiologie gegenüber - anstelle des Alten Testaments „Das biologische Testament“[693]. Daß die 23 menschlichen Chromosomenpaare sich bei beiden Geschlechtern sehr ähneln, ist auch von Feministinnen oft als Argument für naturgegebene Gleichwertigkeit angeführt worden, so von Germaine Greer. Knußmann hielt es aber für besonders bemerkenswert, herauszustellen, daß das männliche Y-Chromosom kürzer ist als das bei beiden Geschlechtern vorhandene X-Chromosom. „Erstaunlich aber ist, daß man sich bisher nicht so recht klargemacht hat, wie das Y-Chromosom entstanden sein muß. Irgendwann...hat eines der beiden Chromosomen eines gleichartigen Paares beträchtliche Teile verloren...In unserer männlich dominierten Welt wollte man freilich keine Notiz davon nehmen, daß der Mann seine Existenz gleichsam einem defekten Frauen-

690 vgl. Knußmann, Rainer, Der Mann - ein Fehlgriff der Natur, Hamburg 1982, S.7
691 ibid., S.8
692 ibid., S.9
693 ibid., S.13

chromosom verdankt."[694] stellte Knußmann evolutionsbiologisch korrekt fest und führte weiter aus: „Fehlt das" (nur bei Männern vorhandene, d.Verf.) „H-Y-Antigen, so entsteht...ein Eierstock, ohne daß es eines speziellen Stoffes bedarf. Der Mann ist also eine Sonderform, die dadurch zustandekommt, daß das H-Y-Antigen die Entwicklung der eigentlich weiblichen Keimdrüsenanlage in männliche Richtung umstimmt."[695].
Im gleichen Zusammenhang wies Knußmann darauf hin, daß auch das mänliche Geschlechtshormon Testosteron nur in die Zellkerne gelangen kann, wenn es dazu ein Protein als Transmitterstoff benutzt, dessen Produktion vom X-Chromosom veranlaßt wird. „Das weibliche Chromosom stellt also entgegenkommenderweise die Dienstmagd zur Verfügung." [696] Damit stellt, ganz im Gegensatz zu Eickstedts Vorstellung des Mannes als Normbild und der Frau als „Abweichung" vom Grundmuster des Menschen an sich[697], „Das weibliche Bild...den unmittelbar im Erbgut festgelegten Bauplan des Menschen dar. Der Mann dagegen ist eine Spezialform, die irgendwann in der langen tierischen Stammesgeschichte als Abwandlung des weiblichen Bauplans entstanden ist."[698]. Für eine eigentliche biologische Inferiorität des Mannes spricht nach Knußmann auch die Fähigkeit zahlreicher Organismen zur Parthogenese (d.i. Geburt unbefruchteter Nachkommen) und die Tatsache, daß das menschliche Ei die 85.000 fache Größe einer Samenzelle besitzt, woraus für Knußmann folgt „daß nämlich der einzelne Mann nicht viel wert ist; denn es gibt davon viel zu viele. Für die Fortpflanzung genügten eigentlich einige wenige Männer."[699], worauf allerdings zu fragen wäre, ob es nicht auch andere Werte, Ziele und Funktionen des menschlichen Lebens und Miteinanders gibt als die Fortpflanzung. Zu gesellschaftlichen Fragen finden sich weiter unten verschiedene Überlegungen; vorerst hielt Knußmann fest: „Wozu braucht man den Mann? Was bleibt, ist das Grundprinzip der geschlechtlichen Fortpflanzung: die Neukombination des Gen-Bestandes."[700]. Er wies darauf hin, daß theoretisch aufgrund des reichhaltigen genetischen Reservoirs des Menschen jedes Elternpaar durch Zufallskombination der Erbanlagen mehr als siebzig Billionen verschiedenartiger Kinder erzeugen könne, während parthenogentische Vermehrung nur gleichartige Nachkommen schafft. Damit wäre, im Gegensatz zum Menschenbild der Bibel, der Mann eine Funktion der Frau zur Produktion von möglichst vielgestaltigem Nachwuchs, „eine menschliche Sonderform für die Fortpflanzung, den die Frau sich als Luxus leistete."[701].

---

[694] ibid., S.15 ff
[695] ebenda
[696] ibid., S.18
[697] vgl. Eickstedt, Egon von, Die Forschung am Menschen, Stuttgart 1937-40, S.36
[698] Knußmann, a.a.O. , S.22
[699] ibid., S.23
[700] ibid.,S.27
[701] ibid., S.30

Im Kapitel „Das Kuckucksei“ ging Knußmann auf die biologischen Funktionen der Männchen im Tierreich ein. Das vorangegangene Kapitel noch einmal aufgreifend, stellte er die Frage: „Warum steht es in der Bibel falsch?“ und beantwortete dies folgendermaßen: „Weil der Ableger der Frau außer Kontrolle geraten ist. Das ist nicht überall im Tierreich so. Häufig bleibt das Männchen auf seine Aufgabe als Begattungsspezialist beschränkt.“[702]. Unter der Zwischenüberschrift „So machen´s Schlauere“ wurde die Bedeutung der Drohnen im Bienenvolk dargestellt, wozu sich anmerken ließe, daß, wenn schon, denn schon, die andersartige soziale und biologische Rolle der männlichen Faltenwespen, die immerhin mit den Bienen eng verwandt sind, auch Erwähnung verdient hätte. Am Beispiel von Spinnen, Seepferdchen und Vogelarten, bei denen den männlichen Tieren die Brutfunktionen zukommen, wurde auf die bei vielen Tierarten marginale Rolle der Männnchen hingewiesen und schließlich die andersartige Situation beim Menschen von chromosomaler Seite her thematisiert: „Bei den Bienen zum Beispiel gehen aus unbefruchteten Eiern die Drohnen hervor. So nebensächliche Zeitgenossen bedürfen gar nicht der Vorteile, wie sie die normale geschlechtliche Fortpflanzung durch die Erbgutvermischung mit sich bringt. Für sie lohnt sich die Mühe nicht. Bei den Säugetieren, aus denen der Mensch hervorgegangen ist, ist das alles ganz anders geworden. Hier wurde das H-Y-Antigen entscheidend. Es erwies sich als teuflische Erfindung und machte das Y-Chromosom für die Existenz des männlichen Geschlechts unentbehrlich.“[703]. Kurz die Problematik von außerhalb einer klaren Zuordnung von „weiblich“ oder „männlich“ stehender Sonderfälle von Menschen mit abweichenden Chromosomenkombinationen streifend, wies der Autor auf die Unverträglichkeit des H-Y-Antigens für den weiblichen Körper hin und folgerte: „Nach der Bibel vrbündete sich die Frau mit der Schlange gegen den Mann. In Wirklichkeit ist das typisch männliche Eiweiß Schlangengift für die Frau“[704]. Zu einem nebenstehenden Bild, das einen im Wasser liegenden nackten Mann zeigt, der seinen eregierten Penis betrachtet, erscheint der Kommentar: „In Wahrheit ist der Penis nur ein Alibi für die Unvollkommenheit des Mannes“[705], was als Replik zu phallokratischen Allmachtsphantasien oder Freuds Konstrukt vom „Penisneid der Frau“ ja ganz nett sein mag, im dargestellten Zusammenhang aber doch reichlich platt wirkt. Über die Funktion des Penis heißt es: „Der Penis des Säugers einschließlich des Menschen erlaubt das gewaltsame Eindringen. Die Geschlechtsöffnung des Mannes wurde zum Vergewaltigungsorgan. Bei vielen Säugetieren, auch bei den nächsten Verwandten des Menschen, den Großaffen, ist es sogar durch einen Knochen verstärkt. Entwicklungsgeschichtlich leitet sich der Penis von der Klitoris (Kitzler) der Frau ab...Obwohl dem Mann das Stillorgan Brust fehlt, hat

[702] ibid., S.33
[703] ibid., S.37
[704] ibid., S.38
[705] ibid., S.39

er Brustwarzen. Warum besitzt er sie? Für was sollen sie gut sein? Sie lassen sich nur als Reste der weiblichen Brust deuten - weil der Mann nur eine Abwandlung der Frau, des eigentlichen Menschen, ist."[706].
In einem Vergleich zwischen Affen, Löwen und Menschen werden die patriarchalen Strukturen beim Menschen und seinen biologischen Verwandten umrissen, wobei jeder Hinweis auf mögliche nicht-patriarchale Gesellschaften in der menschlichen Ur- und Frühgeschichte fehlt[707], sondern der Eindruck erweckt wird, das Patriarchat ergäbe sich bedauerlicherweise, aber zwangsläufig aus der Säugetiernatur des Menschen. Auch hier findet wieder ein Rekurs auf die Bibel statt, wenn es heißt: „In einem Brief an die Korinther legt der Heilige Paulus die richtigen Abstände fest: 'Der Mann... ist Gottes Bild und Ehre; das Weib aber ist des Mannes Ehre.'"[708]. Das Kapitel schließt mit einigen jüngeren Beispielen männlicher Arroganz und Selbstüberschätzung, wie dem Peitschen-Zitat von Nietzsche.

Im dritten Kapitel, „Der Bluff mit Größe und Kraft", widmete sich der Autor dem Verhältnis von körperlicher Leistungsfähigkeit, Vitalität und Lebenserwartung zwischen den Geschlechtern. Ausgehend von dem durchschnittlich höheren Blut- Knochen- und Muskelvolumen bei Männern, thematisierte er den Mißbrauch dieser scheinbaren Überlegenheit durch das Patriarchat. „Der Mann ist also das starke Geschlecht. Und er nutzt es schamlos zum eigenen Vorteil aus. Denn er bedient sich seiner Kraft nicht, um schwere Arbeit zu leisten, sondern um seine Frau auszubeuten. Ihr, dem schwachen Geschlecht, bürdet er die Schwerarbeit auf. So jedenfalls ist es Brauch in vielen Kulturen: im Vorderen Orient, mehr oder weniger in ganz Afrika[709] und an vielen anderen Stellen der Erde. Die Frau ist Arbeitstier, ja Lasttier."[710]
Dem werden die Verhältnisse in Mitteleuropa gegenübergestellt: „Hierzulande benimmt sich das männliche Geschlecht zwar etwas galanter, aber auch nur *etwas*. Selbstverständlich ist Schwerarbeit bei uns Männersache - deshalb kann die Frau, weil sie ja weniger schwer zu arbeiten vermag, in gleicher Position nur weniger verdienen. Und von den bleischweren Lebensmitteltaschen, den Wassereimern und all der sonstigen Muskelarbeit im Haushalt redet man nicht, wenn man hinter dem Schreib-

---

706 ibid., S.42 ff

707 vgl. zu diesem Thema zwei Publikationen, die repräsentativ für die äußerst kontroverse Diskussion sind: Röder, Brigitte, Hummel, Juliane, Kunz, Brigitta, Göttinnendämmerung: Das Matriarchat aus archäologischer Sicht, München 1996 und Institut für marxistische Studien und Forschungen (IMSF), Matriarchat und Patriarchat: Zur Entstehung der Familie, Frankfurt/Main 1986

708 Knußmann, a.a.O., S.45

709 Wo die zumindest in der Vergangenheit ausgeprägt matrilinearen, im Vergleich zu hamito-semitischen Nachbarn wenig patriarchalen Gesellschaftsstrukturen einiger Berbervölker allerdings eine, wenn auch minoritäre, Ausnahme bilden.

710 Knußmann, a.a.O., S.57

tisch sitzt, um `schwere´(geistige) Arbeit zu vollbringen....Der Mann ist weniger vital als die Frau. Die Frau kann körperlich und seelisch mehr aushalten als der Mann; sie ist stärker belastbar als er... Den schlagendsten Beweis für die größere Widerstandskraft der Frau erbringt die Lebensdauer. Frauen werden in Deutschland, Großbritannien und Italien im Schnitt sechs Jahre älter als Männer, in Österreich sogar sieben, in Polen, in Frankreich und in den USA acht und in der Sowjetunion zehn Jahre“[711]. Dies ist zwar unbestreitbar richtig, sagt aber noch nicht über die reale Lebensqualität im Sinne der Dauer eines als gesund empfundenen Lebens aus.[712]

Als Argumente für die geringere Vitalität von Männern nannte Knußmann biologische Befunde, mit denen er gesellschaftliche und biologische Faktoren wilkürlich vermischte: „Das in Wahrheit schwache `starke Geschlecht´führt für sich an, daß es stärkerem beruflichem Streß ausgesetzt sei. Aber schon im Mutterleib sterben männliche Früchte viel häufiger ab als weibliche, obwohl da noch kein Streß schuld sein kann....es läßt sich nicht daran rütteln, daß unter den Totgeburten die Knaben viel stärker überwiegen als unter den Lebendgeburten. Auch da sind sie in der Überzahl, weil die Natur vorsorglich ein paar mehr von ihnen produziert; denn
sie weiß, daß die zarten Bübchen gegen die Gefahren des Lebens schlechter gewappnet sind.“[713].

Anhand von Vergleichen des relativen Hirngewichts bei beiden Geschlechtern und der Tatsache, daß es keine eindeutige Korrelation zwischen Hirngröße und Intelligenz gibt - auch hier also definitiv andere Vorstellungen vertretend als Eickstedt und damit auf der Seite wissenschaftlich seriöser Erkenntnisse - wies Knußmann altüberkommene Vorstellungen einer geringeren Intelligenz von Frauen zurück. Ausgerechnet Hans Eysenck führte Knußmann als Gewährsmann für eher das Gegenteil nahelegende ( und aus „Vererbung und menschliche Intelligenz“ bereits geläufige) Forschungsergebnisse an. „Der britische Psychologe Hans Jürgen Eysenck berichtet, daß bei den Schwarzen in den USA das weibliche Geschlecht in den Intelligenztests deutlich besser abschneidet als das männliche...in Schulen, die ausschließlich von Schwarzen besucht werden, sind 75 bis 90 Prozent der Inhaber eines `Honours-Grade´weiblich.“[714], schrieb Knußmann, wiederum ohne der Frage nachzugehen, ob dies nicht durch die unterschiedlichen Sozialisationen und Lebensgewohnheiten bedingt ist. Zumindest unter der armen afroamerikanischen Bevölkerung liegen die klassischen Austiegsmöglichkeiten für Männer noch immer im Wesentlichen bei körperlicher Schwerar-

---

[711] ibid., S.58 ff

[712] vgl. hierzu Halhuber, Carola, Frauen werden zwar älter, aber sie sind früher kaputt, in: Die Harten und die Zarten. Das neue Verhältnis zwischen den Geschlechtern, Ernst, Heiko (Hg.), Weinheim/Basel 1982, S.58 ff

[713] Knußmann, a.a.O., S. 61 ff

[714] ibid., S.64

beit, etwa bei Montagearbeit, Tätigkeiten auf Bohrinseln, beim Militär und im Profisport, dies als Ergebnis sozialer Diskriminierung, während Frauen in diesen Bereichen viel weniger Chancen haben und aufgrund der weit überwiegend patriarchalen Struktur der eigenen Community dort auch wenig geduldet werden, sich für sie der Weg „Aufstieg durch Bildung“ daher aus klar ersichtlichen sozialen Gründen ergibt. Auf der gleichen Ebene liegt auch folgendes Beispiel: „In der weißen Rasse muß ebenfalls eine Einschränkung gemacht werden: Lissy Jarvik von der Universität in Los Angeles trug Daten zusammen, die belegen, daß in hohem Lebensalter auch in der weißen Bevölkerung die Frauen auch in Intelligenztests bessere Leistungen erbringen als die Männer.“[715]. Werden, wie hier geschehen, solche Daten nicht auf bestimmte Berufsgruppen bezogen, z. B. AkademikerInnen oder IndustriearbeiterInnen, sagen sie zunächst sehr wenig aus. Sozial bedingte geschlechtsspezifische Gewohnheiten und Lebensweisen, wie ein höherer durchschnittlicher Alkoholkonsum bei Männern und die in den Unterschichten oft anzutreffende stärkere Beschäftigung von Frauen mit intellektuellen Dingen (etwa Hausaufgabenhilfe für die Kinder und Enkel, Führung der Haushaltsabrechnungen, allgemein größere Belesenheit, wenn der Ehemann den Abend in der Kneipe verbringt, die Frau in der Zeit einen Roman liest) könnten diese Daten erklären, womit wir wiederum kein biologisches Modell brauchen.

Als Grundlage patriarchaler Macht führte Knußmann nicht etwa ökonomische Verhältnisse an, wie sie etwa nach marxistisch inspirierten oder auf Lewis Henry Morgan zurückgehenden Geschichtsmodellen, ebenso im Mainstream der feministischen Theoriebildung seit der „jungsteinzeitlichen Revolution“ zum Tragen kommen, sondern einen rein biologischen Faktor, nämlich das männliche, von den Primaten übernommene Imponierverhalten. Dies wird auf Seite 66 sehr anschaulich durch eine Fotomontage verdeutlicht, die posierende Bodybuilder neben einem Gorillamännchen zeigt. „Seine Körpergröße gibt dem Mann auf psychischer Ebene Überlegenheit über die Frau: er sieht auf sie herab und fühlt sich als Herr. Die Frau aber blickt zum Mann empor. Dieses ständige Aufsehen zwingt ihr das dauernde Gefühl der Unterlegenheit auf - ein permanentes psychisches Trauma, das ihr die Rolle als Dienerin gottgegeben erscheinen läßt.“[716]
Die Berufsgruppen- und Konstitutionslehre in Eickstedt´scher Tradition griff Knußmann in neuem Zusammenhang auf, um simplifizierend Körpergröße, sozialen Rang und Patriarchat auf einen Nenner zu bringen: „Zwischen Angehörigen der Oberschicht, also Akademikern und avancierten Geschäftsleuten, und solchen der Grundschicht, nämlich ungelernten Arbeitern, besteht ein durchschnittlicher Unterschied in der Körpergröße von fünf Zentimetern beim männlichen und vier beim weibli-

---

[715] ebenda
[716] ibid., S.67 ff.

chen Geschlecht. Wie kommt es dazu?“ (dies ließe sich, falls die Daten denn richtig sein sollten, schon nach Rudolf Martin damit beantworten, daß Faktoren wie schon in der Wachstumsphase beginnende Fabrik- oder Landarbeit bei den Unter- und eine bessere Ernährung bei den Oberschichten ziemlich zwangsläufig ihre Resultate zeitigen.) „Milieutheoretiker glauben, daß Kinder aus der Oberschicht größer werden, weil sie besser zu essen bekämen. Die Anthropologin Astrid Schumacher von der Hamburger Universität hat aber nachgewiesen, daß soziale Aufsteiger in der Körpergröße der Oberschicht gleichen, obwohl sie im Grundschicht-Milieu ihrer Eltern aufgewachsen sind. Dem Einwand, daß die betreffenden Eltern ihre Kinder besonders gut ernährt haben könnten, entgegnete sie mit dem statistischen Befund, daß Aufsteiger größer sind als ihre nicht aufgestiegenen Geschwister...Es bleibt nur die Folgerung, daß es der Größere leichter hat, sozial aufzusteigen...Nur so läßt sich erklären, daß in Berufsgruppen mit verschiedenen Rangstufen die Ranghöheren im Durchschnitt größer sind als die Rangniedrigeren: Handwerksmeister größer als Handwerksgesellen, Polizeihauptkommissare größer als Oberkommissare und diese wiederum größer als Kommissare; Oberschwestern größer als Schwestern usw.“[717]
Auch ohne Schumachers Statistiken im Einzelnen gelesen zu haben, möchte der Verfasser hier doch gelinde Zweifel anmelden. Immerhin bleibt festzuhalten, daß hier nicht genetisch, sondern unter phänotypisch vermittelten sozialen Gesichtspunkten „gesiebt“ wird. Selbst wenn die Körpergröße mitunter bei Bewerbungsgesprächen eine Rolle spielen mag, erscheint das Modell doch monokausal und ziemlich weit hergeholt. Die Tatsache, daß fast immer Frauen Männer heiraten, die größer sind als sie und gerade bei konservativ eingestellten Menschen sexuelle Attraktivität des Mannes mit Körpergröße gleichgesetzt wird, wie Knußmann in farbiger Sprache schilderte, dürfte hingegen den soziologischen Tatsachen entsprechen, ebenso für den immer noch größeren Teil der Bevölkerung seine Schlußfolgerung: „Der Mann fühlt sich als starkes Geschlecht und handelt danach.“[718].

Wie schon der Titel erahnen läßt, erklärte Knußmann in dem Kapitel „Der Testosteron-Sklave“ männerspezifisches Aggressionsverhalten aus dem männlichen Hormonspiegel. Am Beispiel eines wutenbrannten Streits zweierAutofahrer, deren Fahrzeuge fast zusammengestoßen wären, erläuterte er die Bedeutung der Adrenalin-Ausschüttung für Streßreaktionen. [719]
Der Frage, ob nicht ein erlerntes Verhalten Reaktionen produziert, die zu einer hohen Adrenalinfreisetzung führen oder auch nicht - eine Tatsache, die ich, ganz privat gesprochen, als Kampfsportler beurteilen kann - ging Knußmann nicht nach, denn: „Die größere Aggressionsbereitschaft des

---

[717] ibid., S.72 ff.
[718] ebenda
[719] vgl. ibid., S.74

Mannes kann letztlich nur daran liegen, daß er Mann ist, das heißt sein Körper unter dem Einfluß des männlichen Hormons, des Testosteron, steht....Ob er will oder nicht, das Testosteron sorgt dafür, daß sein Körper mit Adrenalin überschwemmt wird, und zwingt ihn zum Zähnefletschen. Das Testosteron beherrscht den Mann; ihm ist er hörig."[720]

Demzufolge müßten Frauen im Klimakterium, wenn ihr Testosteron-Spiegel relativ zum Östrogenspiegel sehr hoch ist, aggressiv sein; tatsächlich ind sie überwiegend eher depressiv und neigen zu psychosomatischen Ausfällen. Zu den Hormonen im weiblichen Körper ließ sich Knußmann wie folgt aus: „...die Menge an Testosteron im weiblichen Körper macht nur zehn Prozent derjenigen des Mannes aus. Dieses bißchen Testosteron wird weit überwogen vom Östrogen, dem weiblichen Hormon. Das Östrogen aber ist ein freundliches Hormon, ein ausgereiftes Hormon, das Testosteron nur eine Vorstufe des Östrogen - wieder ein Beweis dafür, daß der Mann eine unfertige Frau ist."[721]. Da demzufolge also Hormone „besser" sind als ihre jeweilige Vorstufe und dieses „besser" eine moralische Wertung beinhaltet, müßten nach Knußmanns Logik Parkinson-PatientInnen besonders gute Menschen sein - sie haben ausreichend Adrenalin und Noradrenalin im Blut, aber einen Mangel an Dopamin, das wiederum die Vorstufe der genannten Hormone darstellt. Die Regel, daß sich Äpfel und Birnen nicht vergleichen lassen, wurde von Knußmann leider nicht beachtet.
Geradezu wie eine Aktualisierung von Lombrosos Kriminalsphysiologie mit dem Instrumentarium der modernen Biologie muten folgende Ausführungen an: „Das Mengenverhältnis von Testosteron zu Östrogen ist charakterbestimmend: Der Mann ist der Unverträgliche, die Frau die Friedfertige. Die Forscher Leo Kreuz und Robert Rose in Washington haben denn auch bei Häftlingen, die wegen einer Gewalttat verurteilt worden sind, einen höheren Testosteronspiegel gefunden als bei anderen. Und der Hamburger Arzt und Anthropologe Rüdiger Fricke hat festgestellt, daß Wehrpflichtige, die wegen einer Gewalttat vorbestraft waren, besonders ausgeprägte männliche Merkmale besaßen. Auch Rocker entsprachen dem männlichen Bild besonders gut, ebenso solche, die sich freiwillig zum Wehrdienst gemeldet hatten. Seit einiger Zeit weiß man, daß es Männer gibt, bei denen das männliche Y-Chromosom doppelt vorhanden ist. Wie sehen diese seltenen Männer aus? Sie sind sehr groß und zeigen Störungen in der Gefühls- und Triebsphäre. Keineswegs besitzen sie seelische Stärke - im Gegenteil: Ihre Kennzeichen sind Stimmungslabilität, Hemmungslosigkeit und Aggressivität. In der Durchschnittsbevölkerung findet man sie nur zu 0,1 Prozent, unter Kriminellen zu 0,7 Prozent und unter Anstaltsinsassen, die wegen ihrer Gefährlichkeiten besonders streng bewacht werden, bis über drei Prozent. Sicherlich ist das Ypsilon kein Kriminalitätshormon...Aber wie die Statistik

---

[720] ibid., S.78
[721] ibid., S.80

zeigt, bringt das doppelte Ypsilon doch eine erhöhte Gefahr mit sich, in die Kriminalität abzurutschen."[722]. Damit hat also die Message der Sylvester-Stallone- und Jean-Claude-Van-Damme-Filme, nämlich „Gewalt ist männlich", endlich ihre naturwissenschaftliche Begründung erfahren, was die Anthropologie sicherlich sehr voranbringen wird.
Die Friedfertigkeit von Ochsen erklärte Knußmann mit dem Fehlen von Testosteron aufgrund der Kastration, was zwar zutreffend ist, aber in der simplen Gleichsetzung der Emotionalität von Rindern und Menschen recht eigenartig wirkt. Am Beispiel des Stierkämpfers befaßte der Autor sich mit der Frage, was Mut sei: „Beim Torero ist es Geschäft. Ansonsten wird Mut oft mit Aggression verwechselt. Echter Mut besteht darin, in Verfolgung eines edlen Zieles einer Gefahr entgegenzutreten. Hierin stehen die Frauen den Männern nicht nach, wenn es auch bei den Frauen häufig weniger dramatisch zugeht. Und dies eben deswegen, weil bei den Männern oft eine gute Portion Aggressivität und eine ebenso gute Portion Imponiergehabe hinzukommen. Der Mut wurde auch mit der typisch männlichen Aufgabe der Jagd in Verbindung gebracht. Es ist schon lange her, daß Jagd gefährlich war.....Die Motivation der heutigen Sonntagsjäger besteht in der Lust am Töten - eine männliche Lust."[723]. Dies ist nun schlichtweg historisch falsch; bis zum Ende der sogenannten „Ritterrenaissance" im sechzehnten Jahrhundert waren adlige Frauen ebenso an der höfischen Jagd beteiligt wie Männer und gingen auch mit Langwaffen (Saufeder und Bärenfeder) auf gefährliches Großwild[724]. Aus dem Mittelalter und der frühen Neuzeit sind etliche Henkerinnen bekannt, ebenso wie Piratinnen[725], unter denen etwa Jeanne de Clisson aus Nantes von selbst für die Verhältnisse ihrer Zeit extremer Blutrünstigkeit war. Auch wenn wir dies als Ausnahmen betrachten, welche die Regel bestätigen, sprechen sie doch für eine hohe Varianzbreite menschlichen Verhaltens und damit für eine Milieubedingtheit geschlechtsspezifischer Verhaltensmuster.
Bei Knußmann ist die geschlechtsspezifische Rollenzuweisung hingegen eine eindeutige und nicht in Frage zu stellende Tatsache: „Immer, wenn es darum geht, zu töten, zu foltern, Gewalt anzuwenden, ist es Männersache. Der Beruf des Schlachters ist ein typisch männlicher Beruf, der kultische Kannibalismus wurde von Männern betrieben, das Schafott von Männern bedient, Demonstranten werden von Männern niedergeknüppelt (weibliche mit besonderer Leidenschaft), und Mord sowie gefährliche Körperverletzung gehen in der Bundesrepublik Deutschland zu 94 Prozent auf das Konto der Männer"[726]. Der Zyniker könnte hier die „Fortschritte" anführen, zu denen es mittlerweile gekommen ist, etwa, daß heute weib-

---

722 ibid., S.80 ff.
723 ibid., S.82 ff.
724 vgl. Windhoff, Ilse, Oh Diana. Eine Frau findet zur Jagd, Hannover 1987
725 vgl. hierzu Mare, Zeitschrift der Meere, Hamburg 1998 sowie Lelspers, Helga, Das Meer gehört uns. Piratinnen und andere Seefrauen, Zürich 1997
726 ebenda

liche Demonstrantinnen auch von Polizistinnen zusammengeschlagen werden und das US-Marine-Corps weibliche Ledernacken besitzt; entscheidender erscheint allerdings die Tatsache, daß auch diese Veränderungen nicht gerade für „männliche“ Gewalt als anthropologische Grundkonstante sprechen, sondern eher für deren gesellschaftliche Bedingtheit als Auswirkung eines historisch-sozioökonomisch entstandenen Patriarchats. Dies aber zog Knußmann nicht einmal als theoretische Möglichkeit in Betracht, denn: „Auch in dieser Hinsicht ist der Mensch seinem tierischen Erbe verhaftet. Das Testosteron läßt dem Mann keine Ruhe: Er zeigt die Zähne, um sich einen hohen Rangplatz zu erkämpfen.“[727]. Auch politisches und berufliches Engagement ist nach Knußmann, hierbei Schwidetzkys „Menschenbild der Biologie folgend“, geschlechtsspezifisch-hormonell geprägt: „Männer engagieren sich, um ihren Ehrgeiz zu befriedigen - Frauen setzen sich ein um einer Sache willen! Deshalb überwiegen unter politischen Fanatikern die Frauen. Denn der Einsatz für eine Sache geht häufig auf Kosten der eigenen Person, der eigenen Karriere. Männer sind dafür zu egoistisch. Dem Wesen der Frau entspricht der Altruismus. Wieviel von ihrem eigenen Leben schenken sie jenem anderen Menschen, dem sie das Leben schenkten!“[728]. Es sei ja unbestritten, daß Frauen in unserer derzeitigen Gesellschaft im groben Durchschnitt eine höhere soziale Kompetenz, dafür aber auch eine stärkere Neigung zu ichschädigender Selbstaufopferung aufweisen als die meisten Männer - inwieweit dies biologisch bedingt ist, steht aber auf einem völlig anderen Blatt. Was die geschlechtsspezifische Verteilung von politischem Fanatismus angeht, sei einmal auf die Selbstmordattentäter extremer islamistischer Gruppen hingewiesen, denen weder Mangel an Idealismus noch Egoismus unterstellt werden kann, die aber aus einem politisch-kulturellen Zusammenhang kommen, der zu patriarchal ist, um Frauen vergleichbares Handeln zu ermöglichen. Aber auch die politische Ordnung wird bei Knußmann durch die Hormone bestimmt: „Der weiblichen Menschlichkeit steht der männliche Ehrgeiz gegenüber...Aggression und Rangstruktur sind eng miteinander verknüpft. Beide sind das teuflische Werk des Testosteron, und beide treten gemeinsam auf...Aggression und Rangstreben der Männer richten sich heute meist gegen ihre eigenen Geschlechtsgenossen. Denn mit seinen unfreundlichen Eigenschaften ist es dem mißratenen Ableger längst gelungen, den eigentlichen Menschen zu unterwerfen. Nur selten läßt er ihn dazu kommen, im Berufsleben mitzureden.“[729]. Als Beleg für die „Naturbedingheit“ patriarchaler Verhaltensweisen beim Menschen führte Knußmann an, daß es schon bei Affen Prostitution gäbe[730] und erklärte andererseits auch Zivilisationskrankheiten wie Magengeschwür und Herzinfarkt, die zugegebenerweise sehr viel mehr Männer als Frauen treffen, als durch das Testosteron be-

---

[727] ibid., S.85
[728] ibid.,S.88
[729] ibid., S.91 ff.
[730] ibid., S.93

dingt. „So wird der Mann zur vom Ehrgeiz als Fluch des Testosteron zerrissenen Kreatur.“[731] Darüberhinaus sind nach Knußmann auch Kriege ein Ergebnis des männlichen Hormonspiegels: „Der Mann ist es auch seit eh und jeh, der Kriege führt. Die hohe menschliche Intelligenz ohne entsprechende moralische Entwicklung gibt ihm die Möglichkeit, seine Art in den Untergang zu treiben....Die Folgen des H-Y-Antigens steigern sich zur Katastrophe für die ganze Menschheit. Der Mann - ein mißglückter Versuch der Natur!“[732].

In seinem sechsten und letzten Kapitel, „der Mensch der Zukunft“, führte Knußmann aus, daß die insgesamt zierlicherere und ebenmäßigere durchschnittliche Statur der Frau für ontogentische „Progressivität“ stehen würde. Damit kehrte er den Spieß der klassischen Konstitutionslehren, inklusive Eickstedts, um, aber nicht im Sinne einer Abkehr von deren biologistischen Inhalten, sondern nur in Form eines inhaltlichen Bedeutungswandels. Verbunden mit dem äußeren Erscheinungsbild „der Frau“ ebenso wie „des Kindes“ seien gegenüber „dem Mann“ auch charakterliche Eigenschaften verbunden: „...gegenüber dem Mann eine stärkere Betonung des Gefühls, eine größere Hinwendung auf den Mitmenschen und auf die Eindrücke aus der Umwelt, eine höhere Sprachbegabung, aber geringeres mathematisch-technisches Verständnis und freilich weniger logisches Denken...Die ontogenetische Primitivität der Frau lieferte dem Mann ein phantastisches Alibi, die Frau wie ein Kind, eben ihr `angemessen´ zu behandeln - sie zu bevormunden, sie zu bestrafen, wenn sie nicht parierte....Die Frau ist jedoch nicht generell kindhaft. Sie erreicht zwar früher das Erwachsenenalter als der Mann, aber der frührere Abschluß der Reifung bedeutet keinen geringeren Reifegrad; denn die Entwicklungsprozesse laufen beim weiblichen Geschlecht schneller ab...Dem männlichen Jugendlichen macht die neuerworbene Sexualität zu schaffen: Es ist ihm noch nicht gelungen, sie in das Geamtbild seines Lebens mit dem richtigen Stellenwert einzubauen. Das Denken des Mannes kreist um Sexualität und Macht, was beides für ihn im Grunde dasselbe ist. Der Mann ist eine rauhe und doch gebrechliche Sonderform made in puberty - eben der alte Befruchtungsspezialist. Was dagegen die Frau tatsächlich an kindhaften Zügen aufweist, beeinträchtigt ihre Lebenstüchtigkeit in keiner Weise - im Gegenteil. Ontogentische Primitivität heißt Bewahrung aller Entwicklungs- aller Anpassungsmöglichkleiten, heißt Offenheit. Gleichsam symbolisch zeigt sich die Offenheit der Frau schon an ihrem Körper. Ihre Geschlechtsteile bleiben offen, während der Hodensack des Mannes aus den weiblichen Schamlippen entsteht. Männlich bedeutet Verschluß, geschlossen, abgeschlossen - Unfähigkeit zur Weiterentwicklung.“[733]. Damit sind wir bei einer neueren Hypothese der Evolutionsbiologie beim Menschen, nämlich der Vorstellung der

---

[731] ibid., S.94
[732] ibid.,S.95
[733] ibid.,S.124 ff

„Neotenie“. Scheinbare „Primitivität“ in der Entwicklung, imStile Eickstedts als „Kindlichkeit“ körperlicher Merkmale „der Frau“ oder auch „pädomorpher“ Völker wird wie eine Art Larvenstadium begriffen, das ein besonders hohes Spektrum an künftigen Entwicklungsmöglichkeiten beinhaltet, und somit „ontogenetische Primitivität“ im Eickstedtschen Sinne plötzlich zu „Progressivität“ umgedeutet, ohne indes die ganze abstruse Konstruktion zu hinterfragen. Bei Knußmann wird Weiblichkeit, da entwicklungsgeschichtlich älter als Männlichkeit, zu einer Kraft, die es ermöglicht, die alten Eickstedtschen Gedankengebäude mit neuem, scheinbar antipartriarchalen Inhalt zu füllen. „Dies besagt, daß ontogenetische Primitivität gleichbedeutend ist mit stammesgeschichtlicher Fortschrittlichkeit. Das Kind bietet das Bild der nächsthöheren Form.“[734]. Demnach ist Kultur und Sprache primär weiblich, denn es „ging die Sprache aus dem Lall-und-Antwort-Dialog zwischen Kind und Mutter hervor, dem ursprünglich eine Bindungsfunktion zukam.“[735]. Durchschnittlich gröbere männliche Gesichtszüge und angeblich höhere Nasenlängen beim Mann sind nach Knußmann ein „Theromorphismus“ im Eickstedtschen Sinne (um Mißverständnissen vorzubeugen: ein expliziter Bezug auf Eickstedt findet sich hier ebensowenig wie der Begriff „Theromorphismus“, aber die Übereinstimmungen mit Eickstedts Äußerungen auf Seite 53 ff. in: „Die Forschung am Menschen Bd. 1“ sind evident. Vgl. hierzu auch Kapitel IV. dieser Arbeit) der, im Gegensatz zur „infantilprimitiven“ Erscheinung von Frau und Kind auf „echte Primitivität“ im Sinne von Tierhaftigkeit hindeutet[736]. als Fazit formulierte Knußmann schließlich: „Der Mann blieb immer Affenpascha, immer Affe. Die Frau dagegen ist der wahre Mensch, und sie bietet auch das Bild des künftigen Menschen.“[737].
Damit haben wir also zur Abwechslung einmal eine biologistische Begründung für ein Menschenbild, das sich selbst wohl als antipatriarchal versteht, welches der Verfasser aber eher als reversen Sexismus bezeichnen würde. Bei aller Ablehnung überkommener sog. „männlicher Tugenden“ und der Schätzung „weiblicher Werte“ ist einem solchen, biologistisch festgeschriebenen Menschenbild eigen, daß es keine Perspektive auf Überwindung stereotyp festgelegter Geschlechtsrollen bietet. Im Unterschied zum Denken Eickstedts und Schwidetzkys kommt es ganz ohne politisch auf den ersten Blick reaktionäre Positionen aus, sondern gibt sich profeministisch, um dann doch wieder auf eine Legitimierung des Status Quo hinauszulaufen. Dessen Überwindung erscheint zwar sicher, aber erst in evolutionären Zeitmaßstäben (Stichwort „Bild des künftigen Menschen), was uns heute herzlich wenig nützt.
Die willkürliche Zusammenwürfelung tatsächlicher, aber in keinem direkten Bezug zu gesellschaftlichen Verhältnissen stehender biologischer

---

734 ibid., S.128
735 ebenda
736 vgl.ibid. ,S.130 ff
737 ebenda

Fakten mit ebenso real vorhandenen, aber nicht biologisch vermittelten gesellschaftlichen Machtverhältnissen und altüberkommenen Rollenvorurteilen mutet ähnlich abstrus an, wie der klassische Sozialdarwinismus. Mit seiner „Neotenie"-Hypothese steht Knußmann weder allein, noch ist sie nur auf die Geschlechtsrollen beziehbar.
So bezeichnet Kerrin Christiansen die !Kung San in Namibia (vulgo „Buschleute") als „pädomorph" und wertet dies als Beleg für eine „Progressivität" dieser Ethnie[738]; sie stellt auch Verbindungen zwischen ihrer hormonellen Disposition und ihren intellektuellen Fähigkeiten her[739]. Die Behauptung, männliche Hormone, die Androgene, seien für Aggressionsverhalten im Allgemeinen verantwortlich, findet sich bei Christiansen regelmäßig, so in den oben erwähnten Aufsätzen. In ihrem Beitrag „biologische Grundlagen der Geschlechterdifferenz"[740] begründet sie ihren Standpunkt teilweise mit Bezugnahme auf die Erstauflage von Rainer Knußmanns „Vergleichende Biologie des Menschen".
Das Thema „Geschlechtsrollen" als Forschungsgegenstand Knußmanns und Christiansens bekam in anderem Zusammenhang kurzfristig politische Bedeutung, als 1985 unter Knußmanns Leitung und Christiansens Mitarbeit am Hamburger Institut für Humanbiologie(bzw. damals noch für Anthropologie) Daten von Homosexuellen gesammelt wurden. In Fortführung einer Hormonstudie an Männern, die ohne Befragung nach ihrer sexuellen Orientierung schlicht als heterosexuell eingestuft worden waren (scheinbar nach dem Prinzip: Heterosexualität ist der Normalfall, Homosexualität eine besondere Abweichung), sollten die Hormonwerte homosexueller Männer als „Gegenprobe" erhoben werden. Unterschiede im Habitus, wie „effeminiertes" (soll heißen „weibliches") Auftreten oder als Gegenpol Zugehörigkeit zur „Lederszene" wurden mit biologischen Komponenten vermischt. Zwar wurde seitens des Instituts erklärt, „bestehende Unterschiede, die aus Unkenntnis und aus intoleranten, reaktionären Ideologien gespeist werden, mit wissenschaftlichen Methoden" abbauen zu wollen[741]; dies erscheint jedoch eher als zu erwartender Kritik zuvorkommende Rechtfertigung. In der damals noch aktuellen Erstauflage von „Vergleichende Biologie des Menschen" hatte Knußmann Homosexualität als „*Fehlwahl* des Sexualpartners...bei abnormem Partnerleitbild"[742] bezeichnet. 1984 begriff er homosexuelle Männer als „von ihrem geschlechtsspezifischen Pol in Richtung auf das Gegengeschlecht relativ weit" entfernt", zum Beispiel hinsichtlich ihres Androgenspiegels und sprach von einer dadurch bedingten Prägung auf das eigene Ge-

---

738 vgl. Christiansen, Kerrin, in: Anthropologischer Anzeiger 48, Göttingen/Bremen 1990, S.72-96

739 vgl. Christiansen in: Neuropsychobiology 27, Basel/Freiburg 1993, S.97-107

740 Christiansen, Biologische Grundlagen der Geschlechterdifferenz, in: Konstruktion von Geschlecht, Pasero, Ursula, Braun, Friederike (Hg.), Pfaffenweiler 1995

741 zit. nach: AG gegen Rassenkunde, a.a.O., S.150

742 vgl. Knußmann, Rainer, Vergleichende Biologie des Menschen. Lehrbuch der Anthropologie und Humangenetik, 1.Auflage, Stuttgart/New York 1980, S.280

schlecht, also eigentlich „weiblichem“ Verhalten aufgrund hormoneller Besonderheiten[743].
Die vom Anthropologischen Institut betriebene Untersuchung stieß auf heftigen studentischen Widerstand. Heterosexuelle Männer wurden per Flublatt aufgerufen, sich als schwule Probanden zu melden, was u.a. in der Zeitschrift *Konkret* dokumentiert wurde. Am 03.07.1985 wurde das Anthropologische Institut von Schwulen und Lesben besetzt, es fanden mehrere öffentliche Diskussionsveranstaltungen zu dem Thema statt, und schließlich konnte Knußmann dazu gebracht werden, auf eine gesonderte Auswertung der Daten homo- und heterosexueller Personen zu verzichten[744]. Wie weit sein Denken noch immer in der Tradition der Breslauer Schule verankert war, offenbarte er 1991, als er bei einer Umfrage des ASTA-Schwulenreferats der Hamburger Universität seine 1985 durchgeführte Erhebung psychologischer und biologischer Daten als „aus ganzheitlicher Sicht“[745] inspiriert beschrieb. Wie bei v.Eickstedt nachzulesen, hatte dieser seine eigene Lehre als „ganzheitliche Anthropologie“ bezeichnet.

1988 erschien, wie oben bereits dargestellt, die von Knußmann herausgegebene dritte Auflage des von Martin begründeten Anthropologie-Handbuchs, an dem außer dem erwähnten, die NS-Verwicklungen der Anthropologie negierenden Beitrag Schwidetzkys auffällt, daß die *Neue Anthropologie* des Neonazis Jürgen Rieger in der Bibliographie aufgelistet ist. Die Zeitschrift ist in der Bibliothek des Hamburger Instituts für Humanbiologie erhältlich, was Knußmann, der für die Anschaffung verantwortlich war, damit begründet hatte, auch über rassistische Literatur müsse man sich informieren können[746].
In dieser Hinsicht befindet sich Knußmann in guter Gesellschaft: Kerrin Christiansen rezensiert 1991 in *Homo* das Buch „Sozialisation und Ontogenese“ des Pädagogen Detlef W. Promp, der regelmäßiger Autor in der *Neuen Anthropologie* ist. Sie kritisiert zwar eine „simplifizierende“ Darstellungsweise und zeigt sich angesichts der vielen Verweise auf die *Neue Anthropologie* irritiert, findet aber an dem grundsätzlichen Ansatz, der menschliches Verhalten rein biologistisch erklärt, nichts auszusetzen[747].
Bemerkenswert erscheint in diesem Zusammenhang, daß Promp im Vorwort zu seinem Buch eine Danksagung an Robert Hepp von der Universität Osnabrück ausspricht[748]. Der Soziologieprofessor Hepp, u.a. bekannt durch sein Buch „Die Endlösung der deutschen Frage“, ist ein bundesweit prominenter Neonazi, der zum unmittelbaren Freundeskreis

---

[743] zit. nach AG gegen Rasenkunde, a.a.O., S.151
[744] vgl. ebenda
[745] ibid., S.153
[746] vgl. AG gegen Rassenkunde, a.a.O., S.117
[747] vgl. ibid., S.116
[748] vgl. Promp, Detlef W. Sozialisation und Ontogenese - ein biosoziologischer Ansatz, Berlin/Hamburg 1990, S.7

des bekannten Göttinger (bzw. aufgrund seiner Vertreibung aus Göttingen durch autonome Antifa Gruppen mittlerweile im Solling-Ort Adelebsen lebende) NPD-Funktionärs Hans-Michael Fiedler gerechnet wird. Er ist, unter dem Herausgeber Pierre Krebs, gemeinsam mit Alain de Benoist, Guilleaume Faye und Michael Walker ständiger Mitarbeiter der Zeitschrift *Elemente*, welche sich als „offizielles" Organ des Thule-Seminars versteht. Das in Kassel domizilierte Thule-Seminar sieht sich als Nachfolgerin der Thule-Gesellschaft aus der Weimarer Zeit, der Rudolf Heß und Alfred Rosenberg angehört hatten. Gründungsmitglieder waren u.a. Hans-Michael Fiedler und Hans Günther Grimm, der Enkel des Autors von „Volk ohne Raum". Der Leiter des Thule-Seminars, Pierre Krebs, ist wiederum Autor bei *Neue Anthropologie,* wo Promp stellvertretender Herausgeber ist. *Elemente* bietet internationalen Rechtsextremisten ein Sprachrohr und hat das „Neuheidentum" auf seine Fahnen geschrieben[749].

Schon 1992 folgte der Drittauflage des Anthropologiehandbuchs die vierte Auflage . Wie gehabt findet sich hier die von Schwidetzky abgehandelte Fachgeschichte mit ihrer Verharmlosung der Anthropologie im NS und insbesondere ihrer Würdigung der Abstammungs- und Vaterschaftsgutachten nach der Methode Otto Reches. Interessant in unserem Zusammenhang erscheint auch ein Beitrag Kerrin Christiansens, in dem diese sich mit Psycho- und Persönlichkeitstests auseinandersetzt.

Zum *Bem Sex-Role Inventory*, einem Testfragebogen zur Eruierung der Geschlechtsrollenidentifikation, äußert sie sich ausgesprochen positiv, wobei es bei einer Autorin, die sich selber als Feministin versteht und die jahrelang Frauenbeauftragte des Fachbereichs Biologie der Hamburger Universität war, schon ungewöhnlich anmutet, daß der Testaufbau an keiner Stelle problematisiert wird. Generell sind die stark formalisierten Testbogenuntersuchungen, die an dieser Stelle abgehandelt werden, in der Psychologie keineswegs unumstritten. Eine vom Verfasser zu diesem Thema befragte Klinische Psychologin erklärte, grundsätzlich seien sie nur die Untersuchungsmethode der letzten Wahl, etwa bei mangelnder Ehrlichkeit oder Gesprächsbereitschaft von Probandenseite, zum Beispiel in der forensischen Psychiatrie. Beliebt seien sie aufgrund ihrer wenig zeitaufwendigen Handhabbarkeit hingegen vor allem bei FachvertreterInnen, die zwar im lukrativen Gutachtergeschäft tätig seien, aber keine eigenen Therapien durchführen.

Wie zahlreiche Persönlichkeitsinventare, so stuft auch der *Bem Sex Role Inventory* soziale Verhaltensweisen geschlechtsspezifisch ein, ohne die Zuordnung von Geschlecht und Verhaltensweisen zu hinterfragen. So wird die Fähigkeit, Andere öffentlich kritisieren zu können, einer Maskulinitätsskala, „Herzlichkeit" hingegen einer Femininitätsskala zugerechnet. Laut Christiansen ist das „BSRI ...in der klinischen Diagnostik und all den Forschungsbereichen **anwendbar**, die sich aus psychologischer, medizinischer, soziologischer oder anthropologischer Sicht mit dem Kon-

---

749 vgl. Elemente der Metapolitik zur europäischen Neugeburt, Kassel, 1980 ff

zept der Geschlechtsrollenidentifikation beschäftigen." Ihr Glaube in die positivistische Wissenschaft geht sehr weit, denn: „Die Testuntersuchung und Auswertung des *BSRI* sind trotz des fehlenden Manuals **objektiv** durchzuführen, wenn man sich an die knappen, aber vollkommen ausreichenden Hinweise...hält....das biologische Geschlecht als logisches Kriterium der **Validität** zeigte erwartungsgemäße, signifikante Korrelationen mit den Werten auf der Maskulinitäts- bzw. Femininitätsskala. Interessant ist der Zusammenhang von *BSRI*-Werten und einem positiven Selbstkonzept. Feminin typisierte Frauen und Männer schreiben sich ein signifikant weniger positives Selbstkonzept zu als die androgynen Personen"[750], was ja auch gar nicht anders sein kann, wenn ein Test daraus besteht, daß Klischeevorstellungen von sozialem Geschlechtsrollenverhalten, zu denen eben das Bild der „schwachen Frau" gehört, in abzufragende Skalensätze gegossen werden. Die Urheber des Tests produzieren damit genau das Ergebnis, das ihren eigenen Wertvorstellungen entspricht. Immerhin bleibt bemerkenswert, daß „Androgynität" damit bei Christiansen einen positiven Wert bzw. Merkmal einer hochgradig integrierten Persönlichkeit darstellt. Wenn auf der anderen Seite Menschen *beiderlei* Geschlechts mit Charaktereigenschaften wie „Herzlichkeit", hoher sozialer Kompetenz, aber geringem Selbstbewußtsein, geringer Durchsetzungsfähigkeit und wenig positivem Selbstkonzept als „feminin" eingeordnet werden, so stellt sich die Frage, ob dieser Begriff nicht lieber durch einen anderen ersetzt werden sollte. Die universellen Anwendungsmöglichkeiten, für die Christiansen diesen Test empfiehlt, stellen zugleich eine Gefahr dar, wenn Menschen, hier eine alte Tradition von Bio-Macht im Foucault' schen Sinne fortsetzend, von Vornherein mit unhinterfragten Rollenzuweisungen betrachtet werden - Freuds Frauenverachtung ist dafür ein bekanntes Beispiel.
Ebenfalls positiv äußert sich Christiansen über den Berufs-Interessen-Test zur Überprüfung der Berufsneigungen und -Eignungen von Jugendlichen. Bei diesem geht es darum, anhand von Fertigkeiten wie „Neue Bildröhren in Fernsehgeräte einsetzen", „Perlen für Schmuck passend zusammenstellen", „Ursachen von Vulkanausbrüchen erforschen" und „Wildtiere für zoologische Gärten einfangen" Affinitäten zu bestimmten Berufsprofilen herzustellen. So gut der Test zu diesem Zweck geeignet sein mag, auch hier *„liegen geschlechtsspezifische Normen* vor; auf altersspezifische Normen wurde verzichtet...Es liegen eine Fülle differenzierter Ergebnisse vor, die eine empirische Absicherung der Gültigkeit des Tests klar belegen."[751]. Wobei zu fragen bleibt, ob im Jahre 1992, wo sich selbst in ehemals reinen Männerberufen, wie etwa auf dem Bau oder beim Militär (und, um ein Beispiel aus meiner eigenen Lebenssphäre zu nehmen, in dem von mir bewohnten Göttinger Stadtviertel kommt zur

---

[750] Christiansen, Kerrin, in: Knußmann, Rainer, Schwidetzky, Ilse, Jürgens, Hans Wilhelm, Ziegelmayer, Gerfried, Anthropologie. Handbuch der vergleichenden Biologie des Menschen, 4. Auflage, Stuttgart/Jena/New York 1992, S.246 ff.
[751] ibid., S.249 ff.

Emissionskontrolle eine Schornsteinfegerin), zunehmend auch Frauen finden, gleichzeitig das tradierte Berufsmodell mit einem bestimmten Beruf, der lebenslang ausgeübt wird, durch einen immer mehr deregulierten Arbeitsmarkt zunehmend erodiert, es nicht längst obsolet ist, Berufseignung und -Auswahl mit der Kategorie „Geschlecht“ zu verbinden. Christiansen äußert sich auch über einen weiteren Fragebogentest überwiegend positiv, nämlich den „Erfassungsbogen für aggressives Verhalten in konkreten Situationen bei Kindern“, der ebenfalls geschlechtsspezifisch aufgebaut ist[752], damit also Jungen und Mädchen ein unterschiedliches Maß an Agggressivität als „normal“ zugesteht.
- Ein besonders problematisches Testsystem ist der Freiburger Persönlichkeitsinventar (FPI), neben dem MMPI Saarbrücken in den Siebziger und Achtziger Jahren einer der im deutschen Sprachraum meistverwendeten Persönlichkeitsinventare. Die Problematik des FPI liegt darin, daß er in seiner ursprünglichen Form Eigenschaften wie Selbstbewußtsein, Mut, Aggressionsbereitschaft usw. noch forcierter als der Bem Sex Role Inventory als „männlich“ und entsprechend Eigenschaften wie Ängstlichkeit, Gehemmtheit, leichte Irritierbarkeit etc. als „weiblich“ definierte. Der in weiten Bereichen an wissenschaftliche Vorgaben Hans Eysencks anknüpfende Test ging dabei so weit, daß er in zwei Zusatzskalen „typisch weibliche“ bzw. „typisch männliche“ Selbstschilderungen erfasste, wobei dann so etwas wie Depressivität bei einem Mann, gepaart mit hoher Sensibilität, als „Verschiebung von Charaktermerkmalen in den weiblichen Bereich“ erscheint. Mittlerweile wurden diese problematischen Zusatzskalen entfernt und der Test insgesamt bereinigt. Dies vermerkt auch Christiansen positiv, jedoch ohne-auf die grundsätzliche Problematik einzugehen. Vielmehr wird lapidar darauf hingewiesen, daß „diese Skala etliche Anwender zu groben Fehlinterpretationen (z.B. zur Diagnose `Homosexualität´ bei androgyn eingestellten Testpersonen) verleitet haben soll.“[753]. Die generelle Fragwürdigkeit der stereotypen Zuordnung von Verhaltensweisen und Geschlechtsrollen ist für Christiansen ganz offensichtlich kein Thema.

### Vergleichende Biologie des Menschen

1996 erschien die zweite Auflage des größten von Knußmann alleine verfaßten Werkes, die aufgrund zahlreicher und zum Teil vehementer Kritiken an der ursprünglichen Fassung stark überarbeitet wurde. Der Unterschied ist schon auf der Umschlagseite sichtbar.
Die ursprüngliche Fassung zeigte männliche Chromosomen, einen Australopithecus-Schädel aus einem Werk von Heberer von 1956 und einige junge Dama- Frauen, womit zentrale Inhalte des Buches recht pla-

[752] ibid., S.250
[753] ibid., S.253

stisch veranschaulicht wurden: Humangenetik, menschliche Stammesgeschichte und „Rassenkunde“; bei letzterer zitierte sich Knußmann mit dem Dama-Bild gewissermaßen selbst. Ganz anders präsentiert sich hingegen der Deckel der Neuauflage, welcher das Thema des Buches durch ein Foto eines menschlichen Kindes und eines Schimpansen versinnbildlicht.

Im Vorwort heißts es: „Wie die erste, so geht auch diese zweite Auflage von der grundsätzlichen Erkenntnis aus, daß sich das Wesen des Menschen und seine vielfältigen Erscheinungsformen nur aus tiefer biologischer Verwurzelung verstehen lassen. Diese biologische Natur unserer eigenen Spezies muß deshalb ein bevorzugter Gegenstand des Interesses eines jeden gebildeten Menschen sein....Das vorliegende Buch möchte vor allem der Lehrerin und dem Lehrer sowie der Studentin und dem Studenten der Biologie umfassende Kenntnisse vom modernen Menschenbild der Biologie vermitteln ....Darüberhinaus will es all diejenigen ansprechen, denen ein biologisches Verständnis des Menschen besonders am Herzen liegt oder liegen sollte: Fachleute aus Medizin, Psychologie, Pädagogik, Theologie, Soziologie, Kulturkunde, Jura und vielen anderen Bereichen.“ „Doch auch diejenigen, die aus ideologischen Gründen meinten, das Buch anfeinden zu müssen, haben einen positiven Beitrag zu seiner Neuauflage geleistet. Sie veranlaßten mich, alle Aussagen und Formulierungen kritisch zu überdenken, um Mißverständnissen und Fehldeutungen vorzubeugen, was um so mehr geboten ist, als inzwischen rechtsradikale Tendenzen in unserer Bevölkerung zugenommen haben....manche Teile wurden völlig neu geschrieben -so vor allem das Kapitel über psychische Geschlechterunterschiede sowie die Abschnitte über die Fossilgeschichte und die biologische Zukunft des Menschen...Mit dieser zweiten Auflage habe ich es noch einmal gewagt, als einzelner ein Lehrbuch zu präsentieren, das die Anthropologie und Humangenetik in ihrer ganzen Breite umfassen will..der Vorteil eines solchen Alleingangs gegenüber einem Teamwork liegt in der sachlichen und didaktischen Geschlossenheit der Darstellung und vielleicht auch darin, daß die Inhalte der einzelnen Teilgebiete distanzierter gesehen und allgemeinverständlicher ausgedrückt werden können, als dies durch eine Reihe von Spezialistinnen und Spezialisten geschehen würde.“[754].

Insgesamt umfaßt das Werk 524 Seiten und gliedert sich Folgendermaßen:

„I Gegenstand, Geschichte und Methoden von Anthropologie und Humangenetik
II Die Erbgrundlage und Variabilität menschlicher Merkmale
III Der Lebenslauf, die geschlechtliche und die individuelle Differenzierung des Menschen (anthropologiche Ontogenetik)

[754] Diese Formulierung findet sich identisch 1996 und 1980.

IV Die Abstammung und die geographische Differenzierung des Menschen (anthropologische Phylogenetik)
V Die bevölkerungsbiologische Situation und die Zukunft des Menschen"

Schon am Anfang findet sich eine Herleitung der Fachgeschichte, die sicher nicht falsch ist, in ihrer Darstellungsweise aber implizit an Eickstedts „Forschung am Menschen" anknüpft: „Es wird als ein Charakteristikum des Menschen angesehen, daß er über sich selbst nachdenkt. Soweit unsere historischen Quellen zurückreichen, gibt es Hinweise darauf, daß sich das Nachdenken und Nachforschen des Menschen über sich selbst auch auf seine *biologische* Natur bezieht.Dies gilt vor allem für das antike Griechenland (PROTAGORAS; HERODOT, HIPPOKRATES, ARISTOTELES). Sieht man jedoch von solchen im abendländischen Mittelalter wieder weitgehend verlorenen Ansätzen ab, so reichen die Wurzeln der heutigen Anthropologie bis in die Epoche der großen *Entdekkungsreisen* zurück."[755]

Zur NS-Vergangenheit führt Knußmann Folgendes aus: „Ihre nicht geringe politische Erheblichkeit wurde der Anthropologie in Deutschland in der nationalsozialistischen Ära zum Verhängnis. Schon zur Zeit der großen Entdeckungsreisen fanden sich in den Beschreibungen fremdrassischer Menschen häufig abwertende Begriffe, und das gesamte Zeitalter der Kolonisation war von einer Überheblichkeit der eigenen Rasse getragen, aus der die Auffassung von einer Minderwertigkeit fremder Rassen resultierte. Besonders außerhalb der Anthropologie, die aber freilich nicht von diesem Zeitgeist unbeeinflußt blieb, entwickelte sich ein ausgeprägter *Rassismus*. Als seine Wegbereiter werden vor allem der Franzose **Gobineau** (1816-1882) und der Engländer Chamberlain (1855-1927) genannt - zwei Nichtanthropologen, die niemals rassenkundlich geforscht, sondern reine Ideengebäude errichtet haben. Auch die Nationalsozialisten waren - wie alle Ideologen - bezüglich ihrer \`Rassenhygiene´, die aus den aufgezeigten Wurzeln hervorging, nicht an Forschungsergebnissen interessiert (und förderten die Anthropologie als Hochschulfach wenig); denn Ideologien stehen von vornherein fest. Der \`nordische Gedanke´ wurde aber nicht nur durch den Studienrat H.F.K. Günther, einen Germanisten, popularisiert, sondern es fanden sich genügend deutsche Anthropologen, die der nationalsozialistischen Rassenideologie zum Anschein der Wissenschaftlichkeit verhalfen. Darüber hinaus dienten deutsche Anthropologen (wenn auch bei weitem nicht alle) dem Regime bei der Umsetzung seiner Ideologie durch...Rassengutachten, die für die Betroffenen einem Todesurteil gleichkommen konnten. Dadurch haben sich deutsche Anthropologen am Holocaust von Juden und Sinti mit-

---

[755] Knußmann, Rainer, Vergleichende Biologie des Menschen. Lehrbuch der Anthropologie und Humangenetik, Stuttgart/ Jena/Lübeck/Ulm 1996 bzw. Stuttgart 1980 , S.1

schuldig gemacht und dem Ansehen der Anthropologie großen Schaden zugefügt. Von dem hierdurch bedingten Tiefstand erholte sich die deutsche Anthropologie in der Nachkriegszeit nur langsam, und sie wird gerade in neuester Zeit unter Bezugnahme auf ihre Rolle im Dritten Reich häufig wieder angefeindet."[756].

Im Unterschied zur ersten Ausgabe des Buches wird dieser Themenkomplex an dieser Stelle von Knußmann überhaupt angesprochen, was prinzipiell schon einmal als Fortschritt gewertet werden kann. Dennoch bewegen sich seine Ausführungen auf einer ähnlich verharmlosenden und Sachverhalte bis zur Unkenntlichkeit relativierenden Ebene wie die von Schwidetzky in „Maus und Schlange". Nach meiner Auffassung wurde weniger der Anthropologie im NS-Staat irgendetwas zum Verhängnis als vielmehr eine bestimmte Anwendung der Anthropologie zum Verhängnis für sehr viele Menschen. Wie aus dem Eingangskapitel dieser Arbeit deutlich wird, ist dies kein allodoxes Wortspiel, sondern eine nüchterne Verknüpfung von Ursache und Wirkung: Die Rassenhygiene war das Ergebnis einer Theoriebildung in den Humanwissenschaften, darunter spätestens seit Mitte der Zwanziger Jahre wesentlich auch der Anthropologie gewesen. Die NS-Ideologie hatte einen Großteil ihres Gedankenguts aus der Rassenhygiene bezogen, und lediglich der Antisemitismus, der bei den meisten Rassenhygienikern zumindest latent vorhanden, aber nicht sonderlich stark ausgeprägt war, war neu hinzugekommen. Die Sterilisierung der farbigen Mischlingskinder im Rheinland und die „Euthanasie" hatten sich auf jeden Fall auf dem Hintergrund der etablierten Rassenhygiene bewegt bzw. lückenlos mit deren Auffassungen übereingestimmt. Insofern waren die Shoah und der Vernichtungskrieg der Wehrmacht in Ost- und Südosteuropa Dinge, die dem Denken der Rassenhygieniker zumindest nicht unmittelbar entsprachen, alle anderen Bestandteile des NS-Völkermordprogramms hingegen sehr wohl. Bei allen Arten dieser Verbrechen hatten Rassenhygieniker wie auch praktisch alle sonstigen damaligen Human- und Gesellschaftswissenschaften aktiv mitgewirkt, teilweise auch eigeninitiativ. Die Trennung zwischen Rassenhygiene und Anthropologie, die Knußmann hier vornimmt, erscheint vor dem Zeithintergrund absurd. Es ist billig, auf den fachfremden Günther hinzuweisen, aber die Rolle von Lenz und Fischer zu unterschlagen, die damals zu den weltweit einflußreichsten Fachanthropologen gehörten, deren genetische Forschungen damals höchst bedeutend waren und die gleichzeitig zu den Architekten des Schulterschlusses von NSDAP und Anthropologie zählten. Die Tatsache, daß die Rassenhygiene in Form des Berliner KWI für Anthropologie, menschliche Erblehre und Eugenik sowie eigenständiger Lehrstühle an den Universitäten weitgehend außerhalb der etablierten anthropologischen Institute stattfand, auch wenn deren Vertreter mehrheitlich Rassenhygieniker waren, macht die Anthropologie in der NS-Zeit noch nicht zu einem vernachlässigten Fach. Immerhin entspricht Knußmanns Vorstellung in dieser Hinsicht ziemlich exakt dem

---

756 Knußmann, a.A.O., 1996, S.3

bereits bekannten Kurvendiagramm in „Maus und Schlange“, in dem Schwidetzky die Verstrickung der Anthropologie in die NS-Verbrechen dadurch relativierte, daß sie Aussagen von AnthropologInnen zu „Rassenfragen“ in einer Vergleichsstatistik zahlenmäßig umfangreichere Aussagen von NichtanthropologInnen gegenüberstellte. Wenn „bei weitem nicht alle“ AnthropologInnen die NS-Verbrechen durch Rassengutachten oder andersartige Zuarbeiten unterstützten, so sei gefragt, wer das denn im Einzelnen war. Letztendlich fallen dem Verfasser nur Saller, Merkenschlager, Oppenheim-Martin sowie Muckermann und gegebenenfalls und mit vielen Einschränkungen noch Scheidt ein sowie Wastl, der sich durch allzu viele wohlwollende Rassengutachten bei den NS-Größen unbeliebt machte. Von Nachtsheim sind zumindest keine praktischen Zuarbeiten zur NS-Rassenpolitik bekannt, allerdings äußerte er sich in „Volk und Rasse“ durchaus positiv zu deren Intentionen[757]. Daß sich Knußmann nicht zur Rolle Schwidetzkys im NS äußert, muß nicht weiter verwundern. Hinsichtlich der von ihm angesprochenen „Anfeindungen“ der Anthropologie in jüngster Zeit handelte es sich großenteils um Anfeindungen gegen Knußmann selbst und seine unmittelbaren KollegInnen: Seit 1980 hatte es an der Hamburger Universität Proteste gegen seine Lehre gegeben.

So beschwerten sich schon kurz nach Erscheinen der Erstausgabe des Buches Sinti und Roma wegen einer Textstelle, von der noch die Rede sein wird, und von 1985 bis 1997 gab es Proteste politischer Hochschulgruppen gegen das Hamburger Institut für Humanbiologie unter anderem wegen des Festhaltens am morphologischen Rassenbegriff und wegen der schon erwähnten Schwulendateien. Diese studentischen Protestaktionen gipfelten unter anderem in der symbolischen Umbenennung des Instituts in „Institut für Rassenkunde, Sozialbiologie und Eugenik“ am 27.11. 1996[758].

Der Verfasser ist der Ansicht, daß diese Proteste nur allzu berechtigt waren. Die Verwurzelung Knußmanns in der Rassenkunde wird jedenfalls selbst in der aktuellen Fassung der „Vergleichenden Biologie des Menschen“ überdeutlich, wenn er verklausuliert Humangenetik mit Rassenkunde und Sozialanthropologie gleichsetzt: „Aus der wissenschaftshistorischen Entwicklung von Anthropologie und Humangenetik ergibt sich deren heutiger Inhalt. Er läßt sich verallgemeinernd als *vergleichende Biologie des Menschen* umschreiben - vergleichend innerhalb der eigenen Art und die eigene Art mit anderen....Variabilität im Nebeneinander besteht in Unterschieden zwischen den geographisch verteilten Bevölkerungen (Rassenkunde) und in geschlechtsspezifischen, konstitutionellen und sozialbiologischen Differenzierungen ...Besonders schwierig ist diese“ (fachlich bedingte, der Verf.) „Grenzziehung gegenüber der Psychologie, von der sich die Anthropologie ebensowenig sachlogisch absetzt wie von der Humangenetik: Rassen- und Erbpsychologie zählen

---

757 vgl. Volk und Rasse, a.a.O.17. Jhg., 1942, S.23 ff

758 vgl. hierzu AG gegen Rassenkunde, a.a.O., S.182-194

zur Anthropologie, Völker- und Entwicklungspsychologie zum Hochschulfach der Psychologie."[759].
Hinsichtlich der anthropologischen Methodik führt Knußmann auch 1996 noch die besondere Wichtigkeit morphologischer Erhebungen anhand von Farbtafeln für Haar- Haut- und Augenfarben an[760]. Über viele Seiten hinweg werden anhand von Gesichtstafeln mit angegebenen Meßpunkten, Augenlidindizes etc. die Vermessungsmethoden der alten morphologischen Rassenkunde vorgeführt[761]. Es verwundert wenig, daß Knußmann den Freiburger Persönlichkeitsinventar [762]als Standardmethode zur Persönlichkeitserfassung aufführt, ohne auf dessen oben dargestellte Problematik einzugehen. Andererseits weist Knußmann aber ausdrücklich darauf hin, daß projektive Tests generell mit besonderen Zuverlässigkeitsproblemen verbunden sind und sich bei allen psychologischen Tests die Frage stellt, was sie wirklich messen. In dieser Hinsicht äußert sich Knußmann also vorsichtiger und kritischer als seine Kollegin Christiansen im Anthropologie-Handbuch. Im Anschluß an die Psychotests problematisiert Knußmann eines seiner eigenen Spezialgebiete, die Biostatistik, und kommt hier ebenfalls zu einem sehr differenzierten Urteil: „Es sei darauf hingewiesen, daß die biostatistische Arbeitsweise nicht zwangsläufig richtige Forschungsergebnisse garantiert...Nur die mathematische Durchführung läuft objektiv und exakt ab (Freiheit von Rechenfehlern vorausgesetzt), während die Wahl eines der Fragestellung und dem Datenmaterial adäquaten Verfahrens und die sachlogische Interpretation der Rechenergebnisse vom forschenden Subjekt abhängig sind. Hier gründen denn auch die gelegentlich auftretenden Irrtümer und Trugschlüsse."[763]. Angesichts des haarsträubenden Expeditionsberichtes aus Namibia wäre hier allerdings zu fragen, wie hoch der Irrtumsfaktor denn bei Knußmanns eigener biostatistischer Auswertung seiner Meßergebnisse bei den Dama ist.[764]
Auch hinsichtlich der Zwillingsforschung sind Knußmanns Formulierungen sehr viel vorsichtiger als in seinen früheren Publikationen, wenn auch die angeführten Beispiele und Erklärungsmuster sich teilweise lesen wie aus älteren Texten des gleichen Autors übernommen: „Die Bedeutung der Zwillinge für die humangenetische Forschung besteht darin, daß sie eine Schätzung der **Heritabilität** einzelner Merkmale ermöglichen, d.h. eine Aufspaltung der Variabilität in der Bevölkerung in einen

---

[759] Knußmann, a.a.O. 1996, S. 3 ff, 1980 fast identisch
[760] ibid., S.9ff
[761] ibid., S.11-22
[762] ibid., S.10
[763] ebenda
[764] Diese Auswertung findet sich in: Knußmann, Rainer, Rösing, Friedrich Wilhelm, Die Ähnlichkeitsverhältnisse im südwestlichen Afrika nach anthropometrischen Merkmalen, in: Bernhard, Wolfram, Kandler, Anneliese (Hg.), Bevölkerungsbiologie. Beiträge zur Struktur und Dynamik menschlicher Populationen in anthropologischer Sicht, Stuttgart 1974, S.125-153

erbbedingten und einen umweltbedingten Anteil. [765] Das entscheidende Moment dabei ist die Erblichkeit der EZ, die zu Partnerübereinstimmungen (*Konkordanzen*) führt und zur Annahme berechtigt, daß alle Unterschiede (Diskonkordanzen) innerhalb der EZ-Paare auf Umwelteinwirkungen beruhen. Die Variabilität der EZ wird damit zum Maß der Umweltbedingtheit" - wobei einzufügen wäre, daß EZ „eineiige Zwillinge" bedeutet - „...Die EZ-Paare müssen einer Umweltverschiedenheit gleichen Grades ausgesetzt sein wie durchschnittlich nicht-verwandte Personen derselben Bevölkerung.
2) Die EZ-Paare müssen eine repräsentative Stichprobe aus der betr. Bevölkerung darstellen. Zwecks Erfüllung der ersten Forderung beschränkt man sich auf getrennt aufgewachsene Zwillinge, womit aber die Erfüllung der zweiten Forderung fraglich sein dürfte; denn Zwillinge werden in der Regel nur voneinander getrennt, wenn besondere Umstände vorliegen. Zudem ist zu vermuten, daß auch getrennt aufgewachsene EZ über eine immer noch überdurchschnittliche Umweltähnlichkeit verfügen, da die Auswahl von Pflegestellen oder Adoptiveltern durch die Jugendämter nicht völlig wahllos geschieht, sondern meist unter gewisser Berücksichtigung der Herkunft der Kinder....Dieser Tendenz kann allerdings der Umstand entgegenwirken, daß die vorgeburtlichen Umweltverhältnisse bei Zwillingen nicht etwa generell gleich, sondern mitunter sogar besonders different sind, nämlich in Gestalt sehr unterschiedlicher Ernährungslage....Der lediglich für die Geschwistervariabilität ermittelte Erbanteil kann nur auf die Gesamtbevölkerung übertragen werden, wenn unter Nichtverwandten die Erbverschiedenheit gegenüber den Verhältnissen unter Geschwistern in gleichem Maß erhöht ist wie die Umweltverschiedenheit....In der Elterngeneration darf keine Paarungssiebung bestehen. Die erste Forderung ist schwer kontrollierbar; manche Autoren sind der Meinung, daß die Erbverschiedenheit in stärkerem Maße erhöht sei...Die Zerlegung in einen Erb- und einen Umweltanteil betrifft nie die Zusammensetzung der Kausalität eines Merkmals als solchem, sondern nur diejenige der Ursachen für das Zustandekommen der Unterschiede (Variabilität) in der Bevölkerung, und zwar auch nur der Unterschiede im Sinne eines Status quo; zeitliche Veränderungen lassen sich nicht auftrennen. - Aus ihrem ausschließlichen Bezug auf die Variabilität folgt, daß die Heritabilität um so niedriger ausfällt, je genetisch homogener die Bevölkerung ist. Deshalb kann auch die Erbbedingtheit artspezifischer Merkmale durch die Zwillingsmethode nicht erkannt werden...Mit ihrem Ansatz an der Merkmalsvariabilität stellt die Zwillingsmethode ein populationsgebundenes Verfahren dar, das stets Durchschnittsbefunde liefert, die keinen Rückschluß auf die Verhältnisse beim einzelnen Individuum zulassen....Alle genannten Schwierigkeiten sind aber nicht so gewichtig, als daß nicht doch der Heritabilitätskoeffizient einen brauchbaren Anhaltspunkt für den Grad der Erbbedingtheit der Merkmals*va-*

---

[765] Der grammatikalische Lapsus dieses Satzes findet sich so in der Originalfassung, d.Verf.

*riabilität* liefern könnte - zumal wenn man beide aufgezeigte Wege beschreitet" ( dies meint unterschiedliche statistische Verfahren, der Verf. - „wobei dann der wahre Wert in der Regel zwischen den beiden Ergebnissen liegen dürfte."[766]
Zur Zwillingsforschung als Weg zum Nachweis bzw. zur Widerlegung der Vererblichkeit von Intelligenz äußert sich Knußmann weitaus vorsichtiger als früher. Was die Daten von Burt angeht, so bedient er sich ihrer nicht mehr, sondern erklärt: „Eine...Serie von Burt geriet unter den Verdacht der Manipulation und blieb deshalb unberücksichtigt."[767], was ihn andererseits nicht davon abhält, sich in dem heiklen Bereich der Vererbung von Intelligenz weiterhin auf Eysenck[768] und Jensen[769] zu beziehen. In der Ausgabe von 1980 hatte Knußmann Burt noch mit einbezogen[770] .

Unverändert sind hingegen in beiden Fassungen die Schlußfolgerungen zur Erblichkeit von Charaktereigenschaften, insbesondere Veranlagung zur Kriminalität: „Zum Problem der **Kriminalität** wurden von mehreren Autoren Erhebungen an gemeinsam aufgewachsenen gleichgeschlechtlichen Zwillingspaaren aus Europa, USA und Japan vorgenommen. Die Zusammenfassung der durchweg gleichgerichteten Befunde ergab, daß von den insgesamt 314 EZ-Paaren mit einem Partner, der mindestens einmal wegen eines Delikts bestraft wurde, in 193 Fällen (= 61 %) auch der andere Partner mindestens einmal eine Straftat beging. Von den 344 ZZ-Paaren waren es nur 96 (=28%). Dies spricht dafür, daß das Erbgut am Zustandekommen der Variabilität solcher psychischen Strukturen, die einen Menschen zur Kriminalität befähigen bzw. ihn in dieser Hinsicht gefährden, beteiligt ist....Dies bedeutet nicht, daß Kriminalität losgelöst vom sozialen Umfeld betrachtet werden sollte oder gar durch sozialpädagogische Maßnahmen nicht angegangen werden könnte. Vielmehr ist es gut denkbar, daß am Zustandekommen der höheren EZ- als ZZ-Kokordanz bezüglich der Kriminalität beteiligt ist, daß EZ auf Grund ihrer ähnlicheren Persönlichkeitsstruktur auf ähnliche soziale Einflüsse und Erfahrungen übereinstimmend reagieren...Genetische und milieubedingte Prädispositionen führen jede für sich allein zu noch nicht halb so vielen Straftaten wie das Zusammentreffen beider....Besonders hoch ist die Konkordanz der EZ bei *Schwer-* und *Rückfallverbrechern* sowie dann, wenn sich die Neigung zur Kriminalität früh im Leben äußert. Sie bezieht sich in diesen Fällen auch auf die Art des Deliktes. Sippenuntersuchungen weisen ebenfalls auf einen erheblichen Unterschied zwischen Schwer- bzw. Rückfallverbrechern und Leichtkriminellen hin. So finden sich unter den Brüdern und Vettern von Rückfallverbrechern mit minde-

---

[766] Knußmann, Rainer, Vergleichende Biologie des Menschen, S.22 ff.
[767] ibid., S.116
[768] ibid., S.120
[769] ibid., S.118
[770] vgl. Knußmann, Vergleichende Biologie des Menschen 1.Auflage, Stuttgart/New York 1980, S.97

stens 5 Straftaten etwa dreimal so viele Kriminelle als unter den Brüdern und Vettern von solchen Personen, die nach einmaliger Straftat mindestens 15 Jahre straffrei geblieben sind. Auf die Möglichkeit einer biologischen Störung speziell bei Gewaltverbrechern deutet das gehäufte Vorkommen eines überzähligen Y-Chromosoms...“[771]. Abgesehen vom überzähligen Y-Chromosom, dessen Rolle in diesem Zusammenhang wir ja bereits kennen, erinnert diese Darstellung an die Kallikak-Familie. Zum Thema „Homosexualität“ heißt es in der Neuauflage: „Die häufigste Form der *devianten Partnerwahl* ist die eines gleichgeschlechtlichen Individuums (*Homosexualität*). Schreibt man der menschlichen Sexualität - wie ähnlich auch derjenigen der Tierprimaten - zwei Aufgaben zu, nämlich einerseits die der Selbsterfüllung und zwischenmenschlichen Bindung und andererseits die der Fortpflanzung, so erfüllt die Homosexualität freilich nur die erstgenannte Aufgabe. Dies gilt gerade beim Menschen aber häufig auch für die Heterosexualität, da die Fortpflanzungsfunktionen oft genug unterbunden sind....nach neueren Studien findet sich für Homosexuelle eine erhebliche Häufung homosexueller Verwandter in der mütterlichen Linie und es ist wahrscheinlich, daß der genetische Einfluß auf die Entstehung der Homosexualität vom langen Arm des X-Chromosoms ausgeht. Andererseits spricht der Umstand, daß auf der Basis der M-W-Linie“ ( d. i. Männlich-Weiblich im Sinne biologisch begriffener Konstitutions- und Habitustypen - „harte“ Männer, „weiche“ Frauen; d.Verf.) „eigentlich nur die Bisexualität (Neigung sowohl zum eigenen wie zum anderen Geschlecht) verstanden werden kann und homosexuelle Männer mit extrem hohem Testosteronspiegel vorkommen, für die Annahme von Prägungseffekten. In diesem Zusammenhang ist zu bedenken, daß ein Triebstau, wie er etwa durch voreheliche Enthaltsamkeit oder priesterliches Zölibat hervorgerufen wird, eine Begünstigung für die Manifestation von Homosexualität bedeuten mag. Ein sexueller Triebstau dürfte auf jeden Fall die häufigste Ursache für sexuelle Kontakte zwischen Mensch und Tier (*Sodomie*) sein.“[772]
Sehen wir von dieser fragwürdigen Parallelisierung einmal ab, erscheint der Begriff „deviant“ bemerkenswert. Deviant heißt abweichend und ist eine ebenso akademisch-vornehme Umschreibung eines eindeutig wertenden Begriffes, nämlich des Wortes „pervers“, wie etwa „pädomorph“ als Neologismus für „infantil-primitiv“. Die aktuelle Form des Kapitels ist mit Sicherheit auf die Proteste von Schwulen und Lesben an der Hamburger Universität zurückzuführen. In der 1980er Ausgabe las sich der entsprechende Beitrag noch so: „Eine ausgesprochene Fehlwahl des Sexualpartners erfolgt bei abnormem Partnerleitbild. Der häufigste Fall ist die Wahl eines gleichgeschlechtlichen Partners (*Homosexualität*). Bei Zwillingen, von denen der eine Partner homosexuell ist, zeigt im Falle von Eineiigkeit viel häufiger auch der andere Partner homosexuelle Ten-

---

[771] Knußmann, Vergleichende Biologie des Menschen 2.Auflage, Stuttgart/New York 1996, S.126 ff., Vgl. S.105 ff.in der Erstauflage
[772] ibid., S.343 ff.

denzen als im Falle von Zweieiigkeit. Somit reichen die Wurzeln der Homosexualität - obwohl Prägungen in vielen Fällen eine entscheidende Rolle spielen können - bis in den endogenen Teil des Partnerleitbilds, und zwar in Form konstitutioneller Dispositionen....Eine Begünstigung für die Manifestation von Homosexualität stellt jeder Triebstau dar, weil er die Anforderungen an die Schlüsselreize senkt, d.h. das Partnerschema weitet. Unter diesem Gesichtspunkt kann ein Verbot normaler sexueller Betätigung (voreheliche Enthaltsamkeit, priesterlicher Zölibat) nicht gutgeheißen werden. Ein sexueller Triebstau dürfte auch die häufigste Ursache für die sexuellen Kontakte zwischen Mensch und Tier (*Sodomie*) sein."[773] .
Finden sich in der ersten Fassung also noch eindeutige Wertungen und von einem bürgerlich-konservativen Gesellschaftsbild geprägte Normzuweisungen, so sind diese in der Zweitauflage eher entschärft als herausgenommen. Die grundsätzliche Konstruktion bleibt die gleiche; die Frage, ob Homo- und Heterosexualität nicht schlichtweg etwas mit sexueller Selbstbestimmung zu tun hat, rückt noch nicht einmal in den Horizont der Betrachtung.
Auch zum Thema „Asoziale" finden sich einschlägige Ausführungen. Zum Stichwort „Soziale Sondergruppen" führt Knußmann aus: „Hier sind vor allem *ethnische Minderheiten* zu nennen, die innerhalb andersartiger Hauptbevölkerungen leben. Sie setzen sich häufig auf Grund ihrer geographischen Herkunft im biologischen (speziell rassischen) Erscheinungsbild ab, so in verschiedenen amerikanischen Städten chinesische Bevölkerungsgruppen mit langer Bewahrung der eigenen Kultur oder in europäischen Ländern Sinti und Roma...Gerade bei einer solchen stärkeren Abweichung in Sozialstruktur und Gesellschaft laufen ethnische Minoritäten Gefahr, von der Bevölkerungsmehrheit in ethnozentrischer, überheblicher Denkweise sozial abgelehnt bzw. als sozial zweitklassig angesehen zu werden. Von ethnischen Minderheiten scharf zu trennen sind *sozial auffällige* Einzelpersonen (Die in der älteren Literatur anzutreffende Einteilung der sozial Auffälligen (einschließlich ethnischer Minderheiten) in *Asoziale*....und *Antisoziale*...sollte fallengelassen werden, da sie nicht der landläufigen Verwendung des Begriffs der Asozialität Rechnung trägt und deshalb zu Mißverständnissen bzw. Diskriminierungen führt), die sich in der Regel ethnisch-rassisch nicht von der Bevölkerungsmehrheit unterscheiden, aber im Verhalten nicht unauffällig einfügen. Es handelt sich um Obdachlose, Trinker, Drogenabhängige und nicht in die Gesellschaft integrierte Psychopathen (Sonderlinge) - jeder mit seinem persönlichen Schicksal bzw. seinen persönlichen Schwierigkeiten. Weiterhin sind als sozial Auffällige die *Kriminellen* zu nennen einschließlich terroristischer Vereinigungen. Die sozialanthropologische Beschäftigung mit sozial Auffälligen begann gegen Ende des 19.Jahrhunderts mit LOMBROSOS anthropologischer Untersuchung der Verbrecher. Viele der von ihm genannten morphologischen Charakteristika des Verbrechers (z.B. Atavismen, abstehende Ohren, große Augen-

[773] vgl. Knußmann, erste Auflage, Stuttgart/New York 1980, S.280 ff.

höhlen) konnten nicht bestätigt werden; einge scheinen dagegen zuzutreffen (z.B. überdurchschnittlich häufig niedrige, fliehende Stirn). Allgemein kann gesagt werden, daß Schwerkriminelle zu somatischer und psychischer 'Minderausstattung' neigen. So finden sich unterdurchschnittliche Körpermaße und Intelligenz (auch beim Vergleich mit sozialer Grundschicht), dünner Bartwuchs (möglicherweise als Zeichen mangelnder ontogenetischer Reifung) und eine Häufung von Anomalien und Extremvarianten....Die Kriminellen bilden aber keinen einheitlichen Typus, sondern eine Analyse der Schwer- und Gewohnheitsverbrecher zeigt, daß Gewaltverbrecher größer, breiter und dümmer...solche mit Eigentumsdelikten dagegen kleiner, schmäler und intelligenter sind als der Durchschnitt der Kriminellen....die Korrelationen sind niedrig und deshalb nicht für individuelle Diagnosen geeignet."[774] . „Na immerhin!", möchte man bei diesem letzten Satz aufatmen, hatte doch etwa ein Robert Ritter unbekümmert nach Lombroso diagnostiziert und damit über die Einweisung von Jugendlichen ins KZ entschieden. Daß sich 1996 derartige Sätze in einem wissenschaftlichen Lehrbuch finden, wirkt umso schwerer, als die aktuellen Formulierungen bereits das Resultat erfolgter Proteste sind, nämlich der erwähnten Beschwerden von Sinti und Roma gegen die erste Fassung dieses Kapitels, denen gegenüber Knußmann eine Überarbeitung zugesagt hatte[775]. 1980 hatte es geheißen: „Als sozial Auffällige sind die Asozialen und Antisozialen zu nennen. Unter Asozialen versteht man solche Individuen, die sich nicht zwanglos in die soziale Gemeinschaft einordnen, sondern unter Ablehnung der in der betreffenden Bevölkerung bestehenden gesellschaftlichen Normen außerhalb oder am Rande des Sozialgefüges leben. In mitteleuropäischen Gesellschaften gehören vor allem nicht seßhafte Bevölkerungsgruppen (Zigeuner, 'Jenische') sowie sozial unangepaßte Einzelpersonen (Landstreicher, Trinker, Arbeitsscheue) hierher. Die Grenzen der Asozialität sind fließend und werden verschieden weit gesteckt; manche Autoren zählen alles 'fahrende Volk'(Hausierer, Komödianten, Schausteller, Artisten), nicht in die Gesellschaft integrierte Psychopathen (Sonderlinge) und die Prostituierten hinzu, was sicherlich nicht generell berechtigt ist. Von den Asozialen zu unterscheiden sind die *Antisozialen*, die sich durch illegitime Aktivitäten gegen die gesellschaftliche Ordnung wenden, ihr also nicht nur ablehnend, sondern zerstörend gegenüberstehen. Hierher gehören vor allem die Schwer- und Gewohnheitsverbrecher (einschließlich Terroristen). Die sozialbiologische Beschäftigung mit sozial Auffälligen - und zugleich die Sozialbiologie überhaupt - begann Ende des vorigen Jahrhunderts mit LOMBROSOS anthropologischer Untersuchung der *Verbrecher....*"[776]. Die sich daran anschließenden Ausführungen sind in beiden Auflagen identisch. Das hinter solchen Ausführungen stehende Menschen- und Gesellschaftsbild kann, auch wenn Knußmann damit keine

---

[774] Knußmann, Vergleichende Biologie des Menschen 2.Auflage, a.a.O., S.454 ff.
[775] vgl. AG gegen Rassenkunde, a.a.O., S.182
[776] Knußmann, 1.Auflage, a.a.O. S.366 ff.

politischen Absichten verfolgt, wohl nicht anders als reaktionär bezeichnet werden; der Terminus „Arbeitsscheue" ist aus der NS-Zeit eindeutig stigmatisiert, wurde aber von Knußmann ungeniert im genuinen Sinnzusammenhang verwendet.

Hinsichtlich Konstitutionstypen argumentiert Knußmann ambivalent.. Einerseits lehnt er eine allzu enge Parallelisierung von körperlichem Erscheinungsbild und Charaktereigenschaften ab: „Die Konstitutionsforschung trägt zu unserer Kenntnis der Beziehungen zwischen Körper und Seele durch Aufdeckung **psychosomatischer Korrelationen** bei. Solche als Kovarianz seelischer (Testergebnisse) und körperlicher Merkmale statistisch zutage tretenden Zusammenhänge können von vornherein nur als *niedrig* erwartet werden, da wegen der Komplexität und Vielschichtigkeit des menschlichen Organismus Einzelfaktoren stets nur einen kleinen Anteil der Varianz eines Merkmals erklären können...Besonders darauf hinzuweisen ist aber, daß vor Interpretation einer jeden Korrelation die außerhalb der Statistik liegende Frage sorgsam geprüft werden muß, ob die Korrelation überhaupt einen *kausalen* Zusammenhang widerspiegelt"[777]. Andererseits konterkariert Knußmann diese Feststellungen selber, um über einen Schlenker in die unwissenschaftliche Vergangenheit zu Schlußfolgerungen zu kommen, die von Kretschmer und Eickstedt nicht allzuweit entfernt sind: „Im 19.Jahrhundert wurde in einer vorwissenschaftlichen Ära der Konstitutionsforschung die Erkennung psychischer Wesenszüge an morphologischen Merkmalen des Gesichts (*Physiognomik*) propagiert und als individuelle Diagnostik sehr weit getrieben. Damalige Autoren wie Carus...und Huter...wirken in halbgebildeten Kreisen bis auf den heutigen Tag nach....auch zahlreiche behauptete physiognomische Zusammenhänge haben sich nicht bestätigt."[778], aber: „Die am besten belegte psychosomatische Korrelation ist die zwischen *Körperhöhe* und *Intelligenz*. Sie besteht nicht nur bei Kindern, bei denen der Zusammenhang über den allgemeinen Entwicklungstand erfolgen könnte, sondern auch bei Erwachsenen. Auch wurde sie an Stichproben aus verschiedenen Rassenkreisen festgestellt, stets jedoch innerhalb von Populationen, so daß sie nicht auf den Vergleich zwischen menschlichen Bevölkerungen (etwa Groß- und Kleinwuchsrassen) übertragen werden kann...Es ist anzunehmen, daß am Zustandekommen des Zusammenhangs die Korrelationskette Körpergröße - Kopfgröße - Hirngröße - Hirnleistung maßgeblich beteiligt ist. Jedenfalls korrelieren die Maße des Hirnkopfs...mit der Intelligenz, und zwar enger als die Körperhöhe...So könnte ein zusätzlicher Grund für die Korrelation von Körperhöhe und Intelligenz die Ernährung sein: Eine gute Ernährung fördert das Wachstum und möglicherweise auch die Intelligenzentwicklung, eine schlechte wirkt sich auf beide nachteilig aus. Ein weiterer Faktor, der die Korrelation von Körperhöhe und Intelligenz mitbedingt, kann im sozialen Stand

[777] Knußmann 2.Auflage, a.a.O. S.219
[778] ibid, S.220

gesehen werden: Die Oberschicht ist - zumindest z.T. als Siebungseffekt...hochwüchsiger als die Grundschicht und bietet ihren Kindern günstigere Bedingungen für die Intelligenzentwicklung als jene. Eine schwache Korrelation besteht zwischen *Grazilität* und *Intelligenz* (bzw.Schulleistung) und eine entsprechend negative Korrelation zwischen Robustizität und Intelligenz....Allerdings zählt auch ein breiter Unterkiefer mit markantem Kinn zu den Robustizitätsmerkmalen, obwohl hier nicht in allen Stichproben eine negative, sondern mitunter sogar eine schwache positive Korrelation mit der Intelligenz festgestellt wurde. Dies könnte daran liegen, daß die Unterkieferwinkelbreite und der Grad des Kinnvorsprungs mit *Aggressivität* positiv korrelieren (ganz so, wie von Karikaturisten seit langem intuitiv erfaßt), so daß Einflüsse der Vitalitäts- und Triebschicht hinzukommen, etwa im Sinne einer allgemeinen Antriebsstärke...Bei Frauen korreliert auch ein längliches (leptoprosopes) Gesicht mit spontaner Aggression...ein weiblicher Habitus (hoher Schulter-Becken-Index) dagegen mit Aggressionshemmung...Für Männer wurden relativ hohe Korrelationen zwischen dem *Querdurchmesser des unteren Beckenausgangs* und mehreren psychischen Eigenschaften festgestellt: je weiter, d.h. weiblicher, der Beckenausgang, desto stärker das Geselligkeitsbedürfnis und die Kontaktfähigkeit, desto heiterer die Grundstimmung, desto größer die Entschlußfähigkeit, aber zugleich auch die Beeinflußbarkeit, desto betonter die Ganzheitlichkeit der Erfassungsweise, aber desto geringer der Führungsanspruch. Diese Zusammenhänge erinnern an - nachgewiesene oder behauptete - Korrelationen zwischen Geschlecht und physischen Variablen...doch wurden sie nur von einem einzigen Autor erhoben, so daß sie der Überprüfung durch Nachuntersucher bedürfen. Sollten sie sich tatsächlich bestätigen, so sind sie freilich nicht als unmittelbarer Einfluß des Beckenausgangs auf die Psyche zu interpretieren, sondern der Beckenausgang ist als guter Indikator für den Grad der Feminität bzw. Maskulinität des Körperbaus zu verstehen, der seinerseits mit Durchschnittsunterschieden in psychischen Merkmalen verbunden sein mag.... Die Korrelation zwischen Augenfarbe und Introversion legt nahe, an einen Effekt rassischer Durchmischung zu denken: Aus dem Norden stammende Personen sind durchschnittlich helläugiger und introvertierter als solche aus dem Süden. Schwer interpretierbar ist dagegen die Korrelation zwischen Augenfarbe und Intelligenz."[779]. Derlei Annahmen entstammen sehr eindeutig einer bestimmten personellen und wissenschaftlichen Kontinuitätslinie. Knußmann verschweigt uns, wer der einzige Autor war, der aus der Beckenform Charaktereigenschaften abgeleitet hat; tatsächlich war es eine Autorin, nämlich Ilse Schwidetzky. Auch die Untersuchung, die eine Korrelation von Augenfarbe und Intelligenz postuliert , kommt aus der gleichen Schule. Es handelt sich um „Psychische Korrelate der Augen- und Haarfarbe und ihre Bedeutung für die Sozialanthropologie“[780] von Wolf-

[779] ibid., S.220 ff.
[780] in: Homo 16, 1965, S.1-31

ram Bernhard, eine Arbeit, die einen Autor der Zeitschrift Labor-Journal zu der bissigen Bemerkung veranlaßte, damit habe der Blondinenwitz ja wohl seine wissenschaftliche Reputation erfahren[781]. Knußmann führt diese Untersuchnugsergebnisse recht unkritisch an und kommt zu weitergehenderen Schlußfolgerungen, die nicht ohne gesellschaftspolitische Konsequenzen sind. Nicht nur Geschlechtsrollenstereotypen, wie wir sie schon aus „Der Mann - Ein Fehlgriff der Natur“ kennen, werden ausgebreitet[782] , sondern auch konstitutionell definierte Berufstypen in guter alter Eickstedt-Manier behauptet: „Heute kann die soziale Körperhöhendifferenz in Mitteleuropa zwischen Grund- (ungelernte u. gelernte Arbeiter) und Oberschicht (Akademiker, selbstständige Kaufleute) bei Männern mit etwa 4cm, bei Frauen ein wenig geringer angesetzt werden. Dieser Unterschied läßt sich nicht ausschließlich auf Modifikation (bessere Ernährung und Pflege während der Wachstumszeit) zurückführen, sondern muß zu einem wesentlichen Teil auf Siebung beruhen. Hierfür spricht nicht nur der Umstand, daß die Körperhöhen- Unterschiede zwischen den sozialen Ständen größer sind als der umweltbedingte Anteil an der Körperhöhen-Variabilität in der Bevölkerung[783], sondern auch empirische Untersuchungen machen die Beteiligung von Siebung sehr wahrscheinlich: Individuen, deren Eltern selbst der sozialen Oberschicht angehören, gleichen im statistischen Mittel der Oberschicht, obwohl sie im Grundschicht-Milieu aufgewachsen sind und ihre Eltern den Körperhöhen-Durchschnitt der Grundschicht nicht übertreffen.....“[784]. „Auch innerhalb derselben Sozialschicht sind biologische Unterschiede zwischen den Vertretern verschiedener Berufe festzustellen....So dürfte die gegenüber dem Mittel ihrer Sozialschicht unterdurchschnittliche Körpergröße der Schuhmacher und Schneider sowie überdurchschnittliche Körperhöhe der Hafenarbeiter mit den Anforderungen der betreffenden Berufstätigkeiten an die Körperkraft und folglich mit der konstitutionellen Berufseignung zusammenhängen. Auch die neuerdings festgestellte größere Körperhöhe der Medizinstudenten gegenüber Studenten anderer Fachrichtungen dürfte auf Siebung beruhen; vielleicht schlägt sich hier infolge der strengen Auswahlverfahren die Korrelation zwischen Körperhöhe und Intelligenz.....nieder. Es ist geradezu selbstverständlich, daß die meisten Individuen einen Beruf anstreben, zu dem sie sich besonders befähigt fühlen, bzw. in einem Beruf Fuß fassen, zu dem sie besonders geeignet

---

781 vgl. Rehm, Hubert, Das Ahnenerbe, in: Labor-Journal 8 /95, Freiburg 1995, S.26 ff.

782 vgl. Knußmann, a.a.O., S.232 ff.

783 Hubert Walter bezeichnete mir gegenüber in einem Gespräch diese Annahme, auf die jetzige Bevölkerung der nord- und westeuropäischen Staaten bezogen, als schlicht und einfach falsch. Demzufolge waren in der Vergangenheit diese Unterschiede verbreitet, wie sie auch in Ländern der europäischen Peripherie und sogenannten Entwicklungsländern beobachtet werden, und zwar nachweisbar ausschließlich als Ergebnis von Umweltfaktoren, die schon Rudolf Martin erkannt hatte.

784 Knußmann, a.a.O., S.451

sind; das aber bedeutet Siebung. Auf der gleichen Ebene liegt für viele Berufe, daß sie vorwiegend von Männern und Frauen ergriffen werden."[785]. Damit wären Knußmann zufolge geschlechtsspezifische Berufsverteilungen also wenn nicht naturgegeben, so doch zumindest durch genetische Vorgaben korreliert. Frauen, die Krankenschwestern werden, hätten, bildlich gesprochen, das Krankenschwester-Gen, dafür gäbe es dann Männer mit Maurer-Gen. Dies sagt Knußmann zwar nicht direkt, es stellt sich aber die Frage, wie sonst seine Ausführungen zu interpretieren seien.

Auch hinsichtlich des Rassenbegriffes bleibt Knußmann der Eickstedt-Schwidedetzky´schen Tradition verhaftet. Da wird der Ausdruck „Rasse" mit Selbstverständlichkeit und ohne Anführungszeichen verwendet, seitenlange Aneinanderreihungen von Gesichtsportraits zeigen das typische Erscheinungsbild dieser „Rassen" in der gleichen Art und Weise, wie von Eickstedt bekannt, und teilweise wird auch Bildmaterial von Eickstedt, Keiter und Clauß aus der NS-Zeit verwendet[786]. Zur „Rassengeschichte" Afrikas wird ausgeführt, daß die „Palänegriden" ganz in der Lesart der Rassendynamik von „Neonegriden" - u.a. „Kafriden" - „verdrängt und überschichtet" wurden.[787]

Aus den Dreißiger und Vierziger Jahren vertraut erscheinen die Fotos von einem „teutonordiden" Schweden, einem „alpiniden" Süddeutschen usw.[788] , und auch Eickstedts „Rassengürteltheorie" wird weitergeführt: „Die heutige geographische Merkmalsverteilung in Europa läßt drei rassische Hauptgürtel erkennen, innerhalb derer die Ausgliederung einzelner Rassen z.T. kaum mehr als die Feststellung körperbauphysiologischer Häufigkeitsunterschiede bedeutet:

1) *Nordzone*: hoch- oder mittelwüchsig, mesokephal....Rassen: Nordide, Osteuropide

2) *Mittelzone*: hoch- oder mittelwüchsig, brachykephal, helle Haut, aber braune Haar- und Augenfarbe; Rassen: Alpinide, Dinaride, in Asien fortsetzend mit Armeniden und Turaniden.

3) *Südzone*: mittelwüchsig, mesokephal, gesamtes Integument relativ stark pigmentiert..."[789].

Die Begriffe „Nordische od. Germanische Rasse" werden ohne jede Problematisierung als Synonyme für „Nordide" aufgeführt[790], und trotz des Hinweises auf den Stellenwert der „bauphysiologischen Häufigkeitsunterschiede" fehlt es durchaus nicht an „Rassenpsychologie". Sich auf die „Wahrung wissenschaftlicher Wertfreiheit" berufend, betont Knußmann (wir kennen das von Eickstedt her schon u.a. aus den „Grundlagen der

---

[785] ibid., S.454

[786] So etwa auf Seite 444 ein „Negrito von Andaman" und auf Seite 445 eine „neside Frau aus Bali mit pädomorphem Habitus und Schalenbrust"

[787] ibid., S.432

[788] ebd.

[789] ibid., S.439

[790] ebd.

Rassenpsychologie" und der „Rassendynamik von Ostasien") die „Andersartigkeiten" hinsichtlich der „Begabungen" von Angehörigen unterschiedlicher „Rassen". „Spaltet man die 'Allgemeinbegabung' in ihre Teilbereiche auf, zeigen die Testresultate deutliche Unterschiede zwischen den rassischen Gruppen nach *Begabungsbereichen*, wobei aber auch hier die Frage nach rassischer Bedingtheit oder Umweltresultanten bestehen bleibt. So verfügen z.B. Negride über relativ gute verbale und Gedächtnisleistungen. Auch scheinen sie auf musischem Gebiet (Rhythmik, Tonhöhen- und -stärkenunterscheidung), Indianide dagegen auf dem Gebiet der bildenden Künste besonders begabt zu sein. Sogar innerhalb eines Rassenkreises wurden zwischen verschiedenen Populationen unterschiedliche Testleistungen ermittelt: Z.B. zeigen Chinesen ein besseres akustisches Gedächtnis als Japaner, doch werden sie von diesen in der psychomotorischen Geschicklichkeit übertroffen."[791] Mit anderen Worten: Der Neger hat Rhythmus im Blut und wird mit der Trommel, zumindest aber einem Ghettoblaster geboren, und der Japaner kann von Natur aus Karate. Für diese Erkenntnis benötigen wir wahrlich kein voluminöses neues Lehrbuch. Damit aber nicht genug; einerseits verwahrt sich Knußmann gegenüber Rassenideologien, namentlich der nationalsozialistischen, für die er wie schon eingangs H.F.K.Günther als Gewährsmann nimmt. Günther muß hier sozusagen als Watschenmann für die anthropologische Zunft herhalten; würde Knußmann die Rolle seiner KollegInnen im Nationalsozialismus, auch die Eickstedts und Schwidetzkys, vorurteilslos eingestehen, so müßte er einen Großteil seines eigenen wissenschaftlichen Werkes auf den Müllhaufen der Wissenschaftsgeschichte werfen. Wie verhaftet er dem traditionellen Denken Eickstedts und Schwidetzkys tatsächlich ist, offenbart sich in diesen Ausführungen: „Rassenideologen und Rassenpolitiker verwechseln mitunter Rasse mit Volk oder sogar mit Religionsgemeinschaft - so im Falle der *Juden*. Diese stellen nicht weltweit eine einheiliche Rasse, aber doch innerhalb Europas gewissermaßen einen Bevölkerungstyp dar, weil sie hier über Jahrhunderte ein Isolat bzw. Teilisolat bildeten. Die Isolation war mitunter durch das staatliche Verbot von Heiraten zwischen Juden und Nichtjuden erzwungen. Da die Juden außerdem immer wieder Verfolgungen und gesetzlichen Benachteiligungen (wie z.B. besonderen Heiratsbeschränkungen auch zwischen Nichtjuden) ausgesetzt waren, konnten sich unter ihnen nur solche Erblinien halten, die besonderes Durchsetzungsvermögen in unseren europäischen Gesellschaften gewährleisteten. Die Gesetzgeber haben nicht erkannt, daß sie damit ganz im Gegensatz zu ihren Interessen eine Selektion auf optimale Leistung bewirkten - gleichsam die Heranzüchtung einer jüdischen Elite. Hierin dürfte einer der Gründe zu sehen sein, daß Juden unter den führenden geistigen Berufen einen sehr viel höheren Anteil einnehmen als in der Gesamtbevölkerung.....Die Überlegenheit der Juden mag leicht Neid erweckt und es immer wieder begünstigt haben, Haß gegen diese Bevölkerungsminorität

[791] ibid., S.428

zu schüren."[792] Damit sind wir also wieder bei Lenz, der seinerzeit so ziemlich das Gleiche gesagt hatte.[793] In der 1980er Ausgabe hatte Knußmann noch behauptet „skandinavische Kinder erzielten gegenüber solchen jüdischer Abstammung bessere Leistungen in der Raumorientierung und Koordination von Sinneswahrnehmungen und Bewegungen, während sie ihnen in verbalen Leistungen unterlegen waren."[794]

Auch hinsichtlich der Ethnisierung sozialer Unterschiede bewegt sich Knußmann 1996 in gewohntem Rahmen, wenn er schreibt: „Aus verschiedensten Teilen der Erde ist ein Zusammenhang zwischen sozialer Schicht und *Rasse* bekannt.. Dabei handelt es sich meist um *Über-* oder *Unterschichtung* mit einer fremdrassischen Bevölkerungsgruppe. Derartige ethnische Schichtungen sind z.T.historisch belegt, so z.B. die Überschichtung der weddiden Drawida durch indide Arier[795] oder die negride Unterschichtung der europiden Gesellschaften Amerikas durch Sklavenimporte. In der Regel herrschen noch lange nach Abschluß von Überschichtungsprozessen die Rassenmerkmale der überschichtenden Bevölkerungsgruppe in der sozialen Oberschicht vor. Auch bleibt in *rassengemischten Populationen* eine soziale Siebung nach Rassenzugehörigkeit weitgehend bestehen. So steigt in den europid-negriden Mischlingsgruppen der USA der soziale Rang im Durchschnitt mit dem europiden Anteil. In Parallele hierzu nimmt auch in ungemischten Bevölkerungen Schwarzafrikas[796] der Grad der Hautpigmentierung mit der Höhe des sozialen Status durchschnittlich ab (Zunahme des äthiopiden Habitus). Mitunter besteht auch ein Bezug zur leptomorph-pyknomorphen Variationsreihe, so z.B. durch Überschichtung von Ackerbauern mit leptomorpheren nomadisierenden Viehzüchtern."[797]. Frau Schwidetzky, bitte übernehmen Sie! Der Zusammenhang zu „palänegriden" und „neonegriden" Völkern Ostafrikas in *„Grundzüge der Völkerbiologie"* mit der Verbindung zum rassistischen Konstrukt des Tutsi-Hutu-Dualismus ist evident. Aber auch die bundesdeutsche Bevölkerung wird unter die rassendynamische Lupe genommen: „Eine Parallele zwischen rassischer und sozialer Differenzierung kann auch dadurch zustande kommen, daß die wandernden Individuen bereits eine soziale Siebungsgruppe darstellen. So brachte die Zuwanderung von Arbeitskräften aus den deutschen Ostgebieten ins Ruhrgebiet, die im Gefolge der Industrialisierung stattfand, osteuropide Elemente dorthin, die sich heute überwiegend in der Grundschicht zei-

---

[792] S.428 ff.

[793] Lenz, Fritz, Menschliche Auslese und Rassenhygiene (Eugenik), München 1931, S.89 ff.

[794] Knußmann, 1980, a.a.O., S.342

[795] Hiermit fällt Knußmann sogar hinter Eickstedt 1934 zurück, folgt aber Schwidetzky

[796] 1980 hieß das noch „in ungemischten Negerbevölkerungen", vgl. Knußmann 1980, a.a.O. S. 366

[797] Knußmann, 1996, a.a.O., S. 453

gen; doch wanderten nur solche Familien zu, die schon in ihrer Heimat der Grundschicht angehörten."[798]. Was dieses Thema angeht, hat Hubert Walter, wie in der Rezension des Raumwerks Westfalen in dieser Arbeit dargelegt, alles Notwendige zu diesem Thema gesagt.

Das letzte Kapitel des Werkes trägt den Titel: „Die bevölkerungsbiologische Situation und die Zukunft des Menschen", was stark an das letzte Kapitel aus Eickstedts *„Rassenkunde und Rassengeschichte der Menschheit"* erinnert, welches mit „Die biologische Zukunft des Menschen" überschrieben war. Natürlich vertritt Knußmann hier keine Forderungen nach einer Rassenhygiene wie im NS-Staat, doch für Eugenik ist er weiterhin, wenn auch eingeschränkt. Gegenüber Eickstedt sind die Vorstellungen modernisiert, sozusagen auf der Höhe der Zeit und bewegen sich andererseits ganz in klassisch eugenischer Tradition. Hierbei ist es weniger die Tradition Eickstedts als die der politisch unverfänglicheren angloamerikanischen, sich weltanschaulich an demokratischen und teilweise sozialistischen Idealen orientierenden Eugenik, wenn Knußmann schreibt: „Auch geht der Trend infolge zunehmender Mobilität und abnehmender sozialer Diskriminination zu einer Erweiterung der Heiratskreise innerhalb und zu Vermischungen zwischen Populationen. So wird künftig der *Isolation* eine geringere und dem *Genfluß* eine größere Bedeutung zukommen. Im Rahmen dieser evolutionsgenetischen Tendenzen ist eine Verminderung der geographischen Variabilität, d.h. eine Ausgleichung rassischer Unterschiede zu erwarten. Futurologen mit Sciencefiction- Hang stellen schon die müßige Frage, wie denn der künftige Einheitsmensch aussehen werde. Aber auch in einer rassisch weitgehend panmiktischen Menschheit wird es auf biologischer Basis immer eine gewisse Vielfalt geben. Berechtigter ist die Frage, ob eine Chance für eine weitere positive Entwicklung der menschlichen *Intelligenz* besteht, etwa vom heutigen Niveau der Abstraktionsfähigkeit bis zum übermenschlichen Niveau der Verständnisfähigkeit von Realitäten wie Unendlichkeit in Raum und Zeit oder Raum-Zeit-Kontinuum. Mitunter wird in einer Begrenzung der Größenzunahme des Hirnkopfs durch den Geburtskanal ein Hindernis für eine Steigerung der Gehirnleistung gesehen. Einerseits könnte sich aber auch das weibliche Becken (abgesehen von Utopien wie eine extrakorporale Aufzucht der Frucht in einer Schwangerschaftsapparatur) neuen Gegebenheiten selektiv anpassen und andererseits spricht einiges dafür, daß im Stirn- und Schläfenhirn noch ungenutzte ('stumme') Bezirke als Entwicklungsreserve ohne Wachstumserfordernis zur Verfügung stehen....Der heutige Mensch hat allen anderen Lebewesen voraus, daß er auf Grund seiner intellektuellen Fähigkeiten und seines kumulativ tradierten Kenntnisstands steuernd in seine eigene Evolution eingreifen kann. Von hervorragenden Persönlichkeiten wie **Julian Huxley, H.J. Muller** und **Jean Rostand** wird es auf Grund des Wissens des Menschen um seiner selbst als ethische Verpflichtung betrachtet, die

[798] ebenda

Erkenntnisse der Vererbungslehre und Evolutionsforschung auf sich selbst anzuwenden, um zu einem besseren Menschen zu gelangen. Diese Forderung führt zur **Eugenik**, deren Ziel es ist, durch gewollte Ausmerzung oder Entstehungsverhinderung nachteiligen Erbguts (*negative Eugenik*) oder durch gezielte Vermehrung oder aktive Schaffung vorteilhaften Erbguts (*positive Eugenik*) eine Verbesserung des Genpools der Bevölkerung zu erreichen und damit gleichsam Ersatz für den Verlust vieler natürlicher Auslesefaktoren zu leisten."[799]. Was ins Auge sticht, ist die geradezu suggestive Rhetorik. Nicht von namhaften Wissenschaftlern oder bedeutenden Biologen, die eugenische Konzepte vertreten, nein, stattdessen von „hervorragenden Persönlichkeiten"wird gesprochen. „Herausragende Persönlichkeiten" sind international bekannte Wissenschaftler qua definitionem, wie alle Menschen, deren Namen sich im Who is who finden, so daß auf diesen Tatbestand nicht gesondert hingewiesen werden müßte. Die Formulierung „hervorragende Persönlichkeiten" intendiert semantisch aber noch eine andere Bedeutung, nämlich Menschen, die außer den schon genannten Eigenschaften auch noch über besondere persönliche Integrität verfügen, wahrscheinlich um schlichtweg gute Menschen mit überdurchschnittlichen wissenschaftlichen Qualifikationen. Sicherlich kann es als Hinweis auf einen inhaltlichen Wandel gedeutet werden, liberale Eugeniker außerhalb des deutschen Sprachraums anzuführen anstelle der rassenhygienischen Traditionslinien. Ebenso kann dies aber auch einer rein äußerlichen Modernisierung altüberkommener Inhalte dienen. Einen Fritz Lenz oder Otmar von Verschuer als Gewährsmann für eugenische Zielsetzungen aufzuführen, würde in der Tat jedem eugenischen Anliegen schaden. Die ethischen Probleme, die sich mit der Eugenik stellen, verschweigt Knußmann nicht: „Eugenische Maßnahmen können immer dann *gefährlich* werden, wenn sie mit Zwang verbunden sind und nach Wertmaßstäben erfolgen, deren Festlegung unter ideologisch-politischem Einfluß steht (was kaum zu vermeiden ist). Das Paradebeispiel für den Mißbrauch der Eugenik lieferte die ungeheuerliche 'Rassenhygiene' des nationalsozialistischen Deutschlands, durch die die Eugenik ein für allemal in Mißkredit gebracht wurde. Auch ist zu bedenken, daß sich die Grenzen eugenischer Indikation schwer eindeutig definieren lassen und praktisch jeder Mensch irgendwelche nachteiligen Gene ...mitschleppt."[800] Das hält Knußmann allerdings nicht davon ab, sich Gedanken über wünschenswerte eugenische Maßnahmen zu machen, realisiert durch Genmanipulationen, wobei auch der Terminus der Eugenik - in der 1980er Auflage noch gebraucht - für die Jetztzeit und Zukunft durch den Begriff der genetischen Manipulation ersetzt wird. Als eine Möglichkeit von Genmanipulationen beim Menschen erwähnt der Autor Gentherapie erblicher Krankheiten, freilich eine Individualtherapeutische Maßnahme, die mit Eugenik gar nichts zu tun hat. Während er 1980 Gentherapie fälschli-

---

[799] ibid., S.487 ff.

[800] ebenda

cherweise unter den Begriff „positive Eugenik“ subsummiert hatte[801]; weiß Knußmann zwischen diesen Sachverhalten in der aktuellen Ausgabe sehr wohl zu trennen. Auch hinsichtlich künftiger Genmanipulationen beim Menschen äußert er sich verhaltener. Hatte es 1980 geheißen: „Darüber hinaus eröffnen sich Möglichkeiten, die als science fiction anmuten, nämlich die Ausstattung des Menschen mit Eigenschaften anderer Lebewesen (z.B. mit der Fähigkeit zur Herstellung eines Ferments zur Zellulose-Verdauung) oder sogar die Erzeugung von speziellen Menschentypen, die für ganz bestimmte Verrichtungen optimal geeignet sind.....Die Genmanipulation bringt aber auch echte Gefahren mit sich - nicht nur auf der Ebene ideologischer Wertmaßstäbe und staatlicher Zwänge, sondern auch in der Möglichkeit zur Produktion biologischer Waffen. So könnte über hochinfektöse Viren eine DNA in Zellen lebender Menschen eingebracht werden, durch die der Zellstoffwechsel in tödlicher Weise verändert würde...“[802], so liest sich die entsprechende Passage heute folgendermaßen: „Auch *außerhalb der Medizin*, also der eigentlichen gentherapeutischen Maßmahmen, ist die direkte genetische Manipulation des Menschen heute in mancher Hinsicht denkbar und nicht mehr nur reine Utopie. Es klingt zwar bestechend, durch Einpflanzung bestimmter artfremder Gene den Menschen gegen dieses oder jenes resistent zu machen oder z.B. die Ernährungsprobleme der Menschheit durch die übertragene Fähigkeit zum Zelluloseverdau zu beheben; doch rufen solche Überlegungen zugleich das Schreckgespenst des Menschen aus der Retorte, der zur Verrichtung bestimmter Tätigkeiten manipuliert wurde....Die Gefahr des Mißbrauchs der gentechnischen Manipulation menschlichen Lebens ist allzu groß. wer legt die Richtlinien fest, wer gibt welche Embryonen zur Manipulation frei?... wenn Tiere eigens für bestimmte Laborzwecke gentechnisch hergerichtet werden wie die Harvard-Krebsmaus oder Haustiere zur Gewinnsteigerung unter Inkaufnahme eines leidvollen Lebens dieser unserer Mitgeschöpfe gentechnisch abgeändert werden, so sind die Grenzen des ethisch Vertretbaren überschritten. Wenn außerdem solche *transgenen Lebewesen* und sogar menschliche DNA-Sequenzen...auch noch patentiert werden, so sind der Respekt vor dem Leben und die Würde des Menschen kommerziellen Interessen vollends geopfert.“[803]. Stellte 1980 das Spektrum der Mögklichkeiten gentechnischer Manipulationen noch einen Gemischtwarenladen positiver Utopien und furchtbarer Horrorvisionen dar, so überwiegen mittlerweile die Schattenseiten eindeutig, und Knußmann benennt in klaren Worten die ethischen Abwege des modernen Biobusiness. Dennoch wird er den immanenten Diskurs nicht los - Welthunger ist für ihn kein soziales Problem, das etwas mit der Verteilungsökonomie, den terms of trade oder dem Fehlen sozialer Absicherungssysteme in armen Ländern zu tun hat, sondern eine Folge einer als biologisches Problem begriffenen

---

[801] vgl. Knußmann 1980, a.a.O., S.392 ff.
[802] ebenda
[803] Knußmann 1996, a.a.O., S. 490

„Überbevölkerung". Und in dem gleichen Rahmen erscheint dann, wenn auch nicht mehr als wirklich anzustrebendes Ziel verfochten (wobei er hier den Anschein erweckt, sein ursprüngliches Anliegen gewissermaßen hinter Relativierungen und pseudokritischen Schutzbehauptungen gewissermaßen zu verschanzen, es implizit aber unverändert zu vertreten), die Züchtung eines „neuen Menschen", der Holz essen kann, als biologistischer Lösungsweg für ein eigentlich soziales Problem, das aber nirgendwo als solches begriffen wird. Die Schlußsätze in beiden Auflagen sind weitgehend identisch. Hinsichtlich der Möglichkeiten genetischen Machbarkeitsdenkens relativiert Knußmann seine eigenen kritischen Statements deutlich, wenn es heißt „Für das Wohl kommender Generationen kann neben eine vernünftige genetische Manipulation (s.o.) der Versuch treten, die phänotypischen Auswirkungen der Gene optimal zu gestalten (**Euphänik**). Bezüglich Merkmalen, an deren Zustandekommen Erbe und Umwelt zusammenwirken, könnte durch Schaffung optimaler Umweltverhältnisse eine Ausnutzung des modifikatorischen Spielraums bis an die Grenze der positiven Seite erzielt werden.....Die unmittelbare Zukunft des Menschen scheint überhaupt weniger eine genetische Frage als vielmehr ein Problem unserer Umweltgestaltung zu sein. Übervölkerung und Erschöpfung der Tragfähigkeit des Lebensraums sowie Umweltverschmutzung und Zerstörung ökologischer Systeme sind die am unmittelbarsten drohenden Gefahren. Der Gesamtkomplex der Erhaltung einer dem Menschen adäquaten Umwelt und die Wechselwirkungen zwischen Umwelt und Mensch sind Gegenstand des interdisziplinären Faches der **Humanökologie**, wobei speziell die Erforschung der Beziehungen zwischen Umwelt und Erbgut als *Ökogenetik* bezeichnet wird. Wenn der Mensch von der Ruinierung seiner ökologischen Grundlagen ablassen würde und sich auch nicht durch einen Vernichtungskrieg selbst ausrottet, sondern vernünftig steuernd in seine Entwicklung eingreift, brauchte auch von biologischer Seite für seine weitere Evolution durchaus keine schlechte Prognose gestellt werden....Und während in der Natur derjenige, der Rücksicht nimmt, aussortiert wird, hat der Mensch theoretisch die Möglichkeit, Humanität zu fördern, um in seiner Evolution von der humanen in eine humanitäre Phase zu gelangen. Leider scheint aber der Mensch so beschaffen zu sein, daß sich auch in seinen Gesellschaften die Rücksichtslosen und Skrupellosen durchsetzen. Dies bedingt, daß...der Mensch zwar die hohe Intelligenz besitzt, um die Natur weitgehend zu beeinflussen, aber eine zu geringe Moral, um diese Beeinflussung nicht zugunsten von Eigennutz (nämlich Macht- und Habgier sowie verantwortungslose Vermehrung), auf Kosten der als Lebensgrundlage dienenden Natur gehen zu lassen. So steht zu befürchten, daß die Menscheit nicht nur weiterhin viele andere Arten ausrottet, sondern auch selbst an der Diskrepanz zwischen ihrer hohen Intelligenz und ihrer geringen Moral zugrunde geht."[804]. Dieses düstere Fazit ist leider nicht unbegründet, abgesehen von dem Hinweis auf die „unverantwortliche

---

[804] ibid., S.491

Vermehrung", der sich in einer unseligen Tradition bevölkerungsbiologischer Theoriebildung bewegt, auf die ich im letzten Kapitel zu sprechen komme. Das mögliche Spektrum gentechnischer Methoden zur Menschheitsbeglückung ist weit gefächert, sowohl rein technisch als auch weltanschaulich-ideologisch gesehen[805], und es ist zunächst einmal richtig festzustellen, daß ohne menschliche Profitgier der mögliche Nutzen ein anderer wäre als der, den wir kennen oder auch die apokalyptischen Gefahren, die von biologischer Kriegführung oder dem Klonen von Menschen ausgehen. Dennoch intendiert auch die resignierende Feststellung von einer mutmaßlichen „Beschaffenheit" des Menschen die Konzeption einer anthropologischen Grundkonstante des menschlichen Charakters. In seiner Gesamtheit betrachtet, erscheint das Buch nach wie vor als eine Festschreibung biologistischer Ideologeme. Der längst obsolete Rassenbegriff wird ebenso vertreten wie sozialnativistische Begabungs-Berufstypen-Konstitutions- und Geschlechtsstereotypen, die wir schon von Eickstedt kennen, und bei allen Relativierungen kann Knußmann den Eindruck nicht ganz verwehren, er fände sein Zellulose-Enzym oder vergleichbare genetische Eingriffe beim Menschen eigentlich fördernswert, traue sich das aber nicht zu sagen. Insgesamt erscheinen die Überarbeitungen, die Knußmann gegenüber der Erstauflage an seinem Buch vorgenommen hat, als kosmetische Veränderungen, um die biologistischen, gesellschaftspolitisch teilweise ausgesprochen reaktionären Inhalte weiterhin in die Zukunft hinüberzuretten. Steckt keine derartige Strategie dahinter, so hat der Autor Inhalte und Stoßrichtung der Kritik an „Vergleichende Biologie des Menschen" schlicht und einfach nicht begriffen und glaubt, die Dinge zu ändern, indem er sie auf Basis einer (noch nicht einmal durchgehaltenen) formalen sprachlichen political correctness abhandelt.

Zwei Jahre nach seinem Erscheinen rezensiert Hubert Walter das Buch im *Anthropologischen Anzeiger.* Hierbei nimmt er kein Blatt vor den Mund. So kritisiert Walter die Tatsache, daß fast ausschließlich H.F.K. Günther für die unheilvolle Rolle der Anthropologie im Zusammenhang mit dem NS-Rassenwahn herhalten muß und weist seinerseits auf die Unterstützung Günthers durch Eickstedt hin. Weiter führt Walter aus: „Außerdem erhielt der `Studienrat Günther´ die Rudolf-Virchow-Plakette der von Eugen Fischer geleiteten Berliner Gesellschaft für Anthropologie, Ethnologie und Urgeschichte und war schließlich auch Mitglied des Beirats einer der damaligen Fachzeitschriften, nämlich der von E.Frh.v. Eickstedt herausgegebenen `Zeitschrift für Rassenkunde´... Und warum scheut sich der Verf., Roß und Reiter zu nennen? Warum nennt er in diesem Zusammenhang nicht auch einschlägige Bücher, die von damals führenden deutschen Anthropologen bzw. Erbbiologen geschrieben worden sind, und in denen die ja nicht erst im Dritten Reich entstandene

[805] vgl. hierzu Weß, Ludger (Hg.), Die Träume der Genetik. Gentechnische Utopien von sozialem Fortschritt, Hamburg 1989

Rassenkunde und Rassenhygiene sowie ihre Zielsetzungen unverhohlen dargestellt wurde" - es folgen mehrere Buchtitel von Eickstedt, Keiter, B.K.Schultz und Weinert - „Und warum diskutiert der Verf. nicht auch die Frage, welche Bedeutung es für die deutsche Anthropologie gehabt hat, daß praktisch alle diese Personen nach dem Krieg ihre Karriere fortsetzen konnten und somit unsere eigenen (!) akademischen Lehrer wurden?"[806]

Zum Thema „Kriminalphysiologie" und der angeblich hohen Korrelation von doppelten Y-Chromosomen und gesteigerter Gewaltbereitschaft äußert Walter, daß Letztere sich mittlerweile als Irrtum herausstellte und verweist allgemein auf die Tatsache, daß sich Knußmann auf antiquierte und zudem umstrittene Literatur stützt. Zum Thema „Rassen" stellt Walter den Standpunkt der modernen Populationsgenetik dar: „Es dürfte noch nicht bis zum Verf. durchgedrungen sein, daß das, was man mit 'Rassen' bezeichnet, willkürliche Konstrukte sind...Noch problematischer sind aber die Ausführungen des Verf. im Kapitel 'Rassenpsychologie'...bedauerlicherweise kann er sich nicht dazu durchringen, die 'Rassenpsychologie' als das zu bezeichnen, was sie ist: eine sehr gefährliche Pseudowissenschaft, die in ihrer Vorgehensweise in keiner Weise wissenschaftlichen Kriterien genügt, vielmehr aber rassistischen Vorurteilen jeglicher Art Vorschub leistet.". Ebenso kritisch äußert sich Walter über Knußmanns Darlegungen zu „sozialen Sondergruppen" und stellt schließlich die Voraussetzungen des Werkes selbst in Frage, in dem er bestreitet, daß es sinnvoll oder überhaupt möglich ist, als Einzelperson ein Lehrbuch der gesamten Anthropologie vorzulegen.

Als Vorbilder für Gemeinschaftswerke, welche das Fach gut zusammenfassen, beispielhafte Perspektiven aufzeigen und im Übrigen den Vorteil haben, ohne das Konstrukt der „Rassen" auszukommen, führt Walter *„Human Biology. An Introduction to Human Evolution, Variation; Growth, and Adaptibility"* von Harrison, Tanner, P.T. Baker und Pilbeam sowie *„The Cambridge Encyclopedia of Human Evolution"* an[807]. Damit erscheint Knußmanns *„Vergleichende Biologie des Menschen"* eigentlich obsolet.

Durch die von der Studierendenschaft der Hamburger Universität bzw. der AG gegen Rassenkunde ausgehenden Proteste geriet auch die Neuauflage von *„Vergleichende Biologie des Menschen"* ins Kreuzfeuer der Kritik. Im Auftrag des Hamburger Wissenschaftssenators Leonhard Hajen begutachtete der Kriminologe Fritz Sack das Buch, welcher die Passagen betreffend möglicher genetischer Anlagen zum Verbrechen und hier insbesondere Männern mit zwei Y-Chromosomen als „Irreführend, wissenschaftlich unvertretbar und politisch verantwortungslos"[808] bezeichnete.

---

[806] Walter, Hubert, in: Anthropologischer Anzeiger 56, S.284-287, 1998
[807] ebenda
[808] zitiert nach Blick nach Rechts, 14. Jahrgang, Heft 5, 05.03.1997, S.9

# 7.Kapitel: Die politische Funktionalität biologistischer Menschenbilder im Kontext der gewonnenen Forschungsergebnisse

Nachdem die Beschäftigung mit den wesentlichen Werken von Eickstedt, Schwidetzky und Knußmann abgeschlossen ist, möchte der Verfasser zu den in der Einleitung formulierten Fragen zurückkommen. Wie dort schon gesagt und wie auch aus der bisherigen Darstellung deutlich wird, hat die Darstellung des Gesamtkontextes eine höhere Aussagekraft als das sich-abarbeiten an einem formalisierten Fragenkatalog. Dennoch sollen die Fragen an dieser Stelle in kurzer Form beantwortet werden, bevor diese Arbeit zum eigentlichen Fazit kommt, das den Charakter einer Synopse hat.

Erinnern wir uns: Frage 1) thematisiert die Lehre Egon von Eickstedts in Bezug auf die NS-Rassenlehre im akademischen Diskurs, Frage 2) die generelle politische Funktionalität von Eickstedts Lehre, Frage 3) will wissen, ob sich ein Bruch Eickstedts mit der NS-Zeit und seiner eigenen Rassenlehre nach dem Zweiten Weltkrieg feststellen läßt, bei Frage 4) und 5) geht es um die Kontinuität der Lehre bei Schwidetzky und Knußmann. Frage 6) schließlich befaßt sich mit den Querverbindungen zu politischer Ideenbildung, die sich aus den vorliegenden Forschungsergebnisen ableiten lassen. Wenn wir die Fragen der Reihe nach durchgehen, so lassen sie sich folgendermaßen beantworten:

**1)** Eickstedts anthropologische Lehre ist mit den verschiedenen Spielarten der akademischen NS-Rassenlehre (oder der in der NS-Zeit den wissenschaftlichen Mainstream ausmachenden Richtung der deutschen Anthropologie), die bei ihren unterschiedlichen Vertretern, wie Lenz, Fischer, Günther etc. nicht homogen ist, aber einen gemeinsamen Nenner aufweist, nicht identisch. Teilweise gibt es starke Übereinstimmungen, teilweise aber auch deutliche Diskrepanzen. Die heftigen Auseinandersetzungen mit der Schriftleitung von *Volk und Rasse* sowie dem NSDAP-Rasseamt gefährdeten kurzfristig Eickstedts Stellung. Hierbei ging es, neben persönlichen Intrigen, um Eickstedts Ablehnung des Begriffs einer „arischen Rasse", hinter der, wie gezeigt wurde, keine politische Kritik an der NS-Ideologie stand und auch kein abweichender Rassenbegriff, etwa im Sinne Sallers, sondern lediglich die rein semantische Definition des Begriffs „arisch" als „zur indogermanischen Sprachfamilie gehörig" und die folgerichtige Verwendung des Wortes „Arier" als Bezeichnung für das gleichnamige historische indoiranische Volk. Anstelle des Begriffs „arische Rasse" gebrauchte Eickstedt den Terminus „nordische Rasse", während ansonsten im NS-Staat beide Begriffe meistens synonym verwendet wurden. Die Auseinandersetzungen mit Reche und Fischer waren weitgehend persönlich-biographisch geprägt, wobei die zutiefst eitlen und querulatorischen Charaktere Eickstedts und Reches eine Rolle spielten. Zum Anderen hatten aber Reche und Fischer eine fachliche Kritik an Eickstedt, die auch *Volk und Rasse* teilte und die durchaus nicht von der Hand zu weisen war. Man warf Eickstedt mit seinem rein morphologischen Modell und seiner nicht erbgangsbezogenen Arbeitsweise mangelnde Wissenschaftlichkeit vor. Tatsächlich verstand er nichts von menschlicher Erblichkeitslehre und war ursprünglich ein Ethnologe und Ethnogeograph, der auf dem Gebiet der biologischen Anthropologie sehr erfolgreich dilettierte. Der Vorwurf der geringeren Wissenschaftlichkeit läßt sich im NS-Staat aber auch mit geringerer Nützlichkeit für das rassenhygienische Programm des Regimes im Unterschied zu den erbgangsbezogenen Ansätzen Reches, Verschuers und des Berliner KWIs übersetzen.

Angesichts der Angriffe gegen Eickstedt sicherten die persönlichen Kontakte zu Hermann Aubin und Fritz Arlt Eickstedts Position. Er selber wie auch Ilse Schwidetzky arbeitete dem NS-Regime durch Erstellen von Propagandamaterial und Verfertigen von Abstammungsgutachten zu; hierbei ist jedoch bemerkenswert, daß kein einziges Gutachten bekannt ist, auf dem jemand als „jüdisch" eingestuft wird. Die von Eickstedt und Schwidetzky entwickelten „Rassenformeln" bildeten eine der Grundlagen zur späteren rassenpolitischen Selektion der deutschen und osteuropäischen Bevölkerung. Eickstedt'sche Rassenvorstellungen flossen auch über Hermann Aubin in den „Generalplan Ost" ein. Dieser zielte auf die ökonomische Inwertsetzung Osteuropas durch eine umfassende Industrialisierung der Landwirtschaft, eine ethnische Neuzusammensetzung der Bevölkerung als eugenisches Experiment einerseits und als Schaffung einer neuen Kastengesellschaft andererseits sowie auf die Vernichtung von Millionen Menschen, die als „überflüssige Esser" betrachtet wurden. Somit beinhaltete die NS-Rassenpolitik in Osteuropa weniger einen haßerfüllten Wahn als vielmehr die mörderische Rationalität einer ethisch ganz und gar enthemmten kapitalistischen Erschließungs- und Industrialisierungspolitik[809] .

Die geistige Mittäterschaft Eickstedts bleibt in dieser Hinsicht jedoch begrenzt. Insgesamt waren Eickstedt und Schwidetzky von einer direkten Umsetzung rassenhygienischer Vorstellungen und damit einer konkreten Beteiligung an NS-Verbrechen weiter entfernt als etwa Lenz, Reche, Verschuer oder gar Mengele. In einem bestimmten Punkt unterscheidet sich Eickstedts Rassenbild von den Rassenvorstellungen des oben skizzierten rassenkundlichen „Establishments" im NS-Staat. Die „Nordischen" stehen bei ihm nicht wie die Spitze einer Pyramide an vorderster Stelle einer Rassenhierarchisierung der Menschheit, sondern die gesamte Weltbevöl-

---

[809] vgl. hierzu Rössler, Mechthild, Schleiermacher, Sabine (Hg.), Tollmien, Cordula (Mitarbeit), Der „Generalplan Ost". Hauptlinien der nationalsozialistischen Planungs- und Vernichtungspolitik, Berlin 1993, sowie Aly, Götz, Heim, Susanne, Vordenker der Vernichtung. Auschwitz und die deutschen Pläne für eine neue europäische Ordnung., Frankfurt/Main 1993 sowie Hartmann, Detlef, Völkermord gegen soziale Revolution. Das US-imperialistische System von Bretton Woods als Vollstrecker der nationalsozialistischen Neuen Ordnung, in: Klassengeschichte - soziale Revolution? = Autonomie Neue Folge Nr. 14, Berlin/Göttingen/Gießen 1987

kerung wird in „progressive" und „primitive Rassen" aufgeteilt, wobei die europäischen Menschen mit der „nordischen Rasse" an der Spitze, JapanerInnen und ChinesInnen als gleichwertig, aber grundsätzlich wesensverschieden begriffen werden. Hieraus erwächst ein sozialdarwinistisches Modell, welches die Vorherrschaft bestimmter Ethnien oder Staaten in bestimmten geographischen Räumen als Ergebnis naturnotwendiger „biologischer Überschichtung" definiert. Damit ist nicht nur der europäische Kolonialismus und Rassismus legitimiert, sondern jede Form von ethnisch fixierter Fremdherrschaft weltweit, verbunden mit einem „Ethnopluralismus", welcher außereuropäische Völker, die regionale Führungsmächte gegenüber unterdrückten Nachbarethnien darstellen bzw. als solche wahrgenommen werden[810] , achtet und anerkennt. Nichtdestotrotz werden sie als „andersartig" angesehen, eine ethnische „Vermischung" also nicht angestrebt. Dieser „Rassismus der parallelen Rassenhierarchien" ist aktueller als die NS-Rassenlehre, womit wir bei Frage 2) sind.

**2)** Zunächst ist die Rassentheorie Eickstedts in ihrer Auffassung von „Rassen" als Formengruppen der Hominiden mit signifikanten Merkmalen von Aussehen und Verhaltensweisen die idealtypische Zusammenfassung gewissermaßen des Rassismus
an sich: ***„Rassen" definieren sich durch Zuweisung von Charaktereigenschaften an den Phänotypus***

Demgegenüber definierte Rudolf Martin „Rassen" nur als körperliche Erscheinungsbilder und hielt es für unzulässig, daraus Rückschlüsse auf Charaktere und Verhaltensweisen abzuleiten.

Die „ganzheitliche", d.h. Morphologie und Verhalten in eins setzende Lehre Eickstedts wird auf jede Art sozialer Gruppen übertragen. Demzufolge gibt es dann eben die wiederholt in dieser Arbeit behandelten „geborenen Verbrecher", die sich aufgrund ihrer Gesichtszüge erkennen lassen und eine eigene daraus abgeleitete Afterwissenschaft, die Kriminalphysiologie. Eine Konstitutions- und Typenlehre erklärt die patriarchale Gesellschaftsstruktur, die Verteilung von Bildung und künstlerischer Kreativität auf unterschiedliche soziale Milieus sowie gesellschaftliche Schichtung als Ergebnis sozialer „Siebung" genetisch bedingter Eigenschaften, teilweise auch aufgrund von „Überschichtung" als Ergebnis von Eroberung durch „überlegene Rassen".

Damit ist Eickstedts Lehre funktional zur Rechtfertigung jeder bestehenden geschichteten, patriarchalen und rassistischen Gesellschaftsordnung. Es handelt sich um eine sich selbst als streng wissenschaftlich verstehende Rationalisierung eines ganzen Bündels sozialer Vorurteile, die Eickstedt selbst aber nicht immer konsequent einhielt, wenn er sich

[810] Der Verf. ist sich bewußt, daß der Begriff des „Volkes" in diesem Zusammenhang schon ein von den sozialen, kulturellen und politischen Verhältnissen abstrahierendes Konstrukt darstellt; diese Problematik soll aber an dieser Stelle nicht weiter thematisiert werden.

etwa in Betrachtungen zu ethnologischen Spezialthemen und Steckenpferden verlor. Im Endeffekt legitimierte Eickstedt den Kolonialismus ebenso wie die Rassenhygiene und die spätere Apartheid, bis auf einige Passagen in „Die rassischen Grundlagen des deutschen Volkes“ und das Fazit der „Rassenkunde und Rassengeschichte der Menschheit“ jedoch ohne sich auf konkrete politische Absichterklärungen festzulegen. Seine partiellen, in der Sache eigentlich eher belanglosen Unstimmigkeiten mit dem „rassenpolitischen Establishment“ des NS-Staats haben es ihm nach dem Zweiten Weltkrieg erleichtert, sich als der NS-Rassenlehre fernstehend darzustellen. Im Endeffekt ist seine Lehre gerade durch ihre Universalität gefährlich: Der oben skizzierte „Ethnopluralismus“ geht nicht so weit, verschiedene Völker als verschieden viel wert zu bezeichnen, sondern er begreift sie als andersartig. Die Vorstellung unterschiedlich entwickelter und wesensverschiedener „Menschenrassen“, die alle ihren eigenen Wert haben, sich aber nicht vermischen sollten, stimmt exakt mit Argumentationsmustern der heutigen Neuen Rechten überein, die mit den Schlagworten „Ethnopluralismus“[811] und „Überfremdung“ gegen Einwanderung und die multikulturelle Gesellschaft argumentieren. Wie sich aufgrund der Einleitung dieser Arbeit vermuten läßt, wird dies auch von rechten Kräften selber so gesehen, was in diesem Kapitel noch expliziert wird.

**3)** Eickstedts Unterschrift unter das UN-„Statement on Race“ von 1952 , mit dem er in der deutschen Zunft alleine stand, erscheint nach außen zwar spektakulär, war aber eher ein billiges Lippenbekenntnis. In seinem 1963 erschienenen dritten Band der „Forschung am Menschen“ setzte er seine bisherige Lehre mit wenigen Relativierungen und einigen ins Bizarre abdriftenden naturphilosophischen Überlegungen fort. Auch Äußerungen des Bedauerns über seine eigene Rolle im NS-Staat finden sich nicht, er versuchte diese vielmehr zu verschleiern und unterstützte noch 1950 die Bevorzugung von Lenz gegenüber Saller bei einer Lehrstuhlvergabe in Göttingen.
Vor diesem Hintergrund erscheinen alle kritischen Äußerungen Eickstedts zum Thema NS-Rassenhygiene als Makulatur.

**4)** Hinsichtlich Schwidetzkys Schriften aus den fünfziger Jahren muß die Frage nach einer bruchlosen Kontinuität der Eickstedt´schen Lehre uneingeschränkt bejaht werden. Schwidetzky vertiefte die Lehre der „Rassenschichtung“ weiter, indem sie etwa die Beherrschung bestimmter schwarzafrikanischer Ethnien durch andere erbbiologisch durch eine Unterteilung der gesamten Bevölkerung Schwarzafrikas in „pogressive Neonegride“ und „primitive Palänegride“ begründete. Andererseits verkündete sie eine „Neue Ethik“ im Zusammenleben der Völker, welche

---

811 Das beinhaltet in diesem Fall das Gegenteil von Multikultur, nämlich „Selbstbestimmung“ jedes Volkes inerhalb der eigenen Staatsgrenzen und daher Ablehnung akkulturativer Einflüsse anderer Ethnien.

künftig kolonialistische Eroberung und Unterdrückung obsolet machen würde. Dies schrieb sie allerdings zu einem Zeitpunkt, als das Ende der Kolonialreiche bereits absehbar war. Ihre diesbezüglichen Äußerungen erscheinen eher als opportunistischer Anschluß an die neue Zeit denn als überzeugungsmäßiger Bruch mit der alten Lehre. Ihre Vorstellungen von angeborenen Begabungen und ihr Festhalten an eugenischen Vorstellungen folgten weiterhin traditionell sozialdarwinistischen Denkmodellen und einem konservativen Gleichheitspessimismus, der sozialnativistisch verankert ist.
Im Verlauf der sechziger Jahre „modernisierte" Schwidetzky ihre Lehre, da sie gezwungen wurde, das Denken der modernen Biologie in populationsgenetischen Modellen zur Kenntnis zu nehmen. Die das Konstrukt der Menschenrassen in Frage stellenden Konsequenzen dieses Denkens wurden von ihr jedoch negiert, ja sogar populationsgenetische und biostatistische Modelle widersinnigerweise zur Unterstützung des obsoleten Rassenbegriffs herangezogen. Die Rolle Schwidetzkys bei den „Westfälischen Forschungen" ist aufschlußreich. Diese dienten einem konkreten politischen Zweck: dem Nachweis der „Landesfähigkeit" Westfalens über den Nachweis einer ethnisch in gewissem Maße autochtonen Bevölkerung, letzlich, um die „Rote Ruhr" loszuwerden und ein Bundesland Westfalen zu schaffen, das Aussicht gehabt hätte, auf Dauer konservativ regiert zu werden. Eugenische Programme gab es von staatlicher Seite in der Bundesrepublik Deutschland nicht mehr; aber die Instrumentalisierung anthropologischer Forschung für politische Zwecke hatte noch nicht aufgehört, wenn sie in diesem Fall auch wenig erfolgreich war. In den „Westfälischen Forschungen" äußerte Schwidetzky aber auch ganz unverblümt, wes Geistes Kind sie immer noch war, als sie 1967 ihr Bedauern darüber erklärte, daß es im Gegensatz zur NS-Zeit nicht mehr möglich sei, ProbandInnen aus der Bevölkerung zwangsweise zu vermessen, wie sie dies im „Dritten Reich" getan hatte.

**5)** Zur Kontinuität der Eickstedt'schen Lehre in dritter Generation bei Knußmann ist zu sagen, daß dieser, ebenso wie Schwidetzky, einige Veränderungen vornahm, die die Grundsubstanz aber in weiten Teilen unberührt lassen. Wie bei Schwidetzky gegenüber der Lehre Eickstedts finden sich bei Knußmann gegenüber der Lehre Schwidetzkys gewisse „Modernisierungen", die dem aktuellen Forschungsstand, teilweise auch dem jeweiligen gesellschaftspolitischen Klima geschuldet sind. So obrigkeitsnah die gesamte Lehre im NS-Staat gewesen ist, so stromlinienförmig fügte sie sich später in das politische Klima der Bundesrepublik Deutschland ein, wobei eine bestimmte reaktionäre Grundkonzeption immer beibehalten wurde. Wenn Knußmann noch 1996 das Schimpfwort „Kaffer" in latinisierter Form als „kafrid" zur „wissenschaftlichen" Bezeichnung einer ethnischen Gruppe in einem als Standardlehrbuch gedachten Werk verwendet, so kann von einem Lernprozeß kaum die Rede sein. Interessant erscheint Knußmanns reverser Sexismus. Wenn er aufgrund als hormonell bedingt angesehener Verhaltensdispositionen Frauen als sozial kompetentere Menschen ansieht als Männer, so ist dieser Ansatz auf jeden Fall als sexistisch zu bezeichnen und nur auf den ersten Blick als „antipartriarchal". Wenn frauenfeindliches Verhalten und rollenspezifischer Egoismus bei Männern angeborene Hormondefekte sind, erscheinen sie auch kaum veränderbar. Eine Überwindung sexistischer Strukturen ist in einem solchen Modell nur in evolutionsmäßigen Zeitmaßstäben möglich. So versteckt sich hinter einer scheinbar „antipatriarchalen" Ausrichtung ein zutiefst fortschrittspessimistisches Menschenbild, in dem männliche Dominanz und Gewalttätigkeit als in jeder Beziehung falsch und verabscheuungswürdig, aber biologisch auf nahe Sicht unabänderlich verabsolutiert werden. Bei Christiansen wird aus dieser Sichtweise ein eigenartiger „Feminismus" abgeleitet, in dem Frauen in Anlehnung an Eickstedts „progressive Rassen" als potentiell „progressiv" gegenüber Männern angesehen werden. Dies wird sogar soweit geführt, daß bei Eickstedt als „infantil-primitiv" begriffene Ethnien nun auf einmal „progressiv" (oder „neoten", wie das auf Neusprech transskribiert wird) erscheinen. Ein rassistisches und patriarchales Modell wird also inhaltlich auf den Kopf gestellt, aber die Geschlechts-Verhaltensstereotypen und die „Rassenpsychologie" als Grundstrukturen beibehalten, nur mit neuer Wertung. Obwohl sie sich als Feministin versteht, nimmt Christiansen von der sex & gender - Debatte, die zwischen sozialer Rolle und biologischem Geschlecht unterscheidet, oder gar dem Dekonstruktivismusdiskurs, der bipolare Geschlechtlichkeit als gesellschaftsunabhängig feststehende Tatsache grundsätzlich in Frage stellt, keine Notiz.

6) Die Unterstützung rassenhygienischer und bevölkerungspolitischer Forderungen durch Eickstedt und Schwidetzky in der NS-Zeit liegen auf der Hand. In „Grundzüge der Völkerbiologie" vollbrachte Schwidetzky die Leistung, sich wie ein Chamäleon zwei verschiedenen Zeitepochen anzupassen. Einerseits legitimierte sie posthum die gesamte Kolonialgeschichte, andererseits forderte sie eine neue Ethik für die nachkoloniale Zukunft. Das Raumwerk Westfalen zeugt zumindest von einer weiterhin hohen Bereitschaft, sich politisch vernutzen zu lassen bzw. einem politischen Projekt rechtskonservativer Ausrichtung aktiv zuzuarbeiten, wozu auch die Mitarbeit Schwidetzkys am von Aubin mitbegründeten Johann-Gottfried-Herder-Institut in der Nachkriegszeit spricht[812]. Knußmanns Äußerungen in „Erblichkeit und menschliche Intelligenz" erwecken den Eindruch, er wolle damit Einfluß auf die bildungspolitische Debatte nehmen, die in den siebziger Jahren in der Bundesrepublik Deutschland hohe Wellen schlug und bei der es um die von sozialliberalen BildungspolitikerInnen anvisierte „Chancengleichheit" versus eine von konservativer Seite behauptete „Ungleichheit der Begabungen" ging. Knußmanns Positionen sind im Übrigen deckungsgleich sowohl mit der schon früher

---

812 vgl. Nationalrat der Nationalen Front, Braunbuch. Kriegs- und Naziverbrecher in der Bundesrepublik, Berlin/DDR 1965, S.355

geäußerten Schwidetzky'schen These von den „Grenzen der Erziehbarkeit“ als auch mit den Positionen des Rechstextremisten Arthur Jensen, auf den er sich selber bezieht. Die Überlegungen Knußmanns zum Thema Eugenik und biotechnologische Menschenzucht werden von ihm in der zweiten Auflage von „Vergleichende Biologie beim Menschen“ zwar gegenüber der Erstauflage deutlich relativiert, nichtdestotrotz werden vergleichbare Konzeptionen möglicherweise eine künftige Bedrohung darstellen. Knußmann vertritt das Modell einer „Überbevölkerung“ als größtem Menschheitsproblem. Nicht das Fehlen sozialer Sicherungen in den meisten Ländern der sogenannten „Dritten Welt“, welche Menschen zwingt, als eigene Altersversorgung zahlreichen Nachwuchs in die Welt zu setzen, erscheint als Problem, sondern die Zahl der Armen selber. Hier sind Ursache und Wirkung vertauscht. Somit würden die furchtbaren sozialen Probleme der armen Länder durch Geburtenkontrolle gelöst, nicht etwa durch Veränderung der terms of trade oder der Eigentumsverhältnisse. Dieses Thema ist hochaktuell und bietet zugleich einen Ausblick auf die Entwicklung der Bevölkerungswissenschaft und Bevölkerungspolitik seit der NS-Zeit.
Inwieweit heute eine politische Instrumentalisierung der Anthropologie und Humangenetik stattfindet und welche Bereiche in dieser hinsicht eine potentielle Sprengkraft besitzen, wird im Anschluß daran thematisiert.

**Rassistische Kontinuitäten in der Bevölkerungswissenschaft**

Kehren wir zunächst noch einmal in die NS-Zeit und ans Breslauer Institut für Anthropologie zurück.
1941 erschien beim Ferdinand Enke Verlag in Stuttgart das Buch „Bevölkerungsbiologie der Großstadt“, als dessen Herausgeber Eickstedt fungierte. Die 243 seitige Festschrift zum siebenhundertsten Jahrestag des Brandes von Breslau nach der Mongolenschlacht von Liegnitz war, wie bei Festschriften üblich, ein Gemeinschaftswerk. Zu den AutorInnen gehörten neben Eickstedt Friedrich Burgdörfer, Präsident des Bayerischen Statistischen Landesamtes, Wilhelm Seedorf, Erich Keyser, Wilhelm Hellpach, Hans Schnepfer, O. Flößner (Direktor beim Reichsgesundheitsamt), C.Bennholdt-Thomsen, Albert Huth, Karl-Valentin Müller, Ilse Schwidetzky, Ekkemar Krüger, der Autor von *Volk ohne Raum*, Hans Grimm sowie Ruth Sacher. Der Statistiker Burgdörfer war Mitglied der im Anschluß an die Genfer Weltbevölkerungskonferenz von 1927 im darauffolgenden Jahr gegründeten International Union for the Scientific Investigation of population Problems (IUSIPP) gewesen, die sich 1937 aufgelöst hatte. Der IUSIPP hatten unter anderem Fritz Lenz, Erwin Baur, Hermann Muckermann, die US-Genetiker Raymond Pearl und Charles Close, die Sozialhygieniker Alfred Grotjahn und Hans Harmsen sowie Corrado Gini angehört. Burgdörfer vertrat die These, Deutschland drohe der „Völkertod“, war Mitglied der Deutschen Gesellschaft für Rassenhygiene, der Reichsarbeitsgemeinschaft für Raumforschung und des Rassenpolitischen Amtes der NSDAP. Er hatte 1939, als Mitarbeiter meh-

rerer Volkszählungen besonders dafür qualifiziert, für den SD die Erfassung der gesamten jüdischen Reichsbevölkerung organisiert und war 1941, also im Erscheinungsjahr der „Bevölkerungsbiologie der Großstadt“, an der rumänischen Volkszählung beteiligt, wo erstmals Juden und Roma getrennt erfaßt wurden. [813] Keyser war Historiker und Staatsarchivrat in Danzig und einer von Aubins Mitstreitern in der NODFG. Er hatte zu den Vordenkern der deutschen Invasion Polens gehört. Müller, zu diesem Zeitpunkt Lehrstuhlinhaber in Prag, war ein ehemals sozialdemokratischer Eugeniker, der in gewissenlosem Opportunismus unmittelbar nach der Machtübernahme durch die Nazis aus der SPD ausgetreten war und bald darauf bei *Volk und Rasse* publizierte. Er gehörte zu den prononciertesten Vertretern erbbiologischer Begabungsvorstellungen. Hellpach war Professor für Sozialpsychologie an der TH Karlsruhe, Vertreter der „Völkerpsychologie“ und hatte in den frühen zwanziger Jahren eine der ersten industriesoziologischen Untersuchungen durchgeführt. In der Weimarer Republik war er ein Vertreter des sog. „weißen Sozialismus“ gewesen, einer Strömung unter Sozialwissenschaftlern, Nationalökonomen und Industriemanagern, die versuchte, durch Reformen in der industriellen Arbeitsorganisation dem Klassenkampf entgegenzuwirken[814] Ein Teil des Autorenteams kann zur Crème der damaligen deutschen Bevölkerungswissenschaft gerechnet werden, gleichzeitig zu den Schreibtischtätern nationalsozialistischer Massenvernichtung.

Am Anfang des Buches erläuterte Eickstedt die zugrundeliegenden Ziele. Anhand demographischer Einbrüche, wie dem Mongolensturm, sollte untersucht werden, wie ökonomischer Aufschwung nach erfolgter Zerstörung, Abwanderung von Eliten und Durchzug fremder ethnischer Gruppen als Folge sozialen Wandels die Bevölkerungsdynamik und „soziale Siebung“ in einer Population prägen würden, schließlich die Auswirkungen furchtbarer Katastrophen, wie etwa der Dreißigjährige Krieg eine darstellte, zu rekonstruieren. Als Fluchtpunkt formulierte Eickstedt das Finden verläßlicher Aussagen hinsichtlich einer „günstigen oder ungünstigen Prognostik für die Entwicklung einer städtischen Gemeinschaft oder das völkische Leben überhaupt:“[815] Das Buch sollte also die Voraussetzungen für künftige bevölkerungspolitische Planungen schaffen. Gleichzeitig stellte es eine Fortsetzung der Eickstedt-Schwidetzky´schen Schlesien-Studien dar. Diese hatten zunächst nur die Landbevölkerung erfaßt, seit 1936 waren aber aus der Breslauer Stadtverwaltung Anfragen nach stadtanthropologischen Untersuchungen gekommen. Eickstedt stellte heraus, daß Schlesien das erste Gebiet sei, in dem eine breite anthropo-

---

[813] vgl. hierzu Heim, Susanne, Schaz, Ulrike, Berechnung und Beschwörung. Überbevölkerung - Kritik einer Debatte, Berlin 1996

[814] vgl. Kugler, Anita, Von der Werkstatt zum Fließband, in: Geschichte und Gesellschaft, 13.Jahrgang 1987, Heft 3, S.322

[815] Eickstedt, Egon von (HG.), Bevölkerungsbiologie der Großstadt, Stuttgart 1941, S.3

logische Erfassung der Bevölkerung durchgeführt wurde, und Breslau wiederum in dieser Hinsicht die erste Stadt. Aufgrund des Krieges lägen aber notgedrungen nur unvollständige Ergebnisse vor. In dem Kapitel „Stadtanthropologie als bevölkerungsbiologische Aufgabe" beschrieb Eickstedt die Stadtanthropologie als junge Wissenschaft, die Biologie, Sozialstatistik und Medizin mit der „ökologischen Ursachenforschung"[816] verbinde und dabei noch diverse Hilfswissenschaften einbeziehe. Kritisiert wurde von ihm die einseitige Verherrlichung des Landmenschen durch die herrschende Meinung (also im Klartext die NS-Ideologie); er betonte, daß Kultur und Zivilisation von den Städten ausgingen und Landflucht ja schließlich Gründe hätte. Methodisch wurde auf morphologische Rassenkunde und Konstitutionslehre nach Kretschmer Wert gelegt sowie „Siebungs- und Ausleseforschung"[817] nach Scheidt und Schwidetzky. Die ganze Analyse stützte sich ausschließlich auf äußere morphologische Anschauung; Blutgruppenuntersuchungen oder Erbgangsforschungen fanden nicht statt. Eickstedt schilderte seine völlig willkürliche Methodik folgendermaßen: „Jedes Individuum einer zur Untersuchung gewählten Population wird in eine größere Anzahl von (entweder somatischen oder psychologischen) Merkmalen **zerlegt**, und zwar solche Merkmale, die mehr oder minder kennzeichnend sind, d.h. die im Hinblick auf die aus der Population aussondernden Typengruppen rassischer, konstitutioneller, psychischer oder sonstiger Art **Unterschiede** zeigen."[818] Die biostatistische Auswertung sollte eine sogenannte „gesicherte Typenschau" ermöglichen. Eickstedt betonte die angebliche wissenschaftliche Verläßlichkeit dieser Methode, wofür er die pure Tatsache als „Beleg" anführte, daß auf diese Weise ja schon 65.000 Menschen in Schlesien von ihm vermessen wurden. Er führte anthropologische Befunde an, die Aubins „Geschichtslandschaften" entsprechen: „So erwies sich, daß in jenen Landschaften des Sudetenvorlandes, wo mit den Resten illyrischer Kultur und Glockenbecherleuten dinarische Schädel auf den alten Freiflächen zwischen den Wäldern gefunden worden waren, auch heute noch die Dinarier stärker vertreten sind, weiterhin, daß mittelalterliche deutschrechtliche Dörfer durch eine besonders hohe Zahl von Nordischen und andererseits mittelalterliche Sumpfgebiete durch eine Zunahme von osteuropiden Typen auffielen. Man beachte: reale Schädelunterschiede, die aus realen Skelettfunden aus der Bronzezeit bekannt sind, Siedlungsverhältnisse, die der damalige Waldbestand in höchst realer Weise vorschrieb, sind noch heute im Typenbild des lebendigen Menschenmaterials vorzufinden."[819] Was das „Menschenmaterial" angeht, ließe sich aus einem solchen Modell wahrscheinlich ableiten, daß Sumpfgebiete eben für die Slawen gerade gut genug seien. Analytisch betrachtet, verwechselte Eickstedt hier einmal wieder Landkarte und reales Territorium. Die

---

816 ibid., S.8
817 ibid., S.10
818 ibid., S.14 ff.
819 ibid., S.17

Schädelform und die Volkstumszugehörigkeit waren nun einmal zwei verschiedene Dinge, die in ein von vornherein ideologisches Konstrukt hineingezwängt wurden. Was die Zuordnung morphologisch definierter Bevölkerungen zu einem als Ökotop begriffenen Siedlungsraum angeht, wurde lediglich der Mythos von „Blut und Boden“ in wissenschaftliche Termini gegossen. Als Ergebnisse seiner Forschungen präsentierte Eickstedt die „rassische“ Erfassung des Einzugsbereiches von Breslau, und die Zuordnung der im Sinne der morphologischen Typenlehre begriffenen Berufsgruppen zu geographischen Herkunftsgebieten, was Typenlehre und Rassenlehre miteinander verband. „Haupteinzugsgebiet für die Beamten und Angestellten ist das linksodrige Mittelschlesien, die Ackerbauzone, Einzugsgebiet beispielsweise der Schuhmacher und zum Teil auch der städtischen Arbeiter mehr das rechtsodrige Mittelschlesien, das Waldgebiet. Der Vergleich mit der Herkunftsbevölkerung und die Zurückführung auf die rassischen Quellen ist also ohne weiteres möglich....So zeigen beispielsweise die Schlosser hier wie da das gleiche anthropologische Bild wie die Gesamtbevölkerung, die Feuerwehrleute aber erheblich höheren nordischen Gehalt, die Handwerker mit sitzender Beschäftigung einen sehr merklich stärkeren alpinen Gehalt...Es bleibt also kein anderer Schluß übrig, als derjenige auf eine rassische Schuhmacherauslese im Quellgebiet.“[820]
Unter der Zwischenüberschrift „Dogma und Leben“ ging Eickstedt auf die an ihm geübten Kritiken ein, unter anderem den Vorwurf, nicht erbgangsbezogen und damit im strengen Sinne nicht biologisch zu arbeiten. Er äußerte dazu: „Das trifft in der Tat zu und ist als klare Feststellung insofern besonders begrüßenswert, als die Aufgabe unserer anthropologischen Biotypologie gerade deshalb auch nicht diese unsichere Erbanalyse, sondern vielmehr die Erfassung der sinnessicheren und erfahrungsbestätigten Typen ist. Das hat der Kritiker nicht bemerkt.“[821]
Mit anderen Worten, da er von Erblichkeitslehre nichts verstand, hielt Eickstedt sich an die äußere Anschauung und proklamierte diese als die wissenschaftlich exaktere Methode. Er proklamierte sogar „Erbtypen“ unabhängig von ihren Genen und begründete auch dies aus der Anschauung.

***Als Sinn der Bevölkerungswissenschaft definierte Eickstedt das „Einrücken“ der Biologie in die Nationalökonomie, was in der Praxis eine Verbindung aus Statistik, Anthropologie, Meteorologie, Chemie, Physiologie, Geschichtsforschung und Medizin als Grundlage praktischer Politik bedeute.***[822]

---

[820] ibid., S.19
[821] ibid., S.21 ff.
[822] ibid., S.27

Zu den Zielen der Bevölkerungsbiologie rechnete Eickstedt neben der beschreibenden Erfassung der Bevölkerung auch Hilfeleistung für konkrete rassenhygienische Maßnahmen.
Unter den Beiträgen der übrigen AutorInnen erscheinen die von Burgdörfer, Müller, Schwidetzky und Sacher am Interessantesten.
Burgdörfer hielt sich in seinem Kapitel wesentlich stärker an den sprachlichen Duktus der NSDAP als die übrigen MitarbeiterInnen, was im Hinblick auf seine politisch-organisatorische Verortung nicht erstaunt. In seinem mit „Die Großstädte im Lebensstrom des deutschen Volkes" betitelten Beitrag beschäftigte er sich mit demographischen Fragen. Da die Deutschen 1941, auf dem Höhepunkt der militärischen Expansion, wohl kaum noch als „Volk ohne Raum" anzusprechen waren, machte sich Burgdörfer im Gegenteil Sorgen um ihre zu geringe Kopfzahl.[823] Er ging auf den Geburtenrückgang im Verlauf des zwanzigsten Jahrhunderts ein und prognostizierte für die Zukunft, daß „die **Gebärmächtigkeit in unserem Volkskörper** - und zwar in Stadt und Land - **schrumpfen wird**. Soll trotzdem das Ziel der Erhaltung der vollen Volkskraft erreicht werden, so müßte im gesamten Reichsdurchschnitt...sich...die Fruchtbarkeit der Ehen...**um rund ein Fünftel, in den Großstädten dagegen, wenn man das zur Zeit noch vorhandene Defizit in Betracht zieht...zwei Fünftel über den gegenwärtigen Stand der ehelichen Fruchtbarkeit erhöhen**. Und dabei sind noch nicht die bis heute allerdings ungewöhnlich geringen Bevölkerungsverluste, die der gegenwärtige Krieg verursacht, und die ebenfalls noch ausgeglichen werden müssen, in Rechnung gestellt." Die hohen Bevölkerungsverluste bei anderen Völkern Europas durch das Wüten der deutschen Kriegsführung wurden von Burgdörfer zwar nicht angesprochen, die erwünschte Hebung der deutschen Geburtenrate stellte er jedoch ganz explizit in Zusammenhang mit deutschen Eroberungen: „Noch ist nicht einmal ganz das Ziel der vollen Erhaltung der Volkskraft, das für den nationalsozialistischen Staat nur als Mindestziel in Frage kommen kann, erreicht, und vor allem in den Großstädten bleibt - trotz des ungewöhnlich starken Geburtenanstiegs - noch ein erhebliches Geburtendefizit auszugleichen...Die Aufgabe ist **dem ganzen Volk**, dem deutschen Volk in Stadt und Land in allen Berufs- und sozialen Schichten gestellt und keine kann von der Mitverantwortung für die Erreichung dieses völkischen Hochziels ausgenommen werden. Man wird auch von der Stadtbevölkerung verlangen und erwarten müssen, daß sie aus der Rolle des biologischen Zuschußbetriebes , die in der Systemzeit geradezu für eine Selbstverständlichkeit gehalten wurde, herauskommt und **daß die Stadtbevölkerung wieder nach Möglichkeit biologisch**

---

823 Dies war im Übrigen sein Dauerthema; vgl. Burgdörfer, Friedrich, Der Geburtenrückgang und seine Bekämpfung. Die Lebensfrage des deutschen Volkes, Berlin 1929 sowie ders., Volk ohne Jugend. Geburtenschwund und Überalterung des deutschen Volkskörpers, Berlin 1933

**autark wird**, d.h. daß die Stadtbevölkerung ihren Bestand im wesentlichen aus eigener Kraft, durch eigene Fortpflanzung ergänzt."[824]
Damit aber nicht genug - begründet mit einem Führererlaß zur Bevölkerungspolitik und den Führungsaufgaben, welche die Deutschen nach einem Sieg in ganz Europa haben würden, verlangte Burgdörfer eine deutliche Vermehrung der deutschen Bevölkerung, wobei den Menschen auf dem Lande die Schlüsselrolle zufalle: **„Vom Landvolk muß in erster Linie** - wie in der Vergangenheit, so auch in der Zukunft -
**der erforderliche Überschuß, der eigentliche Zuwachs an Volkskraft, von den Städten aber wenigstens biologische Autarkie erwartet werden.**"[825]

Befaßte sich Burgdörfer mit der Vermehrung der Deutschen als zukünftiges „Herrenvolk", so ging es Karl Valentin Müller um die Frage, inwieweit „Siebung" die Berufswahl beeinflusse. In seinem Kapitel „Herkunft und Berufssiebung einer großstädtischen Angestellten- und Arbeiterschaft" interpretierte er Daten, die bei einer Erhebung unter allen männlichen Volkshochschulabgängern des Jahres 1938 in Leipzig unter Hinzuziehung von Karteien des Leipziger Arbeitsamts gewonnen worden waren. Hierbei wurden Beruf des Vaters und beider Großväter sowie eigene Berufswahl jedes Probanden ebenso erfaßt wie Herkunftsort der Eltern und Großeltern nach Gebiet und Siedlungsgröße, Zahl der lebenden Geschwister und das soziale Milieu in der Nachbarschaft der Eltern.
Hinsichtlich der Stadt- und Landabstammung von Eltern und Großeltern kam er zu keinem signifikanten Befund. Insgesamt wurde bei Männern eine höhere Mobilität als bei Frauen festgestellt sowie eine größere Seßhaftigkeit der Eltern- im Vergleich zur Großelterngeneration, was hinsichtlich der hohen Binnenmigration besonders des Proletariats im neunzehnten Jahrhundert nicht verwundern muß.

Bei den Vorfahren der ausgesprochenen Unterschichtsangehörigen - Müller sprach von „Laufburschen und sonstigen Ungelernten" - sei der Anteil der vom Lande in die Stadt Abgewanderten besonders hoch. Müller wies darauf hin, daß er die Migration vom Land in die Stadt sowohl bei ostdeutschen Kolonisationsstädten seit dem Mittelalter als auch anhand der Prager Bürgerlisten des Jahres 1770 untersucht habe. Auf räumliche Heiratskreise ging er folgendermaßen ein:
„Bereits der Altmeister der Sozialanthropologie, A.Niceforo, weist an schönen Beispielen nach, daß, je niedriger die soziale Stufe der Eheschliessenden, desto enger auch rein räumlich gesehen der Heiratskreis ist; das großstädtische Proletariat in Wien z.B. wähle oft seine Ehegefährten sogar aus demselben Häuserblock."[826]

---

[824] Burgdörfer, in: Eickstedt (Hg.), a.a.O., S.52 ff.
[825] ibid., S.55
[826] Müller, a.a.O., S.131

Daher untersuchte Müller Berufe, für die seines Erachtens „Siebung" von für vererbt gehaltenen Begabungen besonders wichtig sei, hinsichtlich der Größe der jeweiligen Heiratskreise. Er kam zu folgenden Ergebnissen: Offiziere, Lehrer und Freiberufler haben die wenigsten Nachbarschaftsehen, Beamte, Angestellte, Kaufleute sowie „gehobene Berufe des Metall- und Holzgewerbes" und Angehörige des Dienstleistungsbereiches im Durchschnitt etwas engere Heiratskreise, während sich die statistisch häufigsten Nachbarschaftsehen beim Baugewerbe, den niederen Bahnbediensteten, Drehern, Kraftfahrern und Ungelernten finden ließen. Implizit wurde hier die Vorstellung einer genetischen „Siebung" von Berufsbegabungen schon ad absurdum geführt, waren doch im Mittelalter zum Beispiel die Bauarbeiter eines der mobilsten Gewerbe der Welt, aber dieses Problem stellte sich Müller nicht. Die Tatsache, daß die Probanden statistisch umso weniger Kinder hatten, je höher das Sozialprestige ihres Berufes war, bezeichnete er im Sinne Darwin´scher Selektion als „Gegenauslese".[827]
Zu der Frage nach Erbe und Umwelt bzw. Determinierung und eigener Entscheidung bei der Berufswahl führte Müller aus: „Es muß aber gegenüber verbreiteten irrigen Ansichten mit allem Ernst darauf hingewiesen werden, daß die Schicht der `Ungelernten´ - soweit heute diese Bezeichnung noch statthaft ist - heute jenes Doppelgesicht immer weniger oder praktisch gar nicht mehr zeigt: durch die notgedrungene Erleichterung der gehobenen Berufsausbildung wird die Möglichkeit, daß einer durch `Pech´, durch sozial übermächtige Widrigkeiten entgegen seiner differenzierten Anlage zu ungelernter Arbeit gelangt, verschwindend gering...der Nachwuchs für Plätze minderqualifizierter Arbeitsverrichtungen ist heute begabungsmäßig aufs Äußerste ausgelaugt und läßt nur noch im Wege des `Mendelzufalls´ günstigere Nachkommenschaft erwarten."[828]
Diese Schlußfolgerung ist nicht nur in dem Sinne zynisch, als daß sie den Angehörigen der untersten Gesellschaftschichten jedes Recht und jede Möglichkeit auf sozialen Aufstieg abspricht. Wenn wir uns den Gesamtkontext des Buches vor Augen halten, läßt sich daraus auch eine Heranziehung von Angehörigen als weniger „progressiv" angesehener „Rassen" für niedere Arbeit bzw. Zwangsarbeit ableiten, wie sie ja auch tatsächlich stattfand.
Ilse Schwidetzky befaßte sich in zwei Kapiteln mit Standes- und Berufstypen in Breslau sowie mit der Frage nach „Siebung" und Umweltprägung bei der Herausbildung des Großstadtmenschen, den sie als eigenen anthropologischen Typus ansah. Mit Bezug auf die „schönen Untersuchungen" [829] Ammons in Baden behauptete sie einen körperbaulich erkennbaren Stadttypen und stellte folgende Dichotomie auf: Entweder wandern Menschen mit einer bestimmten erblichen Beschaffenheit in die

[827] ibid., S.132

[828] ibid., S.135
[829] Schwidetzky, a.a.O., S.136

Städte ab, oder die Lebensbedingungen in den Städten prägten die dort lebenden Menschen. Ammons monokausale reine Abstammungslehre teilte sie nicht, sondern verwies auf eine Studie Verschuers, in der dieser den Schädelindex als Umweltanpassung begriff. Dies bezog er allerdings nur auf Stadt-Land-Unterschiede; die naheliegende Schlußfolgerung, die Schädelform sei ganz allgemein im wesentlichen auf Umweltanpassung zurückzuführen, wie sie schon Martin, Boas und Saller angeführt hatten, wurde weder von ihm noch von Schwidetzky nachvollzogen, da sie das Konstrukt von der „nordischen Rasse" angriff. Schwidetzky hielt auch eine Vermischung erblicher und milieubedingter Komponenten für möglich. Demzufolge würde einerseits die städtische Umgebung neue Selektions- und Anpassungsbedingungen schaffen, andererseits aber „die vom Lande Abwandernden besondere Erbmerkmale der Körperform zeigen, wie dies für die geistige Leistungsfähigkeit bereits mehrfach nachgewiesen ist."[830] Hinsichtlich der „Siebung" körperlicher Merkmale zeigte sich Schwidetzky also differenziert, die Erblichkeit von Begabungen hielt sie hingegen von Vornherein für erwiesen.

Als Sinn ihrer Studie betrachtete es Schwidetzky, anhand der Breslauer Bevölkerung der Frage nach Erbe oder/und Umwelt empirisch nachzugehen. Dabei kam sie zu diesen Resultaten:

Stadtgeborene würden sich gegenüber Zugezogenen durch geringere Breitenmaße auszeichnen, hätten außerdem weniger lange Schädel, während es hinsichtlich Gesichtshöhe und Körperhöhe keine sichtbaren Unterschiede gäbe. Schwidetzky zufolge formten die Lebensverhältnisse in der Stadt den Körperbautypus in nichterblicher Weise um, der asthenisch- leptosome Konstitutionstyp sei in der Stadt häufiger als auf dem Lande zu finden, und diese Tatsache sei nicht an Berufstypen gebunden, sondern gelte für Angehörige aller Schichten. Demzufolge geschieht die körperliche Prägung des „Städtertypus" im Wachstumsalter, ist also nicht durch Selektion zu erklären, sondern eine aktive Anpassungsleistung des menschlichen Körpers. Die Merkmale des „Städtertypus" fand Schwidetzky umso ausgeprägter, je länger die Vorfahren der Betreffenden in der Stadt lebten. Dies erklärte sie über das Alter der Stadtansässigkeit bestimmter Berufsgruppen, die wiederum als genetisch determinierte „Siebungsgruppen" begriffen wurden. Diese Auffassung mutet geradezu wie ein Versuch an, sich selber wieder „auf Linie" zu bringen, nachdem das Modell doch sehr gut ohne strenge Erblichkeit von Merkmalen auskam. Darüberhinaus, und hier zeigt sich schon eine Verbindung zu der später behaupteten „Abwanderung von Leptosomen" in Sardinien, würden außerdem vom Land in die Stadt Wandernde in ihren körperlichen Merkmalen von der ländlichen Herkunftsbevölkerung abweichen, seien also ebenfalls eine „Siebungsgruppe".

Hinsichtlich sogenannter Standes- und Berufsgruppen kam Schwidetzky zu schichtbedingten Unterschieden bei Kopflänge, Kopfbreite, Nasenhöhe

---

[830] ibid., S.137

und Körpergröße und konstatierte hinsichtlich der Heiratskreise die gleichen Unterschiede wie K.V.Müller.
Ruth Sacher untersuchte Prostituierte in Breslau und stellte einen über der Norm liegenden Fettansatz, ein breites Gesicht und ein Überwiegen der „osteuropiden Rasse" fest. Ihre Schlußfolgerung ordnete diese Befunde gängiger Erbpsychologie zu: „Sie sind in ausgesprochener Form ein anthropologischer Sozialtypus. Auf Grund der bisherigen Beobachtungen und Untersuchungen kann also gesagt werden, daß der besonderen Eigenart der Prostituiertenpsyche auch ein bestimmtes Körperbild entspricht."[831]

Die Art von Bevölkerungswissenschaft, wie sie die „Bevölkerungsbiologie der Großstadt" repräsentiert, endete in Deutschland nicht mit dem Untergang des NS-Staats. Nicht nur Eickstedt und Schwidetzky setzten ihre wisenschaftlichen Karrieren nach dem Zweiten Weltkrieg fort. 1952 wurde die Deutsche Gesellschaft für Bevölkerungswissenschaft gegründet; Gründer war Hans Harmsen, der aus der IUSIPP bereits bekannt ist (Diese wurde 1947 als International Union for the Scientific Study of Population - IUSSP- wiedergegründet und existiert bis heute) und im NS für die Sterilisation in den Anstalten der Inneren Mission zuständig war. Zu den weiteren Gründungsmitgliedern gehörten der im Nationalsozialismus sehr aktive Bevölkerungsstatistiker Hermann Schubnell[832], Friedrich Burgdörfer und Siegfried Koller, der 1941 an einem Gesetzentwurf zur Zwangssterilisation von „Asozialen" und „Gemeinschaftsunfähigen" beteiligt gewesen war sowie Karl-Valentin Müller, erster Geschäftsführer der Gesellschaft . Hermann Arnold, neben Robert Ritter einer der führenden „Zigeunerforscher" im NS-Staat, war ebenfalls Mitglied; auf ihn komme ich noch zu sprechen. Ilse Schwidetzky wurde 1953 Mitglied der Akademie für Bevölkerungswissenschaft; da sie auch dem Herder-Forschungsrat angehörte, verbanden sich in ihrer Person die Kontinuität

---

[831] Sacher, a.a.O., S.214

[832] Schubnell hatte, da er in seinem äußeren Erscheinungsbild in keiner Weise der „nordischen Rasse" entsprach, sozusagen für sich selber eine „allemanische Rasse" konstruiert. 1950 publizierte er gemeinsam mit Roderich von Ungern-Sternberg das Buch „Grundriß der Bevölkerungswissenschaft", in dem beide als Folge der Kriegsschäden und des Frauenüberschusses im Nachkriegsdeutschland sowie des Verlustes der Ostgebiete einen „Verfall" des deutschen Volkes konstatierten und das Austragen männlicher Föten als höhere Leistung der Mütter ansahen als die Geburt von Mädchen; neben offenem Sexismus findet sich hier die Vorstellung vom „Völkertod" wieder, aber im Unterschied zu Schwidetzky nicht auf vergangene historische Zeitalter bezogen, sondern als ganz aktuelles Bedrohungsszenario, wörtlich heißt es: „oberstes Gebot jeder Bevölkerungspolitik ist die Aufrechterhaltung der Art und ihres Bestandes entsprechend dem Willen zum Leben...gegen eine...rationalistische Entartung ist die Bevölkerungspolitik berufen, Stellung zu nehmen und...einer drohenden Schrumpfung des Bevölkerungsbestandes entgegenzuwirken"; vgl. Ungern-Sternberg, Roderich von, Schubnell, Hermann, Grundriß der Bevölkerungswissenschaft, Stuttgart 1950, inbes.S.582, vgl. Heim, Susanne, Schaz, Ulrike, a.a.O., S.96

der Ostforschung und der Bevölkerungswissenschaft in der deutschen Nachkriegszeit. Harmsen sah eine gelenkte Familienplanung im Sinne eugenischer „Volksgesundheitsplanung“ als vordringliches Ziel auch in der Bundesrepublik Deutschland an[833] und war im Gründungsjahr der Deutschen Gesellschaft für Bevölkerungswissenschaft, 1952, auch Gründungsmitglied von Pro Familia, die ihn viel später aufgrund seiner Vergangenheit ausschloß. Müller hatte schon 1946 mit einer Studie zur Streuung angeblicher Begabungen im Regierungsbezirk Hannover an seine Forschungen der dreißiger Jahre angeknüpft und - was liegt näher - die These einer „Siebung“ nach genetisch vorgegebenen Dispositionen für Intelligenz resümierend vertreten.[834] 1956 übertrug er diese „Befunde“ auf weitere Erhebungen.[835] Als Leiter des Instituts für empirische Soziologie der Universität Nürnberg gehörte er in den Fünfziger Jahren zu den einflußreichsten westdeutschen Nachkriegssoziologen. Koller wurde gar Stellvertretender Leiter des Statistischen Bundesamts und 1982 für seine Verdienste mit dem Bundesverdienstkreuz ausgezeichnet.[836]

Angesichts solcher personeller und institutioneller Verhältnisse verwundert es nicht, was für *inhaltliche* Kontinuitätslinien in der deutschen Bevölkerungswissenschaft bis heute teilweise bestehen.

Da in der Bundesrepublik Deutschland kein staatliches eugenisches Programm betrieben wurde, verlagerten sich die Aktivitäten der in rassenhygienischen Traditionen stehenden BevölkerungswissenschaftlerInnen, auch wenn sie weiterhin eugenische Maßnahmen im Inneren für gut hießen, auf andere Bereiche, wie die Entwicklungspolitik, wo sie sich mit der internationalen Bevölkerungswissenschaft trafen. In der US-amerikanischen Zeitschrift *Population Bulletin*, die seit 1945 existiert, wurde 1950 erstmals die Senkung der Geburtenrate in den Ländern der „Dritten Welt“ gefordert, da eine dortige „Bevölkerungsexplosion“ durch gleichzeitige Vermehrung der Ansprüche und der Zahl der Armen in diesen Ländern den Kommunismus fördere. Ganz ungeniert wurde in den USA das imperialistische Interesse an einer weiteren Beherrschung der Entwicklungsländer des Südens durch die Industrienationen des Nordens als Fluchtpunkt der Bevölkerungspolitik benannt. Zu den wesentlichsten Förderern der damaligen US-amerikanischen Bevölkerungswissenschaft gehörte John D. Rockefeller; die Rockefeller- und die Ford Foundation finanzierten bevölkerungsbiologische Studien, und bereits seit den vierziger Jahren wurde die Humanökologie, eine sich gerade erst bildende Wissenschaft, für bevölkerungspolitische Ziele in den USA instrumentalisiert. Neben der Angst vor der Vermehrung und Mobilisierung von Armutsbevölkerungen in der „Dritten Welt“ (die ja schon Eickstedt als „farbige Ge-

---

[833] vgl. Heim und Schaz, S.105

[834] Müller, Karl-Valentin, Die Begabung in der sozialen Wirklichkeit, Göttingen 1946-1950

[835] ders., Begabung und soziale Schichtung in der hochindustrialisierten Gesellschaft, Köln 1956.

[836] vgl. Heim und Schaz, S.112

fahr" heraufbeschworen hatte) stand hier die Vorstellung des erreichten „Bevölkerungsoptimums" im Vordergrund. Es wurde davon ausgegangen, daß die Bevölkerungsdichte der USA hoch genug sei und jede weitere Neueinwanderung die sozioökonomische Tragfähigkeit der US-amerikanischen Gesellschaft gefährde. Gleichzeitig verwehrte sich ein Teil des konservativen Establishments gegen die weitere Zahlung von Marshallgeldern. Zu den Ländern, die für nicht „würdig" erachtet wurden, in den Genuß von Dollarspritzen zu kommen, rechnete man um 1950 herum auch Italien und Griechenland.[837]

Anknüpfend an Malthus' „düsteres Bevölkerungsgesetz" wurde der Hunger in der Dritten Welt nicht durch koloniale bzw. postkolonial-wirtschaftsimperialistische Ausbeutung, Auspowerung der Böden durch eine unangepaßte Wirtschaftsweise, die Herrschaft korrupter Eliten, die nicht in die Entwicklung des eigenen Landes investierten, das Fehlen sozialer Sicherungssysteme etc. erklärt, sondern durch die „Bevölkerungsexplosion". Je stärker sich Entkolonisierung und Ost-West-Antagonismus miteinander verzahnten, desto stärker wurden - übrigens, wenn auch mit unterschiedlichen Schwerpunktsetzungen, durchaus in West *und* Ost Dinge, die eigentlich als soziale Fortschritte von der Entwicklungspolitik und Entwicklungshilfe intendiert waren, von BevölkerungswissenschaftlerInnen als latente oder manifeste Bedrohung angesehen. Das Sinken der Kindersterblichkeit und die Zurückdrängung verheerender Seuchen als erste faßbare Resultate der Entwicklung ehemals kolonisierter Länder führten selbstverständlich zu einem demographischen Anstieg. Dieser galt den Kreisen um die Rockefeller-Stiftung ebenso wie in der deutschen Bevölkerungswissenschaft als „biologische Bombe". Soziale Ursachen der Landflucht in die schnell wachsenden jungen Metropolen der drei Kontinente Südamerika, Afrika und Asien, die dort tatsächlich zur Bildung riesiger Elendsviertel und Entstehung furchtbarer Urbanisierungsprobleme führten, wurden ausgeblendet und die Perspektive auf das scheinbar augenfälligste Resultat, nämlich die pure Zahl der Armen, verengt. Wie schon kurz angedeutet, spielte dabei zumindest in den USA die Option der Counter Insurgency, der vorbeugenden Aufstandsbekämpfung, von vornherein eine wesentliche Rolle. Die fünfziger, sechziger und siebziger Jahre waren eine Zeit antikolonialer Befreiungskriege und sozialistischer Guerrillabewegungen, die teilweise von der Sowjetunion oder China unterstützt wurden. Da die ungelösten Armutsprobleme der „Dritten Welt" eine zentrale Triebfeder der Kämpfe bildeten, die Armutsbevölkerungen selber Rückhalt und Rekrutierungsfeld für die Guerrillagruppen darstellten, wurde von westlicher Seite der Umkehrschluß gezogen, das Problem ließe sich durch zahlenmäßige Reduzierung der Armen in den Griff bekommen.

---

[837] vgl. ibid., S.146-152

Die europäische Entwicklung der Nachkriegszeit zeigt in diesem Zusammenhang sowohl auf, wie hier mit zweierlei Maß gemessen wurde, als auch die Relativität des Überbevölkerungsbegriffes.
Die Vertreibung von Millionen Menschen im Zweiten Weltkrieg und die Obdachlosigkeit in den zerstörten Städten führten 1953 zur Einsetzung eines Sonderbeauftragten des Europarats für „nationale Flüchtlinge und Bevölkerungsüberschüsse". Die Städte der Bundesrepublik Deutschland, der Niederlande und Italiens mit ihren durch Zwangseinquartierung von Obdachlosen überbelegten Wohnungen wurden in den Fünfziger Jahren als überbevölkert betrachtet und von der Bevölkerungswissenschaft u.a. Auswanderung als Abhilfe empfohlen. Der wirtschaftliche Aufschwung, verbunden mit sozialem Wohnungsbau und der Errichtung von Eigenheimen für sozial aufgestiegene Gruppen schuf eine andere Form von Abhilfe; die noch kurz zuvor angeblich „überbevölkerten" Länder wurden nun selbst zu Einwanderungsländern für ArbeitsmigrantInnen (bzw. im Falle Italiens wurde dies der industrialisierte Norden für den agrarischen Süden). Aus politischen Gründen warb die BRD außerdem Arbeitskräfte aus der DDR an und unterstützte, als dies nach der Befestigung der Grenze nicht mehr möglich war, auch klandestin arbeitende FluchthelferInnen. Auf der anderen Seite des „eisernen Vorhangs", in Polen, wurde die Vertreibung der deutschen Minderheiten als Lösung eines „Überbevölkerungsproblems" legitimiert und als Basis einer Modernisierung der Landwirtschaft die Schaffung eines demographischen „Optimums" der Landbevölkerung angestrebt.
Marshallplan und EWG-Gründung schufen im Westen sehr schnell die Voraussetzungen, die „Überbevölkerung" umzuwandeln in eine „Inwertsetzung von Bevölkerungsüberschüssen", die kriegsbedingten Zerstörungen erwiesen sich im Nachhinein als geradezu schöpferisch, da sie riesige Innovationspotentiale durch einen Wiederaufbau auf dem neuesten Stand der Technik freisetzten.
Den armen Ländern des Südens das gleiche Recht auf Auswanderung zuzugestehen, das für Europa vor dem „Wirtschaftswunder" empfohlen wurde, kam der westlichen Bevölkerungswissenschaft nie in den Sinn, ebensowenig gab es ein Eingeständnis der getroffenen Fehlprognosen.
Die Sozialeugenik des neunzehnten Jahrhunderts begriff Proletariat und Oberschichten als biologisch verschiedene Bevölkerungen, gewissermaßen „soziale Rassen", und wollte die einen in ihrer Vermehrung hemmen, die anderen
zu mehr Nachwuchs anregen, was mit der behaupteten Erblichkeit von Intelligenz und einem bevölkerungsbiologischen „Zuchtziel" begründet wurde. Der Mainstream der westlichen Bevölkerungswissenschaft verhält sich bis heute analog zu diesem eugenischen Weltbild. In einer globalisierten Welt, in der bestimmte Länder als reine Rohstofflieferanten oder mit Billiglöhnen produzierende „verlängerte Werkbank" der Industriemetropolen fungieren, hat der Klassenwiderspruch eine geopolitische Dimension angenommen. Wenn wir Lebensstandards und Abhängigkeitsverhältnisse im Weltmaßstab betrachten, dann lebt das „Weltproletariat"

größtenteils auf den drei Kontinenten Südamerika, Asien und Afrika. Eine rassistische Weltbevölkerungspolitik, die unterschiedliche „Bevölkerungsoptima" für die Länder der Metropolen und der Peripherie festlegt, ist somit nichts anderes als eine „Welteugenik" - Galton meets IMF.
Steht hierbei die bundesdeutsche Bevölkerungswissenschaft teilweise in nach wie vor braunen Traditionen, so verbindet sich in den USA eher die Eugenik in den Traditionen von Muller und Haldane mit ökologischen Forderungen.
Anläßlich der Verleihung der Ehrendoktorwürde durch die Universität Tübingen 1966 erklärte der ehemalige *Volk und Rasse*-Autor Hans Nachtsheim „Bevölkerungszunahme bei gleichzeitiger Degeneration des Erbgutes" zur „Schlüsselfrage der menschlichen Existenz", forderte eine Art allgemeinen Kataster zur Erfassung des Erbgutes der Bevölkerung in den Industriestaaten, die Sterilisation der Mütter von „Schwachsinnigen" und eine eugenische „Qualitätssteigerung" der Gesamtbevölkerung. Die Bevölkerung der Entwicklungsländer aber sei insgesamt zahlenmäßig wesentlich zu minimieren.[838]
Schwidetzkys Mitstreiter Wilhelm Emil Mühlmann warnte 1970 in seiner Schrift „Die Bevölkerungsexplosion und die Zukunft der Familie" vor der „Verproletarisierung der Menschheit" (in NS-Zeiten, teilweise auch noch danach, hatte das „Vermassung" geheißen), die unweigerlich bevorstehe, wenn die „Bevölkerungsexplosion" nicht eingedämmt würde. „Die ´Sintflut von Leibern´, die in den Elendsvierteln von Kalkutta, Sao Paulo, Bogotá usw. auf uns zukommt...wird Zukunftsperspektive, wenn es uns nicht gelingt, diese Flut einzudämmen."[839] Da haben wir es wieder, das „hydraulische" Vokabular der Eickstedt-Aubin' schen Bevölkerungsdynamik, das unseligerweise seit der Hetze mit „Asylantenfluten" seit Anfang der Neunziger Jahre in der Bundesrepublik Deutschland zum sprachlichen Allgemeingut gehört. Als Zielorientierung empfahl Mühlmann die Abschottung der Familie nach außen, was ein ebensolch regressiv-irrationaler Eskapismus ist wie sein in den dreißiger Jahren gemachter Vorschlag, die indogermanische Fluchtburg als Gesellschaftsmodell zu nehmen.

1972 veröffentlichte das US-amerikanische Forscherpaar Paul und Anne Ehrlich das Buch „Bevölkerungswachstum und Umweltkrise". Sie betrachteten die „Bevölkerungsexplosion" als wichtigste Ursache der ökologischen und sozioökonomischen Weltkrise. Für die USA forderten sie die staatlich verordnete Zwei-Kinder-Familie; dabei sollten die USA als quasi erzieherische Weltführungsmacht der Menschheit beim „De-Development" der Industriestaaten vorangehen - eine ökologische Reform durch die gezielte Rückentwicklung der Industriegesellschaft. Für die „Dritte Welt" sahen die Ehrlichs eine Verlangsamung der Entwicklungspolitik bei

---

838 vgl. Pinn, Irmgard, Nebelung, Michael, a.a.O., S.39

839 Mühlmann, Wilhelm Emil, Die Bevölkerungexplosion und die Zukunft der Familie. In: Schwägler, Otto (Hg.)Soziologie der Familie. Ursprung und Entwicklung, Tübingen 1975

gleichzeitigem massiven Ausbau ökologischer Maßnahmen und Bevölkerungskontrolle vor. 1973 forderte Paul Ehrlich in „Die Bevölkerungsbombe“ Zwangsmaßnahmen zur Bevölkerungsbegrenzung. In der seither recht voluminösen Literatur zum Thema „Weltbevölkerung und Ökologie“ kulminieren oftmals die Gedanken der Ehrlichs mit dem Vokabular Mühlmanns. Vergleiche der zunehmenden Populationen von Großstädten der armen Länder mit Ratten oder Kakerlaken sind keine Seltenheit. Niemand unter den BevölkerungswissenschaftlerInnen scheint bislang auf den Gedanken gekommen zu sein, dieselben Rezepte, die für Europa empfohlen wurden, als dort „Überbevölkerung“ prognostiziert wurde, auch auf Länder der „Dritten Welt“ anzuwenden. Für die Bundesrepublik Deutschland wurde wie gesagt Auswanderung ausdrücklich empfohlen,[840] während die Bevölkerungswissenschaft nachher feststellen mußte, daß die Dinge sich anders entwickelt hatten, als prognostiziert. Es würde nun nahe liegen, etwa für ein Land wie Ägypten -arm, hohes Bevölkerungswachstum, aufgrund der Enge der von einer vollständig unfruchtbaren Wüste umgebenen Niloase noch am ehesten als „überbevölkert“ anzusprechen - eine Lösung der Bevölkerungsprobleme durch Auswanderung nahezulegen. Aber nein- Migration aus den armen Ländern des Südens oder Ostens in die Wohlstandsmetropolen wird als Horrorszenario, die vergangene Auswanderung von EuropäerInnen in die USA, Kanada oder Australien hingegen als Pionierleistung betrachtet. Vollends absurd wird die Argumentation dadurch, daß auf der anderen Seite die Bundesrepublik Deutschland aufgrund des Rentnerüberhangs und des allgemeinen Geburtenrückgangs als „untervölkert“ angesehen wird (was dann beinhaltet, daß die Rentenkassen nicht mehr gefüllt werden können, was im Übrigen nicht zwingend etwas mit der Volkszahl, sondern vielmehr mit der Arbeitsmarktpolitik und der Art des Rentenversicherungssystems zu tun hat), obwohl die durchschnittliche Bevölkerungsdichte Deutschlands weit über der Indiens liegt. Die Forderung nach einem Ausgleich des deutschen „Bevölkerungsproblems“ durch die Aufnahme von MigrationsarbeiterInnen wird nicht gestellt, sondern im Gegenteil als Apokalpypse empfunden. So sieht der Biologe und Verhaltensforscher Irenäus-Eibl Eibesfeldt, bekannt für die biologistische Herleitung menschlicher Aggression aus dem Revierverhalten des Blauen Riffbarsches, Deutschland einerseits vom „Völkertod“ bedroht, zudem aber auch von der „Gefahr massiver biologischer Unterwanderung“[841]. Vom Vokabular einmal abgesehen, macht eine solche Vorstellung überhaupt nur dann Sinn, wenn migrierende Menschen und Einwanderungsländer nicht als Ansammlungen von Individuen mit Interessen und Bedürfnissen bzw. historisch entstandene soziale und politökonomische Gebilde, sondern als erratische „Volkskörper“ aufgefaßt werden. Diese Auffassung stimmt nicht nur mit der Denkweise der Bevölkerungsbiologie aus der NS-Zeit überein, sondern ist auch rein humanbiologisch betrachtet schlicht unsinnig; vgl.

---

[840] vgl. Heim und Schaz, a.a.O., S.91-95

[841] vgl. ibid.,S. 127

hierzu das erste Kapitel dieser Arbeit. Und um zum Vokabular zurückzukommen: Der Unterschied zwischen der Heraufbeschwörung des Bedrohungsszenarios einer „biologischen Unterwanderung“ und der Neonazi-Parole „Rassenmischung ist Völkermord“ ist nur graduell.

- Waren in den fünfziger und sechziger Jahren der Systemantagonismus und in den Siebzigern und Achtzigern der drohende Ökozid Hauptargumente für eine restriktive Bevölkerungspolitik in der „Dritten Welt“, so wird heute die Migration zum Horrorszenario, die mit der - immerhin mit militärischer Gewalt vonstatten gehenden - Völkerwanderung gleichgesetzt wird. Es handelt sich beim bevölkerungsbiologischen Diskurs nicht einfach nur um eine begleitende „wissenschaftliche“ Legitimation praktizierter Politik; vielmehr wurden und werden Forderungen von BevölkerungswissenschaftlerInnen auch zur Grundlage politischer Maßnahmen. Robert Mc Namara, von 1960 bis 1968 Verteidigungsminister der USA, war von 1968 bis 1981 Präsident der Weltbank. Mc Namara, der enge Kontakte zu führenden US-amerikanischen BevölkerungswissenschaftlerInnen pflegte, machte unter seiner Ägide die Vergabe von Entwicklungskrediten von Maßnahmen zur Bevölkerungsbegrenzung abhängig. Die Art und Weise, wie diese exekutiert wurde, hatte nichts mit freiwilliger Familienplanung oder einem demokratischen Diskurs über Bevölkerungsfragen zu tun. Vielmehr wurden Entwicklungsländer zum Experimentierfeld eugenischer Methoden der US-amerikanischen und europäischen Bevölkerungswissenschaft und Reproduktionsmedizin. Freiwillige, zwangsweise und illegale Sterilisierung wurden ebenso neben- und nacheinander ausprobiert wie Hormonimplantate als langfristig wirksame Kontrazeptiva[842]. 1965 bewirkte Rockefeller durch persönliche Einflußnahme auf Pakistans Präsidenten Ayub Khan die Durchführung eines umfangreichen Programms zur Geburtenkontrolle, u.a. durch Sterilisierung. Im Juni 1977 rief Indira Gandhi in Indien den Ausnahmezustand aus, um in den folgenden zwei Jahren gewaltsame Massensterilisationen durchführen zu lassen, in deren Folge hunderte bis tausende von Menschen starben[843]. Der Kieler Bevölkerungswissenschaftler Hans Wilhelm Jürgens teilte mir in einem Telefongespräch mit, daß hierbei zu solch brachialen Methoden gegriffen worden sei, wie der Verschleppung von wartenden Zugpassagieren auf Bahnhöfen in Sterilisationszelte. Die Kampagne kostete Gandhi 1977 die Wiederwahl; ihr Nachfolger wurde der fundamentalistische Hindu Sedai, der diese Politik nicht fortsetzte. Die üblichen demographischen und ökologischen Bilanzierungen, wie sie auch in „Global 2000“ und den Berichten des Club of Rome auftauchen, fassen den Faktor Bevölkerung stets als potentiell plan- und regelbare Größe und blenden gleichzeitig weltökonomische Interdependenzen und soziale Hierarchien aus. Wenn davon ausgegangen wird, daß der Erde der Öko-GAU drohe, weil es zu viele Menschen gibt, wird nicht gesagt, daß ein

---

842 vgl. hierzu Kasun, Jaqueline, The War against Population. The Economics and Ideology of Population Control, San Francisco 1988

843 vgl. Heim und Schaz, a.a.O., S. 158 ff.

Mensch in Japan, den USA oder Deutschland das mehrdutzendfache an Energie verbraucht und an Umweltverschmutzung erzeugt wie ein Mensch in Indien oder Pakistan, vom südsaharischen Afrika ganz zu schweigen. Eine grundsätzlich andere Wirtschaftsweise, die Umstellung auf neue Energieträger wie etwa Solarwasserstoff, gerechtere terms of trade und der Sturz die Ausplünderung ihrer Länder vorantreibender Eliten sind freilich unbequemere Lösungsmodelle als eine restriktive Bevölkerungspolitik in eugenischer Tradition. Die Produktion zahlreichen Nachwuchses würde in vielen Ländern von selbst entfallen, wenn Systeme der Alterssicherung, der medizinischen Versorgung und der Sozialfürsorge existieren würden, welche die Solidargemeinschaft Großfamilie verzichtbar machen, wie nicht nur die europäische Geschichte zeigt, sondern auch das Beispiel Kubas und des südindischen Bundessstaats Kerala ( Um Mißverständnisse zu vermeiden – die dort betriebenen bevölkerungspolitischen Maßnahmen und die aktuelle staatliche Förderung der Gentechnologie in Kuba sollen durchaus nicht unkritisch als „fortschrittliches" Beispiel verstanden werden, zeigen aber doch auf, daß sich die Perspektive nicht auf „uferlose Vermehrung der Armutsbevölkerung versus restriktive Bevölkerungspolitik seitens der Industrieländer oder Hilfsorganisationen" einschränken läßt.) . Die Methoden der betriebenen Bevölkerungspolitik zeichnen sich zudem durch einen autoritären Zugriff auf scheinbar von vornherein als unmündig begriffene Völker aus. Die Verteilung von Kondomen, Spiralen und Anti-Baby-Pillen nebst intensiver Beratung zu ihrem Einsatz haben eher die Nebenrolle gegenüber Sterilisierung und Implantaten gespielt - ihr Einsatz wäre nicht nur teurer, sondern hätte auch ein Minimum an Bildung, medizinischer Versorgung und Hygiene zur Voraussetzung. Wie mir Oltmann Siemens, der Deutschland-Repräsentant der Weltbank, am 08.September 1998 in einem Gespräch in Ludwigshafen mitteilte, ist es heute Position der Weltbank, daß ein Anstieg des Lebensstandarts zu einem Rückgang der Weltbevölkerung führen würde und daher eine negative Bevölkerungspolitik verzichtbar sei. Als aktuelles Problem nannte er jedoch die Tatsache, daß mittlerweile die USA ihr Vetorecht gegen die Vergabe von Krediten an Länder mit liberaler Abtreibungsregelung nutzen würden. Eine Konstante ist geblieben - der Gebrauch von Bio-Macht als Disziplinierungsmittel der reichen Länder gegen die armen.
Der eben dargestellte Gesamtzusammenhang muß bei der Betrachtung von Knußmanns Äußerungen zum Themenkomplex „Ökozid" und „Überbevölkerung" mitbedacht werden.
- Innerhalb der bundesdeutschen Bevölkerungswissenschaft zeigt sich ein Fortwirken von Kontinuitäten aus der NS-Zeit nach wie vor deutlich.
Der Akademie für Bevölkerungswissenschaft gehörten neben ihrem ständigen Präsidenten Harmsen und Ilse Schwidetzky Friedrich Burgdörfer, Hermann Schubnell, Verschuer, Nachtsheim, Karl Valentin Müller sowie die Soziologen Gerhard Mackenroth und Helmut Schelsky an. Sie formulierten bis in die siebziger Jahre hinein die zentralen Positionen der bundesdeutschen Bevölkerungswissenschaft. 1975 löste sich die Akademie

auf, nachdem 1973 das dem Innenministerium unterstellte Bundesinstitut für Bevölkerungsforschung (BIB) in Wiesbaden gegründet worden war. Die Leitung hatte zunächst Hans Wilhelm Jürgens inne, ein Sohn von Curt Jürgens, der ursprünglich die traditionelle „Asozialenforschung" in klassisch eugenischer Tradition und den morphologischen Rassenbegriff vertrat, andererseits aber in den Sechziger Jahren heftige Auseinandersetzungen mit Verschuer, Heberer, Gieseler und Löffler hatte, denen er ihre NS-Vergangenheit vorwarf. Jürgens, der jüdische Vorfahren hat, entwickelte sich später von der morphologischen Rassenlehre fort und gehört zu den Unterzeichnern des jüngsten UN-Rassenstatements. Neben Jürgens war zunächst Hermann Schubnell stellvertretender Leiter des Instituts, zeitweise alleiniger kommissarischer Direktor. Nachfolger von Jürgens war erst der Koller-Schüler Karl Schwarz, dann Charlotte Höhn, die zu dem Zeitpunkt, da diese Arbeit geschrieben wird (1999) das Institut noch immer leitet. Sowohl Frau Höhn selber als auch Mitarbeiter des Instituts unter ihrer Leitung fielen wiederholt durch Statements und Publikationen auf, die äußerst bedenklich wirken. Als Mentoren Höhns hatten der Berliner Soziologe Rainer Mackensen (ihr Doktorvater) und Hermann Schubnell gewirkt. Schubnell, übrigens einstmals ein enger Freund von H.F.K.Günther, hatte während seiner Zeit als kommissarischer Leiter des Instituts 1975 bevölkerungspolitische Maßnahmen seitens der Bundesregierung gefordert und sich hinsichtlich bevölkerungspolitischer Methoden in der Vergangenheit u.a. auf das Erbgesundheitsgesetz der Nazis bezogen. 1983 gab das Bundesinstitut für Bevölkerungswissenschaft eine Festschrift für Schubnell heraus, in dem dessen Wirken im NS stark verharmlost wurde, und 1990 bezeichnete Charlotte Höhn in der von ihr herausgegebenen *Zeitschrift für Bevölkerungswissenschaft* das schon erwähnte Buch „Grundriß der Bevölkerungswissenschaft" von Schubnell und Ungern-Sternberg als richtungsweisend. Im gleichen Jahr veröffentlichte das BIB eine Bibliographie von Beiträgen zur Bevölkerungswissenschaft, in deren Vorwort positiv Bezug auf die Bevölkerungswissenschaft im Nationalsozialismus genommen wurde[844]. Zum Eklat kam es, als Charlotte Höhn anläßlich der Kairoer Weltbevölkerungskonferenz 1994 in einem *taz*-Interview mit Susanne Heim erklärte, die Intelligenz von SchwarzafrikanerInnen sei geringer als die von Menschen europäischer Herkunft und zu ihrer „Rechtfertigung" schriftlich nachschob, es sei ein „Denkverbot...wenn man es für unzulässig erklärt, daß man sagt, daß die durchschnittliche Intelligenz der Afrikaner niedriger ist als die anderer"[845]. Höhn mußte die Weltbevölkerungskonferenz sofort verlassen und wurde kurzfristig von ihrem Amt suspendiert, jedoch ohne Folgen wieder eingesetzt, wobei der Staatssekretär im Innenministerium Klaus Henning Rosen schützend die Händfe über sie hob. Abgerundet wurde das Bild, das die deutsche Bevölkerungspolitik auf der

---

[844] vgl. Bundesinstitut für Bevökerungsforschung (Hg.), Materialien zur Bevölkerungswissenschaft 63, Wiesbaden 1990

[845] vgl. DER SPIEGEL 37/1994 S.168

Konferenz bot, durch Höhns damaligen obersten Dienstherrn, Bundesinnenminister Manfred Kanther. Auf die Nachfrage, wieso er als sechsfacher Vater sich für eine restriktive Bevölkerungspolitik stark mache, erklärte er, die Aufforderung, weniger Kinder in die Welt zu setzen, sei nur für Entwicklungsländer relevant. Gleichzeitig verprellte er die türkische Delegation, indem er durchsetzte, daß die deutsche Delegation sich gegen ein Recht auf internationale Familienzusammenführung verwehrte.
Am 26.November 1998 feierte das Bundesinstitut für Bevölkerungsforschung sein 25 jähriges Bestehen. Zu diesem Anlaß wurde der Kasseler Historiker Bernhard vom Brocke mit einer Art Festschrift beaufttragt[846], und Rainer Mackensen verfaßte ein zweites Werk, in dem er die Geschichte der deutschen Bevölkerungswissenschaft in geschönter Form abhandelte[847]. Als Hans Wilhelm Jürgens in einem offenen Brief an Otto Schily, Bundesbildungsministerin Edelgard Bulmahn sowie *taz*, *Zeit* und *Frankfurter Rundschau* auf den weltanschaulichen Hintergrund Höhns verwies und beide Bücher als apologetische Auftragswerke bezeichnete, von denen zumindest das zweite „peinlichste Lügen der beteiligten Auftraggeber" enthielte, ließ Charlotte Höhn ihm mit einer einstweiligen Verfügung der 7. Zivilkammer des Landgerichts Wiesbaden den Mund verbieten. Zur Begründung wurde unter anderem ausgeführt, Jürgens verhielte sich aufgrund seiner teilweise jüdischen Herkunft zu bevölkerungsbiologischen Fragen übersensibel [848].
- Wie bereits ersichtlich geworden, ist das Wiesbadener Institut nicht einfach eine Forschungseinrichtung, sondern hat behördenähnlichen Status und berät die Bundesregierung, u.a. bei Volkszählungen und Mikrozensus und im Rahmen der Beratungen des Sozialwissenschaftlichen Beirats. Eine enge Zusammenarbeit gibt es auch mit dem statistischen Bundesamt. In diesem Zusammenhang erscheint es interessant, daß von den offiziellen Bevölkerungsstatistiken Deutsche, AussiedlerInnen, AusländerInnen und AsylbewerberInnen jeweils als separate Gruppen erfaßt werden. Das jus sanguinis, das trotz neuerer Modifikationen das deutsche Staatsbürgerschaftsrecht nach wie vor bestimmt, hat als solches schon etwas zutiefst rassistisches und geht von einem Volksbegriff aus, der einen vollständig in sich abgeschlossenen Fortpflanzungskreis darstellt - die Fiktion des Volkskörpers. Darüber hinaus aber die in Deutschland Lebenden noch weiter selektiv zu erfassen und einzuteilen, weckt nicht nur unschöne Erinnerungen, sondern bildet auch die Grundlage praktizierter rassistischer Politik. Seit 1995 sieht das Asylbewerberleistungsgesetz für eine bestimmte Gruppe von Flüchtlingen eine zwanzigprozentige Kürzung der Sozialhilfe gegenüber Deutschen bei Maßgabe eines Vorrangs von Sachleistungen gegenüber Bargeld vor. Solange sich die Bundesregierung von wissenschaftlichen BeraterInnen vom

---

[846] Brocke, Bernhard vom, Bevölkerungswissenschaft Quo Vadis?, Opladen 1998
[847] Mackensen, Rainer, Bevölkerungsfragen auf Abwegen der Wissenschaften, Opladen 1994.
[848] Ein entsprechender Briefwechsel ist im Besitz des Verfassers

Schlage Charlotte Höhns die bevölkerungspolitischen Richtlinien definieren läßt, braucht uns eine solche Bestimmung, die Asylsuchende de jure zu Menschen zweiter Klasse erklärt, nicht zu verwundern.

**Das „Zigeunerarchiv"**

Deutlich werden die bis heute fortwirkenden Kontinuitäten aus der NS-Bevölkerungswissenschaft und -Rassenforschung auch an einem anderen Beispiel, der Geschichte des sogenannten „Zigeunerarchivs".

Beim bayerischen Landeskriminalamt existierte bis Anfang der Siebziger Jahre eine „Landfahrerzentrale", in der Sinti und Roma sowie LandtstreicherInnen erfaßt wurden. Zu dem dort archivierten Material - es wäre eigener Forschung wert, zu recherchieren, inwieweit dieses zu Repressionszwecken eingesetzt wurde - gehörten „Zigeunerakten", die aus dem Fundus des Insituts für Rassenhygiene des Reichsgesundheitsamtes stammten; teilweise handelte es sich auch um Material aus der Kriminalbiologischen Forschungsstelle des Reichsgesundheitsamtes, also der „Zigeuner- und Asozialenforschung" Robert Ritters. Ritter selbst, der ebenso wie seine Assistentin Eva Justin[849] nach dem Zweiten Weltkrieg beim Gesundheitsamt Frankfurt untergekommen war, hatte das Material an die Landfahrerabteilung weitergeleitet; andere Teile seines „Forschungsmaterials", das u.a. Fotos von Probanden in gestreifter Häftlingskleidung enthielt, wurde an Sophie Erhard weitergegeben. 1961, nach einer anderen Quelle 1964, übergab das bayerische Landeskriminalamt ohne Wissen des Innenministeriums die „Zigeunerakten" an einen weiteren ehemaligen NS-Zigeunerforscher, Hermann Arnold, der zu diesem Zeitpunkt das Gesundheitsamt Landau in der Pfalz leitete[850]. Arnold hatte noch 1958 Sinti und Roma als „Krankheit des Volkskörpers" mit „dominant erblichen Schwachsinnsanlagen" bezeichnet[851]. Nach dem Übertritt in den Ruhestand übergab Arnold das Material dem Anthropologischen Institut der Universität Mainz. Dort arbeitete inzwischen Norman Creel, der das Material Sophie Erhards von Tübingen mitgenommen hatte und dessen Auswertung in Mainz zum Abschluß bringen wollte. Creel übernahm 1972 Arnolds Unterlagen und erstellte daraus ein neues „Zigeunerarchiv", über das an der Mainzer Universität kein Bestandsverzeichnis angelegt wurde. Wie mir Hubert Walter im persönlichen Gespräch mitteilte, hatte Wolfram Bernhard ihm gegenüber seinerzeit abgestritten, daß sich dieses Material in Mainz befinde. Nachdem Creel 1973 einem Ruf an die State University of New York in Stony Brook folgte, ließ

---

849 Zur Rolle Eva Justins vgl. Saller, Karl, Die Rassenlehre des Nationalsozialismus in Wissenschaft und Propaganda, Darmstadt 1961

850 vgl. *Süddeutsche Zeitung* vom 21.12.1983

851 vgl. *Frankfurter Rundschau* vom 21.01.1984

er das Material in Mainz zurück, wo es in den Archivräumen des Anthropologischen Instituts verblieb. Mit Schreiben vom 22.08.1979 bat das Bundesarchiv in Koblenz Bernhard um Einsicht in das Material, nachdem Arnold dort bekanntgegeben hatte, daß es Akten des Kriminalbiogischen Instituts des Reichssicherheitshauptamts bzw. der Rassenhygienischen Forschungsstelle des Reichsgesundheitsamts enthielte, für die in beiden Fällen das Bundesarchiv zuständig ist. Am 19.11. 1979 teilte das Bundesarchiv nach erfolgter Einsichtnahme des Materials mit, daß es im Institut für Anthropologie verbleiben könne, solange es dort für wissenschaftliche Zwecke benötigt werde - was schon seit Creels Fortgang nicht mehr der Fall war. Am 10.06.1980 bat Sophie Erhardt Wolfram Bernhard um Rückgabe des Materials nach Tübingen, worauf ihr das *gesamte* Material am 19.06.1980 übergeben wurde. Dies wurde dem Bundesarchiv von Bernhard erst im Nachhinein mitgeteilt, worauf dieses von Ehrhardt eine testamentarische Verpflichtung verlangte, die Unterlagen wieder dem Bundesarchiv zukommen zu lassen. Nach Protestaktionen von Sinti und Roma wurde auf Betreiben des Sprechers der deutschen Sinti und Roma, Romani Rose, das „Zigeunerarchiv" tatsächlich nach Koblenz überführt, und die Staatswanwaltschaft Stuttgart leitete ein Ermittlungsverfahren u.a. gegen Sophie Ehrhardt wegen Beihilfe zum Mord an Zigeunern ein. In diesem Zusammenhang forderte sie den Präsidenten der Universität Mainz auf, den Sachverhalt aufzuklären, was auch in Form einer knappen Darstellung der Abfolge der Ereignisse geschah[852]. Anlaß der Anfrage der Staatsanwaltschaft war die Tatsache, daß die rassendiagnostischen Gutachten, die über Leben und Tod entschieden hatten und anhand derer die Angeklagten hätten überführt werden können, aus den Akten verschwunden waren. Das Verfahren wurde eingestellt, da es nicht nachweisbar war, daß Sophie Ehrhardt als junge Assistentin Ritters am NS-Völkermord mitgewirkt hatte bzw. überhaupt vom Schicksal der untersuchten Sinti und Roma wissen konnte. Was das Fehlen der Rassengutachten angeht, so ist eine absichtliche Unterschlagung wohl möglich, aber weder nachweisbar noch einer Person zuzuordnen. Ob Arnold, Ehrhardt oder jemand vom Mainzer Institut für Anthropologie oder dem bayerischen Landeskriminalamt die Dokumente verschwinden ließ, wird sich wohl nie mehr aufklären lassen[853].

**Neonazis und Wissenschaft**

- Eine ganz andere Art von Kontinnuität zeigt sich am Beispiel der *Gesellschaft für biologische Anthropologie, Eugenik und Verhaltensforschung.* Diese Organisation, die eng mit der dem Ku-Klux-Klan nahestehenden US-amerikanischen *Northern League* zusammenarbeitet, war Anfang der

---

[852] Dieses Schreiben der Johannes-Gutenberg-Universität Mainz an die Staatsanwaltschaft Stuttgart wie auch das entsprechende Protokoll der Sitzung des akademischen Senats sind im Mainzer Universitätsarchiv einzusehen und befinden sich als Kopien in meinem Besitz.

[853] vgl. hierzu *Frankfurter Rundschau* vom 11.01.1984

Sechziger Jahre als Reaktion auf die Umbenennung *der deutschen Anthropologischen Gesellschaft* in *Gesellschaft für Anthropologie und Humangenetik* und die damit verbundene Schwerpunktverschiebung von einer an der alten morphologischen Anthropologie festgemachten Ausrichtung auf die Populationsgenetik bzw. Blutgruppenforschung, Industrieanthropologie und andere neuere Forschungsfelder gegründet worden.

Seit 1964 erschien ihre Zeitschrift *Erbe und Verantwortung - Eugenische Rundschau*, die seit 1971 *Neue Anthropologie* heißt. Ihr Herausgeber, der Hamburger Rechtsanwalt Jürgen Rieger, zugleich Vorsitzender *der Gesellschaft für biologische Anthropologie* etc., kann als eine der schillernsten Gestalten der bundesdeutschen rechten Szene betrachtet werden. Rieger, neben Meinolf Schönborn zeitweise Vorsitzender der mittlerweile verbotenen Nationalistischen Front (NF)[854], übernahm vor Gericht wiederholt die Verteidigung prominenter Neonazis wie Kühnen und Schönborn. Er gehört wie Ernst Zündel, Ewald Bela Althans, David Irving und Fred Leuchter zu den Vertretern der sog. „Auschwitz-Lüge". Einerseits ist er über seine Mandantschaften und die NF mit den „Stiefelnazis" der militanten neofaschistischen Szene verbunden, andererseits ist seine *Gesellschaft für biologische Anthropologie, Eugenik und Verhaltensforschung* ein Think-Pool der intellektuellen Neuen Rechten. Gemeinsam mit den mittlerweile verbotenen Gruppen FAP, Nationale Liste, Nationalistische Front und Wiking-Jugend sowie den Jungen Nationaldemokraten und dem Nordischen Ring (der in der Tradition von Alfred Ploetz steht) nutzte die *Gesellschaft für biologische Anthropologie, Eugenik und Verhaltensforschung* in der Vergangenheit das Schulungszentrum Hetendorf in der Heide, von dem der niedersächsische Verfassungsschützer Rüdiger Hesse sagt: „Das Zentrum in Hetendorf hat bundesweite Bedeutung inzwischen im Rechtsextremismus und im Neonationalsozialismus. Diese bundesweite Bedeutung ist dadurch entstanden, daß hier teilweise unter konspirativen Aspekten Gruppen zusammenkommen können, ungestört ihre Planungen begehen können,...ohne von politischen Gegnern dabei gestört zu werden."[855]

Rieger ist außerdem Vorsitzender der neuheidnischen und rassistischen Sekte „Artgemeinschaft" und Anhänger des ariomanischen Rassenideologen Lanz von Liebenfels, der prägend auf den jungen Hitler wirkte[856]. Als rechtsradikaler Multifunktionär hat er eine lange politische Karriere in verschiedensten rechten Gruppen hinter sich, u.a. der „Aktion Widerstand" und ist andererseits Vorstandsmitglied im Blankeneser Grundeigentümerverein.

---

[854] Diese „nationalrevolutionäre" Organisation sah sich als historische Nachfolgerin des Strasser Flügels der NSDAP; vgl. ID-Archiv im ISSG (Hg.), Drahtzieher im braunen Netz. Der Wiederaufbau der NSDAP, Berlin-Amsterdam 1991

[855] zit. nach Hundseder, Franziska, Rechte machen Kasse. Gelder und Financiers der braunen Szene, S.66

[856] vgl. dies., Wotans Jünger, München 1998, S.34 ff.

Die Zeitschrift *Neue Anthropologie* ist eine publizistische Scharnierstelle zwischen Neonazis, neu-rechten und rechtskonservativen TheoretikerInnen und akademischen VertreterInnen sozialnativistischer Intelligenzvorstellungen. Rieger selber hat ein Buch „Biologische Grundlagen der deutschen Politik“ geschrieben, in der er an die Tradition von Hans Grimm und H.F.K. Günther anknüpft.
Wie eng die Zusammenarbeit des expliziten Neonazis Rieger mit rechter Prominenz einerseits und anerkannten Vertretern erbbiologischer Intelligenzauffassungen in den Humanwissenschaften andererseits ist, zeigt sich etwa an der Zusammensetzung des Herausgeberkreises bzw. wissenschaftlichen Beirats, zu dem neben Rieger selbst und dem schon erwähnten Detlef Promp Alain de Benoist und Arthur Jensen gehören, sowie an einem langen Interview mit Hans Eysenck, welches die *Neue Anthropologie* als Titelgeschichte brachte. Auch ein anderes Detail erscheint in diesem Zusammenhang interessant: Die Gesellschaft arbeitet eng mit neuheidnischen Gruppen wie dem Witikobund und dem Ökofaschisten Thies Christophersen oder dem braunen Esoteriker Arnulf Priem („Wotans Volk“) zusammen; entsprechend finden sich in der *Neuen Anthropologie* Bekenntnisse zum Neuheidentum als „organischer“ Naturauffassung. Eine Unterorganisation des Witikobundes hat wiederum einen „Schillerpreis“ an Konrad Lorenz zur Anerkennung von dessen biologistischem Menschenbild verliehen, wobei die Laudatio Eibl-Eibesfeldt hielt[857].
Alain de Benoist ist der führende Theoretiker der Neuen Rechten in Frankreich, sozusagen der denkende Kopf hinter Le Pen. Benoist, preisgekrönter Schriftsteller, Journalist, zeitweise Mitarbeiter des Magazins in *Le Figaro*, ist Begründer eines politischen Konzeptes, an dem das hinter der Zeitschrift *Neue Anthropologie* stehende Ziel sichtbar wird. Unter dem Begriff „Meta-Politik“ propagiert Benoist, Antonio Gramscis These von der kulturellen Dominanz von rechts umdeutend, die „schleichende Einflußnahme auf die öffentliche Diskussion vermittels akademischer Eliten“[858] als Weg zur Macht für die radikale Rechte. Benoist ist Autor des Buchs „Heide sein - zu einem neuen Anfang“, das als eine Art „Bibel“ germanentümelnder Neuheiden angesehen werden kann. Ein weiterer Mitarbeiter der *Neuen Anthropologie* ist Friedrich Karl Jungklaaß, ein zeitweiliger Kollege Knußmanns. Jungklaaß ist seit 1979 Lehrbeauftragter der Hamburger Universität für biologische Anthropologie, Humangenetik und Volksreligionen, hält allerdings seit längerer Zeit keine Lehrveranstaltungen mehr ab. Wen die Fächerkombnation verwundert, hat Grund, aufzumerken, denn Jungklaaß verbindet diese Bereiche in sehr spezieller

---

857 vgl. Ditfurth, Jutta, Entspannt in die Barbarei, Hamburg 1996, S.52 und 95; Schiller erfreut sich in rechtsradikalen Kreisen besonderer Beliebtheit. So unterhält die EAP bzw. „Bürgerechtsbewegung Solidarität“ des deutsch-amerikanischen faschistischen Multimillionärsehepaares LaRouche ein Schiller-Institut.
858 Hundseder, Wotans Jünger, a.a.O., S.75

Weise miteinander. Er ist sowohl Vertreter der deutsch-faschistischen Rassenlehre in der Tradition von Lenz und Günther als auch Mitglied der neuheidnischen „Deutschgläubigen Gemeinschaft", deren langjähriger Vorsitzender er war. Ein im Universitätsarchiv Mainz vorhandenes Foto zeigt ich gemeinsam u.a. mit Ilse Schewidetzky. In der braunen Szene tritt Jungklaaß gemeinhin unter dem Vornamen „Odfried" auf. Von 1964 bis 1985 war er im Dienstgrad eines Landesoberverwaltungsrates Leiter der Genetischen Forschungsstelle im Landschaftsverband Rheinland gewesen. Zu seinen Forschungsgebieten gehört außerdem das alte Schwerpunktgebiet Aubins, die historische Kulturraumforschung. 1985 gab Robert Hepp eine Festschrift zu Jungklaßß´s 65.Geburtstag heraus.

Vom formalen Aufbau her weist die *Neue Anthropologie* große Ähnlichkeit mit *Volk und Rasse* auf, was sicherlich kein Zufall ist. Dabei gleicht die Zeitschrift von Aufmachung und Sprachduktus her keiner geifernden Neonazi-Publikation, sondern wirkt vielmehr auf den ersten Blick wie eine seriöse Wissenschaftszeitschrift, wenn auch die Titelbilder irritieren - idealisierend dargestellte Köpfe „nordischer" Menschen oder bei Jahrgang 5/ Heft 1 (1977) der Bamberger Reiter, bei Jahrgang 8/Heft 3 (1980) ein Portrait Ulrich von Huttens (Ulrich von Hutten gilt bei beleseneren Neonazis wie auch am rechten Rand des Burschenschaftsspektrums als Kultfigur; so heißt ein führendes deutsches Neonazi-Organ „Huttenbriefe"). Regelmäßig finden sich umfangreiche Besprechungen verschiedener Fachzeitschriften. Am ausführlichsten wird im Allgemeinen die *Zeitschrift für Tierpsychologie* besprochen, die wichtig ist für die von Lorenz und Eibl-Eibesfeldt abgeleitete Gleichsetzung menschlicher Destruktivität mit tierischem Aggressionsverhalten, Begründung von Kriegen durch genetisch determinierte Revierkämpfe etc., ebenso *The Mankind Quarterly*[859], der *Anthropologische Anzeiger*, der meist eher verrissen wird, sowie die überwiegend positiv besprochene Zeitschrift *Homo* und die *Zeitschrift für Bevölkerungswissenschaft*, in der vor allem Charlotte Höhns mahnende Prognosen eines Rückgangs der deutschen Bevölkerung Beachtung finden. Regelmäßig erscheinen Anzeigen für Alain de Benoists *Nouvelle Ecole*, das führende Blatt der intellektuellen Neuen Rechten in

---

[859] Diese Zeitschrift war ursprünglich ein rassistisches Organ, das vom Kreis um die *Northern League* herausgegeben wurde und in dem in der Vergangenheit auch Verschuer und Schade sowie Jensen und Eysenck publizierten. 1978 übernahm H.W.Jürgens die Herausgeberschaft, was Weß als Indiz für eine rechtsextreme Verwurzelung Jürgens wertet (vgl. Weß, Ludger, in: Kaupen-Haas, Heidrun, Der Griff nach der Bevölkerung, Nördlingen 1986, S.121-145), während Jürgens mir gegenüber ausführte, er habe die Herausgeberschaft dieser Zeitschrift nur übernommen, um Leuten wie Schade eine Publikationsadresse zu nehmen, eine Darstellung, die von dem Humanbiologen Ulrich Kattmann von der Universität Oldenburg bestätigt wurde. Zumindest taucht Schade unter den Autoren von *Mankind Quarterly* seither nicht mehr auf, und die regelmäßigen und ausführlichen Besprechungen dieser Zeitschrift in *Neue Anthropologie* lassen nach.

Frankreich, zu dessen Autoren wiederum Arthur Jensen und Konrad Lorenz gehören, und die germanentümelnde deutsche Zeitschrift *Mannus*. Jahrgang 2, 1 (1974) enthält eine lange und wohlwollende Rezension von Heinrich Schades „Völkerflut und Völkerschwund", in dem dieser behauptete, die Deutschen seien stärker vom Aussterben bedroht als die spätantiken Stadtbevölkerungen kurz vor ihrem „Völkertod". Ein langer Beitrag rühmt die Kriminalphysiologie Cesare Lombrosos.

In Jahrgang 4,1 (1976) ist die Titelgeschichte ein Interview mit Hans Eysenck, in dem dieser auf sein Buch „Die Ungleichheit der Menschen" hinwies, das sich mit dem Thema „angeborene Intelligenzunterschiede" beschäftigt. In einer Besprechung des Bandes XVI von *The Mankind Quarterly* ist davon die Rede, daß nicht die Nachkommen der Kolonialfranzosen in Algerien die algerische Bevölkerung, sondern vielmehr die algerischen ImigrantInnen in Frankreich das französische Volk ausbeuten würden, etwa durch „ihre exorbitanten Geburtenziffern (in Wirklichkeit eine Form des´demographischen Imperialismus`) oder möglicherweise durch die Beschaffenheit ihrer Erbanlagen."[860]

In mehreren Ausgaben finden sich langatmige Ausführungen Jensens zum Thema „Erblichkeit von Intelligenz", etwa in Jahrgang 4, 2 (1976) eine „Zweifaktorentheorie des erblichen Schwachsinns" (in diesem Heft gibt es auch einen Artikel von Detlef Promp, in dem er den Menschen anhand eines an Konrad Lorenz angelehnten „hydraulischen Instinktmodells" zum bloßen Instinktwesen reduzierte), so auch in Jahrgang 5, 1 (1977) und Jahrgang 6 (1978), wo Jensens Beitrag sogar den Schwerpunktbeitrag des Heftes darstellt und Jensen ganz explizit die Bedeutung von Intelligenzunterschieden bei verschiedenen „Rassen" hervorhob, sich aber trotzdem gegen offenen Rassismus wandte (wobei sich die Frage stellt, wie beides zusammen möglich ist). In 5,1 finden sich auch eine Besprechung von *Homo* XXVI, wo ein Beitrag von McGurk, Montevallo (USA) rezensiert wurde, der angeblich Intelligenzunterschiede zwischen Schwarzen und Weißen bestätige, sowie ausführliche Buchrezensionen zu Lorenz und Eibl-Eibesfeldt und ein Beitrag von Detlef Promp zum Thema „Erziehung und Humanethologie", in dem dieser forderte, die Kindererziehung an den Erkenntnissen der vergleichenden Mensch-Tier-Verhaltensforschung auszurichten. In Jahrgang 8, 3 (1980) wurden „Sexualität und Persönlichkeit" von Hans Eysenck, „Vergleichende Verhaltensforschung" von Konrad Lorenz und „Rassen und Rassenbildung beim Menschen" von Ilse Schwidetzky positiv besprochen. Häufig finden sich in von Rieger verfaßten pseudowissenschaftlich aufbereiteteten rassistischen Texten Werke von Schwidetzky und Eysenck als Literaturangaben. In Jahrgang 9, 1 (1981) lautet eine der wichtigsten Schlagzeilen „Eibl-Eibesfeldt: Wir werden biologisch unterwandert"[861], auf der gleichen Seite

---

[860] Neue Anthropologie. Erbe und Verantwortung, Jahrgang 4, Heft 1, Hamburg, Januar-März 1976, S.22

[861] Neue Anthropologie.Erbe und Verantwortung, Jahrgang 9, Heft1, Stade, Januar-März 1981, S.18

wurde auf die gestiegene Zahl von AsylbewerberInnen aus Afghanistan und den Anstieg der AusländerInnenzahl in Deutschland hingewiesen. In Heft 3 des gleichen Jahrgangs wurde die damals aktuelle sechste Lieferung von Ilse Schwidetzkys *Rassengeschichte der Menschheit* positiv, Hans H. Hermanns „Europa kam aus Afrika" hingegen sehr kritisch besprochen. Bei einigen besprochenen Bänden finden sich Hinweise, daß diese über den Bücherdienst der *Gesellschaft für biologische Anthropologie, Eugenik und Verhaltensforschung* vertrieben würden, so auch Werke Schwidetzkys. In Jahrgang 10, 3 (1982) wurde Knußmanns „Vergleichende Biologie des Menschen" besprochen und insgesamt gelobt, insbesondere die Stelle, an der von unterschiedlichen sensormotorischen und kognitiven Leistungen von skandinavischen und jüdischen Kindern die Rede ist. Lediglich die Äußerungen Knußmanns zu H.F.K.Günther wurden kritisiert und dieser als redlicher Wissenschaftler fern von politischer Rassenideologie dargestellt, dazu Arrowsmith als Gewährsmann genannt. Im gleichen Heft gibt es auch eine überwiegend positive Besprechung von Dawkins „Das egoistische Gen".
Eine eindeutige Sprache spricht das folgende Heft. Der Hauptbeitrag trägt den Titel „Gastarbeiter und Asylanten - Repatriieren oder integrieren?" und macht ganz offen Werbung für rechtsextreme, ausländerInnenfeindliche Gruppen. Bemerkenswert sind auch die Anschauungen zum „Deutschtum": „Unsere heidnische Auffassung vom Leben, wie sie in der Sage vom Weltenbaum einen Ausdruck findet, ist eng verbunden mit der Ahnenverehrung. Der Mensch ist Glied in einer Kette von Geschlechtern....die Erbanlagen der Sippe oder Großfamilie dürfen nicht verloren gehen. Ihr Ansehen steht über dem Ansehen des einzelnen. Er hat sich in sie einzufügen und ihr zu dienen. Wer dies nicht tut, begiebt sich außerhalb der Gemeinschaft."[862] Daraus folgt messerscharf, daß Einwanderung nach Deutschland zu unterbleiben habe, da „durch die Umvolkung die arteigene Lebenshaltung und -auffassung mit Sicherheit verlorenginge. Verlorengehen würde damit auch die Auffassung von der Gleichberechtigung zwischen Mann und Frau und der Sinn für eine demokratische Einstellung im öffentlichen Leben. Denn beides ist urgemanisch.". Eine faschistische Begründung der Demokratie und der Gleichberechtigung der Geschlechter - das ist wahrhaft bemerkenswert! Zu den „demokratischen" Anliegen des Beitrags gehört dann auch die Ausweisung aller Menschen ohne deutschen Paß aus der Bundesrepublik Deutschland, denn: „Mit der Forderung nach Rückführung aller Fremdländer in ihre Heimat wird einem allgemeinen Naturgesetz entsprochen. Es besagt, daß jede Gruppe ihren Lebensraum zu verteidigen hat. Das ist sinnvoll. Denn dadurch haben alle ihr Auskommen, wissen, wo sie hingehören , und kennen ihre Grenzen.".[863] Diese sind offensichtlich auch geographisch gemeint; darüber hinaus wird für die Deutschen „Artenschutz" gefordert: „Die Deutschen bestehen längst nicht mehr nur aus Vertretern reiner

[862] Neue Anthropologie, Jahrgang 10, Heft4, Oktober-Dezember 1982, S.83
[863] ibid., S.84

Rassen. Doch gibt es bei uns und auch anderswo verhältnismäßig viele Menschen, die ganz klar oder doch überwiegend einen bestimmten Menschentypus verkörpern. Es lohnt sich also noch, sich für Rassenerhaltung einzusetzen....Es gibt eine Reihe wissenschaftlicher Untersuchungen, die zeigen, daß Nachkommen bestimmter Rasse- und Artkreuzungen Verhaltensdefekte, die sie lebensuntüchtig machen, zeigen. Auch besteht Verdacht auf Begünstigung von Krebsbildungen durch Rassenvermischung.".[864] Unter dem Artikel befindet sich eine Tabelle, in der unter den Rubriken „Repatriierung" und „Integration" vermeintliche Kosten-Nutzen-Relationen aufgestellt werden. Unter „Repatriierung" wurden u.a. aufgeführt: „Kostenersparnisse für weniger Infrastruktur, Arbeitslosengelder, Sozialhilfe, weniger Streß, *bessere Völkerverständigung* durch Wegfall von Haßgründen, *Erhaltung rassischer Eigenarten, Übereinstimmung von Menschentyp und Landschaftsraum"* (was Eickstedts Rassengürteltheorie und Aubins Kulturraummodell entspricht), während zu „Integration" genannt werden: *„hohe Belastung des Sozialhaushalts, mehr Streß, Aufkommen von Völker- und Rassenhaß, Massenmenschendasein, Stärkung der Multis,* gesundheitliche Gefährdungen." An all diesen Dingen ist also die AusländerInnenintegration schuld, abgesehen davon, daß durch diese auch die natürliche Lebensweise der deutschen Bevölkerung, nämlich die „altbäuerliche Lebensweise", zerstört wird. In der gleichen Ausgabe steht eine lange Rezension des Buchs „Das unvergängliche Erbe" des *Elemente*-Herausgebers und Funtionärs des Thule-Seminars Pierre Krebs, dessen Vorwort von Eysenck verfaßt wurde. Laut *Neue Anthropologie* wird in diesem Opus nachgewiesen, „daß der unbestreitbar niedrige IQ der Neger auf erbliche, nicht auf Umwelteinflüsse zurückzuführen ist."[865], eine Erkenntnis, die uns schon immer gefehlt hat.

In Jahrgang 12,3 (1984) wurden eine Neuauflage von H.F.K. Günthers „Die nordische Rasse bei den Indogermanen Asiens", die achte Lieferung der von Schwidetzky herausgegebenen *Rassengeschichte der Menschheit* und der im rechtsradikalen Grabert-Verlag erschienene Sammelband „Deutschland - ohne Deutsche" von Heinrich Schade, Robert Hepp und Helmut Schröcke zum Lesen empfohlen. Bemerkenswert ist auch eine Besprechung in Jahrgang 13,4 (1985) von Eysencks „Siegmund Freud. Niedergang und Ende der Psychoanalyse, in der es heißt: „Nachdem Derek Freeman 1983 mit seinem Buch ´Margaret Mead und Samoa` der behavioristischen Anthropologie die Hauptstütze weggeschlagen hat, hat Eysenck nun der linken Psychologie und mit ihr der verhängnisvollen Frankfurter Schule den Gnadenstoß gegeben."[866]. Unfreiwillig komisch wirkt der Schwerpunktaufsatz von Jahrgang 14,1 (1986), in dem die Entwicklung von der russischen Revolution zu einem diktatorischen Regime u.a. aus der Ahnentafel Lenins abgeleitet wurde. Aus der Tatsache, daß Lenin Russen, Schweden, Deutsche und einen Kalmücken unter sei-

---

[864] ibid., S.85

[865] ibid., S.95

[866] Neue Anthropologie, Jahrgang 13, Heft 4 (1985), S. 102 ff.

nen Vorfahren hatte, folgerte der Autor, August Vogl, ein habilitierter Mediziner und noch unter Scheidt Lehrbeauftragter am Anthropologischen Institut der Hamburger Universität, Lenin sei ein Bastard gewesen, der unausgeglichenes Erbgut in sich vereinigt hätte und daher aus biologischen Gründen destruktiv gewirkt hätte. Jahrgang 15,1 (1987) hat einen Nachruf zum 100. Geburtstag von Fritz Lenz als Aufmacher, in dem dieser als hervorragender Wissenschaftler gelobt und sein eugenisches Anliegen begrüßt wurde. Spätere Kritik an seiner Rolle im NS-Staat wurde als das Ergebnis von „Verunglimpfungen" dargestellt, die auf Karl Saller zurückzuführen seien. Dieser wurde wiederholt in *Neue Anthropologie* als Nestbeschmutzer und Verleumder heruntergemacht.
Jahrgang 16,1 (1988) enthält einen Spendenaufruf zur Unterstützung des rechtsradikalen Schulungszentrums Hetendorf.
In Jahrgang 16, 3 /4 (1988) wurde „Die Endlösung der deutschen Frage" von Robert Hepp ausführlich rezensiert und zum Lesen empfohlen, eines der vielen in *Neue Anthropologie* besprochenen Bücher, in denen Geburtenrückgang und „Unterwanderung" der deutschen Bevölkerung durch MigrantInnen zu einem „Völkertod"-Szenario zurechtstilisiert werden..
Der Schwerpunktbeitrag in Jahrgang 18, 1/2 (1990) befaßt sich mit Asylsuchenden, Aus- und ÜbersiedlerInnen und wendet sich gegen weitere Neuaufnahmen von Flüchtlingen. Wörtlich wird das Asylrecht als „juristischer Kunstfehler" bezeichnet[867].
Die Tatsache, daß 1989 die 21.Tagung der Gesellschaft für Anthropologie und Humangenetik abgesagt wurde, weil Proteste von Gentechnikgegnerinnen angekündigt waren und Hubert Walter als Gastgeber sich geweigert hatte, „wie ein Republikaner" unter Polizeischutz zu tagen, wird im gleichen Heft auf spezielle Art gewürdigt. Jürgen Rieger fordert, statt eine Tagung abzusagen, lieber „seelische Rassenunterschiede, Erblichkeit von Verhaltensweisen und Intelligenz" zum Thema zu machen, lobt in diesem Zusammenhang Lorenz und Eibl-Eibesfeldt und erklärt, Wissenschaftlern, die bei künftigen Tagungen der Gesellschaft für Anthropologie und Humangenetik „Redeverbot" erhalten würden, stünde „als Forum die Jahrestagung der Gesellschaft für biologische Anthropologie, Eugenik und Verhaltensforschung offen"[868].
In Jahrgang 19, 1/2 (1991) steht neben einer Besprechung eines weiteren rassistischen Werks von Pierre Krebs, der 11.Lieferung von Schwidetzkys *Rassengeschichte der Menschheit* und einem Buch über Sterbehilfe die Rezension von Peter Emil Beckers „Zur Geschichte der Rassenhygiene. Wege ins Dritte Reich", das wie nicht anders zu erwarten verrissen wird. Dies geschieht mit der originellen Behauptung, die Rassenhygieniker seien allesamt honorige Charaktere gewesen, die an keinerlei Verbrechen beteiligt waren, und anderslautende Auffassungen seien nur auf Verleumdungen Karl Sallers zurückzuführen. Diese Darstellung kann

[867] Neue Anthropologie, Jahrgang 18, Heft 1/2, (1990), S.35
[868] ibid., S.39

als wissenschaftsgeschichtliches Äquivalent zur „Auschwitz-Lüge“ betrachtet werden. Besonders empfohlen wird die Anschaffung von Knußmanns vierter Auflage des Anthropologie-Handbuches von Rudolf Martin.
Im gleichen Heft wird die Sterilisation von Schwerverbrechern gefordert[869]. In einer Presseerklärung fordert die Gesellschaft für Biologische Anthropologie, Eugenik und Verhaltensforschung die Einstellung der Kindergeldzahlung für AusländerInnen, die nicht aus der EG stammen, zusätzliche Steuerfreibeträge pro Kind, um die Deutschen zu stärkerer Vermehrung zu motivieren, sowie die generelle Unterbindung der Familienzusammenführung von AusländerInnen in Deutschland, Außerdem wird verlangt, allen Arbeitgebern, die AusländerInnen beschäftigen, die Aufenthalts- und Integrationskosten aufzuerlegen, arbeitslose AusländerInnen sofort abzuschieben und unberechtigte AsylbewerberInnen an den Grenzen abzuweisen.“[870] .

- Zur Kontextualisierung von *Neue Anthropologie* im Rahmen dieser Arbeit ist zunächst einmal festzuhalten, daß alle hier rezensierten Hefte einem von Knußmann persönlich angelegten Zeitschriftenapparat in der Institutsbibliothek des Hamburger Instituts für Humanbiologie entnommen sind. Es wurde ja schon geschildert, daß Knußmann die Anschaffung dieser Zeitschrift damit begründet hatte, daß man sich auch über rassistische Literatur informieren können müßte. Zumindest müßte Knußmann aber nach Lektüre der Zeitschrift bekannt sein, daß der von ihm wiederholt zur Stützung seiner erbbiologischen Intelligenzkonzeption herangezogene Arthur Jensen Kontakte zu Rechtsradikalen unterhält. Auch die Lehrtätigkeit von Jungklaaß in Hamburg muß erwähnt werden, wenn auch über keinerlei Kontakte dieses Herren zu Knußmann oder seinen KollegInnen Rodewald, Bräuer, Christiansen oder Chopra bekannt sind. Auch wenn *Neue Anthropologie* ein von einem sehr begrenzten Personenkreis gelesenes Blatt ist, so sollte die Wirkung dieses Organs doch nicht unterschätzt werden. 1973 publizierte die Redaktion von *Neue Anthropologie* die deutsche Übersetzung eines in den USA verfaßten Manifests, das Freiheit der Forschung und Lehre für die Vererbungswissenschaften forderte, insbesondere für die Auffassung, daß Intelligenz erblich sei. Im Text des Manifestes stellt sich die Zunft der Erbforscher als verfolgte Minderheit dar, deren Schicksal mit der Verfolgung Galileis durch die Inquisition und Einsteins durch die Nazis gleichgesetzt wurde: „Es ist praktisch Häresie, die Bedeutung der Erblichkeit im Verhalten angemessen zu betonen oder die weitere Erforschung der biologischen Grundlagen des Verhaltens zu empfehlen. Die ´freie` akademische Welt wird von einer Art orthodoxer Milieu-Theoretiker beherrscht, die rück-

---

869 vgl. Neue Anthropologie, Jahrgang 19, Heft 1/2, Stade 1991, S.30 ff.
870 ibid., S.24

sichtslos Lehrer, Forscher und Studenten daran hindert, biologische Erklärungen anzunehmen oder Untersuchungen anzustellen."[871]
Tatsächlich war Arthur Jensen auf dem Campus von Harvard von Studierenden verprügelt worden; auch gegen Eysenck und Shockley hatte es militante Proteste gegeben. Abgesehen von diesen Ereignissen, bei denen aktive Rechtsradikale Ziel der Proteste waren, kann allerdings von der behaupteten Unterdrückung der armen und notleidenden Vererbungstheoretiker keine Rede sein. Zu den UnterzeichnerInnen des Pamphlets gehören der DNA-Mitentdecker Francis H.C. Crick, Hans Eysenck, Arthur Jensen, der ausgewiesene Rassist Richard Herrnstein, gemeinsam mit Eysenck und Jensen einer der Initiatoren des Aufrufs, ferner David Wechsler, Schöpfer des meistverwendeten Intelligenztests sowie der Nobelpreisträger Jaques Monod vom Institut Pasteur. Als Nachunterzeichner unterstützen außerdem u.a. Bernhard, Schade, Schwidetzky, Vogel und Walter das Manifest. Letzterer teilte mir im persönlichen Gespräch mit, daß er den Aufruf ungelesen und auf Zureden von Wolfram Bernhard unterzeichnet habe, was er später bitter bereute. Erst nach der Publikation durch die *Gesellschaft für biologische Anthropologie, Eugenik und Verhaltensforschung* veröffentlichte auch *Homo* das Pamphlet.
1981 erschien mit dem „Heidelberger Manifest" in *Neue Anthropologie* eine zweite Verlautbarung, die von mehreren .konservativen deutschen Professoren, unter anderem Heinrich Schade, unterzeichnet war. Gefordert wurden eine eugenische Geburtenpolitik in Deutschland und eine Abschottung gegen Migration.

Die Redaktion der *Neuen Anthropologie* ist, wie sich denken läßt, nicht die einzige Gruppierung in der Neonazi-Szene, die anthropologische Themen für rassistische Propaganda ausschlachtet. Im Herbst 1997 bekam Gerfried Ziegelmayer Besuch von dem ihm bis dahin unbekannten emeritierten Münchner Mineralogen Helmut Schröcke, der ihn darum bat, die in der Bayerischen Anthropologischen Staatssammlung aufbewahrten Skelette alter Bajuwaren besichtigen zu dürfen. Nachdem dies stattgefunden hatte, fragte Ziegelmayer seinen Besucher, was er damit bezwekke, und erfuhr zu seinem Entsetzen, welch Geistes Kind Schröcke ist. Die Deutschen, so führte dieser aus, seien das einzige europäische Volk, das sich, zumindest bis 1945, unvermischt erhalten habe, jetzt drohe aber durch die EU-Integration seine ethnische Auflösung, die „Endlösung des deutschen Volkes". Als Ziegelmayer monierte, diese Formulierung löse gefährliche Assoziationen aus, erwiderte Schröcke „das soll sie auch." Schröcke, der aus der Bündischen Jugend kommt, gehört zu den Unterzeichnern des Heidelberger Manifests. Er publiziert in den braunen Postillen *Nation und Europa, Huttenbriefe, Junge Freiheit* und *Anzeiger der Notverwaltung des deutschen Ostens* und ist im Bereich der Landsmann-

[871] Das Manifest befindet sich im Besitz des Verfassers; in diesem Zusammenhang sei Prof.Dr.Hubert Walter für die freundliche Überlassung des Dokuments gedankt.

schaften und Vetriebenenverbände sehr aktiv, wo sein Steckenpferd insbesondere Siebenbürgen und die Siebenbürger Sachsen sind. 1987 verfaßte er ein Buch über deutsche Kirchenburgen in Siebenbürgen, das mit folgenden Worten beginnt: „Gewidmet den Siebenbürger Sachsen, die seit 850 Jahren fern von Deutschland unter unerhörten Opfern und Leistungen als Vorposten aushielten und ihre Art zu bewahren wußten."[872]. Unter dem Deckmantel eines kulturhistorischen Bildbandes vermittelte Schröcke rassistische Klischees wie das des faulen Rumänen und des fleißigen Deutschen und zog zur Beschreibung der Mentalität der Siebenbürger Sachsen folgende Anekdote heran: „Ein Siebenbürger sinnt auf der langen Fahrt bei der Rücksiedlung nach Deutschland nach, was er hier anfangen wird. Im Münchner Hauptbahnhof steigt er aus, sieht sich um, und ihm kommt die Erleuchtung:`Jetzt weiß ich´s, ich werde Kirchenburgen bauen` (beim Anblick der vielen Ausländer)."[873]. Unter der Überschrift „Rechtsextreme verteilen Hetzschriften" berichtete die *Süddeutsche Zeitung* vom 9.01.1998, daß das BKA wegen eines fremdenfeindlichen Flugblatts mit dem Titel „Aufruf an alle Deutschen zur Notwehr gegen die Überfremdung" ermittle, das mit einer angeblichen 11.000 er Auflage wahrscheinlich die meistverbreitete rechtsextreme Schrift überhaupt sei. Zu den Unterzeichnern gehört Helmut Schröcke. Er war regelmäßig als Redner in Hetendorf anzutreffen. In der rechtsextremen Zeitschrift *Deutschland in Geschichte und Gegenwart* benutzt Schröcke unter expliziter Berufung auf Schwidetzky die biostatistisch aufgemotzten Eickstedt´schen Rassenformeln zum „Beweis" der Tatsache, daß die Germanen bzw. Deutschen ethnisch weitgehend „reinrassig" seien und kommt zu dem Schluß: „Von bestimmter ideologischer Seite wurde behauptet, das deutsche Volk sei nicht erhaltungswürdig, da es ein beliebiges Mischmasch aus Slawen, Kelten, Romanen und vielleicht auch aus ein paar Germanen sei...."(Diese Ansicht teilt Schröcke nicht, Anm. d.Verf.) „Damit war das deutsche Volk das einzige größere Volk der Indogermanen, das bis 1945 weitgehend unvermischt bestanden hatte und erst seitdem durch die Diktatur längst wissenschaftlich widerlegter Ideologien physisch und seelisch zerstört wird."[874] . Woraus dann wohl zu folgern ist, daß Schröcke sich Diktatur und Ideologie der Zeit kurz vor 1945 zurückwünscht. Bemerkenswert erscheint noch die Danksagung Schröckes an das Anthropologische Institut der Universität Mainz für die Überlassung einer Datenbank[875]; ob es sich bei „Herrn Dr.Jäger", bei dem er sich im gleichen Zusammenhang bedankt, um den Kulturraumforscher Helmut Jäger aus Gerbrun oder den Jenaer Anthropologen Uwe Jäger handelt, entzieht sich meiner Kenntnis.

---

[872] Schröcke, Helmut, Siebenbürgen - Menschen, Kirchenburgen, Städte, München 1987, Deckblatt
[873] ibid, S.36
[874] Schröcke, in: Deutschland in Geschichte und Gegenwart, 1995, Heft 1, S.38
[875] ibid., S.33

**Unterschiedliche Interpretationen**

- Es wäre sicherlich falsch, bei der Betrachtung ideologischer Inanspruchnahme anthropologischer Theorien im allgemeinen den Blickwinkel nur auf Deutschland zu verengen. Da die Kontinuitätslinie der Eickstedt-Tradition und ihre vielfältigen wissenschaftlichen, geistesgeschichtlichen und politischen Interdependenzen unter dem Primat ihrer Funktionalität für die politische Ideologiebildung das Thema dieser Arbeit sind, kann die ausufernde Grauzone von personellen Verbindungen zwischen Rechtsextremisten und Wissenschaft in der Gesamtheit hier nicht behandelt werden. Daher sei auf die internationale Dimension des Themas lediglich hingewiesen. Die Arbeiten von Kühl [876] reflektieren diese in einer Weise, die vom Verfassser weitgehende Zustimmung findet. Die enge Verbundenheit naturwissenschaftlicher Auffassungen mit politischen Implikationen und die Nähe tonangebender Vertreter sozialnativistischer Lehren zu rechten Gruppierungen werden von Kühl überzeugend herausgearbeitet. Klar wird das Fortbestehen sozialbiologistischer Diskurse als mit konkreten politischen Absichten verbunden erkannt, wenn auch nicht zwangsläufig oder in jedem Fall. Im Gegensatz dazu ist eines der meistgelesenen und meistzitierten wissenschaftshistorischen Werke zur Rassenlehre und Rassenhygiene im NS und deren Nachkriegsgeschichte m.E. als problematisches Beispiel einer fachzentrierten Betrachtungsweise zu kritisieren, die, bei Grundaussagen, denen d.Verf.zustimmt, viele politisch-historische Fragestellungen ausklammert. Die Rede ist von „Rasse, Blut und Gene“ von Peter Weingart, Jürgen Kroll und Kurt Bayertz.

Dem Werk kommt an dieser Stelle deswegen so große Beachtung zu, weil es dem Fluchtpunkt der eigenen Arbeit nachgeht: es folgt der Frage nach einer Aktualität rassenanthropologischer Lehren sowie nach den von einer etwaigen modernen Eugenik drohenden Gefahren. Dabei kommt es, als breite Diskursgeschichte angelegt, teilweise zu Schlüssen, die beim Licht der im Rahmen meiner sehr spezifischen Studie gewonnenen Erkenntnisse zu entschiedenem Widerspruch herausfordern.
Zunächst wird das Spektrum der zentralen Gestalten in der Rassenhygiene zwar zutreffend charakterisiert, die dahinterstehende Problematik aber in einer Weise gedeutet, die am Kern vorbeiführt, da sie nicht zur Kritik eines uneingeschränkt positivistischen Wissenschaftsbegriffs kommt und politische Gesinnung in einem sehr eng gefaßten Rahmen definiert. Unter der Überschrift „Eugenischer Antikapitalismus“ heißt es „Die eugenische Bewegung umfaßte ein weit gefächertes Spektrum von

[876] Kühl, Stefan, Die Internationale der Rassisten. Aufstieg und Niedergang der internationalen Bewegung für Eugenik und Rassenhygiene im 20. Jahrhundert, Frankfurt/Main-New York 1997 sowie ders. in: Kaupen-Haas, Heidrun, Saller, Christian (Hg.), Wissenschaftlicher Rassismus: Analysen einer Kontinuität in den Human- und Naturwissenschaften, Frankfurt/Main- New York 1999

Protagonisten, das von ariomanischen Rassenfanatikern über besorgte Ärzte bis hin zu schwärmerisch-evolutionistischen „Menschheitsverbesserern“ reichte.. Es waren nicht alles Sozialdarwinisten, einige, so Schallmayer, Ploetz und Grotjahn, sympathisierten mit der Sozialdemokratie“[877]. Diese Betrachtung geht von einer grundsätzlichen Trennung von sozialdemokratischer politischer Verortung und Sozialdarwinismus aus, was sich so nicht halten läßt. Ein eugenisches Menschenbild hat den Sozialdarwinismus zur zwingenden Voraussetzung, und eine sozialistische Eugenik hat es neben dem selektionistischen Sozialdarwinismus immer gegeben. Die Vorstellung von durch Degeneration bedingten „Keimvergiftungen“ an der „Vitalrasse“ oder dem „Volkskörper“ ist ein ideologisches Konstrukt des Sozialdarwinismus, das im Ursprung auf Darwin und Galton selbst zurückgeht. Als evolutionistische, nicht sozialaristokratische oder sozial-selektionistische Spielart war der Sozialdarwinismus auch in der Sozialdemokratie verbreitet. Ohne Kautsky hätte die Genese des Sozialdarwinismus eine andere Richtung genommen oder vielleicht gar nicht stattgefunden. Entscheidend ist die Tatsache, daß alle Protagonisten des Sozialdarwinismus und der Eugenik einen Wissenschaftsbegriff teilten, der naturwissenschaftliche Erkenntnisse (oder vermeintliche Erkenntnisse) für objektiv hielt und nicht nach den gesellschaftlichen Bedingungen für ihre Entstehung fragte. In einem zweiten Schritt wurden diesem gesellschaftstheoretische Ansätze und gesellschaftsverändernde Absichten übergestülpt. Lediglich die Kritische Theorie mit ihrer grundsätzlichen Positivismuskritik einerseits und ein bestimmter kanonisierter Marxismus-Leninismus auf der anderen Seite mit einer antibiologistischen Dogmatik (Lyssenko) waren einige Zeit später von traditionell linker Seite her mit sozialdarwinistisch-eugenischen Vorstellungen dem Wesen nach grundsätzlich unvereinbar. Ein weiterer gemeinsamer Fluchtpunkt der verschiedenen eugenischen Ansätze ergibt sich aus ihrer grundsätzlichen Nähe zur jeweiligen politischen Herrschaft. Am Beispiel Schallmayers wurde dies schon frühzeitig deutlich: Jenes Preisausschreiben, durch das Schallmayer Berühmtheit und Wirkung erlangte, wurde von Krupp gestiftet, dem sich kaum gesellschaftsverändernde Absichten im Sinne der Arbeiterbewegung unterstellen lassen. Dabei bleibt festzuhalten, daß Schallmayer nicht zu den Vertretern eines staatlichen eugenischen Zwangsprogramms gehörte, wohl aber Ploetz. Dieser wiederum hatte zwar ursprünglich einen sozialistischen Hintergrund, entwickelte sich dann aber zu einem wesentlichen Vertreter des „nordischen Gedankens“ und ist damit definitiv nicht mehr zu den sozialistischen Eugenikern zu rechnen.

Ebenso greift die Frage nach der Instrumentalisierung der Rassenhygieniker durch den NS und dem bedingungslosen Opportunismus der Rassenhygieniker selber[878] zu kurz. Die gezielte Beeinflussung und später Dominierung des eugenischen Diskurses in Deutschland durch Leh-

---

877 Weingart, Kroll, Bayertz, a.a.O., S.105

878 ibid., S. 392 ff.

mann, Bruno K.Schultz und den Kreis um Ploetz ist am Anfang dieser Arbeit bereits dargestellt worden. Auch die Bedeutung des Baur-Fischer-Lenz für das Weltbild Hitlers muß hierbei beachtet werden. Ebenso bleibt bei Weingart et al der ökonomische Aspekt der Eugenik und „Euthanasie" im Sinne einer Durchplanung der Bevölkerung nach optimalen kapitalistischen Verwertungsbedingungen unter zugrunde gelegten sozialbiologistischen Vorannahmen außen vor. So informiert und detailreich sich die Diskurskenntnis der Autoren darstellt, bleibt sie doch in dem Sinne ahistorisch, als daß der Brückenschlag zur Ideen- und Sozialgeschichte des zwanzigsten Jahrhunderts sehr unvollständig vollzogen wird. Wo die Autoren richtigerweise die These vom Mißbrauch der Rassenhygieniker verwerfen und sie zutreffend als deren eigene Entschuldigung darstellen, scheinen ihnen dennoch wesentliche Hintergründe und ideengeschichtliche Konsequenzen nicht klar zu sein. „Der Anthropologe Egon Freiherr von Eickstedt führte den nationalsozialistischen Rassenwahn auf das `Rassenunwissen´ zurück und verlagerte die Schuld auf jene, `die das Wissen um Rasse und Mensch für unwichtig hielten und wilden Spekulationen Tür und Tor öffneten. Nachtsheim schrieb die Verbreitung der `verhängnisvollen rassenpolitischen Ideen´ der Unwissenheit breiter Bevölkerungskreise ... zu....Eickstedt und Nachtsheim waren nicht einmal zur Apologie in eigener Sache gezwungen und haben sie möglicherweise auch nicht bewußt betrieben."[879] Zumindest was Eickstedt angeht, irren die Autoren hier, wie vorliegende Arbeit deutlich dokumentiert. Auch hinsichtlich Nachtsheim sind in Anbetracht der Tatsache, daß dieser für *Volk und Rasse* schrieb und seiner Rolle im bevölkerungswissenschaftlichen Diskurs der Nachkriegszeit einige skeptische Fragezeichen zu empfehlen. Wenn die Autoren das Heidelberger Manifest erwähnen und in diesem Zusammenhang die Rolle von *Neue Anthropologie* thematisieren[880], erstaunt die Schlußfolgerung: „Genausowenig wie es ... möglich und sinnvoll ist, Beurteilungsmaßstäbe rückwirkend auf die ... Weimarer Zeit zu übertragen und die damalige Rassenhygiene als Pseudowissenschaft zu bezeichnen, um auf diese Weise die `gute´ oder auch `reine´Wissenschaft zu retten ... genausowenig kann sich der Verdacht der eugenischen Orientierung der modernen Humangenetik auf wie auch immer geartete Parallelen zur Vergangenheit gründen, die verschwörungstheoretisch in die Gegenwart projiziert werden."[881]. Die Ausführungen zur `Pseudowissenschaft´ sind zwar historisch-hermeneutisch wie auch im Sinne einer allgemein wissenschaftskritischen Betrachtungsweise zu unterstreichen. Der Vorwurf der „Verschwörungstheorie" erscheint jedoch angesichts der in vorliegender Arbeit nachgewiesenen personellen ***und*** ideengeschichtlichen Kontinuitäten wie auch tatsächlicher Aneignung überkommener anthropologischer Theoreme durch Rechtsextreme unangebracht. Nicht um Parallelen zur Vergangenheit geht es hier, sondern

---

[879] ibid., S.582 ff.
[880] vgl. ibid., S.669 *ff.*
[881] ibid., S.673

um eine, wenn auch teilweise modifizierte anachronistische Fortführung des alten Denkens plus einer davon zu unterscheidenden Benutzung dieses Denkens für politische Zwecke durch rechte Kreise. Um hinsichtlich der Terminologie im Bilde zu bleiben, sind Personen wie Jensen, Eysenck, Herrnstein, aber erst recht Rieger und Schröcke Bestandteil einer realen „Verschwörung".
Entscheidend ist für Weingart et al der Bedeutungswandel, den Eugenik und humangenetische Beratung in den letzten Jahrzehnten erfahren haben. Beratung erfolgt heute individuell auf Wunsch von KlientInnen und nicht verordnet im Sinne einer eugenischen oder erbbiologischen Volksgesundheitspolitik. Problematisch erscheinen in diesem Zusammenhang Kosten-Nutzen-Abwägungen der genetischen Beratung, die „zum Element medizinischer Prävention[882]" werden.
Unter der Prämisse von Sparmaßnahmen im Gesundheitswesen droht, was eugenische Abtreibungen angeht, tendenziell eine in mancher Hinsicht den zwanziger Jahren vergleichbare Situation. Dazu kommt nach Weingart et al das Problem einer Erkennbarkeit schon geringster Erbdefekte des Embryos im Rahmen moderner vorgeburtlicher Diagnostik, womit der Begriff der „Normalität" im Sinne der Humangenetik völlig neu definiert werden muß. Für die Zukunft zeichne sich somit eine ethisch bedenkliche „Ökogenetik" ab; demzufolge drohe die Gefahr einer Verhaltenssteuerung der - genetisch gescreenten - Menschen nach genetisch-medizinisch-ökologischen Gesichtspunkten, durch die sich die Lebenserwartung enorm steigern ließe, die aber zu ganz neuen sozialen Problemen führe. An die Stelle von Ploetzens Ärztekollegium träte eine Art genetischer Gesundheitspaß, der dem Individuum entsprechende Verhaltensregeln an die Hand geben würde, die es einzuhalten gälte. Damit käme es zu einer „Verwissenschaftlichung" der menschlichen Fortpflanzung im Foucault´schen Sinne, wobei an Stelle der Zwangseugenik eine individuelle Eugenik träte. Die Eugenik „bezieht sich jetzt direkt auf die Öffentlichkeit, und die Akzeptanz ihres Wissens und ihrer Techniken ebenso wie ihre Kontrolle und Begrenzung ihrer Definitionsmacht sind Gegenstand des öffentlichen Diskurses."[883]. Die ethischen Wertbezüge erscheinen ambivalent und jederzeit neu definierbar; dennoch erscheint „Minderwertigkeit" nicht mehr als Ideologie, sondern als meßbare Größe, strittig nur die Frage, wie damit umzugehen sei[884]. Daraus leiten die Autoren ein beklemmendes Szenario ab, das auf eine individualisierte Eugenik im demokratischen Staat hinausläuft, in der gerade das Fehlen staatlicher Kontrolle das Problem darstellt - ein dialektisches Umschlagen der aus der Vergangenheit bekannten Problematik in ihr diametrales Gegenteil mit bislang unbekannten Anforderungen an die persönliche Ethik. „Alle diese Techniken, denen weitergehende mit Sicherheit folgen werden, sind nicht etwa mit Hilfe staatlicher Zwangsprogramme umge-

---

882 ibid., S.675
883 ibid., S.679
884 ibid., S.683

setzt, sondern sie werden von einer aufnahmebereiten Öffentlichkeit nachgefragt. Frauen verlangen die Freigabe der in-Vitro-Befruchtung mit der Berufung auf das `Recht auf ein Kind´ als Element ihrer Selbstverwirklichung; Eltern lassen die Amnioszentese auch dann vornehmen, wenn die Besorgnis um Mißbildungen unbegründet ist .... die Anträge auf Sterilisation geistig behinderter Kinder nehmen rapide zu. ... Somit erweist sich die Gefahr der verschwörerischen Umsetzung der modernen humangenetischen Techniken in Gestalt staatlicher oder expertokratischer Menschenzuchtprogramme, wie sie die historische Erfahrung mit der Eugenik nahelegt, wahrscheinlich als weniger ernste Bedrohung. Die größere Befürchtung hat dem Eintreten der Konstellation zu gelten, daß die gerade erreichte öffentliche Kontrolle der Forschung und ihrer praktischen Umsetzung wieder ihrer Wirkung beraubt wird, weil uns mit der Nachfrage nach den neuen Techniken die Fähigkeit zur Reflexion auf die Wertbezüge verlorengegangen ist, die es uns erlauben, der Realisierung der eugenischen Utopien durch unser eigenes Verhalten zu widerstehen.“[885]

Diese Warnung ist einerseits notwendig und aus Sicht d. Verf. nur zu unterstreichen. Andererseits hat die Medaille aber auch noch eine Kehrseite. Es wird nicht hinterfragt, wie Menschenbilder, die hinter den Wünschen nach „planbaren“ Kindern stehen, gesellschaftlich vermittelt werden. Eine umfassende Problematisierung der wissenschaftlichen Feststellbarkeit von „Erbfehlern“ findet nicht statt. Der Hinweis auf feinere Diagnosemethoden einerseits und individuelle Wunschbilder hinsichtlich der eigenen Kinder andererseits, dies alles unter der Prämisse von Sparmaßnahmen im Gesundheitswesen, ist absolut richtig - aber ein Hinweis auf aktuelle „Euthanasie“-Diskussionen und die dahinterstehende politische Funktionalität, auch nach wie vor bestehende bevölkerungspolitische Zielsetzungen und Interessenlagen wäre an dieser Stelle überfällig. Unter den Vorzeichen eines rücksichtsloser werdenden Kapitalismus können persönliche Kinderwünsche nichts anderes sein als Leistungsprofile für den Arbeitsmarkt, die in der einen oder anderen Weise propagiert werden. Individuelle Lebensplanungen vollziehen sich vor einem gesellschaftspolitischen Hintergrund, der von Parteien, Unternehmen und Interessengruppen gestaltet wird, die Individualisierung der Eugenik ist somit eine scheinbare.[886] Auch andere soziale Aspekte fehlen in der Darstellung, wie die Rolle von Leihmüttern, die sich langfristig als neuer „Berufsstand“ etablieren könnten, und die bevölkerungspolitische Perspektive für Entwicklungsländer. Nachdem, wie oben dargestellt, in der jüngsten Vergangenheit neo-eugenische Maßnahmen die Entwicklungspolitik mitbestimmt haben und diese wiederum mit bevökerungsbiologischer

---

[885] ibid., S.683 ff.

[886] vgl. hierzu Tolmein, Oliver, Wann ist der Mensch ein Mensch? Ethik auf Abwegen, München/Wien 1993 sowie Jäger, Siegfried, Paul, Jobst, Von Menschen und Schweinen. Der Singer-Diskurs und seine Funktion für den Neo-Rassismus = DISS-Texte 13, 2.Auflage, Duisburg 1992

Theoriebildung z.T. in direkter Kontinuität aus der NS-Bevölkerungspolitik verbunden waren, spricht wenig gegen die Annahme, daß die Möglichkeiten moderner humangenetischer Technologie in den Ländern des Südens nicht so individuell-familienbezogen umgesetzt werden wie in den Wohlstandsregionen. Schon jetzt ist Indien, einstmals das Land mit dem härtesten Durchgreifen hinsichtlich staatlicher Sterilisationsmaßnahmen, eine der führenden Nationen in der Biotechnologie. Was Ethik-Konventionen für manche Wirtschaftsunternehmen wert sind, zeigt sich an deutschen Lieferungen für Giftgasfabriken nach Libyen und dem Irak. Was wäre denn, wenn jemand vom Schlage Saddam Husseins über die technischen Voraussetzungen zu Manipulationen an der menschlichen Keimbahn verfügte? Auch die Benutzung humanbiologischer Wissenschaftsfelder durch Rechtsradikale für ihre eigenen Zwecke dürfte in Zukunft nicht vor den immer weiter steigenden Möglichkeiten humangenetischer Technologie haltmachen. Hiermit kommen wir zur letzten exkursiven Betrachtung in dieser Arbeit, die sich mit dem Human-Genom-Diversity-Projekt befaßt.
Seit der große Anthropologe und Humangenetiker Luca Cavalli-Sforza 1991 anregte, einen genetischen Inventar der gesamten Menschheit zu erstellen, ist eines der größten Forschungsprojekte der Menschheitsgeschichte am Laufen. Getrieben von wissenschaftlichem Erkenntnisinteresse ebenso wie von der Aussicht, Krankheiten wie Aids, Alzheimer und Trisomie 21 gentechnisch heilen zu können, Impfstoffe gegen Lassa, Ebola und Milzbrand zu finden, sind ForscherInnen aus aller Welt dabei, erstens das menschliche Genom komplett zu entschlüsseln, wozu unter anderem Supercomputer des Typs Cray eingesetzt werden und zweitens von Völkerschaften der ganzen Welt, insbesondere von vom Aussterben bedrohten Ethnien, genetische Proben zu sammeln. Während Cavalli-Sforza sich große Verdienste um die Auflösung des Rassenbegriffs in der Anthropologie erworben hat und davon ausgeht, das Projekt würde dem Rassismus ein für alle Mal jede biologische Grundlage entziehen, wehren sich mehr und mehr SprecherInnen indigener Völker gegen die Aufnahme „ihres“ Erbmaterials und bezeichnen das Projekt als einen genetischen Kolonialismus. Vom „Projekt Vampir“ ist schon seit Jahren in der Öffentlichkeit die Rede. Firmen wie BASF, Boehringer und Hoffmann La Roche sind am Projekt beteiligt oder betreiben Bestandsaufnahme menschlichen, insbesondere „indigenen“ Erbguts auf eigene Faust, über 15.000 menschliche Gensequenzen sind derzeit bereits weltweit patentrechtlich geschützt. Während das Sammeln des Erbguts vom Aussterben bedrohter Völker den makabren Beigeschmack des Archivierens für die Nachwelt hat und das patentrechtlich geschützte Verfügen über weite Teile des menschlichen Erbguts durch Pharmakonzerne die menschliche Reproduktion in bisher kaum faßbarer Weise zu kommerzialisieren droht, wird andererseits auch nach den Gründen für die Verbreitung von Krankheiten bei bestimmten Ethnien gesucht - mit der Gefahr, diese bei bestimmten Befunden im Rahmen eines objektivistischen biologischen Denkens tatsächlich für „minderwertig“ zu halten. Damit wäre das ge-

naue Gegenteil von Cavalli-Sforzas Ziel erreicht. Makabrerweise wird nach möglichen Genen für Autismus oder Schizophrenie besonders häufig bei aschkenasischen Juden gesucht.[887] Und ebenso makaber mutet das Gerücht an, das israelische Militär forsche an einem biologischen Kampfstoff, der nur Iraki befallen soll.
Das Horrorszenario des Science-fiction-Films „Gattaca", in dem genetisches Screening der Neugeborenen bereits den künftigen Lebensweg der Betroffenen festlegt und die Gesellschaft anhand ihres „objektiv" gescannten Erbguts sozial neu zusammengesetzt wird, erscheint mir vor diesem Hintergrund als potenzielle künftige Gefahr durchaus ernstzunehmen.

*Eine Anthropologie und Humangenetik, die ihre Verantwortung erkennt und den Herausforderungen der Zukunft gewachsen sein will, darf daher nicht dabei stehen bleiben, ihre Vergangenheit zu bewältigen und mit seit langem obsoleten Lehrinhalten, wie sie Gegenstand dieser Arbeit waren, endlich abzurechnen. Sie muß auch Selbstkritik und Problembewußtsein hinsichtlich der Gefahren, die vom Mißbrauch der Biotechnologie drohen (und in diesem Bereich beginnt der Mißbrauch m.E. im Prinzip schon bei jeder profitorientierten Nutzung menschlicher Erbinformationen) aus eigener Initiative entwickeln. Dies bedeutet eine grundsätzlich andere Haltung, als lediglich auf die Beschlüsse irgendwelcher Ethikkommissionen Bezug zu nehmen. Das Bündel an Kontinuitäten aus der NS-Vergangenheit ist multifaktoriell - personell im Sinne wissenschaftlicher Lehrer-Schüler-Kontinuitäten, inhaltlich im Sinne einer modern überformten Weitergabe alter Lehrinhalte, politisch-ideologisch in Form ihrer Ausschlachtung durch rechtsextreme Kräfte, politisch-praktisch in Form bevölkerungspolitischer Maßnahmen, wie sie oben dargestellt wurden. Eine Anthropologie und Humangenetik, welche den Herausforderungen und Versuchungen der Gegenwart und Zukunft ethisch begegnen will, muß zuallererst ihrer Vergangenheit ins Auge sehen, um aus dieser zu lernen. Vergangenheitsbewältigung bedeutet nicht, im Sinne christlicher Absolution oder griechischer Katharsis eine überkommene Schuld loszuwerden. Ihre Aufgabe ist vielmehr die Erlangung der Fähigkeit zum ethischen Handeln in der Zukunft. Hierzu hofft der Autor einen bescheidenen Beitrag geleistet zu haben.*

---

[887] vgl. Albrecht, Jörg, Das genetische Schlachtfeld, in: DIE ZEIT Nr.49, 26. 11.1998

# *Bibliographie:*

## Primärquellen

***Im Originaltext eingesehene Archivalien und private Unterlagen:***

**Personalakte Egon von Eickstedt, Universitätsarchiv Wroclaw, Polen**
**Nachlaß Egon von Eickstedt, Universitätsarchiv Mainz**
**Zeitungsarchiv Bestand S.11, E 329 und E394 und Hausmitteilungen (betr. Ilse Schwidetzky und Wolfram Bernhard), Universitätsarchiv Mainz**
**Personalakte Karl Saller, Universitätsarchiv Göttingen**
**Nachlaß Karl Saller, Anthropologisches Institut der Ludwig Maximilians Universität München**
**Privater Familiennachlaß Karl Saller, im Besitz der Familie Ziegelmayer, Krailling**
**Verschiedene Briefe und private Unterlagen aus dem Besitz von Hans Wilhelm Jürgens, Kiel.**

**Aus folgenden Bibliotheken und Archiven wurden Sekreta und Archivalien verwendet**: Universitätsbibliothek und Universitätsarchiv Göttingen, Niedersächsische Landesbibliothek Hannover, Institutsbibliothek des Instituts für Humanbiologie der Universität Hamburg, Universitätsarchiv Mainz, Universitätsarchiv Wroclaw, Polen, Universitätsarchiv München und Archiv der Anthropologischen Staatssammlung München.

**HINTERGRUNDINFORMATIONEN AUS GESPRÄCHEN:**

**Expertengespräche wurden geführt mit:** Prof.Dr.Hubert Walter, Bremen, Dr. Uwe Hoßfeld, Jena, Jakob Michelsen, Hamburg, Prof.Dr.Gerfried Ziegelmayer, Krailling, Oltmann Siemens, Deutschland-Repräsentant der Weltbank..
**Telefoninterviews und/oder Korrespondenzen wurden geführt mit:** Irmgard Pinn, Aachen, Ludger Weß, Hamburg, Detlev Franz, Mainz, Prof.Dr.Ulrich Kattmann, Oldenburg, Prof. Dr. Hans Wilhelm Jürgens, Kiel, Katja Geisenhainer, Leipzig

**PERIODIKA:**
**Ausgewertete Zeitschriften:** *Zeitschrift für Rassenkunde und die gesamte bzw. vergleichende Forschung am Menschen*, Stuttgart 1935-1943 *Homo*, Mainz bzw. Göttingen/Zürich/Frankfurt bzw. Göttingen/Berlin/Frankfurt 1965-1991, *Anthropologischer Anzeiger*, Göttingen/Bremen 1984-1998, *Volk und Rasse*, München 1934-1943, *Neue Anthropologie*, Hamburg 1973-1991

**Monographien und einzelne Artikel:**
**Eickstedt, Egon Freiherr von,** Die rassischen Grundlagen des deutschen Volkes, Köln 1934
**Eickstedt, Egon Freiherr von,** Die Forschung am Menschen Bd. I, Stuttgart 1934,
1937-40
**Eickstedt, Egon Freiherr von,** Rassenkunde und Rassengeschichte der Menschheit, Stuttgart 1934, 2.Auflage 1937-43
**Eickstedt, Egon Freiherr von,** Grundlagen der Rassenpsychologie, Stuttgart 1936
**Eickstedt, Egon Freiherr von,Schwidetzky, Ilse, Müller, Karl Valentin, Grimm, Hans etal,** Bevölkerungsbiologie der Großstadt, Stuttgart 1941
**Eickstedt, Egon Freiherr von,** Rassendynamik von Ostasien, Berlin 1944
**Eickstedt, Egon Freiherr von,** Rassenkunde, in: Zeitschrift für Rassenkunde 5, 1937
**Eickstedt, Egon Freiherr von,** Geschichte der anthropologischen Namengebung und Klassifikation, in: Zeitschrift für Rassenkunde 6 (1937)
**Eickstedt, Egon Freiherr von,** Atom und Psyche, Stuttgart 1954
**Eickstedt, Egon Freiherr von,** Türken, Kurden und Iraner seit dem Altertum. Probleme einer anthropologischen Reise. Stuttgart 1961
**Eickstedt, Egon Freiherr von,** Die Forschung am Menschen Bd II + III, Stuttgart 1963
**Schultze-Naumburg, Bernhard**, Die Vererbung des Charakters. Beiheft zu Bd. VIII der Zeitschrift für Rassenkunde, Stuttgart 1938
**Schwidetzky, Georg**, Sprechen Sie Schimpansisch? Einführung in die Tier- und Ursprachenlehre, Leipzig 1931
**Schwidetzky, Georg,** Die Führerschulen der Wissenschaft und das Heilige Buch der Deutschen, Leipzig 1938
**Schwidetzky, Ilse,** Rassenkunde der Altslawen, Beiheft zu Bd. VII der Zeitschrift für Rassenkunde, Stuttgart 1938
**Schwidetzky, Ilse,** Die polnische Wahlbewegung in Oberschlesien, Schriften des Osteuropa-Insitutes 1, Brselau 1943
**Schwidetzky, Ilse,** Grundzüge der Völkerbiologie, Stuttgart 1950
**Schwidetzky, Ilse**, Das Problem des Völkertodes. Eine Studie zur historischen Bevölkerungsbiologie, Stuttgart 1954
**Schwidetzky, Ilse**, Das Menschenbild der Biologie. Ergebnisse und Probleme der naturwissenschaftlichen Anthropologie, Stuttgart 1959
**Schwidetzky, Ilse, Remane, Adolf, Walter, Hubert, Knußmann, Rainer**, Die neue Rassenkunde, Stuttgart 1962
**Schwidetzky, Ilse, Walter, Hubert,** Untersuchungen zur anthropologischen Gliederung Westfalens, Münster 1967 = Der Raum Westfalen Bd.V,1
**Schwidetzky, Ilse**, Rassen und Rassenbildung beim Menschen, Stuttgart/New York 1979

**Spiegel-Rösing, Ina, Schwidetzky, Ilse**, Maus und Schlange. Untersuchungen zur Lage der deutschen Anthropologie, München/Wien 1982
**Heberer, Gerhard; Kurth; Gottfried; Schwidetzky, Ilse,** Anthropologie. Das Fischer-Lexikon, Stuttgart 1959
**Knußmann, Rainer, Rösing, Friedrich Wilhelm,** Die Ähnlichkeitsverhältnisse im südwestlichen Afrika nach anthropometrischen Merkmalen, **in: Bernhard, Wolfram, Kandler, Anneliese (Hg.),** Bevölkerungsbiologie. Beiträge zur Struktur und Dynamik menschlicher Populationen in anthropologischer Sicht, Stuttgart 1974
**Knußmann, Rainer,** Vererbung und menschliche Intelligenz. Deutsches Institut für Fernstudien an der Universität Tübingen, Tübingen 1979
**Knußmann, Rainer,** Der Mann – ein Fehlgriff der Natur, Hamburg 1982
**Knußmann, Rainer,** in: Wessel, Karl Friedrich, Bosinski, Hartmut (Hg.), Interdisziplinäre Aspekte der Geschlechterverhältnisse in einer sich wandelnden Zeit, Bielefeld 1992
**Knußmann, Rainer**, Vergleichende Biologie des Menschen. Lehrbuch der Anthropologie und Humangenetik, 1.Auflage, Stuttgart/New York 1980
**Knußmann, Rainer, Schwidetzky, Ilse, Jürgens, Hans Wilhelm, Ziegelmayer, Gerfried**, Anthropologie. Handbuch der vergleichenden Biologie des Menschen, 4.Auflage, Stuttgart/Jena/New York 1992
**Knußmann, Rainer**, Vergleichende Biologie des Menschen. Lehrbuch der Anthropologie und Humangenetik, Stuttgart/Jena/Lübeck/Ulm **1996**
**Christiansen, Kerrin,** Biologische Grundlagen der Geschlechterdifferenz, in: **Pasero, Ursula, Braun, Friederike(Hg.),** Konstruktion von Geschlecht, Pfaffenweiler 1995
**Christiansen, Kerrin, Knußmann, Rainer**, Sex Hormones and Cognitive Functioning in Men, in: Neuropsychobiology 18 (1987)
**Christiansen, Kerrin, Knußmann, Rainer,Kannmacher, Joachim,** Relations Between Sex Hormone Level and Character of Hair and Skin in Healthy Young Men, in: American Journal of Physical Anthropology 88 (1992)

**SEKUNDÄRQUELLEN UND SEKUNDÄRLITERATUR**

(Hier sind grundsätzlich nur Texte und Werke erfaßt, deren Heranziehung für die Analyse von großer Bedeutung war, nicht hingegen die gesamte erfaßte Literatur oder alle Werke, aus denen zitiert wurde. Der Untersuchungsrahmen erscheint hier durch eine Beschränkung auf das Wesentliche besser nachvollziehbar als durch eine Auflistung des Gesamtkonvoluts an ausgewerteter Literatur.)

**AG gegen Rassenkunde (Hg.),** Deine Knochen, Deine Wirklichkeit . Texte gegen rassistische und sexistische Kontinuitäten in der Humanbiologie, Hamburg/Münster 1998
**Aly, Götz; Heim**, Susanne, Vordenker der Vernichtung, Frankfurt/Main 1993
**Aly, Götz; Ebbinghaus, Angelika et al,** Aussonderung und Tod. Die klinische Hinrichtung der Unbrauchbaren, Berlin 1985

**Aly, Götz; Masuhr, Karl Friedrich; Lehmann, Maria; Roth, Karl-Heinz; Schultz, Ulrich,** Reform und Gewissen, „Euthanasie“ im Dienst des Fortschritts, Berlin 1985 (= Beiträge zur nationalsozialistischen Gesundheits- und Sozialpolitik 2)

**Arnim, Bernd von,** Bevölkerungsentwicklung, Bevölkerungspolitik und Wirtschaftsplanung in Indien, Hamburg 1969

**Baur, Erwin; Fischer, Eugen; Lenz, Fritz,** Grundriß der menschlichen Erblichkeitslehre und Rassenhygiene, Bd.I, München 1922

**Becker, Peter Emil,** Zur Geschichte der Rassenhygiene I. Wege ins Dritte Reich, Stuttgart/ New York 1988

**Becker, Peter Emil,** Sozialdarwinismus, Rassismus, Antisemitismus und Völkischer Gedanke. Wege ins Dritte Reich II, Stuttgart/New York 1990

**Bernhard, Wolfram et al**, Ethnogenese europäischer Völker, Stuttgart/New York 1986

**Cavalli-Sforza, Francesco und Luca**, Verschieden und doch gleich, München 1994

**Clauß, Ludwig Ferdinand**, Semiten der Wüste unter sich. Miterlebnisse eines Rassenforschers., Berlin 1938

**Conze, Werner, Brunner, Otto, Koseleck, Reinhart,** Geschichtliche Grundbegriffe. Historisches Lexikon zur politisch-sozialen Sprache in Deutschland, Band V, Stuttgart 1975

**Dahms, Hans Joachim,** Die Universität Göttingen unter dem Nationalsozialismus, Göttingen 1998

**Ditfurth, Jutta,** Entspannt in die Barbarei, Hamburg 1996

**Ditt, Karl.** Raum und Volkstum. Die Kulturpolitik des Provinzialverbandes Westfalen 1923-1945, Münster 1988

**Dobzhansky, Theodosius,** Die Entwicklung zum Menschen, Hamburg/Berlin 1958

**Dobzhansky, Theodosius,** Vererbung und Menschenbild, München 1966

**Drechsel, Klaus Peter,** Beurteilt, Vermessen, Ermordet, Duisburg 1993

**Erbik, Heinrich Ritter von**, Die Deutsche Wissenschaft und die Wiener Akademie im Großdeutschen Reich, München 1939

Evangelisches Gemeindeblatt für München Nr.68, München 1965

**Fleischer, Eva; Winkler, Ute,** Die kontrollierte Fruchtbarkeit, Wien 1993

**Frick, Wilhelm**, Bevölkerungs- und Rassenpolitik, Langensalza 1933

**Gould, Stephen Jay,** Der falsch vermessene Mensch, Frankfurt/Main 1988

**Grosch-Obenauer, Dagmar,** Hermann Muckermann und die Eugenik, Mainz 1986

**Günther, Hans Friedrich Karl**, Rassenkunde des deutschen Volkes, München 1934

**Heim, Susanne; Schaz, Ulrike,** Berechnung und Beschwörung. Überbevölkerung-Kritik einer Debatte

Berlin 1996
**Hoßfeld, Uwe,** Gerhard Heberer (1901-1973), Berlin 1997
**Hoßfeld, Uwe,** Die Jenaer Jahre des „Rasse-Günther" von 1930 bis 1935, in: Medizin-Historisches Journal, J.34(1999)
**Hoßfeld, Uwe,** Vom Antlitz zur Maske-Gedanken zu einer auch „anthropologischen" Gedenkausstellung, in: Anthropologischer Anzeiger, Jg.57, Stuttgart, Dezember 1999
**Hugentobler-Schwager, Hildegard,** Der Anthropologe Rudolf Martin (1864-1925), Zürich 1990
**Hundseder, Franciska,** Wotans Jünger. Neuheidnische Gruppen zwischen Esoterik und Rechtsradikalismus, München 1998
**Jäger, Siegfried; Paul, Jobst,** Von Menschen und Schweinen. Duisburg 1992 (=DISS-Texte Nr.13)
**Kasun, Jaqueline**, The War against Population. The Economics and Ideology of Population Control, San Francisco 1988
**Kattmann, Ulrich, Seidler Horst,** Rassenkunde und Rassenhygiene, Oldenburg/Bremen 1989
**Kaufmann, Doris,** Aufklärung, bürgerliche Selbsterfahrung und die „Erfindung" der Psychiatrie in Deutschland 1770-1850 Göttingen 1995
**Kaupen-Haas, Heidrun, Roth, Karl-Heinz, Weß,.Ludger,** Der Griff nach der Bevölkerung, Nördlingen 1986
**Kaupen-Haas, Heidrun, Saller, Christian,** Wissenschaftlicher Rassismus. Analysen einer Kontinuität in den Human- und Naturwissenschaften, Frankfurt/Main-New York 1999
**Konkret** Nr.7/1993 und 10/97
**Kratzsch, Gerhard,** Der Gauwirtschaftsaparat der NSDAP. Menschenführung - „Arisierung" - Wehrwirtschaft im Gau Westfalen-Süd, Münster 1989
**Kröner, Hans-Peter,** Von der Rassenhygiene zur Humangenetik: Das Kaiser - Wilhelm - Institut für Anthropologie, menschliche Erblichkeitslehre und Eugenik nach dem Kriege, Stuttgart/Jena/Lübeck/Ulm 1998
**Krutina, Hans-Georg**, Standesamt-Bevökerungsstatistik-Bevölkerungspolitik, Berlin 1942
**Kühl, Stefan,** Die Internationale der Rassisten. Aufstieg und Niedergang der internationalen Bewegung für Eugenik und Rassenhygiene im 20.Jahrhundert, Frankfurt/New York 1997
**Laborjournal 8,** Freiburg 1995
**Lenz, Fritz,** Die Rasse als Wertprinzip, München 1934, überarbeitete Wiederauflage eines Textes von 1917
**Lilienthal, Georg,** „Rheinlandbastarde", Rassenhygiene und das Problem der rassenideologischen Kontinuität, in: Medizin-Historisches Journal 15 (1980)
**Lorenz, Konrad,** Die acht Todsünden der zivilisierten Menschheit, München 1973
**Lösch, Nils,** Rasse als Konstrukt. Leben und Werk Eugen Fischers, Frankfurt/Main 1997

**Madajcyk, Czeslaw** (Hg.), Vom Generalplan Ost zum Generalsiedlungsplan, München/New Providence/London/Paris 1994
**Marten, Heinz-Georg,** Sozialbiologismus, Frankfurt/Main/New York 1983
**Masch, Petra,** Rassenkunde im Dritten Reich und ihre Bedeutung für die damalige Medizin
**Michelsen, Jakob und Micheler, Stefan,** Der Forschung? Der Bildung? Der Lehre? - Wissen ist Macht! 75 Jahre Hamburger Universität., Hamburg 1994
**Muckermann, Hermann**, Rassenforschung und Volk der Zukunft, Berlin/Bonn 1928
**Mühlmann, Wilhelm,** Rassen- und Völkerkunde. Lebensprobleme der Rassen, Gesellschaften und Völker, Braunschweig 1936
**Mühlmann, Wilhelm,** Krieg und Frieden. Ein Leitfaden der Politischen Ethnologie, Heidelberg 1940
**Mühlmann, Wilhelm,** Der heutige Bestand der Naturvölker, Heidelberg/Berlin/Magdeburg 1943
**Müller, Hansjakob,** Reproduktionsmedizin und Gentechnologie
**Müller-Hill,** Benno: Tödliche Wissenschaft, Reinbek 1984
**Pinn, Irmgard und Nebelung, Michael,** Vom „klassischen" zum aktuellen Rassismus in Deutschland, Duisburg 1992 (= DISS-Texte Nr.17)
**Reinfeld, Sebastian**, **Schwarz, Richard, Foucault**, **Michel,** Bio-Macht, Duisburg 1992 (= DISS-Texte Nr.25
**Richarz, Bernhard,** Heilen, Pflegen, Töten: Zur Alltagsgeschichte einer Heil- und Pflegeanstalt, Göttingen 1987
**Oswald, Christian,** Familienplanung als volkswirtschaftliches Investitionsproblem aufgezeigt am Beispiel der kolumbianischen Bevölkerungspolitik
**Röder, Thomas, Kubillus, Volker,** Die Männer hinter Hitler, Malters (Schweiz) 1994
**Rössler, Mechthild, Schleiermacher, Sabine (Hg.), Tollmien, Cordula (Mitarbeit),** Der „Generalplan Ost". Hauptlinien der nationalsozialistischen Planungs- und Vernichtungspolitik, Berlin 1993
**Saller, Karl Felix,** Die Rassenlehre des Nationalsozialismus in Wissenschaft und Propaganda, Darmstadt 1962
**Sass, Hans -Martin,** Genomanalyse und Gentherapie, Berlin/Heidelberg/New York 1991
**Schallmeyer, Wilhelm,** Vererbung und Auslese im Lebenslauf der Völker, Jena 1903
**Seidler, Horst und Kattmann, Ulrich,** Rassenkunde und Rassenhygiene. Ein Weg in den Nationalsozialismus, in: Praxis Geschichte, Bremen/Oldenburg 1989
**Seidler, Horst und Rett, Andreas,** Das Reichhsippenamt entscheidet, Wien/München 1982

**Scheidt, Walter,** Beiträge zur Geschichte der Anthropologie. Der Begriff Rasse in der Anthropologie und die Einteilung der Menschenrassen von

Linné bis Deniker, in: Archiv für Rassen- und Gesellschafts- Biologie 15 (1923)

**Schemann, Ludwig,** Die Rasse in den Geisteswissenschaften. Studien zur Geschichte des Rassengedankens, 3Bd., München 1928 ff.

**Schmidt, Gerhard,** Selektion in der Heilanstalt, Stuttgart 1965

**Schmuhl, Hans Walter,** Rassenhygiene, Nationalsozialismus, Euthanasie. Von der Verhütung zur Vernichtung „lebensunwerten Lebens", Göttingen 1987

**Schneider, Wolfgang** (Hg.) „Vernichtungspolitik", Eine Debatte über den Zusammenhang von Sozialpolitik und Genozid im nationalsozialistischen Deutschland, Hamburg 1991

**Stroothenke, Wolfgang,** Erbpflege und Christentum. Fragen der Sterilisation, Aufnordung, Euthanasie, Ehe, Leipzig 1940

**Tennstedt, Florian** et al (Hg.), Internationales Ärztliches Bulletin 1934-1939 = Beiträge zur nationalsozialistischen Gesundheits- und Sozialpolitik

**Tolmein, Oliver,** Wann ist der Mensch ein Mensch? Ethik auf Abwegen. München 1993

**Vogt, Hannnah,** KZ Moringen, Göttingen 1980

**Walter, Hubert,** Populationsgenetik der Blutgruppensysteme Des Menschen, Stuttgart 1998.

**Wellenmann, Urs Peter**, Der Anthropologe Otto Schlaginhaufen (1879-1973), Zürich 1990

**Weindling, Paul,** Health, race and German politics between national unification and Nazism, Cambridge 1989

**Weingart, Peter, Kroll, Jürgen, Bayertz, Kurt**, Rasse, Blut und Gene. Geschichte der Eugenik und Rassenhygiene in Deutschland, Frankfurt/Main 1989

**Weingart, Peter,** Doppel-Leben, Ludwig Ferdinand Clauß. Die Geschichte einer deutschen Verstrickung, Frankfurt/Main/New York 1995

**Woltereck, Heinz, Kühn, Alfred, Staemmler, Martin, Burgdörfer, Friedrich**, Erbkunde, Rassenpflege, Bevölkerungspolitik, Leipzig 1940

Peter Lang · Europäischer Verlag der Wissenschaften

Gottfried Niedhart / George Broderick (Hrsg.)

# Lieder in Politik und Alltag des Nationalsozialismus

Frankfurt/M., Berlin, Bern, New York, Paris, Wien, 1999. VI, 288 S., 4 Abb.
ISBN 3-631-33611-X · br. DM 89.–*

Das kollektive Singen gehörte zu den hervorstechenden Alltagserscheinungen verschiedenster Organisationen im Nationalsozialismus und wurde vom Regime bei unterschiedlichsten Anlässen gezielt eingesetzt. Die Beiträge dieses Sammelbandes untersuchen am Beispiel der Jugendorganisationen, der SA und des Reichsarbeitsdienstes nicht nur die Inhalte des Liedguts, sondern auch die Funktion des Singens. Die fließenden Übergänge von der Singepraxis vor 1933 zum Nationalsozialismus und die vielfach geschickte Übernahme bzw. Abwandlung schon vorhandener Lieder durch die Nationalsozialisten lassen gesellschaftliche und mentale Faktoren erkennen, die die NS-Diktatur ermöglicht haben. Zugleich fällt der Blick aber auch auf Formen der Resistenz gegen den Nationalsozialismus.

*Aus dem Inhalt*: Sangeslust und Singediktatur · Übergänge und Abgrenzungen · Kindersingen und Schulfeier · Bund Deutscher Mädel und Frauenbild · Jungvolk und Hitler-Jugend · SA und Reichsarbeitsdienst · Oppositionelles Singen

Frankfurt/M · Berlin · Bern · New York · Paris · Wien
Auslieferung: Verlag Peter Lang AG
Jupiterstr. 15, CH-3000 Bern 15
Telefax (004131) 9402131
*inklusive Mehrwertsteuer
Preisänderungen vorbehalten

FSC
www.fsc.org
MIX
Papier | Fördert
gute Waldnutzung
FSC® C083411

Kolibri 360 GmbH
Ferdinand-Jühlke-Straße 7
99095 Erfurt, Deutschland
produktsicherheit@kolibri360.de

Druck:
CPI Druckdienstleistungen GmbH
im Auftrag der
Kolibri 360 GmbH
Ferdinand-Jühlke-Str. 7
99095 Erfurt